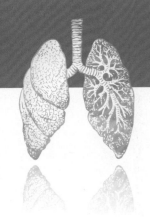

# 小儿呼吸系统
# 疑难重症病例解析

主　编　尚云晓　蔡栩栩
副主编　杨　男　陈　宁
编　委（以姓氏笔画为序）

| | | | | |
|---|---|---|---|---|
| 王　佳 | 王　浩 | 王　娟 | 王　菲 | 王天玥 |
| 王植嘉 | 田维敏 | 代　冰 | 冯　晶 | 冯　雍 |
| 伊丽丽 | 刘　芬 | 刘　欣 | 刘　思 | 刘立云 |
| 李　淼 | 李　想 | 杨　男 | 杨运刚 | 张　晗 |
| 张　静 | 张琴珍 | 陈　宁 | 陈　丽 | 尚云晓 |
| 周倩兰 | 单丽沈 | 相　云 | 柳　新 | 侯　萍 |
| 姚慧生 | 袁姝华 | 殷　勇 | 韩晓华 | 程　琪 |
| 程云威 | 蔡栩栩 | 魏　兵 | | |

人民卫生出版社
·北　京·

**图书在版编目（CIP）数据**

小儿呼吸系统疑难重症病例解析 / 尚云晓，蔡栩栩主编 . —北京：人民卫生出版社，2022.9

ISBN 978-7-117-33150-0

Ⅰ.①小… Ⅱ.①尚…②蔡… Ⅲ.①小儿疾病 —呼吸系统疾病 —疑难病 —病案 —分析 Ⅳ.①R725.6

中国版本图书馆 CIP 数据核字（2022）第 090308 号

| 人卫智网 | www.ipmph.com | 医学教育、学术、考试、健康，购书智慧智能综合服务平台 |
| 人卫官网 | www.pmph.com | 人卫官方资讯发布平台 |

**小儿呼吸系统疑难重症病例解析**

Xiao'er Huxi Xitong Yi'nan Zhongzheng Bingli Jiexi

主　　编：尚云晓　蔡栩栩
出版发行：人民卫生出版社（中继线 010-59780011）
地　　址：北京市朝阳区潘家园南里 19 号
邮　　编：100021
E - mail：pmph @ pmph.com
购书热线：010-59787592　010-59787584　010-65264830
印　　刷：北京华联印刷有限公司
经　　销：新华书店
开　　本：787 × 1092　1/16　印张：28.5
字　　数：658 千字
版　　次：2022 年 9 月第 1 版
印　　次：2022 年 11 月第 1 次印刷
标准书号：ISBN 978-7-117-33150-0
定　　价：178.00 元

打击盗版举报电话：010-59787491　E-mail：WQ @ pmph.com
质量问题联系电话：010-59787234　E-mail：zhiliang @ pmph.com
数字融合服务电话：4001118166　　E-mail：zengzhi @ pmph.com

# 主编简介

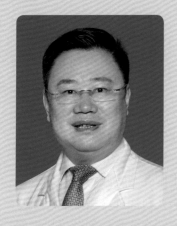

**尚云晓　教授**

中国医科大学附属盛京医院小儿呼吸内科(国家临床重点专科)主任,博士研究生导师,辽宁省名医。

学术兼职:中华医学会儿科学分会呼吸学组副组长;中华医学会儿科学分会呼吸学组毛细支气管炎协作组组长;中国优生优育协会儿童呼吸健康专业委员会主任委员;中国中西医结合学会儿科专业委员会副主任委员、呼吸学组组长;中华中医药学会儿童肺炎联盟副主席;国家卫生健康委员会手足口病规范防治宣贯项目执行副主席兼特聘指导专家;国家卫生健康委员会合理用药专家委员会儿童用药专家组专家;教育部高等学校教学指导委员会儿科学专业教学指导分委员会委员;中国医师协会儿科医师分会委员、呼吸专业委员会顾问;中国妇幼保健协会儿童疾病和保健分会常务委员、儿科疾病和保健学组副组长;中国医药生物技术协会生物诊断技术分会常务委员、"特殊病原体实验诊断"专业学组副组长;中国中药协会儿童健康与药物研究专业委员会常务委员、药物研究与评价学组副组长;辽宁省医师协会儿科医师分会会长;辽宁省医学会儿科学分会呼吸学组组长;辽宁省生命科学学会儿科呼吸分会主任委员;东北三省及内蒙古地区儿童哮喘协作组组长;辽宁省儿童哮喘协作组组长。担任《国际儿科学杂志》编辑部主任、《中国实用儿科杂志》副主编。2006年荣获首届"宋庆龄儿科医学奖"。主编医学专著6部,副主编6部。

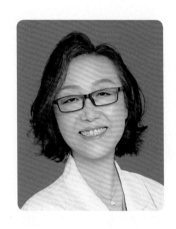

## 蔡栩栩　教授

中国医科大学附属盛京医院小儿呼吸内科副主任,主任医师,硕士研究生导师。

学术兼职:中华医学会儿科学分会免疫学组委员;中华医学会儿科学分会呼吸学组委员;中华医学会儿科学分会呼吸学组肺部疑难病协作组副组长、哮喘协作组委员;中国儿童基层呼吸疾病防治联盟副主席;中国儿童哮喘行动计划专家委员会副主任委员;中国医师协会儿科医师分会儿童呼吸专业委员会委员;亚太医学生物免疫学会儿童过敏免疫风湿病分会常务委员;东北三省及内蒙古地区儿童哮喘协作组副组长;辽宁省生命科学学会儿科呼吸分会主任委员;辽宁省儿童哮喘协作组副组长、基层协助组组长。担任《中国实用儿科杂志》《中华实用儿科临床杂志》编委。发表学术论文 100余篇,参与著书 10 余部。

# 前　言

儿科呼吸系统疾病是引起儿童门诊就诊及住院的最常见的疾病,其中的疑难及重症病例又是儿科医生在日常工作中经常遇到的问题。每一位优秀的儿科医生都应具备对呼吸系统疾病疑难及重症病例的诊治能力,每一位年轻的儿科医生都应建立对疑难及重症病例正确的临床思维和诊治思路。

本书以提高广大儿科医生疑难及重症病例诊治水平为目的,详细解析了中国医科大学附属盛京医院小儿呼吸内科近 10 年来诊治的 80 余例疑难及重症病例。本书将理论基础与临床实践密切结合,并从临床医疗实践出发,所有病例均来自于临床中遇到的真实病例,具有真实性、可读性和有效性等特点。不同于其他同类书籍的是本书共有三大亮点:首先,书中每个病例都阐述详实,并在此基础上,详细分析了诊治经过及诊断思路;其次,本书包含了典型的影像学资料及支气管镜等相关图像,以及长期随访的影像学资料;此外,本书的另一大亮点是每个病例都重点归纳和总结了编者对于该病例的临床诊治体会,希望能为广大儿科医生提供更多更好的临床借鉴。同时针对典型病例,编者还查阅相关文献,讲解了不同疾病在诊断、治疗等方面的最新研究进展。本书内容新颖,全方位地解读了儿科呼吸系统的疑难及重症病例,期望本书的出版能够使各级儿科医生,特别是年轻医生们受益,为积累更多的儿科呼吸系统疾病的疑难及重症的临床诊治能力,拓展临床诊治思路,提高临床诊治水平提供一定的帮助。

在此书编写过程中,感谢中国医科大学附属盛京医院小儿呼吸内科全体医师的大力支持和帮助,特别感谢上海交通大学医学院附属上海儿童医学中心的殷勇教授、中国人民解放军北部战区总医院魏兵教授、鞍山市妇儿医院程云威教授、厦门大学附属第一医院杨运刚教授和上海市公共卫生临床中心田维敏教授的支持和帮助,提供了精彩的临床疑难病例。

本书出版之际,恳切希望广大读者在阅读过程中不吝赐教,欢迎发送邮件至邮箱 renweifuer@pmph.com,或扫描封底二维码,关注"人卫儿科学",对我们的工作予以批评指正,以期再版修订时进一步完善,更好地为大家服务。

尚云晓　蔡栩栩
中国医科大学附属盛京医院
2022 年 7 月

# 目　录

# 第一章

# 感染性疾病

## 病例 1    急性会厌炎

【病例介绍】

患儿,女,6 月龄。

**主诉:**发热伴流涎 5 天,喉部呼呼声 4 天。

**现病史:**患儿 8 天前无诱因出现发热,热峰为 39.3℃,不伴寒战及抽搐。口服退热药后热能退,间隔 4~6 小时体温复升,每日发热 3~4 次。6 天前患儿出现流涎,在家口服"芩翘口服液等"3 天。4 天前患儿出现咳嗽,为单声清咳,无痰,喉部可闻及"呼呼"声。患儿仍反复发热,流涎无缓解。为进一步诊治,于当地医院住院治疗 3 天,静脉滴注"头孢呋辛、喜炎平、氨溴索",患儿热退,但咳嗽加重,单咳,有痰,喉部可闻及"呼呼声"。为进一步治疗而来笔者医院。门诊以"肺炎"收入笔者科室。患儿精神状态尚可,无皮疹,无意识障碍及抽搐,无吐泻,无盗汗及体重下降,奶量较前减少,睡眠可,大、小便正常。

**既往史:**否认既往喘息史及异物吸入史。

**过敏及接触史:**否认食物、药物过敏史。否认结核、手足口病、麻疹、病毒性感染等传染病接触史。

**个人及家族史:**足月剖宫产,出生体重 3.15kg,出生史正常;无湿疹史;4 个月抬头,目前可独坐;按时接种疫苗。否认家族遗传代谢性疾病史。

**入院查体及相关检查:**体温 37.3℃,脉搏 160 次/min,呼吸 50 次/min,血压 85/54mmHg。神志清楚,一般状态可。呼吸急促,鼻翼扇动(+),三凹征(+),喉部可闻及吸气相喘鸣音。口周无发绀,咽峡红,舌尖、唇周及面颊处可见散在疱疹及溃疡,部分破溃。扁桃体无肿大,表面无脓苔。双肺听诊呼吸音粗,可闻及呼气相喘鸣音及痰鸣音,心、腹查体未见异常。四肢末梢温,CRT(capillary refill time)<2 秒,指/趾无硬性水肿及蜕皮。四肢活动自如。神经系

统查体无阳性体征。

**辅助检查：**肺 CT（当地医院 2016 年 2 月 2 日测）显示双肺纹理增强。

【**病情分析及诊断思路**】

1. **病例特点**　①6 月龄女孩，发热、流涎、吃奶减少；②呼吸促，鼻翼扇动（+），三凹征（+）；③喉部可闻及吸气相喘鸣音。

2. **诊断思路**　患儿为 6 月龄，发热、咳嗽、呼吸困难，临床上往往最先考虑肺炎。但本患儿突出症状为吸气性呼吸困难，注意存在上气道梗阻。婴幼儿常见上气道梗阻性疾病有喉炎、喉软骨软化、先天性气管狭窄或气管受压（甲状腺肿大、咽后壁脓肿、淋巴结肿大或主动脉瘤压迫、其他大血管病变压迫）、异物或白喉等。本例患儿年龄小，无异物吸入，喉部异物可能性不大；本例患儿无明显声音嘶哑，可排除喉炎及白喉。为确定诊断除需要完善相关病原学检查外，还需完善喉部相关影像学检查，排除气道压迫及先天性喉发育异常疾病。完善纤维喉镜或纤维支气管镜能较为直观地显示病变情况。

【**诊治经过及反应**】

入院时患儿存在呼吸困难，立即予以吸氧、心电监护、吸痰畅通呼吸道，完善相关检查：白细胞（white blood cell，WBC）15.2×10⁹/L，中性粒细胞（neutrophil，NE）百分比 67.5%，血红蛋白（hemoglobin，Hb）97g/L，血小板（blood platelet，PLT）496×10⁹/L，C 反应蛋白（C Reaction Protein，CRP）34.73mg/L，降钙素原 0.128ng/ml，病原学检查均为阴性。白细胞、CRP、降钙素原升高，提示细菌感染可能性大，给予患儿头孢甲肟抗感染，盐酸氨溴索化痰，泵吸布地奈德及复方异丙托溴铵治疗，静脉滴注丙种球蛋白免疫支持治疗。喉 CT+ 三维重建显示：喉前庭稍窄，颈部淋巴结肿大，双侧下颌下腺增大。入院第 2 天，纤维支气管镜检查提示会厌红肿较重、无塌陷，小角结节附近黏膜粗糙，可见大量白色结节样突起（图 1-1-1），考虑急性会厌炎。因该病进展迅速可突然出现窒息，予以转入小儿重症监护病房继续抗感染治疗。入院第 15 天，患儿复查血常规及 CRP，结果正常。呼吸困难减轻。喉镜检查提示喉黏膜充血，双声带表面覆白膜、光滑，声带运动正常；双侧梨状窝、会厌谷及舌根黏膜光滑；会厌缘、咽后壁及悬雍垂表面覆白膜（图 1-1-2），转回小儿呼吸病房继续抗感染治疗。入院第 25 天，患儿体温平稳，无喉鸣及呼吸困难，可自行吃奶，病情好转，家长要求回当地医院继续治疗。

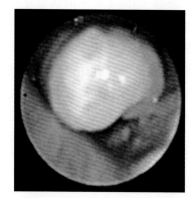

图 1-1-1　镜下观察会厌红肿较重、无塌陷，小角结节附近黏膜粗糙，可见大量白色结节样突起

【**确定诊断**】

1. 急性会厌炎。
2. 口腔炎。

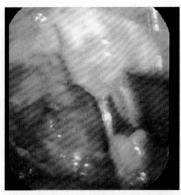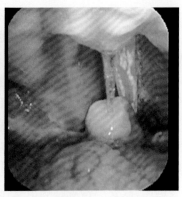

图 1-1-2 喉黏膜充血,双侧梨状窝、会厌谷及舌根黏膜光滑。
会厌缘、咽后壁及悬雍垂表面覆白膜

**【诊治体会】**

1. **小儿急性会厌炎症状不典型,易误诊、漏诊** 小儿急性会厌炎是喉科急症之一,多发生在 2~7 岁儿童,发病高峰年龄是 3.5 岁。本例患儿仅 6 月龄,急性会厌炎少见,易出现漏诊。急性会厌炎主要临床表现为发热、咽痛、流涎、吸气性喘鸣、三凹征及气道梗阻症状,无特异性表现,所以,对于婴幼儿,病情表述不清,出现吸气性呼吸困难、流涎、拒食等疑似急性会厌炎的症状,应常规完善喉镜或纤维支气管镜检查。

2. **注意急性会厌炎与急性喉炎相鉴别** 急性会厌炎和急性喉炎均可出现发热、吸气性喘鸣、三凹征及气道梗阻等症状,两种疾病治疗虽有相似之处,仍需认真鉴别。小儿急性喉炎除了有明显上气道梗阻症状,伴有声音嘶哑,犬吠样咳嗽。小儿急性会厌炎无声音嘶哑,偶可伴有咳嗽,为非犬吠样咳嗽。

3. **小儿急性会厌炎为喉科急症之一,病情变化快,可随时出现呼吸困难** 糖皮质激素可缓解病变区域的水肿,选择适当抗生素。急性期应予以血氧监护、吸氧。必要时行气管插管或气管切开。

**【关于本病】**

急性会厌炎亦称急性梗阻性声门上喉炎,是一种凶险、进展很快的会厌及其周围组织的急性炎症。常引起急性上呼吸道梗阻。最常见的致病菌是流感杆菌 B 型、肺炎链球菌、α 溶血性链球菌和葡萄球菌等,亦可致病。

从病理看,声门上区黏膜较松弛,易引起会厌高度充血肿胀,据病理组织学可分为急性卡他型、急性水肿型、急性溃疡型。常见为急性卡他型。会厌显著肿大如球状,间质水肿,局部可形成脓肿,并可侵及黏膜下层及腺体组织,发生化脓、溃疡,甚至引起糜烂出血。

小儿一旦发病,发生呼吸困难者较多,其原因在于:小儿对感染的抵抗力及免疫力差,炎症反应重。会厌软骨柔软,黏膜及黏膜下层附着不紧密,尤其是会厌舌面,炎症时肿胀明显。小儿喉咽部及喉口小,黏膜肿胀易致喉口阻塞。小儿神经系统不稳定,易发生喉痉挛,痉挛不但可引起喉阻塞,还促使充血加剧,肿胀更加明显。

急性会厌炎临床多表现为骤然起病,高热,很快出现呼吸困难。较大儿童先诉咽痛,吞咽困难和流涎,常在较短时间内出现严重喉梗阻,吸气性喘鸣、鼻翼扇动、三凹征、咳嗽、烦躁不安,但声音无嘶哑,有时声音低。婴幼儿常表现颈后仰而无其他脑膜刺激征,年长儿表现为宁愿坐而不愿躺下,下颌向前,伸舌,表情紧张焦虑,呼吸慢而安静。颈部常有淋巴结肿大。查体除吸气性呼吸困难外,颈部听诊可闻及吸气相叩击音是一个较特异性表现。

喉镜检查见会厌充血肿胀即可诊断,可见会厌周围组织受累。完善颈部侧位片可见会厌部肿胀如球状。因呼吸道梗阻,吸气时拍片可见声门下扩张。喉部 CT 及三维重建可见会厌及其周围组织肿胀,并可提示气道梗阻程度。

因本病进展迅速,故要严密观察病情变化。抗生素可选用第 2、3 代头孢菌素静脉滴注,以迅速控制感染。为减轻会厌部水肿,缓解呼吸困难,可静脉注入地塞米松 0.5mg/kg;如患儿哭闹严重,可予患儿镇静,避免出现喉痉挛,加重呼吸困难。

(柳　新　尚云晓)

## 病例 2　咽后壁脓肿

### 【病例介绍】

患儿,男,2 月龄。

**主诉:**发现双侧颈部包块 11 天,呼吸急促 2 天。

**现病史:**11 天前患儿家长给患儿喂奶时无意间发现患儿左颈部肿物,约鸡蛋黄大小,右侧约蚕豆大小,红肿明显,无破溃及异常分泌物,伴触痛,无发热,无恶心、呕吐,无腹泻,遂就诊于当地医院,住院治疗。住院期间完善相关检查后给予"美罗培南、头孢哌酮钠舒巴坦钠"等抗炎对症支持治疗,未见明显好转。双侧颈部包块逐渐增大,左侧约 3cm×4cm,右侧大小约 2cm×3cm,伴红肿触痛,无破溃及异常分泌物。患儿家属为求进一步诊治,就诊于笔者医院新生儿外科门诊,以"右颈部淋巴结炎"为诊断收入院。患儿发病以来无发热,无恶心、呕吐,进奶及睡眠可,大、小便正常,体重无明显变化。患儿入院后呼吸急促,血常规(急诊)显示:白细胞 $21.94×10^9$/L,中性粒细胞百分比 66.9%,血红蛋白 115g/L,C 反应蛋白(C reactive protein,CRP)11.6mg/L。予以盐酸头孢替安抗炎对症治疗,胸片提示双肺纹理增强,给予患儿叩背、吸痰,加用雾化沐舒坦治疗。入院第 2 天行颈部脓肿诊断性穿刺,抽出约 1ml 淡黄色脓汁样物送细菌培养。因考虑患儿患有肺炎,入小儿呼吸病房继续治疗。

**既往史:**患儿近日反复出现喘鸣,外院曾怀疑"喉软骨发育不全"。否认手术、外伤及输血史,否认遗传病史。

**过敏及接触史:**否认药物、食物过敏史。否认传染病接触史。

**个人及家族史:**36 周$^{+3}$顺产,出生时体重 3 000g,出生史正常。生后 2 小时开奶,24 小时内排胎便。

**入院查体及相关检查:**神志清楚,状态反应可。双侧颈部可分别见一肿物,左侧肿物约 3.0cm×4.0cm,右侧肿物约 2.0cm×3.0cm,皮肤略红,质稍硬,界清,略有压痛,表皮无破溃,未见异常分泌物。口唇无发绀,呼吸急促,约 48 次/分,三凹征(+);颈软,前囟未闭,张力不高,双肺呼吸音粗,吸气及呼气可闻及双相痰鸣音,吸气相可闻及喘鸣音,心、腹及神经系统查体未见确切异常。

**辅助检查:**(入院前 13 天外院)彩超:双颈部可见多枚淋巴结肿大聚集,左侧大小约 1.9cm×1.0cm,右侧大小约 1.8cm×0.8cm。提示:双颈部淋巴结肿大,炎症不除外,建议定期复查。(入院前 2 天笔者医院门诊)血常规检查:WBC 21.94×10⁹/L,NE% 66.9%,Hb 115g/L,血细胞压积 22%,血小板 630×10⁹/L,CRP 11.6mg/L,肝肾功心肌酶未见确切异常;肺 CT 提示右肺中叶炎症。

## 【病情分析及诊断思路】

**1. 病例特点** ①2 月龄男孩,发现双侧颈部包块 11 天,无发热;②颈部诊断性穿刺,抽出淡黄色脓汁样物;③外周血白细胞升高,以中性粒细胞升高为主,CRP 升高。

**2. 诊断思路** 患儿吸气性呼吸困难明显,肺 CT 提示右肺中叶炎症,但不能解释患儿为何吸气性呼吸困难明显,应考虑同时存在上气道梗阻。本患儿无声音嘶哑,无犬吠样咳嗽,可排除急性喉炎。患儿发现双侧颈部包块 11 天,于笔者医院外科穿刺可吸出淡黄色浓汁样物,且化验结果提示 WBC 升高,以 NE 升高为主,CRP 升高,均提示细菌感染。患儿年龄小,免疫力差,颈部化脓性病灶可向周围组织扩散,如在咽喉部形成脓肿灶,可出现上气道梗阻表现,应完善患儿颈部影像学检查,必要时进行喉镜或支气管镜检查,以明确病灶。另外注意患儿是否有先天性喉发育异常。

## 【诊治经过及反应】

入笔者科室后予红霉素联合拉氧头孢钠抗感染治疗,完善相关检查:血常规提示白细胞 19.70×10⁹/L;以淋巴细胞升高为主,CRP 降至正常,脓汁细菌培养结果回报:金黄色葡萄球菌,其他病原学检查均为阴性,因对现用抗生素敏感,暂未予调整药物。喉 CT+ 三维重建(图 1-2-1)提示:右侧咽旁至颈部包块,中心坏死? 淋巴结炎不除外,双侧颈部多发肿大淋巴结。颈部三维彩超提示右侧颈部软组织内可见窦道样包块,包块上端位于右后颈部,向前下方走行,下端位于气管后方,大小约 5.6cm×1.8cm×1.4cm,边界模糊,形态不规整,包块周边呈低回声,彩色多普勒血流显像可检出血流信号,中心部呈液性伴密集点状回声,包块周边可见少许淋巴结,较大者约 0.9cm×0.4cm,边界清,内呈低回声。左侧颈部可见少许淋巴结,较大者约 1.2cm×0.6cm,边界清,内呈低回声。喉镜提示双声带光滑,声带运动正常,声门闭合可。双侧梨状窝、会厌谷及舌根黏膜光滑。下咽后壁膨隆,表面光滑。因影像学检查均提示咽部肿物,考虑为咽后壁脓肿,建议行咽后壁肿物穿刺探查,家属拒绝。入院第 5 天加用利奈唑胺抗感染治疗。吸气相呼吸困难逐渐缓解,入院第 15 天复查颈部三维彩超提示双侧颈部包块较前缩小,颈部肿大淋巴结较前缩小,复查血象较前下降,CRP 降至正常。患儿出院。出院医嘱：口服利奈唑胺 50mg/ 次，间隔 12 小时，连服 10 天；水调散双侧颈部包块处外敷，1 周；10 天后耳鼻喉科门诊复诊。

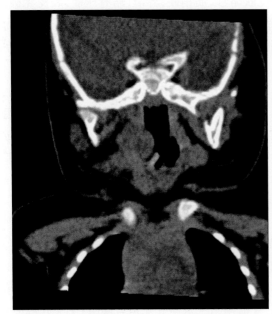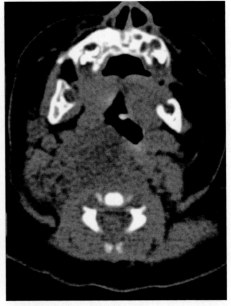

图 1-2-1　喉 CT + 三维重建

【确定诊断】

1. 咽后壁脓肿。
2. 双侧颈部化脓性淋巴结炎。
3. 急性支气管肺炎。

【诊治体会】

1. 咽后壁脓肿临床症状不典型，易出现漏诊。本例患儿仅 2 月龄，表现为颈部脓肿，吸气性呼吸困难，无明显喂养困难，临床表现不典型，所以对于颈部脓肿的婴幼儿，因颈部软组织松软，易出现炎症扩散，应常规检查咽后壁。对于上呼吸道细菌感染的患儿，如出现吸气性呼吸困难，可能意味着并发咽后壁脓肿。对于婴幼儿，查体多不合作，凡是有上呼吸道感染史、发热、喂养困难及呼吸困难的患儿，应首先想到咽后壁脓肿。对于有吸气性呼吸困难的患儿，应常规完善喉镜或支气管镜，明确诊断。

2. 注意与其他咽喉部疾病相鉴别。咽后壁脓肿除发热症状外，其他症状与喉部梗阻有关，需与其他喉部梗阻性疾病相鉴别。小儿急性会厌炎、扁桃体周围脓肿、咽旁脓肿均有上气道梗阻表现，均可出现本例患儿临床表现，需完善喉镜或纤维支气管镜明确诊断。

3. 积极应用抗生素治疗，必要时切开引流。咽后壁脓肿病情变化快，可随时出现呼吸困难。另外，脓肿如果出现破溃，严重时可出现窒息。治疗上需应用敏感抗生素，血氧监护。一般来说，脓肿成熟时即应切开引流，避免脓肿破溃导致意外发生。

【关于本病】

1. 因为 5 岁以后咽后壁淋巴结会出现退化,咽后壁脓肿多见于 4 岁以下儿童,较大儿童及成人患本病少见。近 2/3 患儿有近期耳、鼻或喉部感染史。其病原多样,包括 A 族链球菌、β 溶血性链球菌、金黄色葡萄球菌等,厌氧菌感染有增多趋势。

2. 咽后壁脓肿无特异性临床表现,临床上可见发热、易激惹、饮食量减少、流涎、颈部僵硬及斜颈。较大的患儿可能描述为喉部或颈部疼痛。其他表现包括音量减小、喘鸣、呼吸困难,甚至出现睡眠呼吸暂停。少于 50% 患儿可见咽后壁鼓起。

3. 鉴别诊断包括急性会厌炎、异物吸入、咽部肿瘤、血肿及颈部骨髓炎。小婴儿伴有颈部活动受限,需注意与脑膜炎鉴别。

4. 切开、引流及脓汁细菌培养可确诊本病。颈部侧位片可见咽后壁软组织广泛增宽,脓肿内可见液平或气体,若见到咽后壁异物影对诊断更有价值。喉部 CT 检查可确定脓肿部位,但仅有 63% 患儿可发现脓肿形成。喉部增强 CT 有助于本病诊断。

5. 本病治疗包括静脉应用抗生素和外科切开引流。三代头孢联合阿莫西林舒巴坦或克林霉素对于大部分患者治疗有效。有研究表明超过半数的患者通过静脉应用抗生素可以治愈,不需外科切开引流。如患儿出现呼吸困难或抗生素升级失败需进行外科切开引流治疗。

6. 咽后壁脓肿的并发症包括:①严重上呼吸道梗阻;②脓肿破裂导致吸入性肺炎;③纵隔脓肿。偶见颈内静脉血栓及侵袭颈动脉鞘。

(柳 新 尚云晓)

## 病例 3　肺炎合并纵隔脓肿

【病例介绍】

患儿,男,1 岁 4 个月。

**主诉:**咳嗽伴持续发热 2 天。

**现病史:**患儿 4 天前进食花生米后出现反复憋气呛咳 4 小时,当日于当地中心医院行"支气管镜异物探取术",手术顺利。次日出院回家后夜间出现发热症状,热峰为 41℃,在家中自行使用美林退热栓后体温不能降至正常,发热时无寒战、无抽搐,当地医院就诊,给予"地塞米松,复方氯林巴比妥",发热症状未见好转,3 天后就诊于笔者医院儿科门诊,以"大叶性肺炎,胸腔积液"收入笔者科室。患儿精神状态可,无恶心、呕吐,无腹泻,饮食、睡眠可,大、小便正常。

**既往史:**患儿 9 月龄时曾患毛细支气管肺炎,既往无喘息史,有湿疹史。无手术史及输血史。

**过敏及接触史**：无食物等过敏史；有青霉素过敏；无肝炎、结核等传染病接触史；无被动吸烟史。

**个人史及家族史**：G4P2，足月剖宫产，生后无窒息史，未按时接种疫苗，平时不爱揉鼻子、眼睛；否认家族遗传代谢性疾病史，患儿妈妈患过敏性鼻炎。

**入院查体**：神志清楚，反应良好，一般精神状态可。前囟平软。呼吸略急促，约 42 次 /min 无鼻翼扇动及三凹征，双侧呼吸音一致，双肺呼吸音粗，可闻及散在中小水泡音。心音有力，心律齐，心脏各瓣膜听诊区未闻及杂音。腹软，肝肋下 1.0cm，脾未及。未见胃肠型及蠕动波，肠鸣音正常。神经系统查体未见异常。

**辅助检查**：(2013 年 5 月 6 日，外院) 血常规：白细胞 $12.08 \times 10^9$/L，中性粒细胞百分比 75.04%，血红蛋白 112g/L，血小板 $190 \times 10^9$/L。(2013 年 5 月 6 日，外院) 肺 CT：双肺炎症，右侧中上叶为重。右侧少量胸腔积液。

## 【病情分析及诊断思路】

**1. 病例特点**　①患儿为 1 岁 4 个月幼儿，起病急，咳嗽、发热 2 天，发病前 2 天曾进行"支气管镜异物探取术"，手术顺利。②查体显示呼吸略急促，双侧呼吸音一致，可闻及散在中小水泡音。③辅助检查肺 CT：双肺炎症，右侧中上叶为重。右侧少量胸腔积液。

**2. 诊断思路**　该患儿为急性起病，发热、咳嗽 2 天，肺部听诊可闻及散在水泡音，影像学结果提示双肺炎症，右侧少量胸腔积液，结合以上病史检查结果考虑初步诊断为急性支气管肺炎，右侧胸腔积液，但因患儿有肺炎及胸腔积液，结核感染后可以有相似的影像学改变，应详细询问患儿有无不规则发热、盗汗、食欲缺乏、乏力、消瘦等症状，有无结核接触史，做血沉、结核菌素，必要时完善结核斑点试验 (T-spot)，注意肺部影像学的改变。

## 【诊治经过及反应】

入院后根据初步病史、查体及检查结果诊断为肺炎合并胸腔积液，需进一步完善相关检查，并给予对症治疗，考虑患儿有持续高热症状，给予患儿拉氧头孢抗感染治疗，给予止咳化痰对症治疗。

查血结果提示感染指标异常升高 (白细胞 $22.5 \times 10^9$/L，C 反应蛋白 191.00mg/L，降钙素原 47.77ng/ml)，同时合并肺炎支原体感染 (肺炎支原体抗体 -IgM 阳性；肺炎支原体抗体 1：320)，入院第 2 天将原拉氧头孢改为头孢吡肟 (共用 5 天)，同时联合丙种球蛋白 (共用 4 天) 支持治疗，阿奇霉素抗感染 (共静脉滴注 2 次，每次连续静脉滴注 5 天)。入院第 4 天复查血常规、CRP 较前略有下降 (白细胞 $10.3 \times 10^9$/L；中性粒细胞百分比 56.7%；降钙素原 11.78ng/ml；CRP 165.00mg/L)，同时第 1 次血细菌培养显示：缓症链球菌。肺 CT 增强：纵隔脓肿，合并右肺散在炎症。立即请儿外科会诊，看患儿肺部 CT：纵隔增宽，可见气体影，诊断为纵隔感染，暂不需外科处理。建议：大力抗感染对症治疗。如果形成胸腔积液，可以引流。因考虑血细菌培养存在缓症链球菌，根据药敏试验结果给予头孢吡肟联合万古霉素 (共用 6 天)，第二次血培养结果仍示：缓症链球菌生长，将头孢吡肟升级为亚胺培南(共用 13 天)。

入院第 8 天,患儿仍有发热,第 3 次血培养:缓症链球菌生长及白假丝酵母菌生长,加用氟康唑静脉滴注 6 天,入院第 9 天时将万古霉素换用利奈唑胺静脉滴注(共 31 天,至出院当日)。

入院第 15 天复查感染指标较前进一步好转,但增强肺 CT(图 1-3-1)结果显示:①右肺下叶新发空洞性病变,考虑感染;②纵隔脓肿较前略吸收;③右侧新增少量胸腔积液。此时患儿已入院 15 天,发热咳嗽症状有所缓解,但复查肺反而出现新增病灶,是否出现了合并感染或是真菌感染?带着疑问再次完善血细菌培养,结果提示白假丝酵母菌生长,于是再次静脉滴注大扶康(共 6 天)。1 周后再次复查肺 CT(图 1-3-2):①右肺下叶感染性病变吸收、减少,其内空洞或空腔性病变有增大亦有减小;②双肺散在模糊小结节病变,感染性病变;③纵隔脓肿较前好转。此时患儿体温已经平稳,复查感染指标较前明显好转,肺部影像改变较前好转,于是将抗生素降级为头孢孟多酯钠,巩固治疗 1 周,之后患儿一直体温平稳,之后出院,1 个月后呼吸科门诊复查。

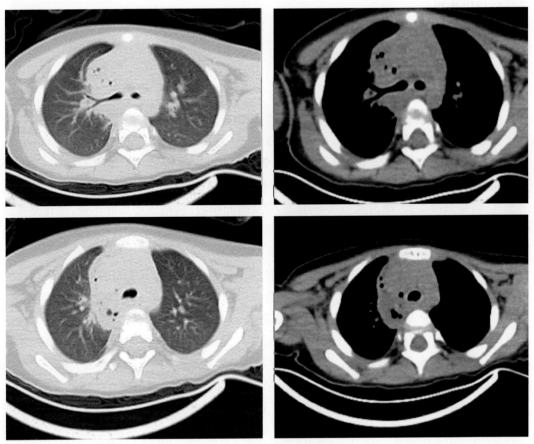

图 1-3-1 2013-5-9 增强肺 CT

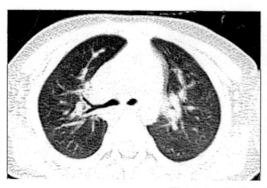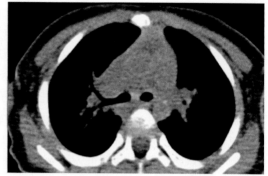

图 1-3-2 2013-5-29 恢复后复查肺 CT

【确定诊断】

1. 急性支气管肺炎。
2. "支气管镜异物探取术"术后。
3. 纵隔脓肿。
4. 菌血症。
5. 肺炎支原体感染。

【诊治体会】

**1. 起病急,进展快,需尽早行 CT 检查** 对于急性起病的患儿,虽然病史短,但只要进展迅速,一定要重视,尽早完善 CT 等相关影像学检查,尽早明确病情严重程度,有助于疾病的早期诊断及治疗。对于儿童食管异物并发食管穿孔及纵隔脓肿临床并无典型表现,仅有发热、吞咽困难等症状,白细胞增多,不具有特异性,因而早期影像学检查尤为重要。特别是该例患儿,病程只有 2 天,却出现持续高热、实变及胸腔积液,病情进展如此迅速,在首要考虑感染性疾病的同时也不能除外肿瘤性疾病,所以要尽早完善增强 CT,在明确其肺部感染的同时发现纵隔脓肿,为脓肿的诊断和治疗提供了强有力的依据。

**2. 纵隔脓肿的治疗需要内外兼顾,增加抗感染力度** 需要注意的是并非早期取出食管异物就可以避免纵隔脓肿的发生,若异物已造成食管穿孔,即使并未出现严重的纵隔积气、积液,亦应给予预防感染治疗,避免迟发纵隔脓肿的发生。当明确存在纵隔脓肿时,一定要及早请外科会诊,明确是否需要外科介入引流治疗,因其脓液极易破入胸膜形成脓胸及脓气胸,可出现呼吸困难及休克的危重症状。如症状稳定不需要外科治疗,需要加大抗感染的力度,尤其是在感染指标异常升高的情况下,尽早控制感染,避免出现感染性休克的危机情况。

**3. 长期用药需注意相关并发症的发生** 长期应用抗生素和激素容易合并真菌感染,所以在抗感染治疗有效、感染指标下降,但仍有发热的情况下,需要考虑主要真菌感染的可能性,尽早加用抗真菌药物,避免病情加重。

**4. 应用支气管镜治疗需小心谨慎,避免出现介入创伤** 支气管镜异物取出技术已经日益成熟,但仍需要注意相关细节,避免出现介入创伤。该例患儿发热前曾在当地医院进行支气管镜异物取出术,术后出现持续高热。首要考虑呼吸系统感染性疾病,但在出现纵隔脓肿的情况下需要注意是否异物早期已经造成食管穿孔并出现迟发性纵隔脓肿,另外也需注意是否在术中有支气管壁的损伤,导致细菌侵入纵隔的组织或血管内,形成化脓性感染。

### 【关于本病】

纵隔脓肿是指由金黄色葡萄球菌侵入纵隔的组织或血管内,使组织坏死、液化,形成脓液积聚的急性结缔组织化脓性感染。

病因:常由金黄色葡萄球菌侵入组织或血管内引起。纵隔脓肿常因外伤、手术或纵隔感染引起的急性结缔组织化脓性炎症。当外伤或手术并发症造成气管或食管穿孔时,气体及炎性物质进入纵隔疏松结缔组织内,蔓延到整个纵隔,最后形成脓肿。近年来也有报道发现气管异物后,异物造成食管穿孔也是发生纵隔脓肿的主要原因,尤其是在儿童更为常见。

**1. 临床表现** 患者出现寒战、高热、烦躁不安等症状,主诉胸骨后剧烈疼痛,深呼吸或咳嗽时疼痛加重,甚至麻醉性镇痛药不能缓解。疼痛可放射至颈部、耳后、整个胸部和两侧肩胛之间,有的可出现神经根疼痛。

局限性的纵隔脓肿可出现肿物对周围脏器的压迫症状,如声音嘶哑(喉返神经受压)、膈肌收缩无力或麻痹(膈神经受压)、霍纳综合征(交感神经星状神经节受压)、迷走神经受压可出现心跳加快。

纵隔脓肿形成脓液后可破入胸膜腔形成脓胸及脓气胸,气体可沿疏松结缔组织到达全身皮下,形成皮下气肿,出现呼吸困难甚至休克。纵隔脓肿常并发右肺上叶感染。该患儿为右肺上叶炎症,且病初曾行“支气管镜异物取出术”,与该病的病因及临床表现相符合。

**2. 影像学检查** X线检查是诊断纵隔脓肿的主要方法,可见颈部软组织增厚、纵隔增宽、胸腔气液平面和气管移位等。脓胸的诊断,除根据临床表现外,X线示胸腔积液,CT扫描更能明确病变的位置及病变范围,并为早期诊断及治疗提供更准确的依据。

**3. 诊断** 纵隔脓肿的诊断要点:

(1)有急性化脓性感染病史。

(2)局部红肿疼痛且有波动感,有脓液抽出。

(3)有发热、乏力等全身症状。

(4)白细胞计数升高。

(5)经 B 超检查可发现深部液性暗区。

**4. 鉴别诊断** 需要与纵隔肿瘤相鉴别。特别是肿瘤合并感染时,更要注意鉴别。纵隔肿瘤的症状主要有以下几点:

(1)呼吸道症状:胸闷、胸痛一般发生于胸骨后或病侧胸部。大多数恶性肿瘤侵入骨骼或神经时,则疼痛剧烈。咳嗽常为气管或肺组织受压所致,咯血较少见。

(2)神经系统症状:由于肿瘤压迫或侵蚀神经产生各种症状,如肿瘤侵及可引起声音嘶哑,可产生胸痛或感觉异常,引起肢体瘫痪。

(3)感染症状:如囊肿破溃或肿瘤感染影响到支气管或肺组织时,则出现一系列感染症状。

(4)压迫症状:食管,气管受压,可出现气急或下咽梗阻等症状。

(5)特殊症状：患者咳出皮脂物及毛发。

**5. 并发症** 当纵隔脓肿形成脓液后可破入胸膜腔形成脓胸及脓气胸，气体还可沿疏松结缔组织到达全身皮下形成皮下气肿，患者可出现呼吸困难甚至休克。纵隔脓肿常常并发右肺上叶感染。

**6. 治疗方法** 主要是针对原发病及病因进行治疗。纵隔外伤气管破裂者，有条件时可行气管修补术。有食管破裂或术后吻合口瘘者，有条件时可行食管修补术，禁食补液及进行胃肠减压。纵隔引流十分必要。脓液培养，选择敏感抗生素有利于治疗。

对症治疗则主要有以下措施：①早期炎症时或可采取局部热敷，外敷消炎散等中药；②全身应用抗生素；③脓肿形成后可切开引流。

该病例患儿经过较长时间的全身抗生素治疗后，肺部炎症及纵隔脓肿均得到控制，并未出现需要切开引流的情况。但在临床面对这样的患者时仍需要慎重，因其脓液极易破入胸膜形成脓胸及脓气胸，可出现呼吸困难及休克的危重症状。临床应给予重视，在积极抗感染治疗的同时，密切注意是否有并发症，及时给予外科干预治疗。

（陈 丽　蔡栩栩）

---

## 病例 4　金黄色葡萄球菌肺炎合并感染性心内膜炎

【病例介绍】

患儿，男，13 岁。

**主诉：** 发热伴咳嗽 2 周。

**现病史：** 患儿 2 周前无明显诱因出现发热，体温最高 40℃，发热时不伴寒战、抽搐，伴有头痛，偶有恶心、呕吐，非喷射性，口服退热药热可退，3~5 小时后体温复升，伴有咳嗽，开始不重，近日咳嗽加重，刺激性咳嗽，偶可咳出少许白色黏痰，咳嗽严重时亦有头痛症状。2 周前就诊于当地医院，于门诊静脉滴注"头孢、红霉素"至入院前一天，因病情不好转，15 天来每天均有发热，性质同前，今日家属为求进一步诊治来笔者医院，门诊以"支气管炎"收入笔者科室。患儿病来精神状态欠佳，自述乏力，偶有腹股沟处疼痛，饮食及睡眠稍差，2 周来体重下降 2.5kg，大、小便正常。

**既往史：** 既往体健，无大手术及外伤输血史。

**过敏及接触史：** 否认具体食物及药物过敏史。

**个人及家族史：** G2P2，哥哥健康，足月顺产，出生顺利，疫苗按时接种。否认存在家族遗传代谢性疾病史，否认结核、乙肝病史。

**入院查体：** 神志清楚，状态反应正常。眼睑无水肿，巩膜无黄染，眼无脓性分泌物，不红，口唇红润，干燥，无杨梅舌，咽略红，双侧扁桃体无肿大，胸骨无压痛，心、肺、腹查体未见异常。肛周、手足未见明显脱皮,无关节肿胀。神经系统查体未见明显异常。

**辅助检查:**(2014 年 10 月 18 日,当地医院)化验血常规:白细胞 $24.2 \times 10^9$/L;中性粒细胞 88.4%;淋巴细胞 3.8%;血红蛋白 0.9g/L;血小板 $270 \times 10^9$/L。胸片:双肺纹理增强。(2014 年 10 月 20 日,当地医院)化验血常规:白细胞 $14.3 \times 10^9$/L;中性粒细胞 77.3%;淋巴细胞 12.3%;血红蛋白 119g/L;血小板 $422 \times 10^9$/L。

## 【病情分析及诊断思路】

**1. 病例特点** ① 13 岁男孩,咳嗽、发热 2 周,应用抗生素治疗效果不佳;②查体未见确切阳性体征;③当地化验检查仅有白细胞升高,胸片提示纹理增强。

**2. 诊断思路** 该患儿为大男孩,有持续发热咳嗽病史,首先考虑感染性疾病,查体未见确切阳性体征,化验检查提示白细胞升高,胸片提示双肺纹理增强,首要诊断考虑为急性支气管炎。因患儿为学龄儿童,病原最常见为肺炎支原体感染,其次为肺炎链球菌、肺炎衣原体,所以需进一步完善血细菌培养,肺炎支原体、肺炎衣原体等相关病原学检查。同时因患儿有持续发热病史,不能除外结核感染情况,需要完善 PPD 试验及结核斑点试验(T-spot)检查。再者因患儿持续发热,不能除外有结缔组织病,需进一步完善风湿相关疾病的检查。除此之外,因该患儿伴有乏力、腹股沟处疼痛及体重下降,需要与血液系统疾病如白血病等相鉴别,必要时行骨髓穿刺术。

## 【诊治经过及反应】

入院后患儿在对症抗感染治疗的同时进一步行相关化验检查。初步化验显示白细胞无升高,但 CRP、PCT 水平较高(CRP 121mg/L;PCT 1.82ng/ml),提示存在感染,且伴有支原体感染(肺炎支原体抗体 1:320),予头孢呋辛联合阿奇霉素抗感染治疗。治疗后患儿发热未见明显好转,随后血细菌培养显示为金黄色葡萄球菌,药敏试验为敏感菌株,同时完善肺CT,提示近胸膜处散在炎症(图 1-4-1),考虑患儿为金黄色葡萄球菌肺炎,将头孢呋辛更改为敏感药物——头孢吡肟,继续联合阿奇霉素治疗。

经过治疗后患儿体温逐渐下降,咳嗽症状缓解,但住院期间偶尔自诉脚趾疼痛。因患儿有长期发热病史,且出现足趾关节肿痛,需注意结缔组织病,进一步完善风湿免疫相关检查,并无异常。另外,因患儿血细菌培养为金黄色葡萄球菌,考虑到金黄色葡萄球菌容易发生关节受累、肝脓肿、心肌炎、心包炎等,进一步完善右足正斜位片、肝胆脾超声及心脏超声。右足正斜位片及肝胆脾超声均未见异常,但心脏超声显示三尖瓣附加回声,注意除外感染性心内膜炎,三尖瓣中度反流(图 1-4-2),此时补充诊断感染性心内膜炎,嘱患儿卧床静养,避免剧烈活动。

继续抗感染治疗 1 周后复查肺 CT 提示(图 1-4-3):近胸膜处炎症可见空洞形成,更正诊断为金黄色葡萄球菌肺炎。患儿体温平稳,但考虑疗程不足,继续治疗 2 周复查心脏超声提示三尖瓣前叶赘生物,提示感染性心内膜炎改变,三尖瓣前叶部分腱索断裂伴脱垂,对合不良,三尖瓣反流(重度)(图 1-4-4)。请心脏外科会诊建议抗感染治疗 4~6 周,完善血培养检查,嘱患者减少活动防止血栓脱落,心肺功能正常者可择期行心脏手术治疗。

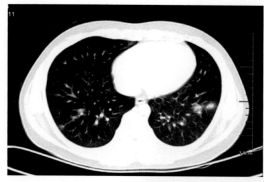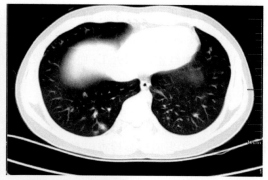

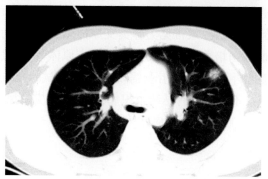

图 1-4-1　入院初期肺 CT 影像

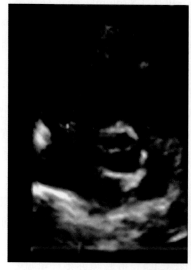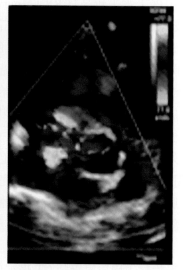

图 1-4-2　心脏彩超示：三尖瓣附加回声，
注意除外感染性心内膜炎，三尖瓣中度反流

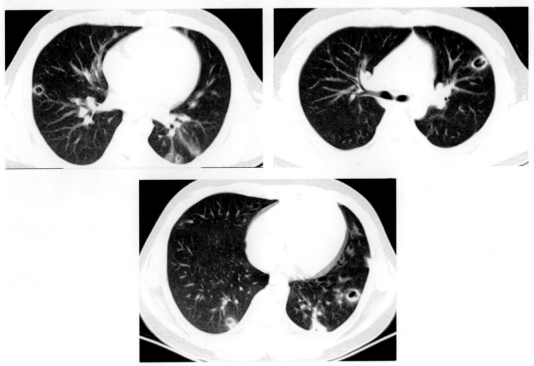

图 1-4-3　入院 1 周后复查肺 CT

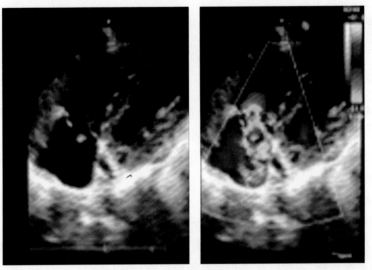

图 1-4-4　复查心脏彩超
三尖瓣前叶赘生物,提示感染性心内膜炎改变,三尖瓣前叶部分腱索断裂伴脱垂,
对合不良,三尖瓣反流(重度)

在患儿抗感染治疗6周,体温平稳,左足行走仍有障碍,不能除外感染性心内膜炎栓子脱落情况下行人工换瓣手术。探查见三尖瓣前瓣腱索全部断裂,瓣叶上附着有1.0cm×1.5cm黄色赘生物,瓣膜无法修复,后瓣无赘生物,瓣膜无明显病变(图1-4-5)。瓣膜病理显示为炎性组织增生。术后复查心脏超声:人工置换三尖瓣术后,静息状态收缩功能正常。

住院治疗2个月后患儿康复出院。

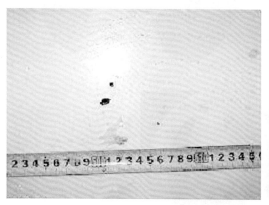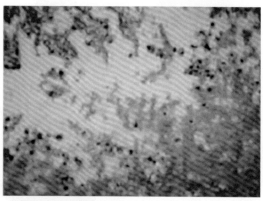

图1-4-5 大体标本

三尖瓣:瓣膜样组织2cm×1.5cm×0.2cm,镜下见粉染变色坏死物,
另见纤维组织呈薄层上皮,期间有少许炎症细胞浸润,符合瓣膜组织伴炎症表现

【确定诊断】

1. 金黄色葡萄球菌肺炎。
2. 感染性心内膜炎。
3. 肺炎支原体感染。

【诊治体会】

**1. 咳嗽持续不见好,CT必须及早拍** 首先对于持续发热、咳嗽治疗效果不佳,尤其是肺部胸片未见明显异常时,一定要及早完善肺CT检查,可以尽早明确胸片不易发现的局灶炎症改变,明确肺部感染情况及病原,可以尽早对症治疗。而对于近胸膜处的球形炎症病灶,要注意金黄色葡萄球菌感染的可能性。

**2. 发热抗炎不见好,细菌培养及早做** 本案例中的患儿,发热2周抗感染治疗未见好转,并且没有尽早完善血细菌培养的检查,所以未能尽早明确病原学,可能会影响治疗的效果。当然,对于持续发热,抗感染治疗不见好转时,仍需注意结核感染、非典型菌感染、结缔组织病及血液系统疾病,入院后对患儿完善各项检查,予以排除。

**3. 主要症状见好转,切勿忽视并发症** 本例患儿明确金黄色葡萄球菌感染后予对症抗感染治疗,咳嗽、发热症状均逐渐缓解,但此时患儿伴随足趾疼痛,如完善足部影像学检查未见异常而忽略其他并发症便会漏诊最重要的并发症——感染性心内膜炎。因此,本例警示我们在临床工作中,在主要症状得到有效治疗的同时切勿忽视并发症的诊断和治疗。

金黄色葡萄球菌肺炎临床并非少见，但既往发现感染性心内膜炎并发症的并非多见，探讨其原因，一方面可能因为血细菌培养阳性率较低，且多数社区获得性金黄色葡萄球菌肺炎为敏感菌株，抗生素治疗效果显著，肺外受累情况并不常见；另一方面不排除即使确诊金黄色葡萄球菌肺炎，心脏彩超并非常规检查，所以不除外有遗漏的情况。结合该患儿情况，抗生素治疗效果显著，体温很快平稳，患儿状态好，心前区听诊杂音并不显著，但因其有左足关节疼痛，考虑其可能有相关并发症时完善检查发现感染性心内膜炎，并最终行心脏换瓣手术，解除栓子脱落导致肺栓塞、脑栓塞等隐患，得到根治，效果显著。

## 【关于本病】

金黄色葡萄球菌是临床常见的革兰氏阳性球菌，可产生多种毒素，致病性强，是社区获得性感染和医院感染的主要致病菌。但近年耐甲氧西林金黄色葡萄球菌（methicillin resistant staphylpcoccus aureus，MRSA）所致感染的流行病学发生了显著的变化，不仅局限于医院内，而且呈现出向院外蔓延的趋势。于是提出了MRSA的两种分型，即医院获得性金黄色葡萄球菌肺炎（HA-MRSA）和社区获得性金黄色葡萄球菌肺炎（CA-MRSA）。儿童社区获得性金黄色葡萄球菌肺炎发病以春季与冬季为主，具有显著的季节性差异。

金黄色葡萄球菌具有很强的毒力，能产生溶血毒素、血浆凝固酶、去氧核糖核酸分解酶、杀白细胞素。金黄色葡萄球菌肺炎好发于胸膜下组织，以广泛的出血坏死及多个脓肿形成为特点。细支气管及其周围肺泡发生的坏死使气道内气体进入坏死区周围肺间质和肺泡，由于脓性分泌物充塞细支气管，成为活瓣样堵塞，使张力渐增加而形成肺大疱（肺气囊肿）。邻近胸膜的脓肿破裂出现脓胸、气胸或脓气胸。

原发性肺炎可有肺叶或多发性肺段炎性变化；血源性肺炎则呈两肺广泛斑片影，常形成多发性小脓肿（<2cm）和散在的实变病灶。原发性肺炎和血源性肺炎均可出现空洞或蜂窝状透亮区，炎症阴影周围出现气囊影迅速增大或消失，常见胸腔积液或液气胸。肺浸润、肺脓肿、肺气囊和脓胸、脓气胸是金黄色葡萄球菌肺炎的四大X线征象。病变表现为易变、多变、快变。一天之内肺浸润范围、肺气囊数目和肺脓肿的出现均可有相当变化。本病例患儿的肺CT影像改为初期为近胸膜处的散在炎症病灶，逐渐进展后形成坏死及空洞。符合金黄色葡萄球菌血行播散影像特点。

金黄色葡萄球菌肺炎应高度重视全身各脏器的并发症。金黄色葡萄球菌肺炎的临床表现轻重不一，无特异性表现。血源性金黄色葡萄球菌肺炎为败血症的一部分，中毒症状严重，而咳嗽、咳痰症状可以较轻，但由于肺内常为双侧多发性炎性渗出性病变，故常有呼吸急促、青紫和心动过速，容易并发呼吸衰竭、感染中毒性休克和迁徙性脓肿，可有脑膜、关节、骨髓等处深部脓肿，早期表现不典型，易误诊。本病例为出现感染性心内膜炎并发症的病例，既往也有中国台湾省学者报道类似病例。

目前确诊金黄色葡萄球菌感染确诊需要血细菌培养结果或胸腔积液等相关培养结果，并对培养出菌株进行相关药敏试验及致病基因分型。有相关研究对163例社区获得性金黄色葡萄球菌感染的患者进行 MRSA 及 MSSA 菌株基因测序分析,结果提示共有 25 个基因序列,其中 MRSA 主要包括 *ST59*,而 MSSA 主要包括 *ST88*、*ST25*、*ST7*、*ST2155* 及 *ST88*。但不同的致病基因序列所致的临床表现并无明显区别。

2011 年美国 IDSA 成人及儿童 MRSA 感染的临床实践指南中指出:对于住院治疗的严重 CAP 患者,推荐在痰和血培养结果得出前行 MRSA 经验性治疗(A-Ⅲ);对于医院获得性 MRSA(HA-MRSA)或 CA-MRSA 肺炎,推荐静脉给万古霉素(A-Ⅱ);口服 / 静脉给利奈唑胺 600mg,(A-Ⅱ);或者口服 / 静脉给克林霉素 600mg,3 次 /d(B-Ⅲ)。若为敏感菌株,可根据感染程度,治疗时间推荐为 7~21 天;对于伴脓胸的 MRSA 肺炎者,应联用抗 MRSA 治疗和引流(A-Ⅲ)。国内有研究 94 例患儿药敏分析结果显示对青霉素、红霉素、苯唑西林耐药率分别为 95%、54%、11%,没有发现对万古霉素、夫西地酸及替考拉宁耐药菌株。亚胺培南西司他丁钠为近年发现新的广谱抗生素,万古霉素属多肽类快效杀菌剂,对 SA 和 MRSA 非常敏感,在体内外也不易产生耐药性,有研究提示 SA 对万古霉素的敏感率也为 100%,是 SA 感染的首选药物。

金黄色葡萄球菌肺炎病例在临床较为常见,由于其菌株遗传背景、毒力基因、耐药基因的多样性,儿童金葡菌肺炎有其独特的特点,实验室血培养及痰细菌培养阳性率较低,治疗方面建议根据药物结果应用敏感抗生素,如患儿有可能出现相关并发症,需给予对症检查及治疗,避免延误治疗,并保证足疗程药物治疗。

(陈 丽 蔡栩栩)

## 病例 5 肺炎支原体和金黄色葡萄球菌混合感染致重症肺炎

【病例介绍】

患儿,女,13 岁。

**主诉:**咳嗽 7 天,加重伴发热 3 天,呼吸困难、胸闷、不能平卧 2 天。

**现病史:**患儿 7 天前无明显诱因出现咳嗽,轻咳,咽痛,无痰,无流涕,无发热,未引起重视。3 天前患儿咳嗽加重,较频繁,有黄白痰,无喘息;同时出现发热,体温最高达 39.7℃,无寒战及抽搐,口服对乙酰氨基酚,热稍能退,但效果不佳。2 天前患儿出现呼吸急促,伴有胸闷、胸痛、心悸,行走几步即可加重,不能平卧,左侧斜卧位尚可耐受;无口周青紫,无大汗淋漓,无水肿,尿量偏少。咽痛明显,不能发声。家属随即就诊于当地县医院,予患儿摄胸部 X 线片,提示双肺炎症,化验血常规:白细胞 $5.55 \times 10^9$/L,中性粒细胞百分比 72.1%,淋巴细胞百分比 19.1%;CRP 149.2mg/L;予药物治疗 1 天,具体诊断及治疗药物不详,患儿呼吸困难较前无明显好转,仍有持续高热,今日家属为求进一步诊治来笔者医院。病来患儿精神状态较差,自觉无力,肌肉痛,夜内很难入睡,食欲差,进食少,无恶心、呕吐、腹痛、腹泻,尿量少,近 3 天未排便。

**既往史：** 患儿既往体健，否认反复上呼吸道感染病史。否认手术、外伤及输血史。

**过敏及接触史：** 无食物及药物过敏史。爷爷 2 年前有肺结核，经治疗后痊愈。现偶尔有咳嗽，平时不常见面。

**个人及家族史：** G1P1，足月顺产，出生体重 3.5kg，出生史正常，生长发育与同龄儿相似，按时预防接种，无湿疹史。否认家族遗传代谢性疾病病史。

**入院查体及相关检查：** 体温 37℃；脉搏 128 次/min；呼吸 52 次/min；体重 55kg；血压 100/70mmHg；未吸氧下经皮血氧饱和度为 92%。神志清楚，状态差，被动体位，端坐呼吸，呼吸急促，鼻翼扇动、三凹征明显，咽充血明显，扁桃体 I 度肿大，表面无脓苔，咽后壁可见脓性分泌物，口腔黏膜光滑。胸廓对称，胸式呼吸为主，触诊语颤减弱，叩诊浊音，肺下界正常，双肺听诊左侧呼吸音较右侧减弱，双肺未闻及啰音，心音有力，节律规整，各瓣膜听诊区未及明显病理性杂音；腹软不胀，未见胃肠型及蠕动波，无明显压痛及反跳痛，肝肋下 3cm，II 度硬，脾肋下未触及，肠鸣音减弱，四肢末梢温，双下肢无水肿，CRT<3 秒，四肢活动正常，神经系统查体无阳性体征。

**辅助检查：** 外院血常规：WBC $5.55 \times 10^9$/L，NE 72.1%，L 19.1%，RBC $4.5 \times 10^{12}$/L，HGB 129g/L，HCT 29%，MCV 93fL，MCH 29.7pg，MCHC 321g/L；PLT $150 \times 10^9$/L。CRP 149.2mg/L。肝功能：谷丙转氨酶 6U/L；谷草转氨酶 24U/L。心肌酶谱：肌酸激酶 135U/L；肌酸激酶 MB 同工酶 25U/L。胸部平片：双肺炎症，大片实变。

## 【病情分析及诊治思路】

**1. 病史特点** 13 岁大女孩，既往健康。本次病史较短，咳嗽 7 天，加重伴发热 3 天，呼吸困难、胸闷、不能平卧 2 天。病情进展急骤。阳性查体：状态差，被动体位，端坐呼吸，呼吸急促，52 次/min，伴有明显的鼻翼扇动及三凹征，口周无发绀，左侧呼吸音较右侧减弱，双肺未闻及啰音；心音有力，128 次/min，节律规整，无杂音；腹软不胀，肝肋下 3cm，II 度硬，四肢末梢温。血常规：白细胞 $5.55 \times 10^9$/L，NE 72.1%，CRP 149.2mg/L。胸部 X 线片提示双肺大片实变。

**2. 诊断思路** 导致患儿肺炎如此快速进展的病原是什么？如何合理地选择抗生素是我们治疗成功的关键。导致儿童社区获得性肺炎的常见病原是：细菌、病毒、支原体、真菌、原虫、结核。①患儿持续高热，感染中毒症状重，进展迅速，很快出现呼吸困难；CRP 显著升高；虽白细胞不高，不排除重症感染患儿骨髓短暂受抑所致；首位考虑细菌感染所致。导致年长儿重症肺炎的主要病原首位是肺炎链球菌，其次是流感嗜血杆菌、卡他莫拉菌；因患儿病情危重，进展快，抗生素的选择应同时覆盖革兰氏阴性杆菌，因此选择对肺炎链球菌敏感，且兼顾对多数革兰氏阴性杆菌敏感的抗生素头孢哌酮舒巴坦钠，同时应做痰培养及血培养。②患儿高热、呼吸困难进展快，双肺炎症实变进展快，也不排除特殊甲型流感 H1N1 病毒、冠状病毒等所致重症肺炎表现。患儿无禽类接触史、无外出史、周围无类似重症病例出现；结合化验病毒肺炎不支持。进一步做病毒学检查明确诊断。③患儿为大龄学龄儿，发热、咳嗽，肺部大片的实变影；血常规白细胞接近正常、CRP 异常升高，两者不平行升高，高度怀疑肺炎支原体感染,完善肺炎支原体的病原学检查。抗感染治疗应覆盖非典型菌,且大环内酯类抗生素能够增强抗生素的穿透力。④患儿既往健康,无基础疾病,无长期应用广谱抗生素病史,无接触霉菌环境的经历,且影像学不支持真菌性肺炎诊断。可根据病情进一步做支气管镜明确病原。⑤患儿爷爷有结核,患儿有接触史,但患儿起病急,不符合结核病变过程,完善结核菌素试验、结核斑点试验(T-spot)明确诊断。

另外患儿病情进展快,稽留高热,面色灰、呼吸急促、心率快等全身感染中毒症状,患儿肺部感染进展快,迅速出现大片实变,CRP 显著升高,考虑存在脓毒症,严重者可导致ARDS,不可逆酸中毒、多器官功能障碍或衰竭、脓毒症休克而致命,应加强监护,注意脏器损伤。

因此制订该患儿的初步治疗方案:①抗感染治疗:头孢哌酮舒巴坦钠联合阿奇霉素抗炎。②免疫支持治疗:给予静脉丙种球蛋白,抗体封闭,提高机体免疫力;抑制全身炎症反应。③积极寻找病原,做血培养、多次痰培养、肺炎支原体及病毒等病原学检测。④内环境的稳定和脏器保护,注意血气离子、凝血功能、肝功能及心功能。⑤加强监护,吸氧纠正低氧;患儿心率快,不能平卧,尿少,注意心力衰竭。目前患儿尿量少,但考虑患儿进食少,高热不感蒸发增加,入液量不足有关,暂不支持心力衰竭。同时注意观察患儿尿量及病情变化,必要时予利尿减轻心脏负荷。⑥完善各项检查、对症治疗。

## 【诊治经过及反应】

入院后急查血气离子分析,$PO_2$ 62.1mmHg,血氧偏低,心电、血氧监护示 $SaO_2$ 92%;立即给予鼻导管吸氧 2L/min,心电、血氧监测。同时立即完善血培养、痰培养(3 次)、血常规,CRP、PCT、DIC 检测,急诊查胸部 CT。WBC $10.4 \times 10^9$/L;NE 93.1%;Hb 133g/L;PLT $180 \times 10^9$/L。CRP493.00mg/L;PCT29.73ng/ml 异常升高。CT 示:左肺上叶、下叶及右肺中叶大片实变,双肺多发球形结节及斑片状渗出性病变,双侧少量胸腔积液(图 1-5-1)。结合肺部 CT病灶分布特点,综合临床表现及化验,不排除肺炎支原体感染合并细菌感染,给予静脉头孢哌酮舒巴坦钠 + 阿奇霉素(5 天)联合抗感染,盐酸氨溴索注射液化痰。注射静脉丙种球蛋白连续 3 天,封闭抗体,调节免疫,抑制过度炎症反应。

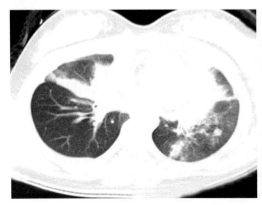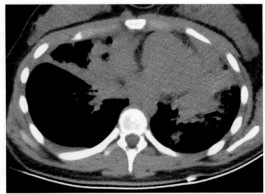

图 1-5-1 入院后肺 CT

入院后完善各项检查,化验结果如下:

(1)肝肾功能正常,血清胆红素正常;心肌酶谱正常;尿常规正常;便常规正常,潜血阴性。肝炎病毒系列、呼吸道病毒抗体系列均阴性。

(2)免疫球蛋白:IgG 12.65g/L(6.95~15.21g/L),IgA 1.41g/L(0.97~3.2g/L),IgM 1.84g/L(0.4~1.59g/L);提示体液免疫正常。

淋巴细胞亚群:总 T 细胞(%)45.45(55~84),Ts(%)22.35(13~41),Th(%)15.8(31~60)下降,Th/Ts 0.71(0.71~2.78),NK 细胞(%)10.18(7~36),总 B 细胞(%)42.15(5~20)存在细胞免疫紊乱。

(3)肺炎支原体抗体 -IgM 阴性;肺炎支原体抗体 -IgM 弱阳性。

(4)心电图示:窦性心律;心脏超声:未见异常;肝胆脾超声提示肝大、脾大。

(5)胸部三维超声:左侧胸腔可见少量积液,深约 0.6cm。右侧胸腔可见少量积液,深约 0.5cm。

入院第 3 天,患儿虽然体温下降至 37.5 左右,但呼吸困难无缓解,不能平卧,鼻导管吸氧 2.5L/min 经皮氧饱和度 94% 左右。复查血常规 WBC 11.4×10⁹/L,CRP 493mg/L 较之前无下降,提示炎症控制不理想,结合肺部 CT 大片实变影同时有多发结节球形影(见图 1-5-1),不排除耐甲氧西林肺炎链球菌或金黄色葡萄球菌感染的可能,加用万古霉素联合抗感染治疗。患儿 PPD 阴性,结核抗体阴性;痰涂片查结核菌及痰培养均阴性;结核斑点试验(T-spot)阴性,结合临床,排除结核感染。

住院第 4 天患儿热退,可以短时间平卧,仍不能离氧,血常规:WBC 11.3×10⁹/L,NE 76.8%,CRP 345.0mg/L,初步的抗感染治疗有效。但第 5 天患儿再次发热 38℃,第 6 天,体温渐升至 39℃ 以上,发热频繁,复查血常规:WBC 37.2×10⁹/L,NE 94.4%,CRP 493mg/L,再次显著升高,痰培养回报:金黄色葡萄球菌生长,换用组织穿透性好的利奈唑胺抗炎治疗。支气管镜:双肺支气管黏膜充血水肿,有较多黄白色黏稠胶冻样痰。留取气管内吸取液做病原学检测。在有效抗感染的基础上,考虑仍然存在过度炎症反应,予甲泼尼龙 2mg/(kg·d)抗感染治疗。次日体温平稳,第 8 天离氧后血氧可维持在 95%,可以平卧,开始进食,一般状态好转,治疗有效。复查肺 CT:双肺实变影较前减小。出现散在囊性气肿(符合金黄色葡萄球菌肺炎改变)。双侧胸腔积液较前增多(图 1-5-2)。复查 MPAb 1:160,较前 4 倍升高,明确有肺炎支原体的新近感染。第 9 天支气管吸取液培养金黄色葡萄球菌生长,与痰培养抗菌谱相同,提示金黄色葡萄球菌是导致患儿肺炎的致病菌。至此,本患肺炎病原学明确:为肺炎支原体和金黄色葡萄球菌混合感染。WBC 33.7×10⁹/L,NE 92.4%,CRP 184mg/L,较前下降,继续目前治疗。

住院 11 天,复查血常规:WBC 19.3×10⁹/L,NE 81.1%,CRP 23.1mg/L;较前明显下降,停头孢哌酮舒巴坦钠,换用头孢呋辛 + 利奈唑胺抗感染治疗。肝功能:ALT 111U/L;予复方甘草酸苷保肝治疗。之后监测血常规及 CRP 逐渐降至正常,痰培养转阴。入院 16 天,停用头孢呋辛,斯沃继续抗炎治疗;入院 24 天,万古霉素 + 利奈唑胺应用已达 3 周,患儿体温平稳 16 天,偶尔咳嗽,一般状态好,肺部听诊无异常,胸部 CT 炎症明显吸收(图 1-5-3),痊愈出院。

出院医嘱:①头孢地尼 100mg 日 3 次口服 1 周;②止咳糖浆 15ml,每日 3 次口服。

随诊情况:未来院复查。2 个月后电话随诊患儿体温平稳,不咳嗽,未复查 CT。

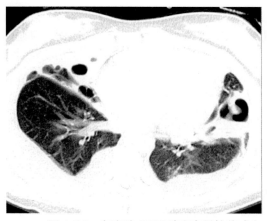
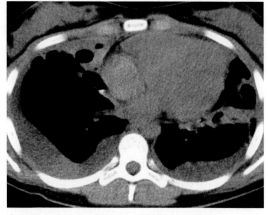

图 1-5-2　复查肺 CT 双肺实变影较前减小。出现散在囊性气肿,双侧胸腔积液较前增多

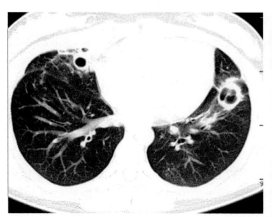
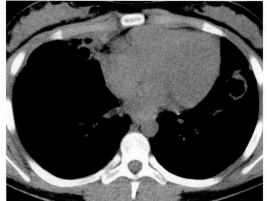

图 1-5-3　出院前复查肺 CT

## 【确定诊断】

1. **急性重症肺炎**　诊断依据:①咳嗽 7 天,加重伴发热 3 天,呼吸困难、胸闷、不能平卧 2 天。②查体:状态差,被动体位,端坐呼吸,呼吸急促,52 次 /min,有鼻翼扇动及三凹征,口周无发绀,左侧呼吸音较右侧减弱,双肺未闻及啰音;③胸部 X 线片:双肺野大片实变。

2. **低氧血症**　诊断依据:明显的呼吸困难,动脉血气分析显示 $PO_2$ 62.1mmHg;$SO_2$% 91.2%。

3. **脓毒症**　诊断依据:①持续稽留高热。②呼吸急促,R 52 次 /min。③ PCT 29.73ng/ml; CRP 493.00mg/L。

4. **肺炎支原体感染**　诊断依据:入院 MPAb 1∶40,8 天后复查升至 1∶160,4 倍升高。

5. **金黄色葡萄球菌感染**　诊断依据:痰及支气管镜吸取液培养均为金黄色葡萄球菌生长。

**【诊治体会】**

1. 本例危重肺炎病例治疗成功的关键在于入院后及时对病情评估以及对病原学的准确判断。按照儿童社区获得性肺炎的诊治指南,入院后第一时间留取血及痰的病原学标本后,准确病情判断、病原学初步评估及经验性选择抗生素是重症肺炎治疗成功的第一步。在《儿童社区获得性肺炎管理指南(2013 修订)》中明确指出:年龄是判断儿童 CAP 可能病原的一个重要因素。本患儿为 13 岁既往健康的年长儿,年长儿 CAP 常由细菌、肺炎支原体(MP)感染所致。年长儿重症肺炎多为细菌和非典型病原混合感染。肺炎链球菌、流感嗜血杆菌、卡他莫拉菌是儿童 CAP 常见病原。金黄色葡萄球菌(CA)也是 CAP 的重要病原菌。因此,金黄色葡萄球菌也是重症 CAP 的需要排查的主要病原。本患儿危重入院,入院后没有盲目广覆盖或重拳出击来应用抗生素,而是抓住疾病的特点,结合对患儿肺部影像学的分析和全身感染中毒症状,考虑细菌感染,另外重症肺炎应该同时覆盖非典型菌。在入院不足 72 小时、在没有病原学证据的情况下,准确判断病情和病原,正确并及时选择了抗生素,使患儿在得到病原学回报时,肺部及全身感染中毒症状已经得到全面的控制。当然,对于极危重病例,难以判断病原时可以重拳出击,联合用药,覆盖可能的病原菌,同时一定注意寻找病原学,争取早降阶梯。

为达到合理的精准治疗,应多次进行血液、痰、支气管灌洗液的病原学的检查;密切监测体温、呼吸、一般状态,以及对血常规、CRP、PCT 等炎症指标检测,不断地对患者进行治疗效果评估、分析、再评估、再分析的方式,在抗生素治疗 48~72 小时治疗无好转时,及时地调整抗生素的治疗方案。这是本患儿治疗成功的关键所在。

2. 激素在重症肺炎应用一直存在争议。糖皮质激素抑制炎症因子的释放、抑制全身炎症反应、抑制毛细血管的渗出和水肿,从而减轻炎症反应,减轻对全身及肺部的损伤,以降低死亡率及缩短住院时间。然而,激素降低机体的炎症反应同时,也抑制中性粒细胞及巨噬细胞游走和吞噬,降低了机体的防御功能,增加细菌感染的风险。因此说激素是一把双刃剑。然而,激素应用不是细菌性肺炎的禁忌证。本例在有效抗感染的情况下,仍有持续高热、复查血常规及 CRP 显著升高的情况下,没有等待抗生素逐渐控制感染,或继续广覆盖、机械地增加霉菌等抗生素的应用。而是考虑存在过度炎症反应,及时应用 GS,从而迅速缓解患儿症状,度过危重期,缩短住院时间。社区获得性肺炎指南指出:重症肺炎存在过度炎症反应时建议使用 GS。重症细菌性肺炎,在明确病原并且抗生素能够有效覆盖病原菌的基础上,考虑机体同时存在过度炎症反应的常见表现:喘憋明显伴呼吸道分泌物增多者;中毒症状明显的重症肺炎,例如合并中毒性脑病、休克、脓毒败血症者(注:细菌感染者需要在有效抗菌药物使用的前提下加用糖皮质激素);有急性肺损伤或全身炎症反应综合征者;胸腔短期有大量渗出者;肺炎高热持续不退伴过强炎性反应者。需要指出:血常规、C 反应蛋白(CRP)浓度或血清降钙素原(PCT)浓度,不能单独或联合用来区分细菌性或病毒性 CAP。CRP 和 PCT 异常升高往往提示机体可能存在过度的炎症反应。

3. 支持疗法是支撑患儿度过疾病期的重要保证。丙种球蛋白一方面对于免疫功能较差的患儿,可迅速将患儿免疫功能提高到一个较高的平台,一方面可起到封闭抗体、中和抗原的作用。特别是对免疫力较差的婴幼儿的重症肺炎,非常关键。另外,在重症肺炎诊治初期,病原学尚不明确时,应用激素会增加感染扩散的危险,应用大剂量丙种球蛋白,通过封闭抗体抑制机体过度炎症反应无疑是安全的举措。

4. 重症肺炎是个综合治疗的过程。在抗感染的同时一定要兼顾呼吸道管理和内环境的稳定以及脏器保护。即保证气道通畅(针对 1 岁以下婴幼儿);加强生命体征的监测;酸碱离子、凝血及微循环的稳定;同时注意对肝功能的监测;注意心脑脏器、特别是胃肠功能的保护,这些是重症患儿抢救成功的重要保证。

【关于本病】

社区获得性肺炎(community acquired pneumonia,CAP)是儿童期尤其是婴幼儿常见感染性疾病,是儿童住院的最常见原因,也是 5 岁以下儿童死亡的首位病因。CAP 是指原本健康的儿童在医院外获得的感染性肺炎,包括感染了具有明确潜伏期的病原体而在入院后潜伏期内发病的肺炎。CAP 常见病原包括细菌、病毒、支原体、衣原体等,此外还有真菌和原虫。肺炎支原体(mycoplasma pneumoniae,MP)、衣原体和嗜肺军团菌等又称为非典型肺炎病原。区别于肺炎链球菌(streptococcus pneumoniae,SP)等典型肺炎病原。

年龄能很好地预示儿童 CAP 可能病原。年幼儿,约 50% CAP 由病毒引起;年长儿最常由细菌、MP 感染所致。CAP 常见细菌病原为:肺炎链球菌、金黄色葡萄球菌、流感嗜血杆菌等。肺炎链球菌是儿童期 CAP 最常见的病原,金黄色葡萄球菌近年来也时有报道。MP 是学龄儿童 CAP 重要病原之一。儿童 CAP 可由混合感染所致,年龄越小越易发生。婴幼儿常见有病毒 - 细菌、病毒 - 病毒混合感染,年长儿多为细菌和非典型病原混合感染。与单独细菌或者病毒感染相比,混合感染可导致更严重的全身炎症反应及临床表现,是导致重症致死性肺炎的重要因素。重症 CAP 病原不明时,经验治疗的同时,要积极查找病原,如血培养、痰培养,也可根据病情进行支气管镜下毛刷涂片、吸痰、肺泡灌洗液培养检查,必要时经皮肺穿刺、开胸肺活检等方法取材进行病原学诊断,以获得精准的抗生素治疗。

MP 是儿童 CAP 的常见病原体。近年来难治或重症病例逐渐增多。重症、难治性 MPP 临床表现复杂多样,除肺部炎症表现外,常伴有肺内、肺外多系统的损害,肺部支气管损伤严重可以留有支气管闭塞致肺不张,或闭塞性细支气管炎。近年来,随着对 MP 感染的认识,病原直接损伤气道、MP 引起气道炎症反应导致的炎症性损伤以及支原体耐药等原因外,合并病毒或细菌混合感染是重症 MPP 的一个重要因素。混合感染可导致机体更严重的炎症反应及临床表现,是导致重症、致死性肺炎的主要原因。文献表明约 7%~30% 住院 MPP 患儿混合有病毒 / 细菌感染。

肺炎支原体肺炎在学龄儿高发,临床表现形式多样。MP 感染后患儿多状态反应好,感染中毒症状不明显。多伴有发热、热型不一;咳嗽少痰,部分患儿可以出现持续性痉挛性咳嗽;多缺少肺部体征,临床表现与肺部体征不一致、肺部体征与 X 线表现不平衡。当 MPP 合并有细菌感染时,病情多进展急剧,伴随严重的感染中毒症状,临床表现得更为复杂多变,造成诊断困难,治疗难度增大,甚至危及生命。合并细菌感染常见菌主要是肺炎链球菌、流感嗜血杆菌。金黄色葡萄球菌感染也不少见。

重症肺炎的发展与全身炎症反应紧密相关。目前认为,严重的感染、缺氧和炎症均可导致机体释放大量细胞因子和炎症介质,形成全身炎症反应综合征,其临床特征表现为机体高代谢状态、高动力循环和失控性炎症介质释放,如肿瘤坏死因子、白介素、血小板活化因子等,引起机体一系列变化及损伤组织。在重症肺炎时存在多种导致全身炎症反应的诱因,故及时阻断过度炎症反应是有效防止重症肺炎并发多器官功能障碍的重要手段。在对症处理及联合应用有效抗生素的基础上,可适当加用激素抑制过度炎症反应,还可以加用丙种球蛋白或细胞免疫调节剂等支持治疗。

虽然有报道称血常规白细胞、CRP、降钙素原(PCT)在细菌感染时有明显的升高,但区分细菌与病毒、MP 等病原的敏感性和特异性均较低,还要结合临床征象和影像学特点以及其他实验室检查结果综合分析判断。近年来研究提示在重症肺炎支原体肺炎部分患者急性期可出现血常规白细胞、CRP、PCT 的异常升高。激素治疗后 CRP 显著下降,提示急性免疫性损伤在 MPP 发病过程占有非常突出的地位。当病情危重,CRP 显著升高,MP-IgM 阳性时,同时有乳酸脱氢酶 2 倍以上升高、血清铁蛋白显著升高,要考虑是否为一个重症或难治性 MPP,同时也要高度警惕细菌和支原体的混合感染。在大环内酯类抗生素的基础上,需联合应用能够覆盖社区获得性肺炎常见病原的抗生素。治疗过程中要密切观察病情演变包括患儿的一般状态,体温、呼吸频率、血氧以及 LDH 及铁蛋白等血生化指标,由于胸片恢复较慢,不能依赖胸片改变判断病情是否控制。

(陈　宁　尚云晓)

## 病例 6　肺炎链球菌感染致肺脓肿合并肺炎支原体感染

### 【病例介绍】

患儿,男,13 岁。

**主诉:** 咳嗽 10 天,加重伴右侧胸痛 5 天,发热 3 天。

**现病史:** 患儿 10 天前无明显诱因出现咳嗽,较频繁,早期为刺激性干咳,后咳痰,为白痰,不伴有喘息,患儿于家中口服"阿莫西林"治疗 5 天后未见好转。5 天前患儿咳痰加重,为黄痰,有臭味,并出现右侧胸部疼痛,活动后加剧,家属未予特殊处置。3 天前患儿咳嗽及胸痛症状无缓解,就诊于当地诊所,静脉滴注药物(具体不详),治疗 1 天,当晚患儿出现发热,体温最高达 39.5℃,不伴有寒战及抽搐,口服退热药(具体不详)热能退,间隔 4~6 小时体温复升,日发热 2~3 次。2 天前患儿就诊于当地医院,患儿行胸部 CT 检查提示"右肺脓肿",患儿静脉滴注"青霉素"治疗 1 天,患儿咳嗽较前未见好转,咳痰仍为黄痰,有臭味,痰中有少许血丝。同时仍有反复发热,家属为求进一步诊治入我科。患儿病来精神状态略差,食欲好,咳嗽后偶有呕吐,无腹痛、腹泻,无盗汗,体重无明显减轻,无头痛,尿便正常。

**既往史:** 健康,生后 1 个月内有湿疹史。否认手术史及输血史。无心脏病、异物吸入等其他疾病史。

**过敏及接触史:** 无食物及药物过敏史。无肝炎、结核等传染病接触史。

**个人及家族史:** 生长发育同同龄儿,按时进行预防接种,独生子女。

**入院查体及相关检查:** 神志清楚,一般状态可,周身无皮疹,鼻翼扇动及三凹征(−),呼吸平稳,右侧胸廓运动减弱,叩诊右肺浊音,肺下界正常,双肺听诊右肺呼吸音减低,心音有力,心律齐,各瓣膜听诊区未及明显病理性杂音;腹软不胀,未见胃肠型及蠕动波,无明显压痛及反跳痛,肝肋下 3cm,质软,脾肋下未触及,肠鸣音良好,四肢末梢温,CRT<3 秒,四肢活动正常,神经系统查体无阳性体征。

**辅助检查:** 肺 CT(图 1-6-1)示右肺炎症伴多发空洞形成(可见气 - 液平面)。

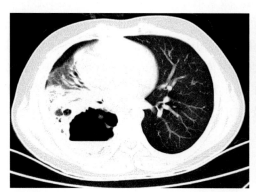 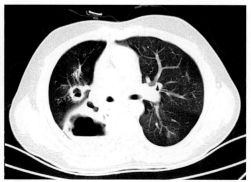

图 1-6-1 肺 CT

**【病情分析及诊断思路】**

**1. 病例特点** ①13 岁大男孩;②咳嗽 10 天,右侧胸痛 5 天,发热 3 天病史,病史较短;③肺部查体右侧胸廓运动减弱,叩诊右肺浊音,双肺听诊右肺呼吸音减低;④肺 CT 提示右肺炎症伴多发空洞形成(可见气 - 液平面)。

**2. 诊断思路** 患儿发热、咳嗽及胸痛明确感染病史,肺 CT 提示右肺炎症伴多发空洞形成(可见气 - 液平面),考虑为肺脓肿可能性大。应积极完善各项感染性指标,积极寻找病原,完善痰培养、血培养等检查。同时完善胸部增强 CT 检查,除外空洞型肺结核、先天性肺囊肿、膈下脓肿、肺隔离症等,明确肺部病变情况及性质。

**【诊治经过及反应】**

入院后根据病情分析完善相关检查,同时给予对症支持治疗:①卧床休息,监护;②入院后发热伴有咳嗽,头孢哌酮舒巴坦和利奈唑胺控制感染,给予祛痰止咳药物。检查及结果:血常规(急诊):白细胞 $29.5 \times 10^9$/L,血小板 $778 \times 10^9$/L;CRP(急诊)154.70mg/L;降钙素原 0.976ng/ml;血沉 84mm/h;免疫球蛋白定量测定正常;肺炎支原体抗体阳性(1:640);肺炎衣原体抗体 -IgM 阴性,肺炎支原体抗体 -IgM 阳性。胸部增强 CT 提示:右肺内多发大小不等厚壁空洞,内见气-液平面,右肺下叶支气管远端显示欠清。胸部三维彩超:右侧胸腔可见8.3cm×6.2cm×4.0cm囊性包块,边界模糊,内伴多个条状强回声。痰细菌培养2次回报肺炎链球菌生长,除红霉素耐药外,对环丙沙星、头孢噻肟、头孢呋辛、亚胺培南、美洛培南、哌拉西林等均敏感。血培养阴性。根据上述结果,患儿肺炎链球菌肺脓肿并肺炎支原体感染诊断明确,入院后予患儿头孢哌酮舒巴坦联合斯沃抗感染,氨溴索化痰治疗,加用阿奇霉素(5天)及丙种球蛋白(3天)治疗,患儿体温平稳,咳嗽及胸痛较前减轻,胸部彩超提示囊性包块,入院第15天转入小儿胸外病房,建议手术治疗,但家属拒绝,继续给予抗感染治疗,期间患儿病情平稳,无发热,偶尔咳嗽,无明显胸痛,入院第24天复查胸片提示:右肺下野见一团状高密度影,余双肺纹理增强,肺野透过度良好。抗炎1个月后复查胸部CT结果示:右肺多发空洞较前明显减小、洞壁较前变薄;双肺散在炎症较前吸收。右肺多发空洞,壁薄且不规则,考虑肺脓肿为后天性炎症所致可能性大,继续用头孢噻肟钠舒巴坦钠抗感染治疗,期间患儿病情稳定。入院第36天复查胸部CT结果示:右肺上叶空洞较前减小,洞壁变厚。右肺下叶空洞较前减小,积液较前增加。病情恢复良好出院。嘱患儿出院后继续口服头孢克洛抗感染治疗。

【确定诊断】

1. 肺脓肿(肺炎链球菌感染)。
2. 肺炎支原体感染。

【诊治体会】

1. 肺炎患儿在查体时应注意肺部两侧呼吸运动是否受限、叩诊有无实音等体征,以便早期发现肺部并发症。本患儿胸廓运动减弱,叩诊呈浊音,呼吸音减低,肺CT提示肺部伴多发空洞形成(可见气-液平面),应注意肺脓肿的发生。

2. 本例患儿结合病史、查体及相关辅助检查,考虑为重症肺炎合并有肺脓肿的发生,为肺炎支原体联合细菌混合感染肺脓肿常见的致病菌有肺炎链球菌、金黄色葡萄球菌、肺炎克雷伯杆菌、大肠埃希氏菌等。本例患儿2次痰培养均为肺炎链球菌,同时合并肺炎支原体感染。患儿高热持续不退,与患儿免疫力低、存在混合感染密切相关。目前肺炎支原体相关肺脓肿报道并不少见,需要重视,并给予针对性治疗。肺炎链球菌引起肺脓肿的机制主要与肺炎链球菌的血清型及耐药性有关。肺炎支原体相关肺脓肿的形成机制不明,可能与儿童体质、MP毒力增强及感染次数增多相关。除经典肺炎支原体致病机制外,可能机制:①MP的细胞毒性;②耐药性;③MP感染后可能形成局部肺血管栓塞,导致肺组织破坏、液化,类似肺脓肿形成;④可能与MP特殊基因型有关;⑤合并其他病原体感染,如腺病毒、金黄色葡萄球菌、肺炎链球菌等。一般根据痰培养、血培养、肺泡灌洗液培养及药敏试验,相关血清学检查等查找病原,同时给予针对性抗生素治疗。

3. 本例患儿肺脓肿诊断明确,但仍需要与坏死性肺炎等鉴别,肺脓肿是指因为多种病因所引发的肺部组织的化脓性病变,其早期表现为化脓性的炎症,继而出现坏死而形成的脓肿,大多无周围组织结构破坏,空洞直径>2cm。而坏死性肺炎目前认为是由各种因素导致的肺实质坏死性病变,形成包含液化坏死物的脓腔。临床常见的坏死性肺炎主要是由化脓性细菌、肺炎支原体等病原体引起的严重侵袭性肺炎并发症,直径<2cm的多发肺内脓腔。病理检查为本病的确诊依据之一,但因取材困难及家长的配合度等问题,开展困难,主要通过影像学检查诊断。

【关于本病】

肺脓肿是指由各种细菌感染引起的肺实质炎性病变,坏死液化,形成内含脓液的洞腔。主要继发于肺炎,其次并发于败血症。偶自邻近组织化脓病灶,如肝脓肿、膈下脓肿或脓胸蔓延到肺部。此外,肿瘤或异物压迫可使支气管阻塞而继发化脓性感染,肺吸虫、蛔虫及阿米巴等也可引起肺脓肿。原发性或继发性免疫功能低下和免疫抑制也容易发生。近年来关于肺炎支原体相关肺脓肿的报道并不少见,需要重视。

**1. 临床特征**　肺脓肿以急性起病,高热、畏寒、咳嗽、咳脓臭痰为主要临床特征。可出现呼吸增快或喘憋、胸痛或腹痛,可咳血痰,甚至大咯血。患侧胸廓运动减弱,叩诊呈浊音,呼吸音减低,如脓腔较大,并与支气管相通,局部叩诊可呈空瓮音,并可闻及管状呼吸音或干、湿啰音,语音传导增强。可并发脓胸及支气管胸膜瘘。

**2. 影像学特点**

(1)X线检查:早期可仅见炎性浸润影,脓肿形成显示团片状浓密阴影,如与支气管相通其内可见液平面,周围环以炎性浸润阴影。慢性肺脓肿的腔壁变厚,周围为密度增高的纤维索条,可伴支气管扩张、胸膜增厚。血源性肺脓肿在两肺可见多个团片状浓密阴影。B超和CT检查可协助鉴别肺脓肿和脓胸。

(2)肺CT检查:肺脓肿的早期,CT表现见片样或大片状高密度实变影,边缘模糊,但邻近叶间胸膜处边缘清晰,病灶内部密度不均匀,有时见空气支气管征,此时与大叶性肺炎较难区分,随着病变的发展,可见病灶内出现坏死液化,表现为低密度区,如坏死组织排出,则表现为一个或多个空洞形成,空洞内可见气液平面,CT表现为实变肺组织及其内部的空洞和气液平面,值得注意的是,新形成的空洞内壁多欠光整,呈不规则表现,易与其他病变如癌性空洞相混淆。

**3. 肺脓肿的治疗**　需要根据患者的不同病期来进行,在发病早期进行有效的治疗完全可以治愈。在进行肺脓肿的早期治疗时,需加强一般支持性的治疗,如补充营养和维生素、注意水和电解质的平衡、纠正贫血等。根据致病菌对药物的敏感性,选用有效抗生素;彻底排尽脓液,使肺早日扩张;控制原发感染,必要时可行外科手术治疗。

(1)抗感染治疗:肺脓肿患者需要抗生素治疗。抗生素的选择最初应根据患者的临床表现、潜在的病理过程和细菌涂片的结果而定,尽早进行胸腔穿刺抽取脓液做细菌培养及药物敏感试验,选择敏感有效的抗生素,以便尽快控制病情。还可同时行血培养及痰培养以进一步明确病原体。针对社区获得性感染和院内获得性感染所致的肺脓肿患者,在抗生素的选用时应区别对待。由于厌氧菌感染在肺脓肿中很普遍,因此经验抗生素的选择均应包括治疗厌氧菌的药物。对于社区获得性感染,可参考社区获得性肺炎诊治指南,选用第二、三代头孢菌素。碳青霉烯类药物有抗厌氧菌活性,可单独使用亚胺培南或美罗培南进行治疗。院内获得性感染所致肺脓肿多继发于院内肺炎、手术和创伤之后,宜选用广谱抗生素以覆盖革兰氏阳性菌、阴性菌和厌氧菌。对胸部手术和创伤引起的肺脓肿,所选用的抗生素应对葡萄球菌敏感。严重感染必须联合、足量用药,一般体温正常后再给药2周以上。

(2)外科手术治疗:近年有学者认为,全身抗感染治疗后效果不佳的急性肺脓肿患儿,由于持续感染及发热,机体处于严重负氮平衡和营养不良,此状态又可降低抗感染疗效,形成恶性循环,因此提倡早期手术干预。可采用经胸腔镜手术方式。传统开胸手术损伤较大,不利于恢复,而以胸腔镜为代表的胸部微创外科是胸外科领域最重要的进展之一。如果在胸腔镜下见到有分隔腔形成,可直接行胸廓切开术和胸膜剥脱术。对于大多数复杂的胸腔感染或形成包裹性胸腔积液后,建议直接行标准的胸廓切开术和胸膜剥脱术。这样可以缩短住院和放置引流管的时间,而且操作非常安全。

(3)全身支持治疗:肺脓肿病菌对组织有广泛坏死性破坏作用,其内外毒素和酶又对人体产生多方面有害影响。所以患者常出现体重下降、贫血甚至营养不良等。因此,在治疗过程中应该加强全身营养支持治疗,给予高能量、高蛋白、富含维生素的饮食,并注意保持水、电解质和酸碱平衡。

(姚慧生 韩晓华)

## 病例 7 肺炎链球菌感染致坏死性肺炎

### 【病例介绍】

患儿,女,2岁8个月。

**主诉:**发热伴咳嗽5天。

**现病史:**患儿入院5天前出现流涕,发热,体温最高40℃,发热时寒战,伴有咳嗽,家属予口服退热药物,入院3天前仍反复高热,咳嗽加重,频繁阵咳,有痰不易咳出,于当地诊所静脉滴注红霉素3天,发热及咳嗽症状无好转,遂为求进一步诊治来笔者医院,门诊肺CT(图1-7-1)提示左侧肺部大面积实变影,伴左侧胸腔积液,故收入院。患儿病来无喘息,无呼吸困难,无吐泻,精神状态差,食欲差,尿量略少,排便尚可。

**既往史:**既往体健。

**过敏及接触史:**患儿母亲曾青霉素过敏性休克,患儿未应用过青霉素类药物。

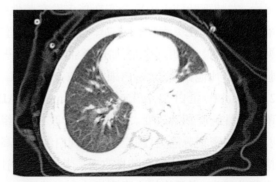

图 1-7-1 肺 CT 平扫示:左肺下叶实变,左侧胸腔积液

**个人及家族史:**生长发育同同龄儿,按时进行预防接种。

**入院查体及相关检查:**神志清楚,状态反应稍差,呼吸略急促,约 40 次 /min,无鼻翼扇动及三凹征,周身皮肤未见黄染及出血点,双手皮肤可见充血性皮疹各 1 处,不伴痒感,浅表淋巴结未触及,瞳孔等大正圆,对光反射灵敏,口唇红润,咽红,扁桃体Ⅰ度大,左肺叩诊呈浊音,双肺呼吸音粗,左肺呼吸较右肺减弱,未闻及明显啰音,心、腹及神经系统查体未见明显异常。双下肢无水肿,CRT<3 秒,各关节无肿痛。

## 【病情分析及诊断思路】

**1. 病例特点**　①2 岁女孩;②急性起病;③高热咳嗽症状;④检查发现左肺叩诊浊音,呼吸音减弱。

**2. 诊断思路**　患儿急性起病,高热咳嗽来诊,结合肺部体征、肺 CT 表现,急性支气管肺炎诊断明确。但患儿病情发展迅速,肺炎较重,合并胸腔积液,且病原不明,故应当多种检查相结合积极寻找病原。该患儿既往体健,院外起病,考虑为社区获得性肺炎。而社区获得性肺炎中,病原以肺炎链球菌、流感嗜血杆菌、卡他莫拉菌及金黄色葡萄菌群为主,近年来肺炎支原体感染亦较为常见,也需重视。因此入院后应侧重血细菌培养、肺炎支原体抗体、肺炎衣原体抗体及 PCT 等病原学相关指标的检测,必要时进行胸腔穿刺术,完善胸腔积液病原学检查。

## 【诊治经过及反应】

入院后完善各项检查,血常规:白细胞计数为 16.9×10⁹/L,CRP 为 226mg/L。患儿白细胞升高,以中性粒细胞升高为主,CRP 显著升高,提示细菌感染。病原学检测:肺炎支原体抗体(MPAb)1:80,肺炎支原体抗体 -IgM 抗体阴性、鼻咽拭子肺炎支原体 DNA 测定阴性、肺炎衣原体抗体 -IgM、结核抗体(TBAb)、常见呼吸道病毒抗原检测均阴性。患儿为社区获得性肺炎,结合患儿持续高热、感染中毒症状重,化验提示细菌感染,予头孢甲肟 40mg/(kg·次),每天 2 次应用抗感染,同时予静注丙种球蛋白(400mg/(kg·次)连用 5 天)支持治疗。经过以上治疗 5 天,患儿仍有持续高热,故复查化验,白细胞计数升至 17.7×10⁹/L,CRP降至 131mg/L,复查肝功能发现白蛋白自正常水平降至 29.3g/L。此时患儿已经持续高热 10天,CRP 水平持续较高,白蛋白水平出现下降,需警惕重症肺炎并发症形成,故复查肺 CT,提示:左肺下叶肺组织完全实变伴多发空腔性病变,左肺上叶膨胀不良,左侧胸腔积液较前增多;右肺散在炎症(图 1-7-2)。同时胸部彩超提示左侧胸腔积液,较深处为 1.2cm,其内可见密集分隔。为明确病原,加快炎症吸收及促进肺复张,行胸腔穿刺引流。患儿胸腔积液化验提示李凡他试验阳性,白细胞计数 50×10⁶/L,中性粒细胞百分比 60%;胸腔积液生化:糖2.49mmol/L,蛋白 51.7g/L,氯 106.7mmol/L。ADA 31U/L;LDH 1 717U/L,胸腔积液符合细菌感染性胸腔积液改变。根据影像学改变,肺组织原实变部分出现多发薄壁坏死空洞,且胸腔积液中密集分隔,且胸腔积液出现白细胞升高,以中性粒细胞为主,葡萄糖下降,以上均支持细菌感染所致坏死性肺炎改变。考虑患儿病情重进展快,应用头孢菌素效果不佳,可能为耐药菌感染,当日将抗生素更换为利奈唑胺,10mg/kg 每 8 小时静脉滴注抗感染治疗。入院后第 7 天血细菌培养结果回报为肺炎链球菌生长,对万古霉素耐药,利奈唑胺敏感,证实了为细菌性坏死性肺炎;同时胸腔积液结核涂片、细菌涂片、胸腔积液细菌培养及胸腔积液支原体 DNA 检测均为阴性。在更换利奈唑胺抗感染治疗 4 天后患儿热退,考虑抗感染治疗有效,继续该治疗方案。

利奈唑胺抗感染治疗 2 周后复查血常规、CRP、降钙素原、血细菌培养等急性炎症指标均恢复正常,肺 CT 提示双肺炎症较前吸收(图 1-7-3),患儿好转出院,出院医嘱:积极预防感染,2 周后门诊复查肺 CT。

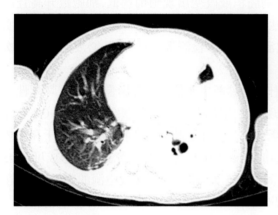 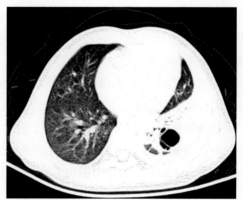

图 1-7-2　1 周后复查肺 CT 平扫　　　　　　图 1-7-3　出院前复查肺 CT

【确定诊断】

根据临床病史特点、查体及辅助检查诊断。

**1. 坏死性肺炎(肺炎链球菌感染)**　诊断依据:①急性起病,发热伴咳嗽 5 天病史。②体格检查:左肺叩诊浊音,呼吸音减弱,肺实变体征。③肺 CT 提示:左肺下叶肺组织完全实变伴多发空腔性病变,左肺上叶膨胀不良,左侧胸腔积液较前增多;右肺散在炎症。

**2. 左侧胸腔积液**　诊断依据为肺炎基础上出现:①肺 CT 提示左侧胸腔积液;②胸部彩超提示左侧胸腔积液,较深处为 1.2cm,其内可见密集分隔。

【诊治体会】

1. 识别高危因素,警惕坏死性肺炎。目前有研究对复杂性肺炎的多变量分析显示,外周血中出现幼稚多形核白细胞、CRP 增高(>120mg/L)和无基础疾病是坏死性肺炎的独立危险因素。肺组织液化坏死和胸腔积液中蛋白漏出可导致血清白蛋白水平降低;血气分析可出现低氧血症、呼吸性酸中毒。本例患儿出现 CRP 显著升高且持续 2 周、无基础疾病、病程第 2 周白蛋白水平显著降低且经广谱头孢菌素抗感染治疗 5 天高热未见缓解,此时应警惕坏死性肺炎。临床中遇到类似情形应及时复查肺部 CT 及生化检查,明确疾病进展。

2. 细菌性坏死性肺炎和肺炎支原体坏死性肺炎的鉴别。本例患儿为社区获得性肺炎,而社区获得性坏死性肺炎的病原微生物通常为肺炎链球菌、金黄色葡萄球菌和肺炎支原体。虽然血细菌培养为诊断细菌性感染的金标准,然而阳性率不高,临床中仍需结合其他病情特点加以鉴别。在年龄方面,肺炎链球菌和金黄色葡萄球菌所致的坏死性肺炎多见于 3 岁以下儿童,而肺炎支原体感染所致坏死性肺炎常见于学龄期儿童;细菌感染是白细胞计数明显升高,以中性粒细胞为主,而 CRP 在各种坏死性肺炎均可显著升高,通常白细胞计数和 CRP 同时显著升高,更有助于提示细菌性感染;细菌性感染胸腔积液特点为 pH 降低,葡萄糖低,细胞数高,以中性粒细胞为主,且 LDH 水平增高,而支原体感染胸腔积液中细胞计数和葡萄糖水平改变不明显。结合本例患儿,3 岁以下学龄前儿童,白细胞峰值为 $17.7 \times 10^9$/L,CRP 峰值为 226mg/L,胸腔积液改变出现葡萄糖低,细胞数升高且以中性粒细胞为主,以上均支持细菌性坏死性肺炎。此外,临床中还可结合痰培养、病原血清抗体及特异性核酸检测及支气管镜肺泡灌洗液标本检测等多种方式,必要时进行多次细菌培养明确病原。

3. 动态观察肺部影像学改变。坏死性肺炎的诊断主要依靠胸部影像学检查,坏死性肺炎的 CT 改变主要是在肺实变的基础上,出现肺实质缺损,多发的薄壁空洞。增强 CT 有助于评价肺实质的损害程度,增强 CT 上边缘无强化是坏死性肺炎主要特征,可有助于和结核性空洞以及肺脓肿相鉴别。坏死性肺炎在肺部实变基础上,从液化坏死到空洞形成可在 48 小时内发生,在本例患儿中两次 CT 间隔时间仅为 5 天,即出现了多发空洞的表现,因此在临床中对于持续高热的病例需警惕并发症出现,需要及时复查 CT 以重新评估病情。而坏死空洞部位恢复情况,通常在临床症状恢复 2 个月后,影像学才逐渐恢复正常。

## 【关于本病】

坏死性肺炎(necrotizing pneumonia,NP)是社区获得性肺炎的一个严重并发症。近年来,随着影像学发展和对儿童 NP 认识的深入,对儿童 NP 报道日益增多并因其病情相对严重,进展迅速,而成为儿科诊疗中的重点和难点。坏死是一个病理学名词,是指肺实质液化坏死,而坏死物质清除后可有空洞形成。NP 是一种影像学诊断,为继发于复杂性肺炎的正常肺实质缺损,同时伴有多个含气或液体的薄壁空洞形成,增强 CT 上边缘无强化。

NP 大体病理表现为病变肺叶肺气肿、坏死、坏疽。NP 发生时,肺组织损伤速度很快,液化坏死到空洞形成仅需 48 小时。NP 的发病机制迄今仍不十分清楚,可能与宿主因素和致病微生物因素有关。研究表明,NP 多发生在免疫功能健全和没有基础疾病的患儿,而且没有基础疾病也是 NP 发生的一个独立危险因素。所以致病微生物本身的侵袭性和细胞因子介导的免疫反应在发病机制中起着关键作用。有学者认为,NP 实变区肺泡毛细血管存在血栓阻塞,在炎症的共同作用下,引起了肺实质的缺血和坏死,不同病原体感染所致 NP 其发病机制有所不同,病理性损伤亦存在差异。

坏死性肺炎的常见并发症是胸腔积液,胸腔积液也可发生在 NP 之前,表明炎症已经扩散至胸膜,积液分隔较普通肺炎旁积液多见,细菌感染者则可表现为脓胸。另一种常见并发症为肺大疱,是一种继发于坏死的薄壁、充满空气的肺实质内的囊腔。空气只能单向进入肺泡,不能排出,最终导致肺泡破裂形成肺大疱。单发及体积较小的肺大疱,患儿可无任何症状,80% 可自行缓解。当为体积大或多发性肺大疱,部分可因气体单向进入(张力性肺大疱)

引起扩张,压迫心脏,影响循环系统,也可破裂导致气胸或支气管胸膜瘘,患儿可出现呼吸困难等症状。另外一个并发症是支气管胸膜瘘,NP 的坏死部位邻近胸膜时,坏死容易向胸膜扩展,引起支气管胸膜瘘,是一个相对较严重的并发症。发生支气管胸膜瘘时,白细胞相对较低,呼吸困难明显,体温及住院时间相对较长,病情相对严重。此外,气胸可发生在 NP 急性期和恢复期,尤其多见于合并肺大疱或支气管胸膜瘘的患儿。

儿童 NP 预后相对较好,出院 2 个月后可基本恢复正常,临床症状恢复 2 个月后影像学可恢复正常,后遗症相对少见,偶有残留肺大疱或部分肺不张。耐甲氧西林金黄色葡萄球菌(methicillin resistant staphylpcoccus aureus,mrsa)引起的 NP 相对较重,尤其是杀白细胞外毒素(panton-valentine leucocodin,PVL)阳性者。也有报道肺炎支原体感染导致 NP 发生死亡病例,主要是肺炎支原体引起全身免疫炎症反应,导致全身器官受累、感染性休克,甚至死亡。NP 并发气胸也是导致呼吸衰竭甚至死亡的一个危险因素,所以及时发现和处理气胸,可降低死亡率,改善预后。由于肺部影像学恢复一般晚于临床症状,故建议出院后随访,直至影像学完全恢复正常。对于残留有肺大疱的患儿,更应该紧密随访,并完善胸部影像学检查,防止气胸发生。

(刘 芬 尚云晓)

## 病例 8　肺炎链球菌肺炎合并肺炎支原体感染

### 【病例介绍】

患儿,男,8 岁。

**主诉:**间断发热 10 天,咳嗽 2 天。

**现病史:**患儿 10 天前发热,体温 39.0℃,伴有寒战,前往当地诊所应用退热针后热退,次日患儿再次发热,体温波动于 39.0~40.0℃左右,再次前往当地诊所应用退热针,并口服美林及对乙酰氨基酚退热治疗,近 10 天患儿一直有间断发热,在当地诊断予退热针及静脉输液(具体不详)治疗,未予头孢类药物治疗,为求进一步诊治前来笔者医院,门诊以"肺炎"为诊断收入院。病来患儿饮食尚可,睡眠尚可,大、小便基本正常,病来无皮疹,无球结膜充血。

**既往史:**既往健康。

**过敏及接触史:**否认食物过敏史。

**个人及家族史:**G1P1,足月剖宫产,生后无窒息史,疫苗按时接种,生长发育同正常同龄儿。

**入院查体及相关检查:**神志清楚,精神状态稍差,周身皮肤黏膜无皮疹及出血点,皮肤弹性可,浅表未及肿大淋巴结,呼吸稍急促,约 38 次 /min,鼻翼扇动及三凹征(–),咽红,扁桃体无肿大,颈软,右肺呼吸音粗,可闻及痰鸣音,左肺未闻及呼吸音,心、腹及神经系统查体未见明显异常。

**辅助检查:**(2012 年 6 月 15 日笔者医院门诊)胸片正侧位:符合左侧大量胸腔积液改变。血常规:白细胞 $39.7 \times 10^9/L$;中性粒细胞百分比 95.4%;淋巴细胞百分比 4.2%;血小板计数 $736 \times 10^9/L$;C 反应蛋白 171mg/L。

【病情分析及诊断思路】

1. **本病例临床特点** ①年长儿,急性起病;②高热不退,常规抗炎治疗效果不佳,肺部病变严重;③感染指标高。

2. **诊断思路** 结合患儿的病史及化验、影像结果,首先应考虑患儿为感染菌引发的大叶性肺炎合并胸腔积液。什么病原引起疾病的发生?是单一病原还是混合多种?需要进一步明确,所以下一步我们需要完善血液、胸腔积液以及痰液的检查,找出病原,给下一步治疗以指导。该患儿为年长儿,感染中毒症状明显,血象高,首先应考虑是细菌感染,一般最常见的社区获得性肺炎常见菌是肺炎链球菌、流感嗜血杆菌、卡他莫拉菌,近年来混合非典型菌如肺炎支原体、肺炎衣原体等病原也很常见。尤其应注意的是,如本病患儿持续高热 1 周以上、临床症状及肺部影像学加重,若经大环内酯类正规治疗 7 天仍不好转,应考虑难治性支原体肺炎。另外,患儿肺部病变较重,应注意对患儿呼吸频率及血氧饱和度进行监测;对重要脏器如神经、心血管等系统的保护也很重要。该患儿肺部损伤较重,会有大量的分泌物及坏死组织堵塞呼吸道,应加强雾化吸入及排痰治疗,必要时可以利用纤维支气管镜进行肺泡灌洗等辅助治疗。

【诊治经过及反应】

入院后患儿完善彩超定位等各项基础检查后,给予患儿胸腔穿刺术,抽取胸腔积液送化验检查。肺 CT 回报:左侧胸腔大量积液,伴左肺膨胀不良;右肺散在炎症(图 1-8-1)。考虑患儿胸腔积液量较大,自行吸收困难,紧急联系外科行胸腔闭式引流。随后在次日胸腔积液的细菌培养中检查到肺炎链球菌生长,药敏结果提示对利奈唑胺敏感,考虑患儿血象高,感染中毒症状明显,该药组织浓度高,穿透性好,随即给予更换该药治疗。于血液检查时发现存在肺炎支原体感染,后给予阿奇霉素联合治疗。另外,患儿血液生化及电解质提示有轻微异常,给予患儿丙种球蛋白、白蛋白等营养支持及维持电解质平衡治疗。经过治疗患儿的体温及感染中毒症状得到了改善,血常规、C 反应蛋白等炎症指标均明显下降,但经过 10 天左右的治疗体温仍有反复,波动在 38℃左右。经过病例讨论建议完善纤维支气管镜检查,结果提示支气管内膜损伤较重,有较多分泌物堵塞。结合血液检查中存在肺炎支原体感染,虽然经过大环内酯药物治疗,仍然不好,可能存在大环内酯类药物耐药,或引发了机体的免疫反应,符合难治性支原体肺炎的诊断,给予患儿静脉滴注甲泼尼龙琥珀酸钠 1mg/(kg·次),每天 2 次,治疗 5 天,患儿体温逐渐平稳,未再次发热。患儿经过 1 个多月治疗,体温恢复正常,呼吸平稳,右肺炎症吸收,左肺膨胀及实变好转(图 1-8-2),出院进行康复治疗。

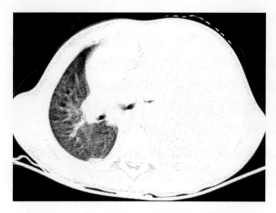

图 1-8-1 肺 CT 平扫示：左侧胸腔大量积液，
伴左肺膨胀不良；右肺散在炎症

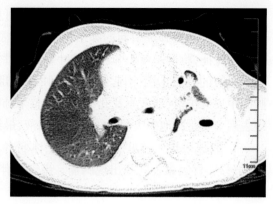

图 1-8-2 复查肺 CT 平扫

## 【确定诊断】

1. 急性肺炎链球菌性肺炎。
2. 左侧胸腔积液。
3. 肺炎支原体感染。

## 【诊治体会】

1. 本病例患儿起病急骤，病情进展快，根据化验检查及影像学检查，符合肺炎链球菌肺炎的诊断。选用了敏感的抗生素治疗，患儿的炎症得到了部分的控制，后给予激素抑制炎症反应，体温平稳。但由于患儿肺部损伤较重，而且由于合并肺炎支原体感染，肺组织恢复较一般肺炎需要更多的时间。

2. 随着支原体感染日益增加，年长儿的肺炎合并支原体感染应给予重视。一般给予联合大环内酯类药物均可有效治疗，但是少数病例，尤其是对大环内酯类抗生素治疗反应不佳、病程较长、发热持续、肺部啰音和肺部阴影吸收延迟者，应注意难治性支原体肺炎。可给予糖皮质激素治疗。糖皮质激素具有广泛的抗炎作用，是目前最有效的抗炎药物，在对肺炎支原体激发的免疫炎性反应引发的重症及难治性肺炎支原体肺炎的治疗中起重要作用，因而对急性期发展迅速、病情严重的肺炎支原体肺炎，尤其是肺内或肺外并发症者，早期应用糖皮质激素，有助于病情的及时控制。另外，对肺不张、大小气道阻塞及继发病变者可以应用纤维支气管镜治疗。

## 【关于本病】

肺炎链球菌广泛地存在于自然界，40%~70% 的正常人上呼吸道中携带有毒力的肺炎链球菌，可见呼吸道黏膜对肺炎链球菌有很强的自然抵抗力。当抵抗力下降时，会引起肺炎链球菌的感染，如细菌、病毒、支原体等感染因子损伤呼吸道黏膜，引起呼吸道功能异常；某些药物可抑制吞噬细胞的活性及咳嗽反射；循环系统功能异常导致肺充血、心力衰竭；其他，如营养缺陷、体质虚弱等因素。一般四季均可见，以冬季和初春最多。

肺炎链球菌肺炎引起的肺组织炎症，通常急骤起病，以寒战、高热、胸痛、咳嗽和咳铁锈色痰为特征，胸部影像呈肺段或肺叶急性炎性实变。链球菌不产生毒素，其致病力是多糖荚膜对组织的侵袭作用，引起肺泡壁水肿，白细胞和红细胞渗出，含菌的渗出液经肺泡间孔向肺的中央部扩散，甚至累及几个肺段或整个肺叶，通常不累及支气管，表现为肺实质炎症，病理表现主要是肺泡内大量纤维蛋白渗出液，最终导致病变部位肺组织实变。

**1. 临床表现** 多见于老年、幼儿、体弱者，起病急骤，伴寒战，高热，咳脓痰或血性痰，气促，部分患者因累及胸膜出现胸痛。患者常伴有乏力、食欲缺乏、恶心、呕吐，严重者可出现感染性休克。

**2. 体征** 患者呈高热病容，可有肺部实变体征。可合并胸腔积液时出现相应体征。合并症多为呼吸衰竭、心力衰竭、败血症、脓胸等。

**3. 辅助检查**

(1)血常规：白细胞计数多在(10~30)×10⁹/L；中性粒细胞增多，并有核左移；细胞内可见中毒颗粒。

(2)痰涂片检查：可有大量中性粒细胞和革兰氏阳性成对或短链状球菌。痰培养可以在24~48小时确定病原体。痰培养分离出肺炎链球菌是诊断本病的依据。聚合酶链反应检测和荧光标记抗体检测可提高病原学诊断率。

(3)血培养：10%~20%的患者合并菌血症。合并胸腔积液者可抽液进行细菌培养。

(4)X线检查：早期只见肺纹理增粗或受累的肺段、肺叶模糊；随着病情进展，可出现大片炎性浸润阴影或实变阴影，在实变阴影中可见支气管充气征。在肺炎消散期，炎性浸润逐渐吸收，可有片状区域吸收较快而呈现"假空洞"征。多数病例在3~4周才逐步消散。而肺炎支原体引发的坏死性肺炎的机制为炎症引起肺动脉分支与肺泡毛细血管的血栓性闭塞，导致肺实质缺血、坏死，在增强CT中表现为强化减低区。肺实质缺血、梗死、坏死，坏死物排出后形成空腔。坏死性肺炎的病程可长达数月至数年。肺实变的吸收缓慢，可完全吸收或遗留纤维条索影，也可转变为肺不张。实变强化减低区内的空腔早期扩大融合，以后可逐渐缩小、闭合，也可继续扩大最终形成囊性变而遗留。也有一些文献报道，肺炎链球菌合并肺炎支原体肺炎与单病原在影像学上是有差异的，可以通过磨玻璃影、网状影、支气管壁增厚、支气管血管束增厚加以区分。

**4. 治疗** 首选青霉素抗感染治疗，亦可根据药敏试验结果选用敏感抗生素治疗。另外，对重症患者的支持治疗及合并症的治疗亦是十分重要的。

**5. 合并感染** 临床上链球菌肺炎易合并支原体、衣原体、病毒感染，尤其近些年随着肺炎支原体感染的流行，两种或以上种类的病原混合感染也不少见。对于轻症患者，联合应用抗菌药治疗即可得到临床满意的效果。但是也有少数重症患者，比如血象、C反应蛋白极高，有心、肺、脑等器官功能衰竭，对药物治疗反应不佳者，建议应用糖皮质激素或免疫调节剂等药物治疗。另外，对肺不张、大小气道阻塞及继发病变者可以应用纤维支气管镜治疗。

近年来，由于抗生素的广泛应用，临床上轻症或症状不典型的患者较为多见。预防肺炎链球菌感染的关键在于养成良好的卫生习惯,保持环境卫生。必要时对体弱儿童及老年人可用疫苗进行预防。

（冯　晶　尚云晓）

## 病例 9　重症腺病毒肺炎

### 【病例介绍】

患儿,男,1 岁 9 个月。

**主诉**:间断咳喘 13 天,发热 7 天。

**现病史**:患儿约 13 天前无明显诱因出现咳嗽,声咳无痰,同时伴有喘息,家属可闻及其喉部咝咝声,当日即就诊某医院,予患儿雾化止喘及红霉素、易坦静口服 5 天,患儿咳嗽喘息略好转。患儿 7 天前出现发热,热峰 39.6℃,美林热退不明显,4 小时体温复升,发热时无寒战及抽搐,咳嗽喘息加重,遂入院治疗,期间予患儿静脉滴注氨茶碱及甲基强的松龙止喘,阿奇霉素及头孢曲松钠抗感染,更昔洛韦抗病毒及丙种球蛋白支持治疗,现患儿喘息症状好转,仍有高热、咳嗽症状,今家属为求进一步诊治来笔者医院,门诊以"肺炎"收入笔者科室。

患儿病来精神状态一般,无头晕头痛,无腹泻,睡眠、进食较差,大、小便正常。

**既往史**:患儿 1 年前因"毛细支气管炎"住院治疗,已有 3 次喘息病史。否认手术、外伤、输血史。

**过敏及接触史**:否认药物及食物过敏史,否认结核及肝炎等传染性疾病史及密切接触史。

**个人及家族史**:G1P1,38 周剖宫产,出生体重 3.3kg,生后无明显缺氧窒息史,未按时接种疫苗。无湿疹史。生长发育同正常同龄儿。否认家族遗传代谢性疾病病史。

**入院查体及相关检查**:神志清楚,状态反应好,呼吸平稳,无鼻翼扇动及三凹征,前囟平,颈软,咽红,扁桃体未见肿大,双肺听诊呼吸音粗,可闻及散在水泡音及哮鸣音,心、腹及神经系统查体未见异常。

**辅助检查**:10 天前外院胸部 CT:右肺少许实质性浸润,肺炎。肺功能示:阻塞性通气功能障碍,支气管舒张试验阴性。血常规:白细胞 $4.4 \times 10^9$/L;CRP 32.8mg/L。

### 【病情分析及诊断思路】

1. **病例特点**　①1 岁 9 个月,男孩,急性起病。②本次发病喘息重,外院使用雾化治疗无好转,予使用激素及氨茶碱后好转;既往有 3 次喘息病史。③本次发病感染中毒症状重,使用阿奇霉素及头孢曲松钠、更昔洛韦及丙种球蛋白后仍有发热。④血常规白细胞不高,CRP 略高。胸部 CT:右肺少许实质性浸润,肺炎。肺功能示:阻塞性通气功能障碍,支气管舒张试验阴性。

**2. 诊断思路**　该患儿咳嗽喘息伴发热,肺部 CT 提示炎症,诊断肺炎明确,需要明确病原,应完善生化检查、病原学抗体及血细菌培养等积极查找病原。必要时复查肺 CT 检查进一步明确肺内病变变化。对于该年龄段患儿最常见的病原为病毒,其次为肺炎链球菌,肺炎支原体、肺炎衣原体近年来也不少见。同时需要鉴别的疾病有:①肺结核:患儿有发热、咳嗽症状,X 射线检查有炎症渗出,但患儿无结核患者接触史,无低热盗汗及体重下降等症状,可以通过结核菌素试验、结核抗体检测及结核斑点试验等检测予以鉴别。②支气管异物:支气管异物患儿多有明确的异物吸入呛咳史,可有发热、咳嗽、喘息症状,家属诉此患儿无异物吸入病史,可进一步完善肺 CT+ 三维重建除外。③支气管哮喘:患儿既往有 3 次喘息病史,无过敏史、湿疹史、家族史,哮喘不除外,需要动态观察。

## 【诊治经过及反应】

患儿有发热、咳嗽、喘息病史,胸部 CT 提示右肺下叶背段少许炎症渗出。考虑为急性支气管肺炎,根据病情分析完善相关检查,同时予对症支持治疗,予患儿静脉滴注头孢甲肟联合阿奇霉素抗感染、单磷酸阿糖腺苷抗病毒,沐舒坦静脉滴注化痰、普米克 + 可必特泵吸止咳平喘,孟鲁司特钠口服降低气道高反应性等治疗。

1. 入院后完善各项检查　血象不高(白细胞 $5.0 \times 10^9$/L;中性粒细胞绝对值 $3.37 \times 10^9$/L,血红蛋白 109g/L;血小板 $200 \times 10^9$/L);CRP 84.50mg/L;免疫球蛋白 E 141.46U/ml;免疫球蛋白 G 15.70g/L;免疫球蛋白 A 0.401g/L;免疫球蛋白 M 1.27g/L;抗链球菌溶血素 O 67.9U/ml;血沉正常。降钙素原 1.90ng/ml;铁蛋白 778.0ng/ml;尿便常规均正常。酸碱度 7.417;二氧化碳分压 36.4mmHg;实际碳酸氢盐 23.0mmol/L;钾离子 4.2mmol/L;钠离子 133mmol/L;氯离子 101mmol/L;谷丙转氨酶 17U/L;谷草转氨酶 77U/L;尿素 5.78mmol/L;肌酐 40.9μmol/L;尿酸 387μmol/L;肌酸激酶 38U/L;肌酸激酶 MB 同工酶 34U/L;肺炎支原体及衣原体抗体 IgM 为阴性,肺炎支原体抗体阴性;腺病毒 -IgA 抗体阳性(+);结核抗体为阴性,结核菌素试验为阴性,血培养结果阴性。

2. 患儿入院后状态差,仍有高热不退,咳嗽喘息,并出现呼吸困难,并进行性加重,呼吸 50 次 /min,查体可见鼻翼扇动及三凹征阳性,立即予患儿心电、血氧监护,未吸氧下血氧饱和度 88%,予患儿鼻导管吸氧 1L/min,血氧可维持在 95% 以上。予复查肺 CT 提示:双肺多叶、段炎症,部分实变(图 1-9-1)。考虑患儿肺部影像学加重,有呼吸困难表现,患儿病史长,不排除合并细菌感染,予以患儿抗生素升级为头孢哌酮钠舒巴坦钠抗感染治疗。根据临床症状及实验室检查结果,考虑患儿"急性重症肺炎,腺病毒感染"诊断成立,治疗上需要以抗感染为主,辅以甲基泼尼松龙[2mg/(kg·d),5 天]静脉滴注抑制炎症反应治疗,同时加用丙种球蛋白[0.4g/(kg·d),5 天]支持治疗。

3. 入院后患儿出现神志萎靡,嗜睡等临床表现,考虑颅内感染不除外,予患儿完善脑电图未见异常,完善腰椎穿刺检查,结果提示脑脊液压力高(100 滴 /min),常规生化未见异常,头 MRI 结果提示双侧脑室后角旁脱髓鞘改变,双额脑外间隙增宽,予以患儿小牛血清去蛋白营养神经,甘露醇联合呋塞米降颅内压。

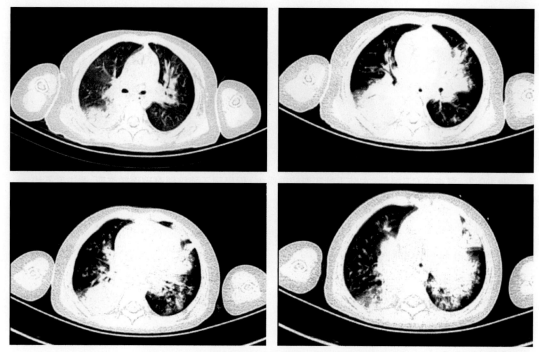

图 1-9-1 肺 CT 提示：双肺多叶、段炎症，部分实变

4. 患儿入院后第 4 天，患儿持续发热症状，一般状态差，监测血常规提示粒细胞低（血常规：白细胞 $1.3 \times 10^9$/L；中性粒细胞绝对值 $0.6 \times 10^9$/L；血红蛋白 104G/L；血小板 $170 \times 10^9$/L），请小儿血液科医师会诊，完善骨髓穿刺术，结果提示：增生活跃骨髓象，粒、红比例增高，粒系成熟迟缓伴感染表现。予患儿瑞白升粒细胞，后复查粒细胞逐渐恢复正常。复查白蛋白 27.9g/L；谷草转氨酶 51U/L；肾功、心肌酶谱未见明显异常，予加用白蛋白支持治疗。

5. 患儿入院第 9 天，患儿体温平稳，一般症状好转，入院第 11 天，体温正常，呼吸平稳，肺部听诊散在痰鸣音以及喘鸣音，复查感染指标基本正常。复查肺 CT 提示：右肺下叶实变较前吸收；但出现了肺纹理磨玻璃样改变，透过度不均（图 1-9-2）。腺病毒感染可以引起闭塞性细支气管炎，该患儿需要出院后定期随访。入院第 13 天，患儿一般状态可，无发热，喘息症状较前明显缓解，精神状态好，请示上级医师，予以患儿出院处置。

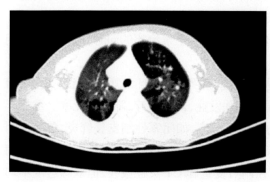
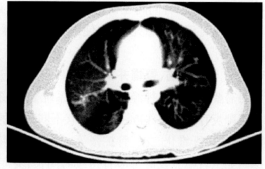

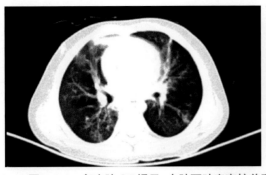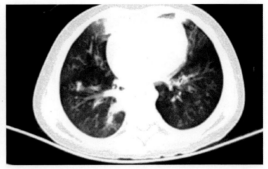

图 1-9-2　复查肺 CT 提示：右肺下叶实变较前吸收；但出现了肺纹理磨玻璃样改变，透过度不均

【确定诊断】

1. 急性重症腺病毒肺炎。
2. 病毒性脑炎。
3. 粒细胞减少症。
4. 低蛋白血症。

【诊治体会】

**1. 憋喘明显及稽留热是腺病毒肺炎最具特征性的临床表现**　重症腺病毒肺炎患儿往往起病急骤、中毒症状重，多表现为稽留热，以精神萎靡、肺部密集湿啰音晚发为突出临床表现，常伴有肺外多器官损害。在临床工作中，遇到重症社区获得性肺炎，有以下表现时要考虑腺病毒肺炎：严重中毒症状且早期无明显肺部体征，肺部影像学改变较早，伴有异常的肺外其他器官损害者，经常规抗菌药物治疗效果欠佳。腺病毒肺炎的 X 线形态与病情、病期密切关系。肺纹理增强、模糊为腺病毒肺炎的早期表现。随即可迅速出现大小不等的片状病灶或融合性病灶，以两肺下野及右上肺多见，与大叶肺炎不同之处是，本病的病变不局限于某个肺叶改变，多在极期出现胸膜反应，或有胸腔积液。

**2. 合理应用丙种球蛋白及糖皮质激素**　腺病毒肺炎缺乏特异性的治疗，以对症治疗为主。除常规退热、平喘外，可早期应用丙种球蛋白，用量 400mg/（kg·d）连用 3~5 天或 1g/（kg·d）连用 2 天。关于激素使用，目前尚有争议，静脉短期应用激素治疗对于改善中毒症状及减少肺部渗出有益，研究显示早期激素治疗可能阻断肺纤维化或闭塞性细支气管炎疾病的进程，但同时也研究证实腺病毒肺炎早期应用激素是呼吸衰竭发生的危险因素。因此建议对于重症患儿，应在使用静脉丙种球蛋白及广谱抗生素治疗的同时，可以给予短期激素治疗。

**3. 长期随访，警惕并发症**　腺病毒肺炎进展迅速、病死率高，且常常有多系统受累，治疗时需要注意患儿神经系统、消化系统、血液系统等并发症，对症治疗，降低病死率。重症腺病毒肺炎存活者有 14%~60% 可有不同程度的肺部后遗症，如闭塞性细支气管炎、单侧透明肺、肺间质纤维化、支气管扩张等。腺病毒感染是引起感染后闭塞性细支气管炎最常见的病原。如患者喘息及肺部啰音持续时间长，炎症控制后复查肺 CT 炎症吸收，但双肺透度不均匀,存在小气道病变,有继发闭塞性细支气管炎的可能性,应注意随访。

## 【关于本病】

腺病毒肺炎是由腺病毒感染引起的肺炎,是我国儿童较为常见的疾病之一。多见于6个月~2岁的婴幼儿。腺病毒是DNA病毒,一般通过呼吸道传染。在集体儿童机构中往往同时发生腺病毒上呼吸道感染及肺炎。腺病毒肺炎在我国北方多见于冬春两季,我国流行的腺病毒肺炎多数由3型及7型引起。临床上7型重于3型。

腺病毒肺炎病变广泛,表现为灶性或融合性、坏死性肺浸润和支气管炎,两肺均可有大片实变坏死,以两下叶为主,实变以外的肺组织可有明显气肿。支气管、毛细支气管及肺泡有单核细胞及淋巴细胞浸润,上皮细胞损伤,管壁有坏死、出血,肺泡上皮细胞显著增生,细胞核内有包涵体。

该病起病一般急骤发热,腺病毒肺炎热型不一致,往往自第1~2天起即发生39℃以上的高热,多数稽留于39~40℃以上不退;轻症一般在7~11天体温骤降,其他症状也很快消失。婴幼儿病情多较重,恢复者于第10~15天退热,骤退与渐退者各占半数,有时骤退后尚有发热余波,经1~2天后再下降至正常。有并发症者,热度持续不退。

1. **呼吸系统症状和体征** 大多数患儿自起病时即有咳嗽,往往表现为频咳或阵咳,同时可见咽部充血,但鼻卡他症状不明显。呼吸困难及发绀多数开始于第3~6天,逐渐加重;重症者出现鼻翼扇动、三凹征、喘憋(具有喘息和憋气的梗阻性呼吸困难)及口唇、甲床青紫。叩诊易得浊音;浊音部位伴有呼吸音减低,有时可听到管状呼吸音。初期听诊大都先有呼吸音粗或干啰音,湿啰音于发病第3~4天后出现,日渐加多,并经常有肺气肿征象。重症患儿可有胸膜反应或胸腔积液。

2. **神经系统症状** 一般于发病3~4天以后出现嗜睡、萎靡等,有时烦躁与萎靡相交替。在严重病例的中晚期可出现昏迷及惊厥。部分患儿头向后仰,颈部强直。除中毒性脑病外,尚有一部分腺病毒所致的脑炎,故有时需做腰穿鉴别。

3. **循环系统症状** 面色苍白较为常见,重者面色发灰。心率增快,轻症一般不超过160次/min,重症多在160~180次/min,有时达200次/min以上。

4. **消化系统症状** 半数以上有轻度腹泻、呕吐,严重者常有腹胀。腹泻可能与腺病毒在肠道内繁殖有关,但在一部分病例也可能由于病情重、高热而影响了消化功能。

5. **其他症状** 可有卡他性结膜炎、红色丘疹、斑丘疹、猩红热样皮疹,扁桃体上石灰样小白点的出现率虽不高,也是本病早期比较特殊的体征。

6. **病程** 本症根据呼吸系统和中毒症状分为轻症及重症。轻症一般在7~14天体温下降,其他症状也开始好转,肺部阴影需2~6周才能完全吸收。重症病例于第5~6天以后,每有明显嗜睡、面色苍白发灰,肝大显著,喘憋明显。肺有大片实变,部分患儿有心力衰竭、惊厥、昏迷。肺部病变的恢复期更长,需1~4个月之久,3~4个月后仍不吸收者多有肺不张,日后可能发展成支气管扩张。我们曾对3、7型腺病毒肺炎经过1~5年随访,30.1%有慢性肺炎、肺不张及个别支气管扩张。以后又对3、7、11型腺病毒肺炎109例进行10年远期随访,X线平片显示45.3%有肺间质增厚、纤维化和慢性支气管炎,慢性肺炎合并支气管扩张占 3.8%。支气管扩张及慢性肺炎则各占 4.7%。学龄前期与学龄期儿童的腺病毒肺炎，一般均为轻症，常有持续高热，但呼吸道症状及神经系统症状不重。麻疹并发或继发腺病毒肺炎时，则所有症状均较严重，病情常易突然恶化。典型婴幼儿腺病毒肺炎早期与一般细菌性肺炎不同之处为：①高热：大多数病例起病时或起病不久即有持续性高热，经抗生素治疗无效；②多系统受累：自第 3~6 病日出现嗜睡、萎靡等神经症状，嗜睡有时与烦躁交替出现，上述症状提示腺病毒肺炎不但涉及呼吸道，其他系统也受影响；③肺部体征出现晚：肺部体征出现较迟，一般在第 3~5 病日以后方出现湿啰音，病变面积逐渐增大，易有叩诊浊音及呼吸音减低，喘憋于发病第 2 周日渐严重；④血象特点：白细胞总数较低，绝大多数患儿不超过 $12 \times 10^9/L$，中性粒细胞不超过 70%，中性粒细胞的碱性磷酸酶及四唑氮蓝染色较化脓性细菌感染时数值明显低下，但如并发化脓性细菌感染则又上升；⑤胸片特点：X 线检查肺部可有较大的片状阴影，以左下为最多见。总之，在此病流行季节遇有婴幼儿发生较严重的肺炎，且 X 线和血象也比较符合时，即可作出初步诊断。

一般治疗参见支气管肺炎治疗。目前尚无特异的抗腺病毒药物，可考虑选用利巴韦林（病毒唑）、干扰素、聚肌胞注射液、左旋咪唑、人血丙种球蛋白等药物。影响预后的主要因素是：①年龄：年龄幼小缺乏特异抗体，死亡多发生于 6~18 个月儿童，2 岁以上者几乎没有死亡；②继发感染：如并发或继发于麻疹、一般肺炎或其他重症的过程中，病死率较高，继发金黄色葡萄球菌或大肠埃希氏菌等感染时预后也较严重；③病原：与 3 型、11 型腺病毒比较，7 型所致肺炎重症及死亡者较多。

（刘 思 周倩兰）

## 病例 10　甲型 H1N1 流感病毒肺炎

【病例介绍】

患儿，男，6 岁。

**主诉：**发热、咳嗽 6 天，喘息 2 天。

**现病史：**入院前 6 天无明显诱因出现发热，体温最高 39℃，无寒战，无抽搐，口服美林后体温可降至正常，间隔 5~7 小时反复发热，伴咳嗽，阵咳，无痰。于当地医院诊断为"肺炎"，给予静脉滴注头孢类抗生素治疗 4 天（具体药名及药量不详），发热、咳嗽无好转，且出现喘息，加用红霉素静脉滴注 2 天，症状无减轻，转入笔者医院。患儿病来进食差、睡眠可，大、小便正常。精神欠佳。

**既往史：**无特殊疾病史。无湿疹史。

**过敏及接触史：**无药物及食物过敏史。无明确甲型 H1N1 流感接触史，无肝炎、结核等传染病接触史。

**个人及家族史：** 生长发育同正常同龄儿，按时进行预防接种。否认家族遗传代谢性疾病史。

**入院查体及相关检查：** 神志清楚，精神萎靡，呼吸略促，呼吸频率约 46 次 /min，无鼻翼扇动及三凹征，口周无发绀。咽充血，双扁桃体无肿大。双肺听诊呼吸音粗，可闻及少许干鸣音及水泡音。心、腹及神经系统查体未见阳性体征。

**辅助检查：** 门诊血常规：白细胞 $1.5 \times 10^9$/L，中性粒细胞绝对计数 $0.9 \times 10^9$/L，淋巴细胞比例 36.4%；红细胞 $3.9 \times 10^{12}$/L，血红蛋白 115G/L，血小板 $43 \times 10^9$/L。

## 【病情分析及诊断思路】

**1. 病例特点** ①患儿为 6 岁学龄前儿童；②病程 6 天，相对较短，但持续高热为主要表现；③肺部听诊可闻及少许干鸣音及水泡音，与普通肺炎无明显区别；④血常规出现白细胞及血小板的明显下降；⑤对常规抗炎及抗病毒治疗效果差。

**2. 诊断思路** 患儿的临床表现为发热、咳嗽、喘息，与普通肺炎没有区别。但常规抗细菌、病毒及肺炎支原体治疗效果差，因此需要考虑疗效差的原因：①感染的病原菌是什么？如果是细菌，所选择的抗生素是否覆盖了该细菌的抗菌谱？如果是病毒，能使肺部、血液系统同时受累，又对普通抗病毒药治疗反应差，且病毒感染多具有自限性，但病程已经 1 周，而疾病仍在进展。结合流行病史，为甲型 H1N1 流感发病季节，患儿未接种相应疫苗，为易感人群，故应尽早完善甲型 H1N1 流感病毒检查。如果是肺炎支原体，应是难治性肺炎支原体肺炎，因存在免疫损伤，对常规大环内酯类药物治疗反应差。多种病原菌的混合感染。②如果所选的药物对症，是否是患儿本身的因素导致治疗反应差，如存在免疫缺陷等。因此，我们需要继续完善相关病原学化验以及免疫功能的检查，完善肺 CT 检查明确肺部病变情况。

## 【诊治经过及反应】

入院后给予对症支持治疗：①卧床休息，监护；②入院后发热伴有咳嗽，予头孢哌酮 - 舒巴坦和红霉素控制感染；③予丙种球蛋白提高机体抗病能力，抑制免疫损伤所致血小板减少；④予磷酸肌酸钠营养心肌，予氯化钾口服纠正离子紊乱。

完善各项检查：尿常规正常；便常规正常；肝肾功能正常。心肌酶：CK 1464U/L，CK-MB 24.3U/L，提示心肌受累；血气离子分析：pH 7.491，$PaO_2$ 83mmHg，$PaCO_2$ 26.5mmHg，$Ca^{2+}$ 0.75mmol/L，$K^+$ 3.12mmol/L，$Na^+$ 130.9mmol/L，提示失代偿性呼吸性碱中毒、低钾、低钠、低钙血症。CRP 正常；病原学检测：肺炎支原体抗体（MPAb）1：320，肺炎支原体抗体 -IgM（MP-IgM）阴性、鼻咽拭子肺炎支原体 DNA 测定阴性，肺炎衣原体抗体 -IgM、结核抗体（TBAb）、血细菌培养未见细菌生长，结核菌素试验阴性，肠道病毒及肝炎病毒检测均阴性，咽拭子甲型 H1N1 流感病毒阳性，提示甲型 H1N1 流感病毒现症感染，既往曾有肺炎支原体感染，未查到其他病原体。

入院前 1 天（病程第 6 天）肺 CT（图 1-10-1）：病灶呈以肺门为中心的"大蝶翼样"实变，病灶内可见明显的支气管充气征。入院第 2 天（病程第 8 天）出现心音低钝，心律不齐，心率下降至 64~71 次 /min，血压及经皮血氧饱和度波动于正常范围，心电图示为窦性心律不齐，心脏超声检查未见异常，予磷酸肌酸钠营养心肌。

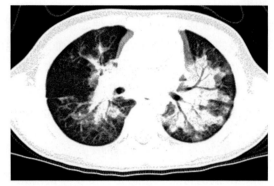

入院第 3 天（病程第 9 天）热退，精神状态好转，但肺部啰音未减少，仍有心音低钝及心律不齐，咽拭子甲型 H1N1 流感病毒检测回报为阳性，复查肺 CT（图 1-10-2）示实变密度变淡，范围缩小，给予奥司他韦 75mg，日 2 次口服，疗程 5 天。复查血气分析：pH 7.413，$PaO_2$ 90.4mmHg，$PaCO_2$ 36.1mmHg，$Ca^{2+}$ 1.18mmol/L，$K^+$ 3.53mmol/L，$Na^+$

图 1-10-1 （病程第 6 天）肺 CT

140.7mmol/L，呼吸性碱中毒及离子紊乱已纠正。入院第 6 天（病程第 12 天），肺部啰音减少，心电监护无心律失常，复查血常规：白细胞 $3.8 \times 10^9$/L，中性粒细胞绝对计数 $1.1 \times 10^9$/L，血红蛋白 127g/L，血小板 $254 \times 10^9$/L，中性粒细胞较前上升，血小板上升至正常范围内；肌酸激酶 86U/L，肌酸激酶 MB 同工酶 24U/L，恢复正常。将头孢哌酮 - 舒巴坦改为头孢呋辛。

入院第 11 天（病程第 17 天），咳嗽症状明显减轻，肺部啰音消失。

入院第 14 天（病程第 20 天），患儿无发热及咳喘，肺部无啰音，复查肺 CT（图 1-10-3）双肺多叶段的炎症较前明显吸收，好转出院。

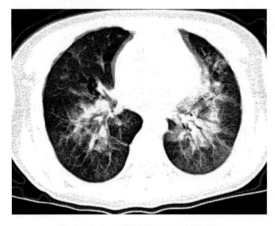

图 1-10-2 （病程第 10 天）肺 CT

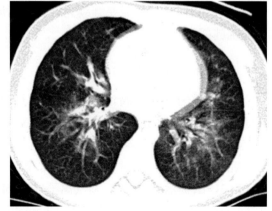

图 1-10-3 （病程第 20 天）肺 CT

【确定诊断】

1. 急性重症支气管肺炎（甲型 H1N1 流感）。

2. 多脏器功能受累。

诊断依据：①血气离子分析示失代偿性呼吸性碱中毒，低钾、低钠、低钙血症；②心肌酶谱示 CK 及 CK-Mb 升高；③血常规示粒细胞及血小板减少。

## 【诊治体会】

**1. 肺炎病原学诊断要注意结合流行病学特点**　本病病初表现为流感症状,无特殊临床表现,病情可在短期内迅速加重,重症患儿以呼吸困难、低氧血症为突出表现,婴幼儿可有嗜睡、烦躁等神经系统症状,重症者肺部病变广泛,可迅速出现纵隔及皮下气肿、ARDS、肺出血、MODS。因此,应结合流行病史,给予早期诊断及积极治疗。

**2. 注意不同病原菌感染的肺部影像特点**　结合本例患儿明确诊断为甲型 H1N1 流感病毒肺炎,其胸部 CT 表现普遍特点为:肺部 CT 表现随时间的变化而出现相对规律的变化:发病后 3 天,肺内出现散在多发云团状渗出影(65%)或两肺多发"磨玻璃样"改变(35%),病灶内"支气管征象"明显。渗出性病灶以两肺上叶及两肺下叶基底段最为显著。磨玻璃样改变的病灶呈以肺门为中心的"大蝶翼样"分布,不伴有肺门增大及肺血管的增宽,并且病灶累及整个肺叶,与肺水肿可相鉴别。部分磨玻璃征是肺间质及肺实质渗出增生改变引起。发病后 7 天,原有病灶范围扩大并趋于实变,支气管征象模糊,肺内出现新发病灶。发病后 15 天,病灶范围缩小,实变更明显,病灶内出现细纤维条索影,无新发病灶出现。随病程的延长,病灶密度变淡,逐步吸收,肺内纤维条索影逐渐减少。病灶密度均匀,无钙化等异常密度。

**3. 重视对症支持治疗,谨慎糖皮质激素的应用**　因患儿病情进展迅速,故在病原菌不清的前提下,可积极给予丙种球蛋白支持治疗,及时纠正内环境的紊乱。在流感病毒感染初期,机体免疫功能启动应激反应,此时不宜应用大剂量糖皮质激素干预治疗,若肺部病变进行性加重,出现间质明显受累表现,低氧血症加重,机械通气参数长时间不能下调,可考虑给予糖皮质激素干预治疗,但不主张大剂量冲击治疗,以免激素副作用的发生。

## 【关于本病】

甲型 H1N1 流感病毒属于正黏病毒科(Orthomyxoviridae),甲型流感病毒属(Influenza virus A)。典型病毒颗粒呈球状,直径为 80~120nm,有囊膜。囊膜上有许多放射状排列的突起糖蛋白,分别是红细胞血凝素(HA)、神经氨酸酶(NA)和基质蛋白 M2。病毒颗粒内为核衣壳,呈螺旋状对称,直径为 10nm。为单股负链 RNA 病毒,基因组约为 13.6kb,由大小不等的 8 个独立片段(HA、NA、M、PBl、PB2、PA、NP 和 NS)组成。根据表面蛋白血凝素(HA 或 H)和神经氨酸酶(NA 或 N)的抗原性分为不同亚型(HxNy),已发现有 16 种 HA 和 9 种 NA 亚型,不同 HA 和 NA 亚型可组成多种甲型流感病毒毒株。HA 和 NA 蛋白是流感病毒刺激机体产生抗病毒免疫的主要抗原分子,易发生变异,即使基因序列发生 50% 突变,流感病毒依然保持其感染力。甲型 H1N1 流感病毒有 2 种受体:唾液酸 $\alpha$-2,3- 半乳糖苷(SA$\alpha$-2,3-Gal)和唾液酸 $\alpha$-2,6- 半乳糖苷(SA$\alpha$-2,6-Gal),存在于不同宿主呼吸道或消化道上皮细胞,人呼吸道上皮细胞上存在 SA$\alpha$-2,6-Gal 受体。

甲型 H1N1 流感病毒可在人的整个呼吸道上皮细胞中复制,特别是鼻黏膜、扁桃体、支气管和肺脏,人的肺部受到流感病毒侵袭时,出现大量被激活的 T 细胞以抵抗病毒,使肺部出现炎症反应,同时 T 细胞也促使人单克隆抗体 CD134 分子增多,此分子使 T 细胞继续在肺部停留,导致肺部炎症加重。

甲型 H1N1 流感患者为主要传染源,无症状感染者也具有一定的传染性。主要通过飞沫经呼吸道传播,也可通过口腔、鼻腔、眼睛等处黏膜直接或间接接触传播。人群普遍易感。合并慢性呼吸系统疾病、心血管系统疾病(高血压除外)、肾病、肝病、血液系统疾病、神经系统及神经肌肉疾病、代谢及内分泌系统疾病、免疫功能抑制(包括应用免疫抑制剂或 HIV 感染等致免疫功能低下),9 岁以下长期服用阿司匹林者,肥胖者(体重指数>30kg/m²),年龄<5岁的儿童(年龄<2 岁更易发生严重并发症)者易发展为重症病例。

甲型 H1N1 流感潜伏期一般为 1~7 天,多为 1~3 天。通常表现为流感样症状,包括发热、咽痛、流涕、鼻塞、咳嗽、咳痰、头痛、全身酸痛、乏力。部分病例出现呕吐和 / 或腹泻。少数病例仅有轻微的上呼吸道症状,无发热。体征主要包括咽部充血和扁桃体肿大。可发生肺炎等并发症。少数病例病情进展迅速,出现呼吸衰竭、多脏器功能不全或衰竭。儿童病例易出现喘息,部分儿童病例出现中枢神经系统损害。病情严重者可以导致死亡。

实验室检查外周血白细胞总数一般正常或降低。部分儿童重症病例可出现白细胞总数升高。血生化检查:部分病例出现低钾血症,少数病例肌酸激酶、天门冬氨酸氨基转移酶、丙氨酸氨基转移酶、乳酸脱氢酶升高。病原学检查:①病毒核酸检测:以 real-time PCR 法检测呼吸道标本(咽拭子、鼻拭子、鼻咽或气管抽取物、痰)中的甲型 H1N1 流感病毒核酸,结果可呈阳性;②病毒分离:呼吸道标本中可分离出甲型 H1N1 流感病毒;③血清抗体检查:动态检测双份血清甲型 H1N1 流感病毒特异性抗体水平呈 4 倍或 4 倍以上升高。

胸部 X 线胸片和 CT 的基本影像表现为肺内片状影,为肺实变或磨玻璃密度,可合并网、线状和小结节影。片状影为局限性或多发、弥漫性分布,较多为双侧病变。可合并胸腔积液。儿童病例肺内片状影出现较早,多发及散在分布多见,易出现过度充气,影像学表现变化快,病情进展时病灶扩大融合,可出现气胸、纵隔气肿等征象。

本病的诊断主要结合流行病学史、临床表现和病原学检查,早发现、早诊断是防控与有效治疗的关键。一般治疗包括休息、多饮水,密切观察病情变化;对高热病例可给予退热治疗(儿童避免应用阿司匹林类药物退热)。对于临床症状较轻且无合并症、病情趋于自限的甲型 H1N1 流感病例,无需积极应用神经氨酸酶抑制剂。高危人群应及时给予神经氨酸酶抑制剂进行抗病毒治疗。开始给药时间应尽可能在发病 48 小时以内(以 36 小时内为最佳)。不一定等待病毒核酸检测结果即可开始抗病毒治疗。对于就诊时病情严重、病情呈进行性加重的病例,须及时用药,即使发病已超过 48 小时,也应使用。1 岁及以上年龄的儿童患者应根据体重给药:体重不足 15kg 者,予 30mg,一天 2 次;体重 15~23kg 者,予 45mg,一天 2 次;体重 23~40kg 者,予 60mg,一天 2 次;体重>40kg 者,予 75mg,一天 2 次。合并肺出血、呼吸衰竭、ARDS 病例,早期给予机械通气。

本病大多数患儿预后良好,但因其早期无特异性临床症状,无明显肺部体征,且部分病例病情进展迅速,因此应结合流行病史,做到早发现、早诊断;对胸片呈现实变者,尤其是机械通气患儿,临床症状减轻或消失时,肺部病变仍较重,因此应长期随访。

(王　娟　蔡栩栩)

## 病例 11 巨细胞病毒肺炎

### 【病例介绍】

患儿,女,生后 27 天。

**主诉:**咳嗽 10 天,加重伴轻度喘息 3 天。

**现病史:**患儿 10 天前无明显诱因出现咳嗽,有痰,为白色黏痰,喉中痰鸣,7 天前就诊于当地医院,予患儿化痰对症治疗 4 天患儿肺部出现水泡音且有轻度喘息,遂就诊于当地另一所医院,住院治疗,予患儿头孢他啶、丙种球蛋白、化痰等处置,患儿咳嗽及喘息略有缓解,但之后完善肺部 CT 提示炎症较重,部分存在实变,家属为求进一步诊治急来笔者医院,病来患儿精神状态尚可,偶有呛奶,尿量可,偶有黄色稀便。

**既往史:**患儿既往健康,生后 7~8 天时发热 1 次,体温 38.2℃。

**过敏及接触史:**无食物及药物过敏史。无肝炎、结核等传染病接触史。

**个人及家族史:**G4P2,38 周 ⁺⁴,足月顺产,生后无窒息史。无家族遗传病史。

**入院查体及相关检查:**体温 36.7℃;脉搏 156 次/min;呼吸 56 次/min。未吸氧下血氧饱和度为 89%,一般状态差,神志清楚,鼻翼扇动及三凹征弱阳性,口唇略发绀,呼吸略促,双肺呼吸音粗,可闻及少许痰鸣音,未闻及水泡音及喘鸣音,心、腹查体未见明显异常,四肢末梢温,毛细血管充盈时间<3 秒,吸吮及握持反射存在,拥抱反射完全。

**辅助检查:**(2016 年 6 月 23 日当地医院)肺 CT 显示考虑双肺炎症,存在部分实变(仅有报告单未见片子);心脏彩超显示房间隔卵圆孔未闭 2.4mm。

### 【病情分析及诊断思路】

1. **病例特点** ①27 天小婴儿;②咳嗽 10 天加重伴有喘息 3 天;③经雾化化痰后肺部出现水泡音及喘息,再次经过头孢及丙种球蛋白治疗后有缓解;④肺部 CT 提示双肺炎症,部分存在实变;⑤入院后查体提示患儿有呼吸困难,呼吸频率为 56 次/min,鼻翼扇动,三凹征阳性,口周发绀,未吸氧下血氧饱和度为 89%,双肺可闻及少许痰鸣音,未闻及明显水泡音,即存在症状重,肺部体征不明显。

2. **诊断思路** 患儿年龄小,为新生儿期发病,咳嗽 10 天,加重伴轻度喘息 3 天,先后辗转 2 家医院治疗,曾有过临床症状缓解,但肺部影像学仍较重,且入院后仍存呼吸困难,所以应在缓解患儿呼吸困难的基础上,完善炎症指标、内环境检测,如动脉血气离子分析,肝功能、肾功能等检查,尤其是查找肺部的病原学更为重要,应积极查找痰的病原学,完善痰培养,必要时完善纤维支气管镜检查,完善肺泡盥洗液病原学的诊断,以指导精确治疗。该年龄段的小婴儿最常见的病原为病毒、革兰氏阴性杆菌感染。肺炎支原体、肺炎衣原体近年来也不少见。此外,该小婴儿肺部 CT 存在部分实变,亦不能除外结核,应详细询问有无家族接触病史,如不除外结核,尚需注意有无先天性免疫缺陷疾病,如慢性肉芽肿病,应详细询问患儿接种卡介苗时有无出水疱、腋下淋巴结肿大等表现,详细询问患儿家族中有无先天夭折人员等,完善相关免疫指标及病原学检查,必要时完善呼吸爆发实验以初步筛查该疾病。

**【诊治经过及反应】**

患儿因"呼吸急促、面色发绀"收入 PICU,入院后予以心电、血氧监护,有呼吸困难,未吸氧下血氧饱和度不能维持正常,予以吸氧、吸痰处理,保持呼吸道通畅。完善血气离子分析检查,维持内环境稳定。急检血常规、C 反应蛋白、降钙素原等炎症指标。肝肾功心肌酶检查有无脏器损害。血气离子分析提示吸氧下血气离子基本正常。血常规:白细胞计数 23.7×10$^9$/L,中性粒细胞分数 0.475,淋巴细胞分数 0.261,红细胞计数 4.1×10$^{12}$/L,血红蛋白 133g/L,血小板 355×10$^9$/L,提示白细胞明显增高,中性较淋巴比例略有增高,不除外细菌感染,亦不能除外特殊病毒感染、非典型菌感染、真菌感染,以及结核感染。血 C 反应蛋白 3.85mg/L(0~8mg/L);降钙素原 0.267ng/ml,轻度增高。遂予患儿头孢孟多酯钠及红霉素联合抗感染治疗。入院后其他化验指标为免疫球蛋白:免疫球蛋白 G 22.5g/L(4.81~12.21g/L),免疫球蛋白 A 0.441g/L(0.42~1.58g/L),免疫球蛋白 M 3.36g/L(0.41~1.65g/L),提示 IGG 明显增高,考虑与外院输注丙种球蛋白有关,淋巴细胞亚群计数基本在正常范围,暂时不支持免疫缺陷病。1,3-βD 葡聚糖:88.45(<70)轻度增高,与感染及应用抗生素和丙种球蛋白有关,暂不支持真菌感染;血清病原学检测军团菌抗体 IgG 阴性,咽刷检查肺炎支原体及血中肺炎支原体抗体 -IgM 阴性,肺炎衣原体抗体 -IgM 阴性,尿巨细胞病毒 5.81×10$^5$ 拷贝 /ml,尿的巨细胞 DNA 拷贝量较高,不除外巨细胞病毒感染所致肺炎,常见呼吸道、肠道病毒及肝炎病毒检测均阴性,血细菌培养未见细菌生长。完善其余病原学检查亦未见明显异常,所以继续给予红霉素与头孢抗感染。之后仍有反复咳嗽,肺部水泡音较之前增多,且入院 7 天后复查肺部 CT 炎症较重,仍有较多片状影(图 1-11-1),遂入院 11 天后转入笔者科室病房,考虑患儿病程较长,同时查出患儿尿中存在巨细胞病毒,拷贝数较高,考虑巨细胞病毒引起的肺炎可能性大,予以加用更昔洛韦 5mg/kg,次日 2 次给予,同时因病程较长,不除外混合细菌感染,予以升级抗生素为拉氧头孢钠抗感染,同时加用益生菌预防菌群失调,另外患儿存在卵圆孔未闭,治疗过程中适当限制液体量的摄入以减轻心脏的负担。为进一步明确病原体以指导临床用药,入院第 14 天予以完善支气管镜检查,结果如下:细胞学:分叶核细胞分数 0.08,淋巴细胞分数 0.2,杆状核细胞分数 0.02,巨噬细胞分数 0.26,上皮细胞分数 0.44;巨细胞病毒 DNA 3.6×10$^3$/L,真菌涂片及细菌培养未见异常;结核分枝杆菌 DNA 阴性。这一结果提示肺泡盥洗液中含有巨细胞,进一步支持了巨细胞病毒感染肺炎。同时完善了视觉及听觉诱发电位,提示双侧听阈轻度提高,为 40db,治疗上继续应用更昔洛韦治疗达 14 天,同时监测药物副作用,监测血常规及肝功能,未见明显异常。期间监测肝功能中白蛋白低至 28g/L,间断输注白蛋白 2 次,丙种球蛋白 3 天以中和病毒抗体增强抵抗力,患儿共住院 24 天,临床症状明显好转,逐步离氧,咳嗽明显改善,肺部 CT(图 1-11-2)较前明显好转,予以出院。

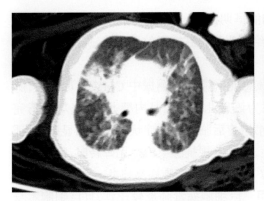

图 1-11-1　入院治疗 1 周后复查肺 CT

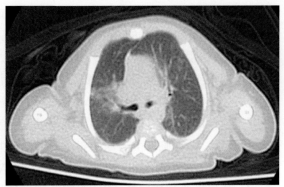

图 1-11-2　出院前复查肺 CT

## 【确定诊断】

1. **重症巨细胞病毒肺炎**　诊断依据：小婴儿生后 27 天，以"咳嗽 10 天，加重伴轻度喘息 3 天"为主诉入院，入院后有呼吸困难，查体：呼吸频率增快，鼻翼扇动及三凹征阳性，口周发绀，未吸氧下血氧饱和度为 89%，双肺可闻及痰鸣音。外院及笔者医院肺部 CT 提示肺部较多炎症伴有实变。尿中及支气管肺泡灌洗液中存在巨细胞病毒，听觉诱发电位有轻度增高。予以应用更昔洛韦抗病毒治疗临床症状有好转。

2. 低氧血症。

3. 肺炎高危儿。

4. 卵圆孔未闭。

5. 低白蛋白血症。

## 【诊治体会】

1. **巨细胞病毒肺炎，临床症状不典型，容易误诊和漏诊**　严重的宫内 CMV 感染患儿，因有多脏器受累，生后不久出现黄疸，肝脾大，小头畸形与皮肤出血点，单独表现肺炎者少见，因此常常容易忽视咳嗽、气促、青紫等呼吸道症状。围产期及出生后感染或获得性感染者，潜伏期 4 周左右，早期表现为感冒症状，鼻黏膜充血可持续 1 周左右。随后出现咳嗽、呼吸增快、呼吸困难、三凹征，有时有呼气性的喘鸣音，无实变体征。通常无发热，因临床症状缺乏特异性，与沙眼衣原体等引起的肺炎不易区别。当患儿病情加重时，可出现黄疸及肝脾大，酷似败血症，临床鉴别困难。该患儿病初尚属于新生儿时期，早期发病无特异性，咳嗽伴有喘息，常规雾化无明显好转，完善化验检查未检测出明确病原学，给予相应的大环内酯类抗生素效果无明显好转，且呼吸代偿能力差，存在呼吸费力，低氧血症，但是发热不明显，提示小婴儿病情变化快，病初肺部水泡音不明显，需早期完善肺部 CT 检查，同时需积极查找病原体。

2. **早期诊断，早期抗病毒治疗**　CMV 肺炎病程多迁延，病程多在 2 周以上，临床上小婴儿、免疫功能低下者，如咳嗽持续时间长、喘息、低热、肺部体征不明显、影像学表现为间质性炎症、抗生素疗效差时，应考虑 CMV 肺炎的可能性，应积极查找体液中的巨细胞病毒，尤其应尽早完善支气管镜中的巨细胞病毒检查,如能早期诊断,早期给予抗病毒治疗,可提高该病的治愈率,降低患儿的死亡率。该患儿常规给予头孢与红霉素效果欠佳,加用更昔洛韦后咳嗽与肺部啰音明显好转。

**3. CMV-IgM 阴性,不能排除 CMV 肺炎** 该患儿病原学检测尿中 CMV 病毒阳性,肺泡盥洗液中 CMV 阳性,CMV-IgM 为阴性,考虑为该患儿为 3 个月内婴儿,免疫功能不完善,产生抗体的能力差。通过抗 CMV 的更昔洛韦治疗后临床一般症状及吃奶明显好转,证明治疗有效。所以临床上若尿中查出 CMV 阳性,但是常规抗感染治疗无好转时,需积极查找支气管肺泡灌洗液中的巨细胞病毒,注意 CMV 所引起的巨细胞病毒肺炎。

**4. 监测重要脏器功能,密切观察药物副作用** 巨细胞病毒肺炎较迁延,且巨细胞本身具有嗜多器官性,在治疗过程中需注意各个脏器的功能,同时因为更昔洛韦的主要副作用为使血常规中粒细胞减少及肝功中谷丙转氨酶增高,所以需要定期监测血常规、肝功能等检查。

## 【关于本病】

本病又称巨细胞包涵体病毒肺炎。因在发病器官的组织内发现多量核或胞质内含包涵体的巨大细胞而得名。1881 年,Ribbert 在一个死胎的肾脏细胞中首次发现了一个巨大的细胞,该细胞在他 1904 年的时候被描述成了"类原生动物"。之后巨细胞包涵体从两个死婴的唾液腺及肾脏中首次被分离出来,并于 1956 年被报道。同时两个其他的实验室也大约在同样时间分离了该细胞。1960 年,Weller 等提出应用"巨细胞病毒"这一名称。

疱疹病毒科家族分为 3 个亚科,分别为 α 疱疹病毒科、β 疱疹病毒科及 γ 疱疹病毒科。HCMV 属于 β 疱疹病毒科,只在人类的细胞中生长,在人类的成纤维细胞中生长最好。它的繁殖周期相对缓慢(>24 小时),感染 CMV 后的宿主细胞变圆、增大,核或胞质内出现包涵体。肺脏是获得性 CMV 感染的最常见脏器之一,并常造成广泛组织器官的播散性感染。CMV 肺炎一般在成人异基因造血干细胞移植术后较常见,且国内外文献报道中亦是成人脏器移植患者多见,而婴幼儿关于巨细胞病毒肺炎较少见。母婴传播是小儿 CMV 感染的主要途径,另有一部分为水平传播。CMV 在感染宿主体内的细胞病理学改变为活动性感染及潜伏感染(未被激活的感染或无症状感染)两种状态,具有潜伏 - 活化的生物学特性。CMV 一旦侵入人体,将长期或终生存在于体内,在绝大多数免疫正常的个体,常呈无症状感染,但在免疫抑制个体或胎儿和婴儿(生理性免疫低下),易引起多系统播散性疾病或单一脏器损害。

CMV 肺炎系指由 CMV 感染引起的以肺间质性炎症为主的肺部疾病。临床上也有报道表现为肺部空腔的巨细胞病毒肺炎,更有一例 2 周患儿,肺部影像学表现为肺部占位病变考虑为肿瘤,施行胸廓切开及肺叶切除术后病理回报为巨细胞病毒肺炎。所以关于 CMV 肺炎的影像学表现是多样的。我国儿童巨细胞病毒感染非常普遍,原发感染多发生于婴幼儿期,其致病性、组织嗜性及疾病预后与患者年龄和免疫状况密切相关。巨细胞病毒肺炎临床表现不典型,且误治率较高,确诊依靠建立有效的病毒检测。

CMV 肺炎的诊断有赖于病原学的检查,需寻找活动性 CMV 感染的实验室证据,包括:

①病毒分离:是诊断活动性 CMV 感染的金标准,但时间长,因而限制了其在临床上的应用。②病毒基因:采用反转录 PCR 法检测 CMV-mRNA 或定量检测 DNA 载量,CMV-mRNA 阳性或高 CMV-DNA 载量提示活动性 CMV 感染。采用 PCR 法检测 CMV-DNA 与病毒培养比较具有灵敏度高、特异性强、快速简便及可以定量等优点。因此在最近几年已成为 CMV 感染的首选诊断方法。实时荧光定量 PCR 技术可达到定量分析的目的,系列检查有助于监测免疫抑制个体 CMV 病毒活动和高危患者 CMV 疾病的早期诊断。③特异性抗体:特异性 IgG 抗体从阴性转为阳性表明原发感染;双份血清抗 CMV IgG 滴度增高 ≥4 倍或抗体 CMV IgM 阳性提示近期活动性感染。注意 6 个月以内婴儿需除外胎传特异性 IgG 抗体;严重免疫缺陷者或小婴儿可出现特异性 IgM 抗体假阴性;体内高水平 IgG 或类风湿因子可致特异性 IgM 抗体假阳性。其他还包括病毒颗粒和巨细胞包涵体的检查,病毒抗原如即刻早期抗原(IEA)、早期抗原(EA)和基质蛋白 pp65 等的检测。

具备活动性 CMV 感染的实验室证据,临床上又有间质性肺炎的临床表现,可做出 CMV 肺炎疑似诊断。如从支气管肺泡灌洗液和肺活检标本中分离出 CMV 病毒或检出病毒复制标志物或查到巨细胞包涵体是诊断 CMV 肺炎的有力证据。但这些在小儿难以实施,因此婴儿 CMV 肺炎的诊断多为疑似诊断。因唾液腺和肾脏是无症状 CMV 感染者常见的排毒部位,单从这些组织中分离到病毒或检出病毒复制标志物需谨慎解释。在诊断 CMV 肺炎时,必须考虑到 CMV 致病力弱,人群中感染普遍、无症状性排毒率高(原发感染者可排毒数年)及可与其他病原混合感染或与其他疾病伴随存在等情况,注意排除其他引起间质性肺炎的常见病因;当病情严重程度不能完全用 CMV 感染解释时应注意寻找其他基础疾病或伴随疾病。

CMV 感染时可导致宿主免疫功能损害,尤其是细胞免疫受损,如辅助性 T 淋巴细胞与抑制性 T 淋巴细胞比例倒置,体液免疫也可以下降,从而增加了对其他病原体的易感性。因此,CMV 肺炎常同时合并其他病毒、细菌感染,肺炎支原体、肺炎衣原体及弓形虫感染等。

关于 CMV 肺炎的分型,有学者根据 CMV 所致肺部感染的组织病理学改变特点以及年龄分成 3 个类型:①全身性感染型:也可称全身型巨细胞包涵体病(CID),肺部病损是全身 2 个或 2 个以上器官、系统 CID 中的一部分,常见于新生儿期。胸片呈间质性炎症改变。②原发肺部感染型:肺是仅有的或主要的损害部位,多见于婴儿期。胸片 80% 呈间质性改变。③肺部感染呈粟粒型:坏死性特征的纤维素性肺炎,后期出现间质纤维化,主要见于免疫机制降低的人群,易于年长儿或成人中发现。胸部 X 线主要呈粟粒状或结节状阴影,空腔形成。

目前治疗 CMV 肺炎较有效的抗病毒药物为更昔洛韦,为阿昔洛韦衍生物之一,可直接作用于病毒 DNA 末端,并竞争性抑制病毒 DNA 多聚酶从而抑制病毒复制,但不能杀死病毒。抗病毒治疗对免疫抑制者是有益的,但免疫正常的个体的无症状或轻度症状 CMV 感染无需抗病毒治疗。主要应用指征包括:①有明显 CMV 性疾病,如间质性肺炎、黄疸型肝炎或淤胆型肝炎、脑炎和视网膜脉络膜炎(可累及黄斑而致盲),尤其是免疫抑制个体,如艾滋病患者。②有中枢神经损伤的先天性 CMV 感染患儿,以防听力损害恶化。用药方法为:诱导期每次 5mg/kg,每天 2 次,连用 2 周后进入维持治疗期,每次 5mg/kg,每天 1 次,连用 7

天(或 10mg/kg 隔天静脉滴注,视病情维持 4~8 周)。另外,国外也正在致力于巨细胞病毒疫苗的研制,目前已经有数十种针对不同致病机制的巨细胞病毒疫苗问世,但是其效果仍不尽如人意。

(刘立云　韩晓华)

## 病例 12　重型手足口病并发神经源性肺水肿

【病例介绍】

患儿,男,2 岁。

**主诉:** 发热 3 天,呼吸困难 2 小时。

**现病史:** 患儿 2 天前无明显诱因双手出现红色皮疹,家属未予特殊处置。当天晚上患儿出现发热,热峰 40℃,家属予患儿口服美林退热,每天发热 3~4 次。今晚患儿出现烦躁,患儿自述肛门疼痛。2 小时前患儿出现精神萎靡,反应差,口唇发绀,呼吸困难。立即就诊于外院,予患儿吸氧及静脉滴注丙种球蛋白,急来笔者医院门诊,门诊以"手足口病(重型)"收入笔者科室。

患儿病来精神状态可,发热时精神状态较差,无咳嗽,饮食、睡眠可,大、小便正常。家属诉患儿近期曾接触手足口病患儿。

**既往史:** 无。

**过敏及接触史:** 既往曾青霉素皮试过敏,否认食物过敏史。

**个人及家族史:** G2P2,生长发育同正常同龄儿。

**入院查体及相关检查:** 体温 39.6℃;脉搏 200 次 /min;血氧饱和度 80%;呼吸 61 次 /min;血压 80/45mmHg。患儿烦躁,口腔、双手及双脚可见散在红色充血性皮疹,口唇发绀,呼吸急促,浅表淋巴结未及肿大,双侧瞳孔等大正圆,D=2mm,对光反射略迟钝,颈强直(+),双肺呼吸音可闻及密集水泡音,心音有力、律齐,未闻及杂音,腹软,无压痛,无反跳痛,无腹壁肌紧张,肝脾肋下未触及,四肢末梢凉,肌力肌张力正常,双膝腱及跟腱反射正常;双侧巴宾斯基征(+)。克氏征及布氏征均为阴性。CRT 5 秒。

【病情分析及诊断思路】

1. **本病临床特点**　①幼儿,有口腔、双手及双脚可见散在红色充血性皮疹,近期有接触手足口病患儿的历史;②神经系统表现及查体有异常;③迅速出现呼吸急促、口唇发绀及血氧饱和度下降、双肺可闻及密集水泡音等呼吸异常表现。

2. **诊断思路**　患儿口、手、足有明显皮疹,结合患儿的流行病接触史,手足口病可以明确诊断。但是该患儿出现了精神萎靡、反应差等神经系统的异常表现,随之迅速出现了呼吸急促、口唇发绀及血氧饱和度下降等呼吸异常表现,双肺可闻及密集水泡音。表明该患儿为重症的手足口病,极易导致神经系统受损,并引发神经源性肺水肿(neurogenic pulmonary edema,NPE)。此病的早期诊断、合理治疗对改善预后有很大益处。临床上一般认为手足口病的患儿,年龄<3 岁,出现精神差、易惊、肢体无力、呕吐、持续高热、白细胞增高,应高度警惕 NPE 的发生。当患儿出现心率增快、血压下降、呼吸窘迫、血糖增高,即应考虑 NPE 的可能。针对该患儿为 2 岁幼儿,年龄小,有明显的神经系统异常症状:烦躁、精神差,查体显示患儿对光反射略迟钝,颈强直(+),双侧巴宾斯基征(+),并且出现了心率增快、呼吸急促、口唇发绀及血氧饱和度下降,听诊双肺可及密集水泡音等异常表现。以上提示该患儿极有可能已经进展到 NPE 阶段,应密切关注心率、呼吸、血压、血氧饱和度等生命体征的监测,给予积极的治疗。

## 【诊治经过及反应】

当日患儿入院后出现了明显的烦躁、发绀、呼吸困难的症状,给予患儿血压、血氧、心率监测,显示心率 195 次/min,血氧饱和度 82%,呼吸 62 次/min,血压 80/50mmHg,双肺可闻及密集水泡音,立即予患儿镇静,气管插管,气管插管中可见较多粉红色液体,之后予患儿机械通气,仍可见粉红色液体从气管中涌出。患儿 X 线胸片(图 1-12-1)显示:双肺透过度减低,肺纹理增强,可见多发模糊片影,双肺门影增浓。给予机械通气改善肺通气的同时,对患儿积极抗感染治疗;降颅内压、营养脑细胞等治疗,改善脑功能;给予输入血浆、白蛋白等减少肺泡渗出;另外,考虑患儿体内炎症介质大量释放,机体存在 SIRS,给予持续血浆置换,以便清除炎症因子。经过积极有效治疗,患儿病情得到了有效的控制,逐渐脱离呼吸机的辅助治疗,但是患儿神经系统的部分功能仍未恢复。1 个月后患儿出院,于康复医疗机构进行后续恢复训练。

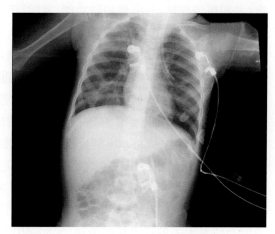

图 1-12-1　患儿入院后床旁胸片

## 【确定诊断】

1. **手足口病(危重型)诊断依据**　患儿急性起病,有发热,手、足、口腔部均可见疱疹,患儿近期有接触手足口病患儿,可以明确诊断手足口病。另外,该患儿的疾病进展迅速,出现了呼吸、神经、循环等系统受累的情况,应属重型手足口病。

2. **病毒性脑干脑炎诊断依据**　患儿有明确的感染病史,血常规、C 反应蛋白等炎症指标均支持为病毒感染,病中出现了神经系统的症状及体征的改变(出现了明显烦躁、精神差,瞳孔对光反射略迟钝,颈强阳性,巴宾斯基征阳性),脑脊液检查压力增高,生化、常规及病原学检查基本正常,脑电图提示有 θ 及 δ 波,头部磁共振示:脑室、脑沟增宽,延髓内可见对称长片状长 $T_1$ 长 $T_2$ 信号。

**3. 神经源性肺水肿诊断依据**　该患儿有手足口病(重型)合并神经系统受累,从而引起患儿发绀、呼吸频率加快、呼吸困难,双肺听诊闻及广泛湿啰音,血氧降低,并呈现出进行性呼吸困难,有肺出血表现。患儿心率200次/min,呼吸61次/min,口周及甲床发绀,双肺听诊可闻及密集水泡音。心电、血氧监护,未吸氧状态下血氧饱和度为80%。X线胸片显示:双肺透过度减低,肺纹理增强,可见多发模糊片影,双肺门影增浓。

**【诊治体会】**

1. 神经源性肺水肿具有起病急、病死率高的特点,其早期发现是抢救成功的关键。其临床表现以急性呼吸困难及进行性低氧血症为突出特征。早期仅表现为烦躁、心率增快、血压升高及呼吸急促等异常表现。胸部X线检查常无明显异常或仅有双肺纹理增粗模糊,当出现较典型临床表现,呼吸衰竭类似于ARDS,如发绀、呼吸窘迫、双肺满布湿啰音、粉红色泡沫痰、严重低氧血症及肺部X线见大片浸润影,血气分析有严重的$PaO_2$下降,可肯定诊断,但此时抢救成功率极低。所以,临床上一般认为手足口病的患儿,年龄<3岁,出现精神差、易惊、肢体无力、呕吐、持续高热、白细胞增高,应高度警惕NPE的发生。当患儿出现心率增快、血压下降、呼吸窘迫、血糖增高,即应考虑NPE的可能。

2. 对于即将发生或已经发生NPE的患者,合理治疗极其关键。应立即给予机械通气治疗;并积极治疗脑损伤,保护脑功能,及时、迅速降低颅内压,控制体温,减少氧耗,保护脑细胞;对于此类重症患者合理应用糖皮质激素,如甲泼尼龙冲击治疗,因为激素既可降低肺毛细血管通透性,减轻肺水肿,也可有效防治脑水肿,阻止肺水肿-脑水肿的恶性循环;另外,持续血液净化可减少脑细胞凋亡坏死,增强重要脏器对缺氧的耐受,保护肺功能,防止多器官功能衰竭的发生。如出现血压、循环等改变时选择性应用抑制交感神经过度兴奋的药物及血管扩张剂,如多巴酚丁胺等;使用有效的抗生素防治肺部感染;应用胰岛素控制应激性高血糖;保证热量,维持水电解质平衡,限制液体入量。

3. 早插管早施行机械通气治疗对治愈后患儿的恢复是有极大益处的,一旦出现肺水肿、肺出血应及时给予正压通气,选择适当的PEEP。一般认为出现下列情况之一时,应立即施行机械通气治疗:①呼吸节律改变(呼吸暂停、双吸气、抽泣样呼吸、叹气样呼吸等);②安静时与体温无关的呼吸频率增快,>(50~60)次/min,或浅慢呼吸;③血氧饱和度低于90%,经吸氧不能改变或动脉血气分析符合呼吸衰竭标准;④频繁抽搐;⑤格拉斯哥昏迷量表(GCS)评分<8分;⑥短期内肺部出现湿啰音或气道出现淡红色或血性分泌物;⑦胸部X线片提示肺部有渗出性改变(单侧或双侧);⑧患儿面色苍白、苍灰、发绀,四肢末端湿冷,足部动脉搏动弱,毛细血管充盈时间延长(>3秒)。

4. 肺水肿为肺部感染提供易感环境,直接对肺内的氧弥漫造成影响,继而导致继发损伤如低氧血症等,从而加重脑的继发性损伤,成为影响患儿预后和导致患儿死亡的重要并发症之一。故而选择有效的抗生素治疗,防止肺部感染的发生。

**【关于本病】**

神经源性肺水肿(Neurogenic Pulmonary Edema,NPE)是指在没有心肺原发性疾病和损伤的情况下,由颅脑损伤或中枢神经系统其他疾病引起的肺水肿。NPE 的发病机制尚未完全明确,但目前有血流动力学说、肺毛细血管渗透性学说和冲击伤学说三种。但较为公认的是前两种。

**1. 血流动力学说** 该学说认为血液在体内转移是主要的。中枢神经系统损伤后颅内压急剧升高,脑血流量减少,造成下丘脑功能紊乱,解除了对视前核水平和下丘脑尾部"水肿中枢"的抑制,引起交感神经系统兴奋,释放大量儿茶酚胺,使周围血管强烈收缩,血流阻力加大,大量血液由阻力较高的体循环转至阻力较低的肺循环,引起肺静脉高压,肺毛细血管压随之升高,跨肺毛细血管 Starling 力不平衡,液体由血管渗入至肺间质和肺泡内,最终形成急性肺水肿。NPE 的发生机制主要是肺循环超载和肺血管收缩。本学说的核心在于:延髓是 NPE 发生的关键神经中枢,交感神经的激发是产生肺高压及肺水肿的基本因素,而肺高压是 NPE 发生的重要机制。通过给予交感神经阻断剂和肾上腺素 α 受体阻断剂均可以降低或避免 NPE 的发生进一步验证了此学说。

**2. 肺毛细血管渗透性学说** 该学说的依据是 NPE 患者和动物模型中肺水肿液富含蛋白质,而这一现象是无法用血流动力学说来解释的。表明血管通透性增加在 NPE 发生中扮演主要角色,但是机制不完全清楚。但该学说也认为在 NPE 的发生过程中交感神经系统起介导作用,在 NPE 发生过程中,一般认为 $\alpha_1$ 受体介导了肺血管通透性增加。肺血管上的 $\alpha_1$ 受体与激动剂结合以后,一方面介导肺血管收缩,引起肺血管液体静压升高,增加血管滤过压;另一方面引起肺血管内皮细胞内 $Ca^{2+}$ 浓度增加,作用于细胞骨架的收缩成分,引起细胞收缩,细胞连接间隙扩大。同时通过一系列的病理生理变化,对细胞膜造成损伤,导致内皮细胞连接松弛和脱落,从而引起肺毛细血管通透性增加。同时肺组织释放内啡肽、组胺、缓激肽等物质均能增加毛细血管通透性。

**3. 冲击伤理论** 1975 年,Theodore 等提出了著名的冲击伤理论(blast theory),认为中枢神经系统损伤后,机体发生过度应激,交感神经过度兴奋引起儿茶酚胺物质大量释放是导致 NPE 的重要原因。但是,随着实验和临床研究的进一步深入,人们发现,血流动力学说不能完全解释 NPE 的发生机制,如:在人体和动物模型中,有时 NPE 的发生不伴有左心房或周围血压的升高,而且肺毛细血管楔压的升高也不足以导致 NPE。

**4. 其他** 有人认为肺血管微栓塞及血小板聚集会造成血管内血液凝固性增加,使肺毛细血管的通透性增加引发 NPE。还有学者认为 NPE 的发生能与淋巴管循环障碍有关,组织间隙和肺泡间充满淋巴液。由于淋巴管收缩或滤过增加,超过了淋巴系统的代偿能力,导致 NPE 的发生。

总之,NPE 的发生可能不是单一因素,而是一个复杂的病理生理过程,是中枢神经系统损伤后神经、体液、生物活性因子等多因素综合改变的结果。如将上述多种学说有机地结合起来,可以概括为:中枢神经系统损伤后,交感神经过度兴奋,引起全身血管收缩,机体血流动力学急剧变化,使大量液体潴留在肺组织,形成肺水肿,同时血流动力变化冲击肺毛细血管内皮,使其破坏,导致通透性增加,并且这种改变在正常肺循环压力下依然存在,并受压力变化影响更大。

神经源性肺水肿具有起病急、病死率高的特点。临床上诊断 NPE 需要观察患者是否存在面色苍白、末梢循环不良、持续高热不退、神经系统改变(如呕吐、意识改变、肢体抖动等)。该病的早发现、早诊断、合理治疗很重要,给予早期采用机械通气治疗、改善血流动力学、保持水电解质平衡等综合治疗手段,可以显著提高临床治愈率,改善患者的生存质量。

(冯 晶 尚云晓)

## 病例 13 肺炎支原体感染致右肺中叶综合征

【病例介绍】

患儿,女,8岁。

**主诉:**发热12天,咳嗽8天。

**现病史:**患儿于12天前无明显诱因出现发热,体温最高为39.5℃,发热时手脚冰凉,口服退热药可暂时退至正常,发热间隔4~5小时,9天前于当地医院就诊,给予"头孢曲松钠,喜炎平,赖氨比林,地塞米松"1天未见好转,8天前出现阵发性咳嗽,有痰不易咳出,无喘息,就诊于另一医院,予住院治疗,给予"无水头孢唑啉,痰热清注射液,阿奇霉素6天,红霉素1天等药物"治疗,现发热间隔延长至12~24小时,但咳嗽未见好转,家属为求进一步诊治,于笔者医院门诊就诊,门诊以"肺炎"收入笔者科室。患儿病来无腹痛、腹泻,无胸痛,进食可,睡眠可,大、小便正常。

**既往史:**5岁时因"肺炎"于鞍山市妇婴医院住院治疗。否认手术及外伤史。

**过敏及接触:**否认食物及药物过敏史。否认肝炎及结核等传染病接触史。

**个人及家族史:**G1P1,足月,生后无窒息及抢救史,生长发育同正常同龄儿,按时接种疫苗。否认家族遗传代谢性疾病史。

**入院查体及相关检查:**神志清楚,一般状态及反应可,发育良好。全身浅表淋巴结未触及,无皮疹及出血点。咽红,扁桃体Ⅱ度大,颈软,呼吸平稳,双肺呼吸音粗,右肺可闻及中等量水泡音,双肺可闻及痰鸣音。心、腹及神经系统查体未见明显异常。

**辅助检查:**(2013年6月8日,当地医院)肺CT:右肺中叶大叶性炎症;右侧胸腔少量积液。胸部彩超:右侧胸腔内见范围2.4cm×0.5cm液性暗区。

【病情分析及诊断思路】

1. **病例特点** ①患儿为12岁的大女孩,有咳嗽、发热、急性起病病史。②查体:双肺呼吸音粗,右肺可闻及中等量水泡音,双肺可闻及痰鸣音。③患儿当地肺CT:右肺中叶大叶性炎症;右侧胸腔少量积液。胸部彩超示右侧胸腔内见范围2.4cm×0.5cm液性暗区。

2. **诊断思路** 根据患儿病史、查体及辅助检查初步诊断为右肺中叶大叶性肺炎,右侧胸腔积液,但患儿在当地医院抗感染治疗9天仍未见明显好转,需要注意是否存在其他问题。首先大女孩常见的有发热、咳嗽症状的疾病为呼吸道感染性疾病,常见的致病原包括肺炎链球菌、肺炎支原体、肺炎衣原体等,需要进一步完善相关血培养等病原学检查,但还要注意非常见病原,如结核感染、军团菌、布氏杆菌感染等,需要进一步完善结核抗体,结核斑点试验(T-spot),及布氏杆菌的检查。其次还要注意非感染性疾病,如大女孩常见的结缔组织病,出现胸腔积液持续发热也不能除外血液系统疾病及肿瘤等,需要进一步完善检查进行鉴别。此外,患儿感染的部位为右肺中叶,持续咳嗽抗感染治疗不见好转,需要明确是否有异物呛入的病史,需要进一步完善支气管镜检查,明确是否存在气道异物及支气管内膜炎症情况。因患儿病变部位为右肺中叶,容易出现肺不张,需要进一步注意患儿肺部CT影像改变情况。

## 【诊治经过及反应】

患儿入院后给予对症抗感染支持治疗,予患儿完善相关检查,静脉滴注头孢孟多抗感染、盐酸氨溴索化痰,化验检查结果提示患儿存在肺炎支原体及肺炎衣原体感染(肺炎支原体抗体-IgM阳性,抗体1:1 280,肺炎衣原体抗体-IgM阳性,肺炎支原体DNA阳性),予静脉滴注阿奇霉素抗感染治疗。

经过治疗后患儿发热情况见好转,但仍有刺激性咳嗽,结合患儿肺CT(图1-13-1):右肺中叶三角阴影,密度不均,尖向肺门,基底位于侧胸壁,斜裂略前移,轮廓欠锐利,不能除外支气管内分泌物较多堵塞气道形成肺不张,所以于入院第7天,予患儿行局麻下纤维支气管镜肺泡灌洗术(图1-13-2)。支气管镜下可见右肺中叶支气管开口略狭窄,右肺中叶支气管黏膜改变性质待查,左肺及右肺均可见白色黏稠絮状痰,术中对患儿进行支气管肺泡灌洗。并于入院第10天,予患儿行全麻下支气管镜肺泡灌洗术,完成支气管黏膜活检术;请胸科医院会诊,不考虑肺结核,患儿入院10天后体温平稳,无咳嗽咳痰,病情平稳,临床症状符合出院指标,准予出院。

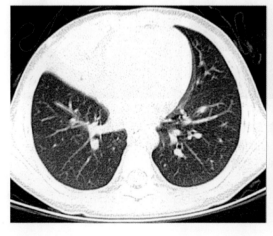
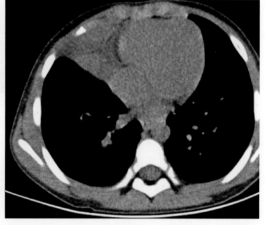

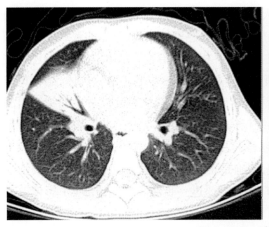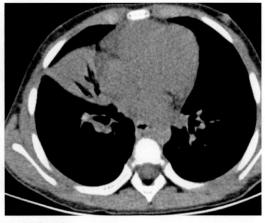

图 1-13-1 肺 CT 影像改变

右肺中叶三角阴影,密度不均,尖向肺门,基底位于侧胸壁,斜裂略前移,轮廓欠锐利,余双肺野透过度良好,肺纹理清晰,走行正常。肺门影不大,气管及支气管通畅

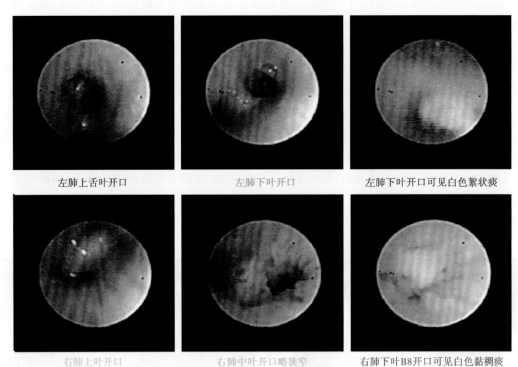

图 1-13-2 完善支气管镜检查

结果提示患儿右肺中叶开口略狭窄,右肺中叶支气管黏膜改变性质待查,左肺及右肺均可见白色黏稠絮状痰

出院后病理结果提示为慢性炎症改变,建议出院 1 个月后复查肺 CT,结果提示右肺中叶炎症明显好转吸收(图 1-13-3)。

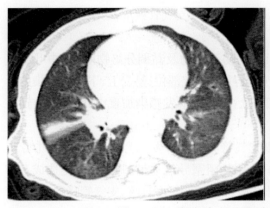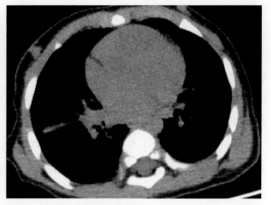

图 1-13-3 复查肺 CT 可见右肺中叶炎症较前明显吸收好转

【确定诊断】

1. 右肺中叶综合征。
2. 右侧胸腔积液。
3. 肺炎支原体感染。
4. 肺炎衣原体感染。
5. 单纯疱疹病毒感染。

【诊治体会】

1. **长期发热咳嗽应尽早完善肺部 CT 检查** 该患儿为 8 岁的大女孩,以持续咳嗽发热症状入院,当地医院抗感染治疗未见好转,但未完善肺 CT 检查明确肺部病变情况,入院后完善肺 CT 提示右肺中叶不张。

2. **右肺中叶肺不张应尽早完善支气管镜检查** 患儿肺 CT 为大叶肺炎,右肺中叶不张,且病原检测为肺炎支原体感染,抗感染治疗咳嗽未见好转。右肺中叶支气管较长,管腔细,且以锐角从中间段支气管发出,其分泌物不易排出,管腔稍狭窄或阻塞即可造成继发感染。因此为进一步明确诊断进行支气管镜检查,结果提示支气管内可见大量黏稠痰栓,进行支气管肺泡灌洗清除;同时可见右肺中叶支气管开口狭窄,黏膜改变性质待查,于是进一步完善支气管黏膜活检,病理考虑为慢性炎症。

3. **右肺中叶不张需警惕异物结核等疾病** 该病例的特别之处在于炎症位于右肺中叶,且形成不张,符合我们所称的右肺中叶综合征的改变,但右肺中叶不张可常见于支气管异物、支气管结核等情况,且大女孩持续发热,不能除外有结核可能性,进行相关检查予以排除。

【关于本病】

有学者认为对于右肺中叶综合征的诊断应具备 3 个病理条件:①中叶支气管旁淋巴结大;②中叶支气管狭窄;③中叶肺不张与阻塞性肺炎。目前广义认为凡是局限于右肺中叶的肺不张或慢性炎症,无论是否伴有支气管旁淋巴腺肿大或支气管狭窄,均属于右肺中叶综合征的范畴内。

**1. 解剖病理基础** 右肺中叶支气管细长而软,易受异物及黏稠分泌物阻塞;中叶支气管周围有多组淋巴结,感染后易造成管腔肿胀变窄;中叶特定部位,易受上、下叶肺感染的影响;这些因素均导致中叶支气管易被阻塞,而阻塞后又可因继发感染加重中叶阻塞,导致右肺中叶不张。

**2. 病因分析** 小儿右肺不张主要病因,以支气管异物及并发症为主,单纯右肺中叶炎症为其次;心胸外科手术也可造成因咳嗽无力、分泌物阻塞导致不张;肺结核也是造成右肺不张的原因。也有学者认为应包括儿童原发肺结核、支气管炎、百日咳、支气管哮喘、支气管扩张、支气管结石、淋巴结钙化、腺瘤,位于右肺中叶内的不张或肿块,都可属于 MLS 的范畴。而对于导致感染的常见病原体,2009 年有相关研究显示为细菌、病毒、支原体、腺病毒、结核分枝杆菌,最常见的为肺炎链球菌。

**3. 诊断及处理** 右肺中叶不张的诊断,主要依赖于 X 线胸部平片及肺部 CT。CT 扫描:右肺中叶综合征扫描是三角形阴影,密度不均,尖向肺门,基底位于侧胸壁,斜裂略前移,轮廓欠锐利,如有支扩可见索条状或囊状改变,管壁增厚。有分泌物潴留者,则可形成小的气液平面。CT 扫描可见支气管腔狭窄及外压情况,也可显示肿大淋巴腺或肿物的形态及位置,CT 扫描对中叶综合征的诊断较有价值。

支气管镜检查对诊断中叶病变有直接意义,并能明确造成病变的性质,通过支气管镜可发现异物,并可取除异物,清除黏脓性分泌物,清除肉芽组织等,通过镜下给药可达到治疗目的。

**4. 临床表现** 反复感染引起化脓性炎症和支扩的症状,常有右下胸痛,往往有固定的钝痛点、常发热、咯血、慢性咳嗽、咳痰、气促、哮喘、全身乏力。有的可无症状,而体检偶被发现。

**5. 治疗** 早期发现并明确病因,积极治疗可使大部分病例治愈。抗生素治疗应注意足疗程。要重视体位引流的重要性,强调早期应用,方法正确,持之以恒。反复发作的亚急性或慢性中叶肺炎或肺不张可使中叶的肺组织不断受到损坏,组织纤维化,可形成慢性化脓性肺炎与支气管扩张。可以进行支气管镜冲洗,同时进一步明确病因。2009 年有研究者就儿童右肺中叶综合征患儿治疗前后肺功能进行对比,结果发现经过治疗后,中叶复张,炎症消失,肺功能可完全恢复正常。对病程反复、病情严重、X 线改变长期不能吸收或肺功能损害严重者,可行手术切除。

本例患儿经过抗感染治疗及支气管镜灌洗术后,炎症得到控制。1 个月后复查肺 CT 炎症明显好转吸收,也同时提示右肺中叶综合征由于其特殊的解剖结构特点,炎症吸收较慢,如果较早进行支气管镜灌洗治疗可能得到较好的治疗效果。

(陈 丽 蔡栩栩)

## 病例 14　肺炎支原体肺炎合并传染性单核细胞增多症

### 【病例介绍】

患儿,男,6岁。

**主诉:** 持续发热 2 周余。

**现病史:** 患儿 2 周前无明显诱因出现发热,最高体温 39.0℃,不伴寒战及抽搐,口服退热药热可退,但间隔 6~8 小时体温再次上升,先后就诊于当地诊所及医院共静脉滴注头孢(具体不详)6 天、炎琥宁注射液 6 天及红霉素 3 天,患儿仍有持续发热。来诊前 1 天于当地给予地塞米松 1 次,患儿夜内体温降至 37.6~37.7℃之间,家属为求进一步明确诊治来笔者医院,于门诊静脉滴注单磷酸阿糖腺苷、红霉素 4 天,但仍有低热,门诊以"热待查"收入笔者科室。病来患儿精神状态尚可,无明显咳嗽喘息,无盗汗,无呕吐及腹痛、腹泻,无皮疹及关节肿痛,食、睡可,无尿频、尿急、尿痛等。

**既往史:** 平时易感冒,2 岁时患川崎病。

**过敏及接触史:** 否认明确的食物及药物过敏史,无肝炎、结核等传染病接触史,无牛羊等家畜接触史。

**个人及家族史:** 足月顺产,生长发育同同龄儿,按时进行疫苗接种,否认家族遗传代谢疾病史。

**入院查体及相关检查:** 神志清楚,状态反应好,呼吸平稳,周身皮肤未见皮疹及出血点,双颈部可及多个肿大淋巴结(最大者直径约 1.5cm),活动度好,无触痛,局部皮肤无红肿;双眼睑轻度水肿,球结膜无充血,无口唇干裂及杨梅舌,咽红,双扁桃体 Ⅱ 度大,可见厚霜样渗出物;双肺呼吸音粗,未闻及干、湿啰音;心、腹查体未见明显异常;四肢及关节活动自如,无红肿,末梢温,手足无脱皮,神经系统查体无阳性体征。

**辅助检查:** 门诊血常规(入院前 4 天):WBC 17.8×10⁹/L;NE% 4%;LY% 5 6.1%;Hb 125g/L;PLT 136×10⁹/L;CRP 1.42mg/L;肺炎支原体抗体 -IgM 弱阳性;肺炎支原体抗体 1:640;EB 病毒 IgM 阳性;血清免疫球蛋白正常。淋巴细胞亚群:总 T 细胞(%)79.61%;T 抑制毒细胞(%)55.58%;T 辅助细胞(%)10.49%;Th/Ts(%)0.19%;NK 细胞(%)15.18%;总 B 细胞(%)2.7%。(入院前 2 天)血常规:WBC 17.2×10⁹/L;NE% 8.6%;LY% 82.2%;Hb 134g/L;PLT 448×10⁹/L。外院肺部 CT(入院前 3 天、病后 12 天)未见异常。

### 【病情分析及诊断思路】

**1. 病例特点**　①6 岁男孩,既往健康。②急性起病,以发热为主要症状,持续发热长于 2 周,但无明显呼吸道症状,不伴有寒战、皮疹及关节肿痛。③查体主要表现为咽峡炎、双眼睑轻度水肿和双颈部淋巴结肿大但无触痛;心肺及肝脾等查体无异常。④血常规白细胞总数升高,但以淋巴细胞为主;肺炎支原体抗体-IgM 和 EB 病毒 IgM 阳性,淋巴细胞亚群提示细胞免疫功能紊乱,肺 CT 未见明显异常。

**2. 诊断思路** 显然这是一个热待查的患儿,重点在于查找发热的原因。患儿急性起病,病程 2 周余,首先应考虑感染性发热,尤其是呼吸道感染,目前病原学检查肺炎支原体(肺炎支原体抗体-IgM 弱阳性;肺炎支原体抗体 1:640)及 EB 病毒(EB 病毒 IgM 阳性)支持近期有肺炎支原体和 EB 病毒的感染,但患儿无明显的呼吸系统症状和体征,肺部影像学检查正常,院外已大环内酯类抗生素治疗效果不明显,且血常规 WBC 升高,应注意合并细菌感染,应完善 PCT、血培养查找病原,分属以淋巴为主、抗生素治疗效果不佳要同时注意除外结核,进一步完善 PPD、结核斑点试验检查。除感染性发热外,患儿持续发热、颈部淋巴结肿大、抗生素治疗无效,也应注意非感染性疾病,如:①川崎病:但患儿年龄偏大,病程中无结膜充血、皮疹,无口唇干裂及杨梅舌,病程 2 周余无手足脱皮,暂不考虑本病;②肿瘤性疾病(白血病、恶性淋巴瘤和坏死性淋巴结炎):患儿急性起病,血常规三系无典型白血病改变,且已有明确病原,暂不考虑,必要时骨穿鉴别;③结缔组织疾病:患儿为男孩,无关节疼痛、无皮疹、CRP 正常,暂不考虑,必要时完善抗核抗体系列检查。

**【诊治经过及反应】**

患儿发热,门诊化验结果显示肺炎支原体感染、EB 病毒感染诊断明确,血常规 WBC 升高,入院后给予静脉滴注阿奇霉素抗肺炎支原体感染、更昔洛韦抗 EB 病毒感染,头孢呋辛钠预防细菌感染,并进一步完善生化常规及针对热待查相关疾病的辅助检查。血常规:白细胞 $14.5 \times 10^9$/L,中性粒细胞百分比 26.5%(绝对值 $3.84 \times 10^9$/L),淋巴细胞百分比 61.6%,血小板 $394 \times 10^9$/L;白细胞总数略高但以淋巴细胞分属升高为主,支持病毒感染。PCT 正常,细菌感染可能性小。ESR 正常、抗核抗体阴性不支持结缔组织病。结核菌素试验阴性、结核斑点试验阴性,不支持结核的诊断。淋巴细胞绝对计数:总 T 细胞(%)80.66%,T 抑制毒细胞 CD8$^+$(%)58.16%,T 辅助细胞 CD4$^+$(%)11.17%,Th/Ts 0.19;NK 细胞(%)12.21%,总 B 细胞(%)3.43%,总 T 细胞绝对计数 5 180,T 抑制毒细胞绝对计数 3 734,T 辅助细胞绝对计数 717,NK 细胞绝对计数 893,总 B 细胞绝对计数 251;CD4$^+$(%)下降、CD8$^+$(%)升高,提示细胞免疫功能紊乱;EB 病毒 DNA 定量阴性。肝功能:谷丙转氨酶 82U/L,轻度升高提示肝功受累。心肌酶谱、肾功及尿便常规正常。因化验谷丙转氨酶升高予加用多烯磷脂酰胆碱注射液保肝治疗,并于入院第 2 天行肝胆脾彩超检查,肝脏大小属正常范围,肝缘锐利,肝实质回声均匀,肝区未见明显占位性病变。门静脉主干直径属正常范围。CDFI:肝脏及门静脉血流信号未见明显异常。肝内外胆管未见扩张。胆囊及脾脏大小正常。腹腔扫查可见数个肿大淋巴结,较大者约 2.5cm × 0.8cm,边界清,形态规整,内呈低回声。腹腔未见明显积液影像。腹腔淋巴结肿大。

患儿发热时间长,且免疫功能紊乱,入院第 2 天加用静脉丙种球蛋白(IVIG)支持治疗[400mg/(kg·d),连用 3 天],应用丙种球蛋白第 3 天(入院第 5 天)时体温基本平稳,无咳嗽喘息等症状。入院 1 周后血细菌培养回报阴性不支持细菌感染,复查血常规:白细胞 $6.8 \times 10^9$/L,中性粒细胞百分比 12.0%(绝对值 $0.82 \times 10^9$/L),淋巴细胞百分比 58.1%,红细

胞 $4.8 \times 10^{12}$/L，血红蛋白 134g/L，血小板 $253 \times 10^{9}$/L，异型淋巴百分比 15.6%，提示粒细胞绝对值下降、异型淋巴细胞偏高，加之 EB 病毒 IgM 阳性，考虑到传染性单核细胞增多症的诊断，入院第 10 天再次复查肝胆脾彩超：①弥漫性肝损伤改变；②肝门部淋巴结肿大；③胆囊壁水肿；④脾门区结节，注意副脾；⑤右侧胸腔积液。心脏及肾脏彩超未发现异常。肝胆脾彩超意外发现胸腔积液，于是予患儿完善肺 CT：右肺中叶内侧段、下叶及左肺下叶后底段多发炎症；双腋下淋巴结稍大，右侧胸腔积液（图 1-14-1）。胸腔彩超：右侧胸腔可见积液，较深处约 2.1cm，其内可见肺组织漂浮。左侧胸腔可见积液，较深处约 0.4cm。双侧胸腔积液。患儿整个病程中没有明显咳嗽，肺部听诊未及明显干、湿啰音。静脉滴注阿奇霉素（3 天）第 2 个疗程，2 天后复查胸腔彩超：未见明显积液。入院第 10 天再次复查血常规：白细胞 $6.1 \times 10^{9}$/L，中性粒细胞百分比 10.5%（绝对值 $0.64 \times 10^{9}$/L），淋巴细胞百分比 77.6%，红细胞 $4.5 \times 10^{12}$/L，血红蛋白 122g/L，血小板 $179 \times 10^{9}$/L，异型淋巴百分比 3.4%，异型淋巴细胞比例下降，但粒细胞绝对值进一步下降。考虑患儿发热，肝功能异常，外周血见异型淋巴细胞，为与急性淋巴细胞白血病等血液系统疾病相鉴别，在 DIC 正常的情况下进行骨穿检查，结果显示：增生明显活跃骨髓象，粒、红、巨三系未见明显异常。入院第 13 天复查肝功能恢复正常，血常规［白细胞 $6.3 \times 10^{9}$/L，中性粒细胞百分比 11.2%（绝对值 $0.71 \times 10^{9}$/L），淋巴细胞百分比 74.0%，红细胞 $4.8 \times 10^{12}$/L，血红蛋白 129g/L，血小板 $451 \times 10^{9}$/L，异型淋巴百分比 4%］粒细胞仍偏低，应用重组人粒细胞刺激因子 1 次提升粒细胞，入院第 15 天复查血常规［白细胞 $14.7 \times 10^{9}$/L，中性粒细胞百分比 53.0%（绝对值 $7.79 \times 10^{9}$/L），淋巴细胞百分比 36.7%，红细胞 $4.8 \times 10^{12}$/L，血红蛋白 131g/L，血小板 $480 \times 10^{9}$/L，异型淋巴百分比 0.9%］，粒细胞升至正常，双颈部淋巴结肿大较前缩小（最大者直径 1.0cm），患儿生命体征平稳，预约出院。住院治疗 15 天，应用更昔洛韦抗 EB 病毒治疗静脉滴注 10 天（7.5mg/kg，每天 1 次），阿奇霉素（2 个疗程共 8 天）抗肺炎支原体治疗，嘱出院 1 周后复查血常规、异型淋巴细胞及淋巴细胞亚群，复查肝胆脾彩超；2~3 周后复查肺 CT。

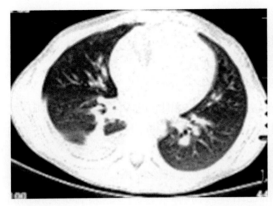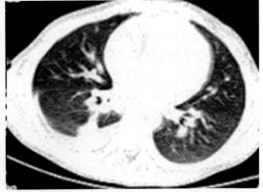

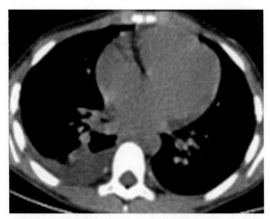

图 1-14-1 入院后完善肺 CT

【确定诊断】

1. **传染性单核细胞增多症（IM）** 诊断依据：①患儿发热 2 周余；②咽红，双扁桃体肿大，可见厚霜样渗出物；③颈部淋巴结肿大；④外周血白细胞以淋巴细胞增高为主，异型淋巴细胞增高（15.6%）；⑤ EBV-IgM（+）、EB 病毒 DNA 定量检测（-）。

2. **肺炎支原体肺炎** 诊断依据：①患儿发热 2 周余；②肺 CT：右肺中叶内侧段、下叶及左肺下叶后底段多发炎症；肺炎支原体抗体 -IgM 阳性，肺炎支原体抗体 1∶640。

3. **双侧胸腔积液** 诊断依据：肺炎基础上，胸腔彩超：右侧胸腔可见积液，较深处约 2.1cm，其内可见肺组织漂浮。左侧胸腔可见积液，较深处约 0.4cm。双侧胸腔积液。肺 CT 亦提示有胸腔积液。

4. **中性粒细胞减少症** 诊断依据：患儿血常规（入院第 7 天）：白细胞 $6.8 \times 10^9$/L，中性粒细胞绝对值 $0.82 \times 10^9$/L；血常规（入院第 10 天）：白细胞 $6.1 \times 10^9$/L，中性粒细胞绝对值 $0.64 \times 10^9$/L；血常规（入院第 13 天）：白细胞 $6.3 \times 10^9$/L，中性粒细胞绝对值 $0.71 \times 10^9$/L。

【诊治体会】

1. **轻度眼睑水肿和扁桃体厚霜样改变往往是提示 IM 的重要体征** IM 诊断标准包括：

(1)临床表现：发热、咽峡炎、颈淋巴结肿大、肝大、脾大。

(2)外周血白细胞分类以淋巴细胞为主，异型淋巴细胞百分比>10%。

(3)原发性 EBV 感染的血清学依据：①抗 EBV-CA-IgM 和抗 EBV-CA-IgG 抗体阳性，且抗 EBV-NA-IgG 阴性；②抗 EBV-CA-IgM 阴性，但抗 EBV-CA-IgG 抗体阳性，且为低亲和力抗体。

具备诊断标准(1)中任意 3 项，并同时具备(3)，有或无(2)，可诊断 IM。

IM 主要临床特征包括发热、咽峡炎、颈部淋巴结肿大、肝脾大，其中发热、咽峡炎和颈部淋巴结肿大为 IM 三联症。有人认为眼睑水肿对 IM 的诊断与上述其他典型表现有着同样重要的临床意义。IM 患儿出现眼睑水肿的原因：一般认为系颈部多发的淋巴结肿大进一步压迫静脉，使静脉回流障碍所致。本患儿在入院时可见轻度眼睑水肿，因此，患儿存在发热、咽峡炎等临床表现,同时具有眼睑水肿的体征时,应考虑到 IM 的可能。扁桃体肿大、厚霜样渗出物常被误诊为化脓性扁桃体炎,患儿血常规 WBC 无明显升高,且分属以淋巴为主,提示该体征出现且血清学不支持细菌感染时要注意 IM 的可能性。

**2. IM 合并肺炎支原体感染时骨髓抑制往往较单纯 EB 病毒感染、肺炎支原体感染更严重** 长期以来一直认为,异型淋巴细胞增高是 EB 病毒感染所致传单的经典标志。近年来发现异型淋巴细胞增高可与多种病原体感染等因素有关。除 EB 病毒感染外,巨细胞病毒、肺炎支原体、风疹病毒感染及弓形虫病、血清病等均可引起异型淋巴细胞增多,其中 EB 病毒所致的异型淋巴细胞百分比明显增高,往往为 10%~20%,而其他上述因素引起异型淋巴细胞的增多,往往在 ≤10% 以下。国内已有学者提出的 IM 诊断标准中没有纳入异型淋巴细胞的指标。异型淋巴细胞一般在病后 3 天出现,第 1 周逐渐增多,第 2~3 周达到高峰,以后逐渐降低。异型淋巴细胞大多为 $CD8^+$ 细胞毒 T 淋巴细胞,少数为 $CD4^+$ 辅助 T 细胞和 NK 细胞。临床工作中如果血常规示淋巴细胞比例显著升高者,应考虑 EBV-IM 可能,可行 EBV 抗体检测以明确病原,本病例中患儿异型淋巴细胞最高比例为 15.6%,虽给予丽科伟正规治疗,异型淋巴细胞比例逐渐下降,但一段时间内粒细胞绝对值进行性下降,后给予重组人粒细胞刺激因子皮下注射治疗后(升粒细胞药物)粒细胞绝对值恢复正常。

**3. IM 合并肺炎支原体感染时脏器损伤较单一感染更明显,且可能出现时间较晚,注意动态复查** 本例患儿在入院时肝功转氨酶有升高,但无明显肝脾大(有彩超证实),加用保肝药物“多烯磷脂酰胆碱注射液”,入院第 10 天复查转氨酶下降,但肝胆脾彩超显示:①弥漫性肝损伤改变;②肝门部淋巴结肿大;③胆囊壁水肿。患儿整个病程中没有明显咳嗽,肺部体征不明显,病初外院肺 CT 未见异常,入院第 10 天(发病 28 天)肺部影像学出现明显双肺多叶段多发炎症改变,双腋下淋巴结肿大和胸腔积液的改变。提示我们在疾病治疗过程中动态观察的重要性,有弥漫性肝损伤、胸腔积液并存时要注意 EB 病毒与肺炎支原体的混合感染问题。

**4. IM 合并肺炎支原体感染时常出现免疫功能紊乱,必要时加用 IVIG 免疫调节治疗** 本例患儿院外发热 2 周余,淋巴细胞亚群、淋巴细胞绝对计数提示明显的免疫功能紊乱,患儿入院第 2 天在阿奇霉素及更昔洛韦抗感染的基础上加用 IVIG 支持治疗[400mg/(kg·d),连 3 天],应用丙种球蛋白第 3 天时体温基本平稳,进一步支持了肺炎支原体、EB 病毒感染时的免疫发病机制,加用 IVIG 调节免疫支持治疗。IVIG 是一种免疫调节剂,含大量多克隆抗体及抗人 IL-1、TNF-α 等自身抗体,能迅速提高血清免疫水平,中和抗原及炎性细胞因子,特异性阻断免疫性炎症。IM 患儿免疫功能紊乱,CD3 细胞大量扩增,数量明显增多;EBV 感染的急性期,特别是具有细胞毒性作用的 CD8 细胞迅速增多,在体液和淋巴结中杀死带毒 B 细胞,抑制其异常繁殖;同时 CD4 细胞通过分泌多种细胞因子参与细胞免疫反应的调控,控制并清除带毒 B 细胞,患儿外周血中的 CD4 水平明显下降,CD4/CD8 比值降低,即使 IM 恢复期发热、肝脾大等临床表现逐渐消失,机体依然处于免疫紊乱状态;同时研究表明肺炎支原体感染的患儿往往外周血中 CD3、CD4T 淋巴细胞水平、CD4/CD8 比值均较低,存在细胞免疫功能紊乱,所以除应用有效的抗 EBV 及肺炎支原体药物外,免疫调节治疗也是治疗不可或缺的重要措施。

【关于本病】

传染性单核细胞增多症(IM)是一种常见的由 EB 病毒(Epstein-Barr virus,EBV)感染后引起的单核巨噬细胞系统急性增生性疾病,EBV 是一种 DNA 病毒,属疱疹病毒科,具有潜伏持久、周期复活的特点,IM 一般为良性自限性疾病。EBV 感染在发达国家主要发生在儿童或青少年期,而我国发病高峰在 3~5 岁,感染率为 80%~100%。人是 EBV 的唯一宿主,病毒主要存在于新鲜体液如唾液、生殖液、母乳中,口咽为主要传播途径。原发性 EBV 感染首先在口腔、咽部等上皮细胞繁殖复制,再感染 B 淋巴细胞,通过 B 淋巴细胞将病毒带到身体其他部位,从而引起其他部位如消化系统、心血管系统、呼吸系统等损害。EBV 有嗜 B 淋巴细胞特性,能够在 B 淋巴细胞中建立其隐性感染,刺激 B 细胞增生和转化,而且 EBV 能在已产生抗体的宿主细胞内持续存在。IM 发病机制:EB 病毒感染后,在细胞内迅速复制,细胞溶解后病毒入血再次感染 B 细胞,B 细胞首先受累,进一步引起NK 细胞及 T 细胞生成大量活化因子,B 细胞刺激 $CD3^+$、$CD8^+$ 细胞结合并出现凋亡,淋巴细胞增殖出现自身性变化;随着病情进展,B 细胞与 $CD8^+$ 结合并凋亡,因此在限制 EB 病毒感染的 B 细胞增殖过程中,$CD3^+$、$CD8^+$T 细胞有关键作用,同时 $CD4^+$ 细胞促进 T、B 细胞及免疫细胞出现增殖、分化,在控制 EB 病毒过程中,$CD4^+$ 细胞被大量消耗,导致在外周血中绝对值明显下降,提示免疫功能降低,抗病毒能力降低,促进 IM 的产生或病情加重。IM 临床表现主要与宿主的免疫反应及广泛的组织器官反应性淋巴细胞浸润有关。由于个体免疫情况不同,机体的防御性反应可轻可重,既可局限也可十分广泛,因此 IM 的临床表现多种多样。婴幼儿时期典型病例很少,主要是因为机体不能对 EBV 产生充分的免疫应答。

1. **临床表现**　①发热:绝大多数患儿均有不同程度发热;热型不定,可以短暂微热,也可高热,体温高达 40~41℃,可持续 2 周以上;伴随症状常有寒战、肌肉酸痛或多汗。②淋巴结肿大:几乎每一病例均有,为本病的特征之一;全身淋巴结均可被累及,肿大的主要部位为前后颈部,亦可出现在腋下、腹股沟部等,淋巴结肿大以颈淋巴结最为常见。两侧可不对称,无压痛,略软,互不粘连,不化脓、双侧不对称是其特点。淋巴结可在恢复期逐渐缩小,消退缓慢,通常在 3 周之内,也可达数月。③咽峡炎:80% 以上患儿出现咽痛及咽峡炎症状;扁桃体充血、水肿,扁桃腺表面可有厚霜样渗出物,少许有假膜形成;约 1/3 患儿前腭黏膜可出现丘疹及斑疹。④肝脾大:大约 50% 病例有中度脾大;大约 30% 病例有肝大、肝区压痛;大约 10% 病例出现黄疸,基本上不会转变为慢性肝病或肝硬化。⑤皮肤黏膜改变:10%~15%患者在发病后 4~6 天出现皮疹,通常为斑疹、斑丘疹、荨麻疹及猩红热样皮疹;分布于躯干、上肢、颜面部及双下肢;多在几天内消退,病程数周;可以复发。眼结膜充血及眼睑水肿。皮疹是婴幼儿特征性表现。上腭瘀点、眶周水肿对 IM 的早期诊断也有重要提示意义。由于淋巴细胞对全身重要脏器的浸润。IM 患儿各系统均可不同程度受累,出现肝功能损害、心肌损害、呼吸系统损害、眼睑水肿、血液系统损害等。其中肝功能损害最为常见。其发生率与发病年龄、性别相关性尚有争论。其中呼吸系统的并发症主要表现为上气道梗阻,重症患者可发生呼吸衰竭,成为 IM 患儿常见死因。

**2. 辅助检查**

(1)血象:白细胞总数高低不一,病初前可以正常,发病后 10~21 天白细胞总数常升高,高者可达 $60 \times 10^9$,第 3 周恢复正常。淋巴细胞及单核细胞百分率和绝对数明显增加,异型淋巴细胞占 10% 以上,有的病例高达 90% 以上。

(2)骨穿:缺乏诊断意义,但可除外其他血液病;淋巴细胞增多或正常,可有异型淋巴细胞,但其比率较外周血低,原淋巴细胞不增多,中性粒细胞核左移,网状细胞可能增生。

(3)EB 病毒抗体三项,包括:①衣壳抗原(VCA):VCA-IgM 抗体是 EBV 原发感染急性期的指标,但是有些病例抗 EBV-CA-IgM 产生可能出现延迟,或一直阴性,也可能持续数月,这给临床原发性 EBV 感染的早期诊断造成一定的困难。因此,根据临床需要现在实验室多检测提示原发性感染及急性期感染的低亲和力 VA-IgG 与 IgM 抗体相结合来判断病毒感染的时期。机体在受到病原体入侵后,病原特异性 IgG 抗体的亲和力会呈现明显动态变化,首先产生低亲和力 IgG 抗体,随感染的继续发展,逐渐形成与抗原匹配的 IgG,并且亲和力也逐渐升高。只要血清中未检出高亲和力的 IgG 抗体,仍被认为处于感染早期。②早期抗原(EA):EA 是 EBV 进入增殖性周期初期形成的一种抗原,EA-IgG 抗体是近期感染或 EBV 活跃增殖的标志。③核心抗原(NA):EBV-NA-IgG 于发病后 3~4 周出现,持续终生,是既往感染及感染缓解期的标志。

(4)实时荧光定量 PCR 检测 EBV-DNA 具有较高的敏感度和特异度,可以在早期明确病因,并准确及时地反映其在体内的消长情况,特别是对于血 EBV 免疫球蛋白 M(IgM)或 IgG 阴性的病例,因此,其已成为检测 EBV 感染的常用方法;EBV-DNA 定量值与肝功能异常、更昔洛韦治疗有关。EBV-DNA 定量值越高,传染性单核细胞增多症伴肝功能损害可能性越大,需要更昔洛韦抗病毒治疗。

IM 总体预后较好,是一种自限性疾病,EBV 感染的 B 淋巴细胞在不断增殖的同时,通过释放完善的病毒颗粒,引起一系列免疫反应,经过 4~6 周,免疫反应可使 EBV 细胞显著减少,之后 IM 自愈。但部分患儿预后不良,可能出现持续高热,肝脾淋巴结持续肿大,肝功能衰竭,骨髓严重抑制,明显出血倾向等表现。慢性活动性 EB 病毒感染可发展为恶性淋巴瘤、CAEBV、EBV 相关噬血淋巴组织细胞增多症[有研究指出 LDH 进行性升高>1 000U/L 是 IM 患儿发生 EBV 相关性噬血细胞综合征(EBV-AHS)的临床危险因素之一]病死率较高。快速有效阻止 EBV 复制,尽早清除体内 EBV,对改善 IM 患儿预后十分重要。更昔洛韦目前已较多地应用于 IM 的治疗,属新型开环类核苷药物,为阿昔洛韦的衍生物,被感染细胞摄取后,经病毒的胸苷激酶催化转化为单磷酸更昔洛韦,再经细胞酶系衍生成双磷酸、三磷酸更昔洛韦,后者竞争性抑制病毒 DNA 聚合酶,直接掺入病毒 DNA,终止病毒 DNA 的延长,活化型 GCV 在感染细胞内浓度比非感染细胞高 100 倍,并能在细胞内持续存在数天,从而阻断病毒的 DNA 合成及延伸。更昔洛韦静脉注射直接吸收,而且分布广泛,可透过血-脑屏障、眼内及深部组织,不在体内代谢,不损害肝酶系统,直接经肾排泄。虽然预防乙型肝炎病毒和人乳头瘤病毒感染的有效疫苗已经开始使用,但是预防 EBV 感染的 IM 疫苗目前仍未应用于临床。

在临床症状颇为相似的 IM 病例中 90% 以上由 EB 病毒引起,而其他 5%~10% 称之为类传染性单核细胞增多症的病例则由肺炎支原体、巨细胞包涵体病毒(CMV)、鼠弓形虫、腺病毒、肝炎病毒、HIV及第6型疱疹病毒等所致。MP是介于细菌和病毒之间的一种病原微生物,主要通过呼吸道感染。引起呼吸系统疾病,肺外感染也多见,是由于MP抗原与人体心、肺、肾、肝、平滑肌组织等存在有部分共同抗原,感染后机体产生相应组织的自身抗体,并形成免疫复合物,从而引进肺以外的靶器官病变。

有文献报道儿童传染性单核细胞增多症混合其他病原体感染可达34.4%,其中以EBV合并MP感染最常见。结合病理生理,分析可能原因主要有以下几个方面:EB病毒属γ-疱疹病毒家族,人是唯一的自然宿主。90%以上的人群建立EB病毒终生潜伏状态感染。MP感染后可激活体内潜伏的EB病毒感染,降低机体免疫力,而导致发病。EB病毒主要感染B淋巴细胞,继之引起T淋巴细胞的强烈反应,最终导致细胞免疫功能的紊乱。是否导致MP-IgM的非特异性表达,有待进一步深入研究。在MP抗体阳性的病例中,可能有部分病例实质是MP感染所致的类传染性单核细胞增多症,MP感染是类传染性单核细胞增多症的致病因素,其引起类传染性单核细胞增多症的原因尚未清楚,就细胞水平而言,MP感染患儿的免疫损伤在引起类传染性单核细胞增多症中可能有作用。EB病毒感染所致传染性单核细胞增多症后,导致机体免疫力下降,伴发MP感染。在传染性单核细胞增多症患者中,不管MP感染是致病因素还是伴发感染,均可明确MP感染。及时早期应用大环内酯类抗生素,是相当有必要的,对于加速疾病痊愈、预防及减少并发症大有益处。

(相云 魏兵)

## 病例15 重症肺炎支原体肺炎合并肺动脉栓塞

### 【病例介绍】

患儿,女,8岁。

**主诉:**发热9天,咳嗽4天,胸痛1天。

**现病史:**9天前无明显诱因出现发热,体温最高38.5℃,无咳嗽,到当地诊所给予退热针治疗,体温降至正常;次日再次出现发热,体温39.5℃,给予"头孢类药物"(具体不详)静脉滴注1次,热退后复升,体温波动在38~40℃之间,就诊于当地医院,完善胸片示"肺炎改变",给予静脉滴注"红霉素、头孢类、炎琥宁、盐酸氨溴索"治疗7天,发热不见好转,发热间隔2~3小时,体温波动在38~40.0℃之间,4天前咳嗽,为阵咳,有痰不易咳出,自述胸痛1天,咳嗽时加重,为求进一步系统诊治入笔者科室。

病来患儿神志清楚,反应欠佳,自诉乏力、头晕,偶有恶心,无腹泻,饮食及睡眠欠佳,大、小便正常。

**既往史**：既往体健。无重大疾病及外伤史。

**过敏及接触史**：无食物及药物过敏史。无肝炎、结核等传染病接触史。

**个人及家族史**：G1P1，足月、剖宫产，出生体重 4.0kg，生长发育同同龄儿。疫苗按时接种。

**入院查体及相关检查**：精神萎靡，周身皮肤欠红润，未见皮疹及出血点。咽略红，扁桃体Ⅰ度大。呼吸平稳。听诊双肺呼吸音粗，可闻及散在湿啰音，右肺呼吸音弱。叩诊呈实音，心音有力、律齐，各瓣膜听诊区未及杂音。腹软平，肝肋下 5cm，质Ⅰ度，脾肋下 2cm，质Ⅰ度，肠鸣音良好，四肢末梢温，CRT＜2 秒，四肢活动正常，神经系统查体无阳性体征。

**辅助检查**：外院胸片提示：肺炎改变伴有右侧胸腔积液（图 1-15-1）。

## 【病情分析及诊断思路】

1. **病例特点** ①患儿 8 岁，发热伴咳嗽、胸痛；②右肺呼吸音弱，叩诊呈实音；③胸片提示：肺炎改变伴有右侧胸腔积液；④红霉素、头孢抗感染治疗 9 天后症状未见缓解。

2. **诊断思路** 根据入院时的病史、查体及胸部 DR，重症肺炎诊断明确。患儿为学龄期儿童，常见病原菌包括细菌（如肺炎链球菌、化脓性链球菌、金黄色葡萄球菌、结核分枝杆菌、流感嗜血杆菌等）、肺炎支原体、衣原体、病毒等，需完善血液、痰液及胸腔积液中病原学检查。此患儿外院予红霉素、头孢抗感染治疗 1 周后病情持续进展，需注意是否存在耐药菌感染、混合感染或为难治性肺炎支原体肺炎可能，同时需完善结核相关检查，注意结核菌感染可能。另外，及早支气管镜检查十分重要，能帮我们明确病原并协助治疗。治疗方面除积极抗感染治疗外，应注意患儿整体状态，是否存在其他脏器受累。

## 【治疗经过及反应】

入院后化验回报：血常规：白细胞 $9.98 \times 10^9$/L；中性粒细胞百分比 87.56；淋巴细胞百分比 9.88；红细胞 $3.903 \times 10^{12}$/L；血红蛋白 108.5g/L；血小板 $302.6 \times 10^9$/L；CRP 470.00mg/L。降钙素原检测（发光法）:57.15ng/ml。血气离子分析：酸碱度 7.437；二氧化碳分压 26.3mmHg；氧分压 51.2mmHg；细胞外液剩余碱 −6.0mmol/L；钾离子 2.9mmol/L；钠离子 128mmol/L；氯离子 101mmol/L；离子钙 1.05mmol/L。肝功能、心肌酶谱：总蛋白 51.0g/L；白蛋白 27.30g/L；谷丙转氨酶 54U/L；谷草转氨酶 114U/L；胆碱酯酶 2 587U/L；血清总胆汁酸 30.4μmol/L；肌酸激酶 1 132U/L；肌酸激酶 MB 同工酶 70U/L；乳酸脱氢酶 1 509U/L；免疫球蛋白、ASO、淋巴细胞亚群均未见异常；ESR 28mm/h（0~20mm/h）；肺炎支原体抗体 -IgM 阳性；肺炎支原体抗体阳性（1:1 280）；肺炎支原体 DNA（咽刷）阳性。肺炎衣原体抗体 -IgM 阳性；结核抗体阴性；常见呼吸道、肠道病毒及肝炎病毒检测均阴性；结核菌素试验阴性；血细菌培养阴性；1,3-β-D 葡聚糖＜10pg/ml。头部 CT：平扫未见异常。腹部 CT：肝脾增大，盆腔少量积液。心电图：窦性节律，心率 100 次 /min，正常心电图。心脏彩超：未见异常。胸部彩超检查：右侧胸腔可见积液，较深处约 1.0cm。左侧胸腔可见积液，较深处约 0.6cm。胸部 CT：右侧胸腔积液，右肺下叶实变、膨胀不良（图 1-15-2）。

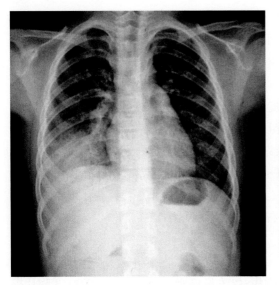

图 1-15-1　病后 4 天胸片

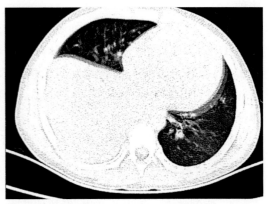

图 1-15-2　入院后胸部 CT
右侧胸腔积液，右肺下叶实变、膨胀不良

　　入院后予心电、血氧监护，大环内酯类抗生素静脉滴注，丙种球蛋白免疫支持治疗，甲泼尼龙琥珀酸钠抑制炎症反应，并加用万古霉素、β- 内酰胺类抗生素抗感染。对症予调节离子紊乱，加用保肝及营养心肌药物治疗。同时积极清理气道，叩背排痰，雾化治疗。病后第 17 天，予支气管镜检查，并行灌洗治疗，提示右肺中下叶各级支气管黏膜坏死阻塞（图 1-15-3）。肺泡灌洗液化验回报肺炎支原体 DNA（+），余未见异常。病后第 31 天复查胸部增强 CT：①左下肺动脉肺及其后底段分支肺动脉栓塞；左肺下叶后底段新增、散在实变病变，面积较大，实变病变明显强化，考虑感染性病变。②右侧胸腔积液减少；右肺下叶完全实变无明显变化（图 1-15-4）。支气管镜下表现：B9 支气管黄色黏稠痰液及坏死物质明显减少，但仍被白色膜状物附着，其亚支气管被膜状物拥塞，管腔狭窄、阻塞，B8、B10 支气管及其亚支被大量黄白色痰栓、絮状物、膜状物拥塞及阻塞的状况明显好转（图 1-15-5）。患儿入院后多次完善血培养、痰培养、便培养、尿培养均未见明显异常。抗 GBM 抗体、抗 TBM 抗体阴性。PPD 阴性，痰、肺泡灌洗液结核检查均未阴性，请结核病院会诊 2 次，均不考虑肺结核。口腔光滑，尿便正常，1,3-β-D 葡聚糖化验 2 次，均 <10pg/ml。患儿住院期间间断发热，CRP 波动在 60mg/dl 左右。加用左氧氟沙星静脉滴注、美满霉素等口服。病后 59 天，血常规：白细胞 $10.7 \times 10^9/L$；中性粒细胞百分比 68.8%；淋巴细胞百分比 22.1%；中性粒细胞绝对值 $7.37 \times 10^9/L$；淋巴细胞绝对值 $2.37 \times 10^9/L$；红细胞 $3.8 \times 10^{12}/L$；血红蛋白 105G/L；红细胞压积 31.8%。DIC 常规：D- 二聚体 593μg/L；纤维蛋白原降解产物 2.8mg/L。C 反应蛋白 5.80mg/L。肺 CT：①右肺下叶实变范围略缩小，其内充气空腔及支气管影较前增多；②左肺下叶后底段斑片影较前略减小（图 1-15-6）。病后 6 个月复诊，胸部 CT：肺部实变消失，有空洞出现（图 1-15-7）。

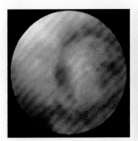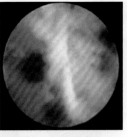

图 1-15-3　病后第 17 天,纤维支气管镜检查
提示右肺中下叶各级支气管黏膜坏死阻塞

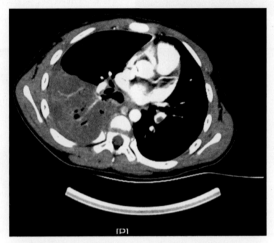

图 1-15-4　病后第 31 天复查胸部增强 CT
①左下肺动脉肺及其后底段分支肺动脉栓塞;左肺下叶后底段新增、散在实变病变,面积较大实变病变明显强化,考虑感染性病变。②右侧胸腔积液减少;右肺下叶完全实变无明显变化

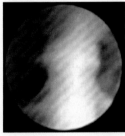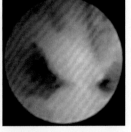

图 1-15-5　病后 31 天复查支气管镜
B9 支气管黄色黏稠痰液及坏死物质明显减少,但仍被白色膜状物附着,其亚支气管被膜状物拥塞,管腔狭窄、阻塞,B8、B10 支气管及其亚支被大量黄白色痰栓、絮状物、膜状物拥塞及阻塞的状况明显好转

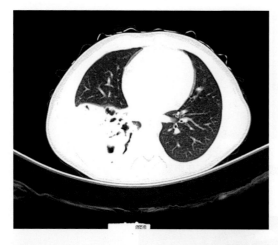

图 1-15-6　病后 2 个月复查肺 CT
①右肺下叶实变范围略减小,其内充气空腔及支气管影较前增多;②左肺下叶后底段斑片影较前略减小

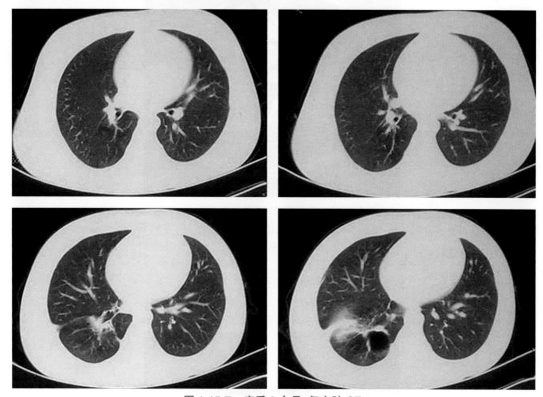

图 1-15-7　病后 6 个月,复查肺 CT

## 【确定诊断】

1. 重症难治性肺炎支原体肺炎。
2. 双侧胸腔积液。
3. 肝功能受累。
4. 心肌损伤。
5. 低白蛋白血症。

6. 低钾血症。

7. 低钠血症。

## 【诊治体会】

**1. 重症、难治性肺炎支原体肺炎（RMPP）早期识别非常重要**　此患儿为学龄期儿童，病情发展迅速，精神萎靡，右肺下叶实变，并有胸腔积液，肝功能受累、心肌酶升高，重症肺炎诊断明确。入院后检查 CRP、降钙素原明显升高，肺炎支原体抗体 -IgM 阳性，肺炎支原体抗体阳性（1∶1 280），肺炎支原体 DNA（咽拭子）阳性；考虑支原体与细菌混合感染。入院前红霉素、头孢抗感染治疗 9 天后症状持续进展，RMPP 诊断明确。对于 RMPP 早期识别至关重要。RMPP 较非难治性肺炎支原体肺炎发热时间明显延长；症状、体征不平行：① "症状重，体征轻"，表现为高热持续不退、咳嗽剧烈、精神萎靡等，但胸片示肺内炎变不重，听诊亦啰音不明显。② "症状轻，体征重"，表现为高热消退较快，咳嗽不剧烈或仅轻咳，精神状况良好，但胸片示肺内炎症加重，可见大片实变影，听诊可闻及管状呼吸音或明显啰音。有研究表明大环内酯类药物应用开始时间的延迟及 CRP、ESR 和 LDH 水平的升高则是提示难治性肺炎支原体肺炎发生的可能。

**2. RMPP 的病因分析**　目前研究认为 RMPP 是由于肺炎支原体直接侵犯肺部组织以及激发机体的过度炎症反应两个主要原因造成的，肺炎支原体耐药、混合细菌或病毒感染、诊断延迟及黏液 - 纤毛系统损害等因素也是不可忽视的原因。早期不恰当地使用抗生素治疗是重症肺炎支原体肺炎发生甚至导致患者死亡的高危因素，因此，对于 MPP 及早应用大环内酯类抗生素可以避免病情加重。出现耐大环内酯类药物的基因突变是难治性肺炎支原体肺炎出现的原因之一，往往单一使用红霉素或者阿奇霉素治疗时失败。当常规使用大环内酯类药物治疗 3~5 天，患儿仍持续发热或者影像学改变加重时，要注意向难治性肺炎支原体肺炎发展的可能。肺炎支原体可破坏纤毛上皮的完整性，并为继发感染创造条件，抗细菌治疗也是十分重要的。此患儿持续高热，病情持续进展，且化验回报 CRP、降钙素原等升高明显，肺外脏器受累，考虑存在肺炎支原体直接侵袭、过度炎症反应、合并细菌感染等因素，积极予抗细菌、支原体感染治疗同时予丙种球蛋白及激素等免疫支持、支气管镜等治疗。在治疗过程中，予足量的抗细菌及支原体治疗后，CRP 仍持续不降，考虑可能存在支原体耐药因素存在，详细向家属告知后加用喹诺酮及四环素类药物治疗，有明显效果。

**3. 支气管镜检查及治疗的必要性**　MPP 时其主要病变部位在气管至呼吸性细支气管的上皮细胞，可因其对上皮细胞的直接损伤及释放毒性代谢产物使气管、支气管壁形成水肿、溃疡形成；重者可有肺泡上皮剥脱和呼吸道内黏液栓。受累部位的支气管黏膜肿胀，平滑肌痉挛，管腔堵塞通气不畅，导致病变区域的气体吸收，局部容量减少，形成肺不张，进而使病情迁延不愈。黏膜糜烂坏死，胶冻样坏死物壅塞气道、黏膜肉芽、组织增生及管腔狭窄、塌陷甚至闭塞等表现应为呼吸道黏膜的重度损害，往往最终导致不可逆转的支气管通气不良，成为 RMPP 肺部后遗症的病理基础。行支气管镜检查可了解呼吸道黏膜损害情况，判断是否符合 MPP 损害特点；适时行支气管肺泡灌洗液涂片及培养，可及早发现是否合并其他病原感染，及时调整抗生素应用。支气管镜的呼吸道灌洗介入治疗可直接清理黏液栓，减少管腔阻塞,减轻炎性反应,畅通呼吸道,对改善 RMPP 的预后有积极作用。

**【关于本病】**

**1. 关于难治性肺炎支原体肺炎**

(1)难治性肺炎支原体肺炎发病原因较多,可能涉及 MP 对大环内酯类抗生素耐药、患儿机体免疫功能异常、病程肺炎支原体肺炎中合并其他病原感染及患儿基础疾病等因素。

(2)临床特点:高热、咳嗽为主要症状,多数患者以发热为首发症状,部分重症患者呼吸道症状出现晚,文献报道 MP 感染除能引起肺部病变外,可以引起多种肺外并发症,常见皮疹、心包炎、胸腔积液、贫血、神经系统损害,甚至关节炎。

(3)在肺炎支原体肺炎的临床诊断标准的基础上结合儿童社区获得性肺炎管理指南(2013 修订)指出的符合以下任何一项为重症肺炎:一般情况差,拒食或脱水征,意识障碍,呼吸频率增快,发绀,呼吸困难,肺浸润范围 ≥ 2/3 的肺,胸腔积液,脉搏血氧饱和度 ≤ 0.92,肺外并发症。

**2. 肺炎支原体耐药**　通常而言,肺炎支原体对于大环内酯类及四环素类及喹诺酮类抗生素敏感。但近来有越来越多的报道显示肺炎支原体对于大环内酯类、四环素类及喹诺酮抗生素耐药。有体外研究表明,肺炎支原体通过变异对喹诺酮类药物产生耐药区域,最终导致对环丙沙星 MICs 上升至 32μg/ml。自 19 世纪 70 年代开始有报道肺炎支原体对于大环内酯类抗生素耐药。通过 PCR 检测表明肺炎支原体耐药与 23S rRNA 突变有关,其突变位点多位于 A2063G,需要指出的是即便在轻症 MPP 中也存在。在欧洲、美国、日本等国家及地区,尤其是在中国的研究中 90% 的肺炎支原体菌株存在对红霉素或者阿奇霉素耐药的情况。

**3. 肺炎支原体肺炎支气管镜下表现**　研究表明肺炎支原体肺炎急性期支气管镜下表现(发病 2 周内)主要包括黏膜改变:气管、支气管黏膜充血、粗糙、呈花斑样改变,可因气道黏膜脱落形成黏膜溃疡、糜烂。分泌物阻塞:表现为管腔内黏稠分泌物增多,呈胶冻样,常造成堵塞。严重者可见支气管塑型分泌物栓,阻塞气道,难于吸出。在非急性期支气管镜下表现(发病>2 周)除气管黏膜除充血、糜烂外,可见叶以下支气管黏膜坏死脱落堵塞气道;管壁增厚、纵行皱褶明显、肉芽生长;管腔内逐渐形成纤维网格,管壁见瘢痕,最终管腔变形、管壁塌陷、管腔闭锁。

MPP 患儿气道黏膜损害特征性表现为黏膜滤泡样增生及黏液性分泌物增多,其持续存在表明气道黏膜炎症为活动性,提示 MP 感染或炎症反应控制不良;黏膜糜烂、肉芽组织增生、塑型性支气管炎及闭塞性支气管炎的发生等诸多环节均可成为 RMPP 的原因之一;某些病情进展迅速、临床表现为 ARDS 的重症 MPP 患儿,黏膜糜烂、坏死上皮脱落阻塞管腔,可有广泛的支气管塑型形成,支气管镜的治疗作用具有不可替代性。

**4. 难治性肺炎支原体肺炎的治疗**　大环内酯类抗生素是治疗肺炎支原体感染的首选药物。肺部或全身炎性反应强烈或合并严重肺外并发症者应早期使糖皮质激素和 / 或丙种球蛋白,并及时控制合并感染与肺内外并发症。有报道表明,难治性肺炎支原体肺炎治疗应联合免疫调节剂、四环素类抗生素以及喹诺酮类抗生素效果明显。

支气管镜也是治疗的关键措施。难治性肺炎支原体肺炎的成因多样,而支气管镜下所见的呼吸道黏液增多、黏液栓阻塞、塑型性支气管炎、段支气管通气不良等诸多环节均可为其"难治性"的原因之一。在这些环节中，经支气管镜的呼吸道灌洗治疗可直接清理黏液栓，减少管腔阻塞，减轻炎性反应，畅通呼吸道，对改善 RMPP 的预后有积极作用。另外需要指出，肺炎支原体感染后导致血液高凝状态，发生血栓时有报道。

（王　菲　尚云晓）

## 病例 16　肺炎支原体肺炎合并 Stevens-Johnson 综合征

### 【病例介绍】

患儿，女，7岁。

**主诉**：发热、咳嗽 15 天，口腔溃疡 4 天，周身皮疹 3 天。

**现病史**：患儿 15 天前无明显诱因出现发热，体温最高 39.5℃，每天平均发热 2 次，不伴手脚凉，无寒战，无抽搐，无恶心、呕吐，口服美林后热退；伴有咳嗽，阵咳，有痰不易咳出，于当地诊所予静脉滴注头孢呋辛酯 6 天，阿奇霉素 2 天，未见好转，1 周前患儿于当地医院就诊，化验血常规：白细胞 $11.62 \times 10^9/L$；中性粒细胞 70%。胸片提示肺炎，患儿于当地诊所静脉滴注红霉素 6 天，同时口服罗红霉素、止咳糖浆 1 周，患儿仍间断发热，4 天前患儿口周、口腔内出现白色疱疹，逐渐增多，影响进食，3 天前周身逐渐出现散在多形性红色皮疹，以躯干部为主，无痒感，于当地传染医院排除水痘、麻疹、猩红热等传染性疾病，家属为求进一步诊治来笔者医院。门诊以"肺炎"为诊断收入笔者科室。

患儿病来精神状态差，无嗜睡，无法正常饮食，大、小便正常。

**既往史**：否认有重大疾病、手术、外伤、输血史。

**过敏及接触史**：无食物及药物过敏史。无肝炎、结核等传染病接触史。

**个人及家族史**：G1P1，35 周因胎膜早破早产，顺产，无宫内窒息及生后窒息史，疫苗接种按时按序，生长发育同正常同龄儿。有湿疹史。无喘息性疾病家族史，否认家族遗传代谢性疾病史。

**入院查体及相关检查**：精神萎靡，状态反应差。口周、口腔内部、舌溃烂，并有黄白色分泌物渗出。双眼较多分泌物，睁眼费力，颜面及周身皮肤散在分布红色不规则皮疹，部分皮疹中央坏死，以躯干部明显，皮疹直径 1~5cm 之间（图 1-16-1），无痒感。尼氏征阳性，浅表淋巴结未触及肿大。呼吸平稳，无鼻翼扇动及三凹征，双肺听诊呼吸音粗，双肺可闻及散在水泡音及痰鸣音，心、腹及神经系统查体未见异常。

**辅助检查**：门诊急检血常规：白细胞 $19.6 \times 10^9/L$；中性粒细胞 79.1%；血小板 $507 \times 10^9/L$；红细胞 $4.6 \times 10^9/L$；血红蛋白 134g/L；CRP 40.8mg/L。

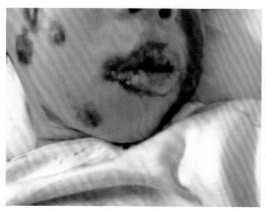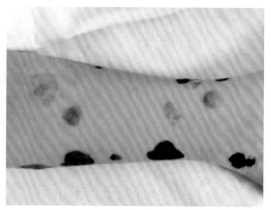

图 1-16-1 皮肤及黏膜损害

### 【病情分析及诊断思路】

**1. 病例特点** ①患儿为学龄期儿童,发热、咳嗽 2 周病史;抗生素治疗效果差。②肺部水泡音。③予抗感染后出现周身皮肤及黏膜损害,眼、口腔明显。④血象升高。

**2. 诊断思路** 患儿有咳嗽、发热病史,双肺有水泡音,急性支气管肺炎诊断明确;在疾病过程中,患儿出现周身皮疹,皮疹特点如上,血象升高明显,一方面考虑感染性皮疹,完善相关病原学检查;另一方面考虑变态反应性皮肤疾病,如药疹、重型多形性红斑等,需完善过敏原、总 IgE 等检测;另外,患儿为女孩,发热 15 天伴皮疹,还需与系统性红斑狼疮、皮肌炎、川崎病等风湿免疫系统疾病等鉴别,需完善免疫球蛋白、淋巴细胞亚群、抗核抗体系列、心脏彩超、骨穿等检测。在治疗方面,应积极控制感染,皮肤黏膜的护理也十分重要。

### 【治疗经过及反应】

入院后立即予心电、血氧监护,完善相关检查。血常规:白细胞 $17.2 \times 10^9$/L;中性粒细胞 70.8%;血小板 $496 \times 10^9$/L;红细胞 $4.6 \times 10^9$/L;血红蛋白 132g/L;CRP 45.9mg/L;降钙素原 0.15ng/ml。病原学检测:肺炎支原体抗体(MPAb)1:1 280,肺炎支原体抗体 -IgM 阳性、鼻咽拭子肺炎支原体 DNA 测定阳性,肺炎衣原体抗体 -IgM、结核抗体(TBAb)、常见呼吸道、肠道病毒及肝炎病毒检测均阴性,血细菌培养未见细菌生长,结核菌素试验阴性。胸部 CT (图 1-16-2):双肺散在炎症,左肺下叶多发薄壁空洞形成。白细胞升高明显,以中性粒细胞增高为主,CRP 亦增高,肺炎支原体阳性,予盐酸头孢吡肟联合乳糖阿奇霉素静脉滴注 5 天抗感染。

患儿女,发热伴周身皮疹,首先考虑感染性皮疹,如病毒、细菌感染性疾病,但此患儿皮疹不符合感染性疾病出疹特点,且完善细菌、病毒检测,均未见异常。另外需注意免疫系统疾病,免疫球蛋白、淋巴细胞亚群均正常,抗核抗体系列(ANA)、抗中性粒细胞胞浆抗体测定(ANCA)均阴性,补体正常,骨髓穿刺术结果提示:增生明显活跃骨髓象,粒红比例减低,未找到 LE 细胞,暂不考虑系统性红斑狼疮等疾病;患儿无球结膜充血,无手足硬肿等,且心脏彩超未发现异常,暂不考虑川崎病。那么变态反应性皮肤疾病成为了我们关注的重点,过敏原:食物+呼吸过敏原阴性。食物过敏原(不耐受):蛋清蛋黄(+++),高度敏感;牛奶(+++),高度敏感,总 IgE 8.89U/ml。予加用甲泼尼龙琥珀酸钠 2mg/(kg·次)间隔 12 小时静脉滴注 5 天抗炎,丙种球蛋白 400mg/(kg·d),静脉滴注 3 天免疫支持治疗,并予康复新液、替硝唑、莫匹罗星软膏等护理口腔及破损黏膜皮肤。

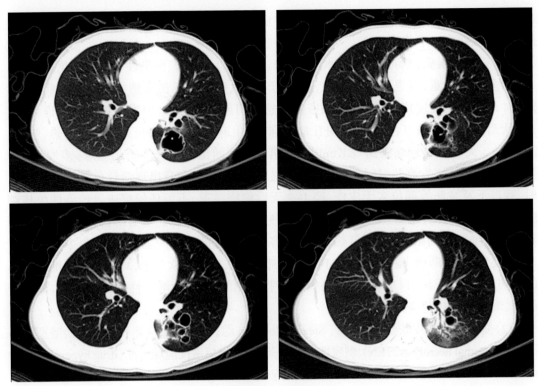

图 1-16-2 肺 CT

由于患者屏障功能丧失,细菌极易自皮损处入侵而发生感染,多次完善血培养、尿培养。请眼科会诊治疗,适当滴加含不致敏的抗生素和糖皮质激素滴眼液,若有较多分泌物或假膜时,应小心清除后使用上述滴眼液;除此以外,还应注意口腔、呼吸道、尿道和消化道黏膜的保护和护理。第 6 天,患儿体温平稳,周身无新出皮疹,皮疹颜色加深、水疱消失逐渐结痂,双眼分泌物减少,口腔黏膜糜烂较前好转,复查白细胞 $8.3 \times 10^9/L$;中性粒细胞 57%;血小板 $494 \times 10^9/L$;红细胞 $4.2 \times 10^9/L$;血红蛋白 126g/L;CRP 3.43mg/L。感染指标下降,抗生素降级为头孢孟多酯钠静脉滴注,激素减量至 2mg/(kg·d),静脉滴注 2 天,后改为 1mg/(kg·d),静脉滴注 2 天停用。第 15 天,患儿体温平稳,无咳痰,周身皮疹逐渐结痂脱落,眼部分泌物消失,口腔内黏膜恢复正常,心、肺、腹查体未见异常,达到出院标准,预约出院。出院后继续每天用康复新液湿敷皮肤,用替硝唑、盐水交替漱口,注意预防感染,病情变化时随诊。

【确定诊断】

1. 肺炎支原体肺炎。
2. Stevens-Johnson 综合征。

【诊治体会】

**1. 关于发热伴皮疹的常见疾病**　发热伴皮疹是我们临床工作中常见的症状,通常导致此症状的疾病有以下几种:

(1)感染性疾病:病毒感染,如水痘、风疹、麻疹、幼儿急疹、传染性单核细胞增多症等。水痘:多发于儿童,但也可见于成人,由水痘-带状疱疹病毒初次感染所致。起病急,发热,24 小时内出现皮疹。风疹:由风疹病毒感染引起。先有轻、中度发热及呼吸道症状,1~2 天后皮肤出现粉红色小斑疹、斑丘疹。麻疹:由麻疹病毒感染所致。初期高热、咳嗽、流涕,2~3 天后口腔颊黏膜出现 Koplik 斑,第 4 天开始出现皮疹。幼儿急疹:多发生在 2 岁以下婴幼儿,突发高热,持续 3~5 天后体温骤降,热退时全身出现淡红色斑疹、斑丘疹,肘、膝以下及掌跖等部位多无皮疹,经 1~2 天后皮疹消退,不留任何痕迹。传染性单核细胞增多症:由 EB 病毒感染所致。特点是发热、假膜性扁桃腺炎、全身淋巴结肿大、有大量异常淋巴细胞。细菌感染:猩红热,由乙型溶血性链球菌所致的急性传染病,主要发生于儿童,突然高热、咽痛、扁桃体红肿,1 天后颈部、躯干、四肢依次起疹,均为弥漫性细小密集的红斑,可见帕氏线、口周苍白圈、杨梅舌;丹毒,由 A 族 B 型溶血性链球菌所致,好发于小腿、颜面,多单侧发病。

(2)变态反应性皮肤病:如药疹[Stevens-Johnson 综合征、中毒性坏死性表皮松解型药疹(toxic epidermal necrolysis,TEN)、剥脱性皮炎型药疹、药物超敏反应综合征(drug hypersensitivity syndrome,DHS)和急性泛发性发疹性脓疱病(acute generalized exanthematous pustulosis,AGEP)]、荨麻疹等。药疹的特点是:有明确的用药史,有一定潜伏期,初次用药 7~10 天后发病,再次用药数小时或 1~2 天发病。皮疹骤然发生,除固定性药疹外多呈全身对称分布,颜色鲜红,剧烈瘙痒,白细胞总数增多。

(3)自身免疫性疾病:系统性红斑性狼疮、皮肤炎等。

(4)某些特殊性的皮肤病:脓疱型、红皮病型银屑病,皮损广泛,常伴高热。

此患儿为女孩,7 岁,予抗感染治疗 10 余天后出现口周、口腔内部、舌溃烂,并有黄白色分泌物渗出,双眼较多分泌物,睁眼费力,颜面及周身皮肤散在分布红色不规则皮疹,部分皮疹中央坏死,以躯干部明显,皮疹直径 1~5cm 之间,无痒感,尼氏征阳性,入院后检查除外其他出疹性疾病,如 EB 病毒感染、川崎病等,考虑变态反应性皮肤病。

**2. Stevens-Johnson 综合征的临床特点**　发病急,仅有不到 50% 由药物引起,伴高热等全身中毒性症状,皮损以水疱、大疱、糜烂与结痂为主,常见靶形红斑,严重者可侵及黏膜,出现肝肾功能障碍,但表皮剥离<10% 体表面积,主要累及真皮层基底细胞下方,尼氏征阳性;而重症渗出性多形红斑(erythema multiforme)黏膜和脏器损害较轻。

**3. 关注肺炎支原体感染的皮肤表现**  肺炎支原体是常见呼吸道病原,肺外表现形式多样,包括神经系统损伤、肝脏损害、心脏损害以及皮肤损害,可导致如格林-巴利综合征、溶血性贫血、噬血细胞综合征、Stevens-Johnson 综合征、多形性红斑等疾病。有多篇文献报道肺炎支原体感染是儿童 Stevens-Johnson 综合征的病因之一。相对于药物引起 Stevens-Johnson 综合征,支原体引发的 Stevens-Johnson 综合征更易发生于年幼儿童中。支原体感染引起皮肤损害的病理机制尚不明确,有学者认为可能存在以下三方面因素:①直接损伤:病原细胞膜上脂蛋白诱导机体产生的炎症因子导致局部损伤。②间接损伤:肺炎支原体细胞成分与机体细胞成分相同或相似,机体免疫系统对其产生交叉反应,产生免疫损伤。③血管闭塞:肺炎支原体感染后出现血管炎或者栓塞,伴或不伴有机体血液高凝状态。在无肺炎表现时,肺炎支原体感染也可出现肺外损伤,需要临床医师更为关注。

**4. Stevens-Johnson 综合征治疗**  在治疗中口腔、皮肤护理极为关键,丙种球蛋白冲击治疗效果明显;由于皮肤屏障功能丧失,细菌极易自皮损处入侵,及时行血液、尿液的细菌培养,积极抗感染治疗。

## 【关于本病】

Stevens-Johnson 综合征(Stevens-Johnson syndrome,SJS)及中毒性表皮坏死溶解症(toxic epidermal necrolysis,TEN)是临床严重的皮肤损害。患者表现为快速进行性的皮肤斑丘疹和疱疹,而后发展为皮肤黏膜溃疡及脱落。SJS 和 TEN 是同一种疾病的不同表现形式,皮肤脱落<10% 为 SJS,而>30% 为 TEN,在 10%~30% 之间的为 SJS 与 TEN 共存。SJS/TEN 还可伴有发热,以及心、肝、肾的损害,甚至影响呼吸及消化系统。SJS 又称为重症渗出性红斑,是一种病因复杂的自限性炎症性皮肤、黏膜的疾病,典型皮肤表现为靶型红斑,伴有 2 个部位以上的黏膜受累,多突然起病伴有高热、头痛、乏力。常见病因:①药物,如解热镇痛药、磺胺类、抗癫痫药等;②感染,如细菌、病毒、真菌、肺炎支原体等。肺炎支原体是儿童 Stevens-Johnson 综合征最常见的病原。Stevens-Johnson 综合征的治疗包括:一般治疗,如口腔护理、补液、饮食卫生;针对肺炎支原体感染的治疗;丙种球蛋白冲击治疗;大剂量糖皮质激素冲击治疗仍有争议。IVIG 为近年来治疗 Stevens-Johnson 综合征的一线用药。IVIG 通过抗 Fas 而阻断由 Fas/FasL 介导的角质形成细胞凋亡。其次,IVIG 还能阻断炎性细胞因子及中和毒素,并且能提高糖皮质激素受体敏感性,协同抑制淋巴细胞活化而减轻免疫应答反应。由于患者屏障功能丧失,细菌极易自皮损处入侵而发生院内感染,败血症是最严重也是最常见的并发症之一,最常见的致病菌为金黄色葡萄球菌和肠杆菌类,但应定期行皮损分泌物、血液、尿液的细菌培养,以期早发现感染征象。

(王 菲 尚云晓)

## 病例 17　儿童糖尿病合并肺部侵袭性真菌感染

【病例介绍】

患儿,男,12 岁。

**主诉:** 反复多饮多尿 1 年余,呕吐伴昏迷 4 天,发热、咳嗽 4 天。

**现病史:** 患儿 1 年前因"多饮多尿"于内分泌科诊断为 1 型糖尿病后院外间断未按规则应用胰岛素皮下注射治疗(具体不详),血糖控制不佳。1 个月前患儿出现多饮多尿加重,日间饮水量约 2 000ml,日小便 4~5 次,每次尿量约 500ml,夜尿增加,但量不详。7 天前恶心、呕吐,为胃内容物,非喷射性,伴有腹痛,随之出现烦躁,意识不清,于当地医院住院治疗。血糖 23.0mmol/L。血气分析:pH 6.99,考虑"酮症酸中毒",给扩容补液胰岛素治疗。5 天前患儿出现持续高热,体温波动在 39.0℃左右,昏迷,球结膜水肿,咳嗽伴呼吸困难,少尿,转诊于笔者医院,收入 PICU 治疗,予气管插管呼吸机辅助通气,插管内可见新鲜血涌出,肺 CT 提示右肺下叶球形实变影,考虑肺部感染,给予头孢噻肟舒巴坦钠抗感染,胰岛素持续静脉滴注 4 天后患儿清醒,自主呼吸良好,监测血气正常,撤机,血糖波动在 12mol/L 左右,改为皮下胰岛素注射。但患儿仍有发热,发热间隔 8~12 小时,阵发性咳嗽,可咳出少许白痰伴血丝,复查肺 CT 提示右肺下叶球形实变影面积增大,为求进一步诊治,转入笔者科室继续治疗。

**既往史:** 1 年前诊断为"1 型糖尿病"。

**过敏及接触史:** 无食物及药物过敏史。无肝炎、结核等传染病接触史。

**个人及家族史:** 否认糖尿病家族史。

**入院查体及相关检查:** 体温 38.7℃;脉搏 120 次 /min;呼吸 25 次 /min;血压 110/50mmHg。神志清醒,一般状态及反应可,周身皮肤无皮疹及出血点,双肺呼吸音粗,可闻及密集中小水泡音,心音有力、律齐,各瓣膜区未闻及病理性杂音,腹部平软,四肢末梢温,CRT<3 秒。神经系统查体未见异常。

**辅助检查:** 血常规:白细胞计数 10.3×10⁹/L,中性粒细胞百分比 84.2%,淋巴细胞百分比 8.3%,红细胞计数 4.36×10¹²/L,血红蛋白 126g/L,血小板 150×10¹²/L;CRP 87.2mg/L;降钙素原 7.22ng/ml;DIC 基本正常;肝功能正常;痰培养未见细菌真菌生长;血培养未见细菌生长;6 天前肺 CT 显示双肺多发渗出,以右肺下叶为主伴有实变,双侧胸腔积液(图 1-17-1);入院前 1 天肺 CT 显示双肺下叶实变范围较前增大。双侧胸腔、右侧叶间积液较前减少(图 1-17-2)。

【病情分析及诊断思路】

1. **病例特点**　①13 岁大男孩;②1 型糖尿病,重度酮症酸中毒;③持续高热,咳嗽痰中带血;④肺 CT 上显示一球形实变影,经抗感染治疗未见好转。

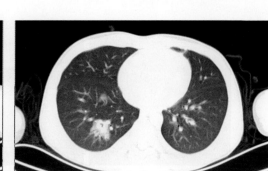

图 1-17-1　入院前 6 天肺 CT

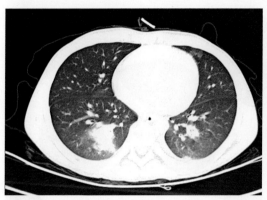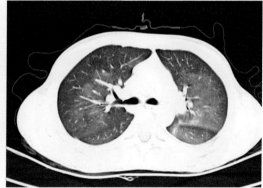

图 1-17-2　入院前 1 天肺 CT

2. **诊断思路**　该患 13 岁大男孩出现高热伴有咳嗽痰中带血,首先考虑感染性因素所致,尤其是细菌感染,但经过按社区获得性肺炎常规抗感染治疗后肺部影像学进一步进展。考虑到患儿伴有基础性疾病——1 型糖尿病病史,应高度怀疑真菌、结核以及耐药菌株感染,均可在肺部影像学上表现为球形病变影,单靠影像学的评判难以区分。因此,患儿仍需完善 GM 试验及 G 试验,结核斑点试验(T-spot),反复查血培养、痰培养。以上检查仍未找到病原体时,应尽早完善支气管镜探查,在肺泡灌洗液及活检组织中查找病原。

## 【诊治经过及反应】

转入笔者科室立即完善相关病原学检查提示 GM 试验阴性,1,3-β-D 葡聚糖<10μg/L,痰培养及血培养均阴性,PPD 阴性,结核斑点试验(T-spot)阴性,以上检查均未找到明确病原体。入院第 5 天完善纤维支气管镜检查,镜下示(图 1-17-3)右肺下叶 B10 亚段可见大量黄白色类干酪样物质阻塞及坏死黏膜附着管壁,予毛刷刷检,刷检时黏膜有出血,予万分之一盐酸肾上腺素冲洗止血,将刷检物质送病理检查。根据镜下改变,高度怀疑支气管内膜结核及真菌感染。经胸科医院会诊,建议诊断性抗结核治疗,但家属拒绝。给予患儿伏立康唑抗真菌治疗,7 天后体温恢复平稳,无咯血,复查肺 CT(图 1-17-4)提示右肺下叶后底段支气管旁高密度团块影较前减小。入院第 12 天病理结果回报(图 1-17-5)提示炎性渗出坏死物及霉菌。

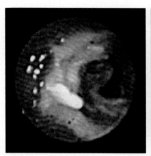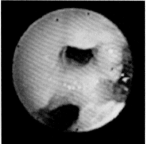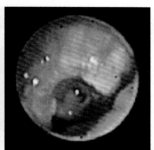

主支气管　　　　　　　　左肺下叶B10亚段　　　　　　　右肺下叶B10亚段

图 1-17-3　入院第 5 天支气管镜下改变

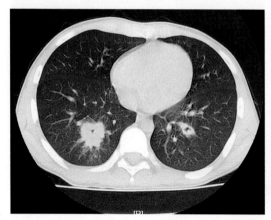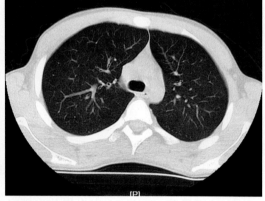

图 1-17-4　支气管镜后 7 天复查肺 CT

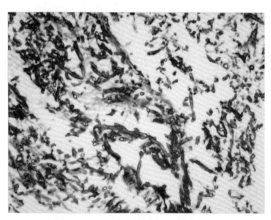

图 1-17-5　支气管镜下病理结果

　　予患儿出院,院外继续口服伏立康唑及规则进行皮下胰岛素治疗。2 周后于门诊复查肺 CT(图 1-17-6),原病变较前好转,但右肺下叶靠近肋膈胸膜旁出现新斑片影,继续抗感染治疗。2 个月后患儿无发热,无明显咳喘,无咯血,复查肺 CT 双侧肺部病变明显吸收(图 1-17-7),继续口服抗真菌药物治疗。5 个月后再次于门诊复查肺 CT 基本吸收,提示右肺下叶后端支气管闭塞,复查支气管镜(图 1-17-8)提示右肺下叶 B10 亚段开口狭窄;考虑患儿肺 CT 仍有少许片影,嘱继续口服伏立康唑巩固治疗 1 个月后停药,总疗程 6 个月。出院 7 个月后复查肺 CT(图 1-17-9),双肺仅留下模糊条索影,1 年后(停药 6 个月)复查肺 CT(图 1-17-10),无进展,提示治愈。

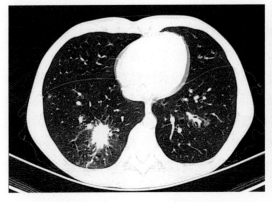

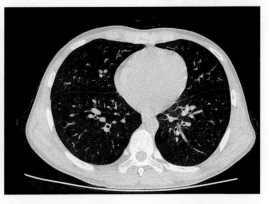

图 1-17-6　出院 2 周后复查肺 CT 结果　　　　图 1-17-7　出院 2 个月后复查肺 CT 结果

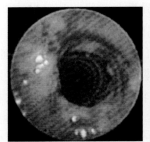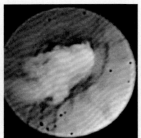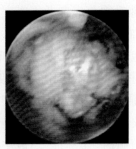

图 1-17-8　出院 5 个月后复查支气管镜

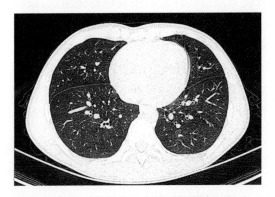

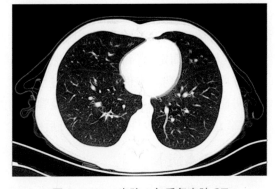

图 1-17-9　出院 7 个月后复查肺 CT　　　　图 1-17-10　出院 1 年后复查肺 CT

## 【确定诊断】

儿童糖尿病合并肺部侵袭性真菌感染。

诊断依据：1 型糖尿病患儿，未按规则使用胰岛素，血糖控制不佳，高血糖为真菌尤其是毛霉菌良好的培养基，肺 CT 提示双肺渗出性改变，右肺下叶球形实变影。支气管镜活检病理结果回报提示炎性渗出坏死物及霉菌。抗真菌治疗有效。

【诊治体会】

1. 当常规检查未能查找出病原，临床上仍高度怀疑感染性肺部疾病时应尽早完善支气管镜探查，直视病变部位，并完善肺泡灌洗液及活检组织中病原学检查明确致病菌。

2. 伴有基础性疾病的肺部病变注意侵袭性真菌感染。侵袭性肺部真菌感染是指真菌侵入人体后，可引起肺组织、气道黏膜产生炎症和肺部炎症肉芽肿，感染严重者可能会导致肺部出现坏死或通过血行播散转移到宿主其他部分。临床上儿童侵袭性真菌感染的既往常见病因有：早产儿、低体重儿、先天发育异常、慢性疾病、重度营养不良、原发免疫缺陷病、继发性免疫功能低下包括化疗所致的外周中性粒细胞减少、长期应用广谱抗生素、糖皮质激素、免疫抑制剂、骨髓移植后，以及各种留置导管、气管切开等侵入性操作。近年来糖尿病合并真菌感染的临床报道逐渐增多，以毛霉菌多见，高血糖及酸性环境是毛霉菌的良好培养基，糖尿病酮症酸中毒（DKA）患者中（pH 6.74~7.27），可促使毛霉菌大量生长。

3. 肺毛霉菌病患者临床表现及实验室检查缺乏特异性。常见临床症状主要有发热、咳嗽、咯血、呼吸困难和胸痛等，肺部体征及影像学经抗菌药物治疗无好转。血常规正常或白细胞轻度升高，以中性粒细胞升高为主，CRP 及血沉升高明显，真菌培养在肺组织、痰液、胸腔积液、血液等阳性率较低，G 试验、GM 试验常为阴性，影像学表现包括浸润、渗出、实变、空洞、团块状或结节状、楔形梗死样阴影等，但这些特点并无诊断的特异性，极易误诊为肺结核、金黄色葡萄球菌感染。而对患者采集无菌部位的标本进行病理学检查才是确诊肺毛霉菌病的"金标准"。最主要的方法是支气管镜活检或经皮肺穿刺，在活组织检查发现特征性菌丝和病理改变。而该患者反复进行真菌培养均为阴性，G 试验及 GM 试验也为阴性加大了病原体判断的难度。只有在支气管镜下活检病理组织中发现霉菌菌丝，最终确诊。

4. 真菌治疗疗程要足，确诊肺部侵袭性真菌感染后首要任务是抗真菌治疗，抗真菌疗程依个人情况而定，直到影像学表现正常，培养阴性，血糖控制良好，免疫抑制情况得到改善，方可考虑停药。本例患儿在经过伏立康唑治疗 1 周后体温恢复平稳，2 个月后复查肺CT 明显好转，5 个月后复查支气管镜管腔内无干酪样坏死物质及赘生物，但出现 B10 亚段腔狭窄，肺 CT 仅剩少许炎症，6 个月后停药。

【关于本病】

真菌是自然界中微生物的一个大类，是数量庞大的真核细胞类生物，主要以寄生或腐生方式生存。人类生存的环境中，侵入人体可导致真菌性疾病的真菌约有 300 种，这些致病菌多为条件致病性真菌。因肺循环具有低压力、低阻力及高容量的特点，且肺脏与外界环境沟通，决定了肺脏是真菌感染最常受累及的部位。毛霉菌病又称接合菌病、藻菌病，是毛霉目真菌引起的一类条件致病性真菌病，也是最严重的侵袭性真菌感染之一，在正常人群中很少致病,近年来发病率呈上升趋势。毛霉菌病的特征性病理改变为浸润、血栓形成和坏死,具有极强的侵袭性。因此,毛霉菌通过以下几种机制作用于宿主,最终导致肺部病变:①真菌侵入支气管-肺组织后,机体自身免疫力与真菌抗衡失败后,在支气管-肺组织生长繁殖的真菌阻塞支气管,破坏宿主组织细胞;②真菌侵入宿主后产生内毒素、酶类等物质,宿主若免疫力下降不能抵抗真菌释放的物质,导致机体组织细胞被真菌释放的毒素等物质破坏;③菌丝易穿透管壁,侵袭血管壁和血管腔,形成肺动脉栓塞、出血性肺梗死和假性动脉瘤等,这也是造成临床上咯血比例高的主要因素。

与糖尿病相关的毛霉菌病多见于血糖控制不佳的患者,其死亡率为 32%~57%。糖尿病尤其是 DKA 患者易发生毛霉菌感染的原因是:①糖尿病患者免疫功能发生改变,表现为多形核白细胞趋化性降低,血管内皮细胞迁移受损及产生的超氧化物减少;②发生 DKA 时能破坏血清转铁蛋白结合铁的能力,释放的游离铁增加了真菌繁殖力;③真菌体内的酮还原酶还可使毛霉菌在新陈代谢过程中利用宿主体内的酮体,从而增加宿主对真菌的易感性;④高血糖和血清 pH 低下减弱了中性粒细胞对菌丝的趋化性和黏附性,也减弱了肺泡巨噬细胞对芽胞和菌丝的抑制作用。

肺毛霉菌的影像学改变不特异,与肺结核及其他的侵袭性肺部真菌感染尤其是肺曲霉病很难鉴别。现有人总结毛霉菌胸部 CT 表现:双肺多发肺结节(>10 个),可伴有胸腔积液,进展迅速的边缘模糊斑片状实变影常伴空洞形成,此病空洞有一定特点:多发,多为厚壁(至少 2mm)。空洞外壁可不规整,多数无明显短毛刺,部分可见多发长毛刺,但短毛刺极少见;多数空洞内壁是光滑的;反晕轮征(和晕轮征的表现相反,在胸部高分辨率 CT 肺窗上观察,病灶中心密度低,呈磨玻璃状,周围是新月形或环形高密度);增强扫描显示病灶内部易出现坏死液化,出现不均匀强化或欠规则环形强化,实性部分通常强化明显,CT 值最多增加了 32HU,且以延迟强化为主。肺曲霉菌病:多为薄壁空洞,伴有“洞中球征”者。结核空洞:一般好发于上肺尖后段,或下叶背段,多为薄壁空洞,进展相对缓慢,常伴有卫星灶;而肺毛霉菌病空洞无好发位置,多为厚壁,进展快,易有肺动脉栓塞形成。总之,肺毛霉菌病胸部影像表现多数征象特异性不强,若影像表现为多发厚壁空洞,且进展较快,又合并肺动脉栓塞时应考虑到本病的可能。

目前临床上鉴定真菌采用的方法有多种,在实际应用中各有利弊。真菌培养历时长且易出现假阴性;近年来开展的分子生物学诊断技术,如针对真菌抗原检测的 G 试验、GM 试验,在毛霉菌感染时为阴性。组织学病理诊断是金标准,在显微镜下进行形态学观察方便快捷,但有时与其他菌种很难鉴别。毛霉菌的形态学特点为:菌丝粗(直径 5~15μm),分枝不规则,很少分隔。这与曲霉菌的菌丝刚好相反,较具特征性;有时毛霉菌和曲霉菌在镜下很难区别,可运用以下三步法作出鉴别诊断:①采用荧光染色法观察菌丝是否有隔膜:钙荧光白是一种荧光增白剂,能与真菌细胞壁的纤维及几丁质发生特异性结合,使真菌在荧光显微镜下发出浅蓝色荧光,易于辨认,一般认为若观察到菌丝无隔膜为毛霉菌,有隔膜则为曲霉菌。② GM 试验:检测的是半乳甘露聚糖,这是曲霉菌特有的细胞壁多糖成分,若 GM 试验阳性,在很大程度上提示了曲霉菌感染;若阴性,继续进行第三步。③针对毛霉菌 DNA 进行 PCR 检测。

肺毛霉菌病治疗成功的关键在于去除危险因素、清除坏死组织和早期应用抗真菌药。去除危险因素是治疗成功的基础,合并肺毛霉菌病的糖尿病酮症酸中毒患者,应尽快将血糖控制在正常范围内,快速补液达到酸碱平衡。由于毛霉菌具有血管阻塞、组织坏死的特性,药物很难到达病变组织,因此局限性病变能耐受手术者均应考虑外科手术治疗,术后继续抗真菌。药物治疗首选两性霉素 B 脂质体,是最广谱的抗真菌药物,对隐球菌、念珠菌和曲菌的代谢有特异性的抑制作用,具有很强的杀菌能力,但该药对肾毒性大,易引起肾衰竭,对已有肾功能损害的患者要慎用。伏立康唑在主要器官、组织、体液中具有较好渗透能力,副作用小,可用于儿童用药及肾功能损害者。尽早应用是治疗成功的关键,通常情况下,需要 1 周达到稳态血药浓度。此外,有少数文献报道高压氧疗、细胞因子治疗如 IFN-γ 和 GM-CSF 可在一定程度上提高吞噬细胞的吞噬能力,故可作为肺毛霉菌病的辅助治疗,但确切疗效还将得到进一步的临床证实。

糖尿病合并真菌感染的预防应注重餐前、尤其餐后血糖的测定,积极控制血糖,增强糖尿病患者的免疫力,重视血糖监控。综上所述,当糖尿病 DKA 患者出现肺出血,肺部影像学提示多发厚壁空洞,胸腔积液,高度怀疑肺毛霉菌病,应及早进行支气管镜活检查找病原体,进行早期诊断及治疗,减少死亡率。

(程 琪 尚云晓)

## 病例 18 侵袭性肺曲霉菌病

### 【病例介绍】

患儿,女,4 个月。

**主诉:**间断发热伴咳嗽 13 天。

**现病史:**患儿 13 天前无明显诱因出现发热,体温最高达 39.0℃,口服美林后热可退,4~6 小时后复升,无寒战、抽搐,伴咳嗽,为阵咳,有痰咳不出,咳嗽剧烈时喉部可闻及"呼呼"声,无呼吸困难,无低热、盗汗,无明显消瘦。于当地医院胸片检查(图 1-18-1)提示"双肺纹理增粗、模糊",诊断"肺炎",予"头孢、红霉素"静脉滴注共 8 天,静脉滴注 4 天后体温平稳,仍有咳嗽,复查胸片(图 1-18-2)提示肺炎加重。来笔者医院就诊,门诊肺 CT(图 1-18-3)提示左肺上叶占位性病变,遂于小儿外科住院治疗,胸腔彩超提示左侧胸腔液性暗区,内可见点片状回声;诊断"肺炎,肺结核不除外,肺内占位性病变不除外"予二代头孢抗炎及化痰治疗。请胸科医院会诊考虑"左肺上叶炎症性病变可能性大,不除外'占位性病变'或'结核'可能;建议完善磁共振及增强 CT 检查"。2 天前于外院就诊,考虑"细菌或真菌感染,不除外结核及先天性肿瘤"未接受治疗返回。2 天前患儿再次发热,体温波动于 38~39℃,仍咳嗽,至笔者科室进一步诊治。

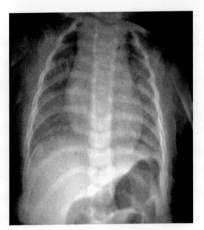

图 1-18-1 入院前当地胸片

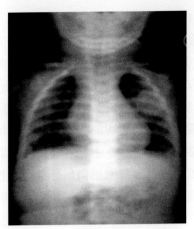

图 1-18-2 经治疗 4 天后于当地复查胸片

病来精神欠佳,吃奶稍差,无黑便,无血尿,少尿。

**既往史:**既往体健。否认心脏病、异物吸入等其他疾病史。否认湿疹史。

**过敏及接触史:**否认食物及药物过敏史。否认肝炎、结核等传染病接触史。

**个人及家族史:**G1P1,足月顺产,出生体重 3 750g,无窒息史,生后母乳喂养,生长发育同同龄儿,按时进行预防接种。否认家族遗传代谢性疾病史。

**入院查体及相关检查:**神志清楚,精神尚可,周身皮肤黏膜无黄染、无皮疹及出血点,浅表淋巴结未触及。口唇红润,呼吸稍促,约 36 次 /min,无鼻翼扇动及三凹征,口周无发绀,咽红。颈软,胸廓对称,双肺叩诊清音,听诊呼吸音粗,双肺偶可闻及散在少许喘鸣音,左肺可闻及散在中小水泡音。心前区无隆起,心界不大,心音有力、律齐,各瓣膜听诊区未及杂音。腹软不胀,无压痛、反跳痛及肌紧张,肝脾未触及,未及包块,肠鸣音活跃 5 次 /min。四肢活动自如,无杵状指 / 趾,肢端温暖,双下肢无水肿,CRT<3 秒,神经系统查体未见阳性体征。

**辅助检查:**门诊血常规:WBC 12.1×10⁹/L,NE 70%;RBC 3.9×10¹²/L,HGB 110g/L;PLT 206×10⁹/L。门诊肺 CT(图 1-18-3):双肺纹理增粗模糊,左肺上叶占位性病变。胸腔彩超:左侧胸腔腋后线第 2、3 肋间可见 2.4cm×2.7cm 液性暗区,内可见点片状回声。

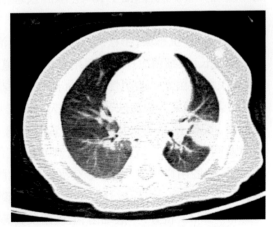

图 1-18-3 笔者医院门诊肺 CT 结果

## 【病情分析及诊断思路】

**1. 病例特点** ①患儿为 4 个月小婴儿;②近 13 天持续咳嗽、间断发热,左肺以水泡音为主;③肺 CT 除双肺纹理增粗模糊外,还提示左肺上叶占位性病变;④常规抗生素及止咳化痰等治疗效果欠佳,病情反复。

**2. 诊断思路** 患儿此次发病表现为间断发热,咳嗽。首先考虑患儿存在感染性疾病,应积极完善感染相关检查,积极查找致病菌。患儿完善了肺部影像学检查后,明确了肺部病变情况,存在炎症,但有占位性改变的情况,性质待定。该年龄段患儿常见社区获得性肺炎致病菌为肺炎链球菌、流感嗜血杆菌、病毒、肺炎支原体等,但少有占位或影像学球形阴影改变,因此需注意机会致病菌感染。患儿虽然接种过卡介苗,但患儿年龄小,病程相对较长,病情反复,临床医生仍然要注意结核菌的感染所形成结核球;另外患儿有反复应用抗生素的情况,需高度警惕深部真菌感染后导致真菌性肺炎;应完善 PPD、结核斑点试验以及积极查找痰液、胃液结核菌、真菌感染的证据。再者患儿年龄小,需考虑患儿是否存在非感染因素如占位性病变、先天发育异常等可能,并在此基础上并发肺部的感染。有条件者应进行纤维支气管镜检查,注意气管支气管内膜情况并对支气管肺泡灌洗液(bronchoalveolar lavage fluid,BALF)查病原。进一步完善肺部影像学(增强 CT 或 MRI)检查除外先天性肿瘤,必要时行病理检查。

## 【诊治经过及反应】

入院后完善相关检查:血常规:WBC $12.1 \times 10^9$/L,提示白细胞升高,以中性粒细胞为主;CRP 11.5mg/L(0~8mg/L);PCT 0.45ng/L(<0.05ng/L),ASO<25.0(0~200U/ml);ESR 12mm/h,均正常;病原学检测除肺炎支原体抗体(MPAb)1:40 外,肺炎支原体抗体 -IgM(MPAbIgM)阴性、鼻咽拭子肺炎支原体 DNA 测定阴性,肺炎衣原体抗体 -IgM、常见呼吸道、肠道病毒及肝炎病毒检测均阴性。免疫球蛋白及淋巴细胞亚群均正常,除外免疫缺陷病。总 IgE 38U/ml 正常。尿便常规、肝肾功能、血气分析均正常。心电图正常,心脏、肝胆脾及肾脏彩超未发现异常。胸片(图 1-18-4):双肺纹理增粗模糊,左肺上叶实变影,结合原有肺 CT 结果诊断急性支气管肺炎,左肺占位性质待定。考虑存在细菌感染,给予静脉滴注头孢呋辛钠 100mg/(kg·d)抗感染,予祛痰止咳药物对症治疗。随后继续完善相关检查:血细菌培养未见细菌生长,痰细菌涂片及细菌培养为呼吸道正常菌群,真菌涂片及培养均阴性。结核抗体(TBAb)、结核菌素试验阴性,T-spot 阴性,无结核感染依据。仅 1,3-β 葡聚糖 23pg/ml 略高,不除外真菌感染。头孢呋辛抗炎 3 天体温未见明显下降,升级抗生素至头孢吡肟后体温逐渐下降,咳嗽、喘息症状及肺部湿啰音及喘鸣音逐渐减轻,入院第 10 天体温恢复正常,仍有咳嗽及间断喘息;入院第 15 天,行肺 CT+ 三维重建(图 1-18-5)提示原有肺实变区液化、坏死,出现空腔阴影形成"新月形空气征"。入院第 17 天行纤维支气管镜检查(图 1-18-6),结果:左、右肺各叶、段、亚段开口位置正常,黏膜充血、少许浆液性分泌物。除外先天性气道发育异常。BALF 检查:一般细菌、结核菌及真菌涂片检查均未找到相应阳性菌,细菌培养未见细菌生长,PCR-TB 阴性,真菌培养:25℃黑曲霉生长。追问病史:患儿有长期潮湿生霉环境接触史。诊断为曲霉菌肺炎(侵袭性肺曲霉菌病)。加用伊曲康唑口服[6~8mg/(kg·d)]、两性霉素 B 雾化吸入(2.5mg/ 次,2 次 /d)1 周,咳嗽逐渐减轻,喘息症状及肺部喘鸣音消失后出院。

出院医嘱:继续口服伊曲康唑口服液 30mg/ 次,2 周后复查血常规、肝肾功及胸片。

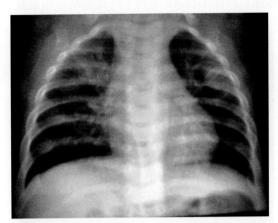

图 1-18-4 入院后胸片检查

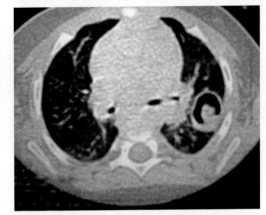

图 1-18-5 入院 2 周复查肺 CT

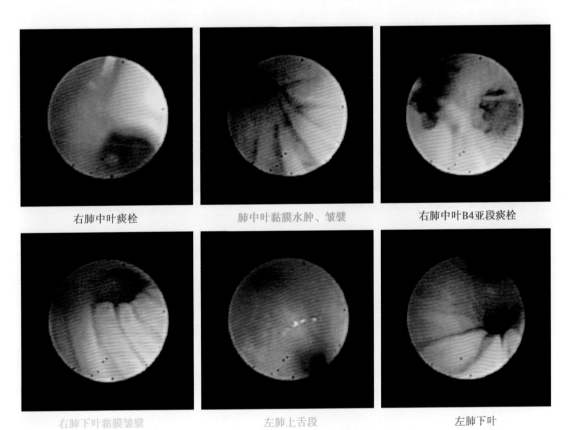

| | | |
| --- | --- | --- |
| 右肺中叶痰栓 | 肺中叶黏膜水肿、皱襞 | 右肺中叶B4亚段痰栓 |
| 右肺下叶黏膜皱襞 | 左肺上舌段 | 左肺下叶 |

图 1-18-6 入院 17 天行纤维支气管镜检查

目前随诊 4 个月。出院后 2 周复查胸片(图 1-18-7)示双肺纹理略增粗,左肺上叶实变影较前缩小,周围可见空腔。出院 2 个月后复查肺部 CT(图 1-18-8):左肺上叶纹理略增粗紊乱,实变及周围空腔消失。出院 3 个月后患儿再次发热咳嗽,血常规:WBC $13.65 \times 10^9/L$;中性粒细胞比率 62%;Hb 122g/L;PLT $122 \times 10^9/L$;MP-IgG 1:320;MP-IgM 阴性。复查肺部 CT 示双肺纹理增粗模糊,考虑细菌感染,不除外支原体感染,予噻吗灵联合红霉素抗炎,继续口服伊曲康唑治疗曲霉菌肺炎。建议患儿复查支气管镜检查,患儿家属未同意。建议出院后择期行支气管镜提取肺泡灌洗液进行真菌培养,明确伊曲康唑用药时间。出院 4 个月后复查肺部 CT 基本正常(图 1-18-9)。

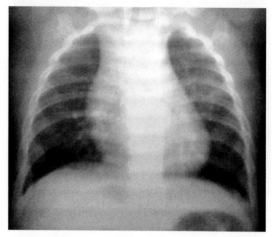

图 1-18-7　出院 2 周后复查胸片

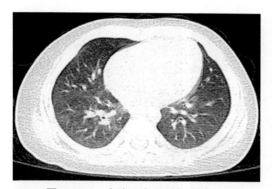

图 1-18-8　出院 2 个月后复查肺 CT

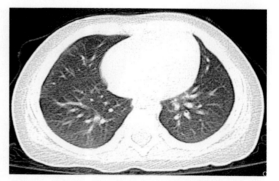

图 1-18-9　出院 4 个月复查肺 CT

**【确定诊断】**

侵袭性肺曲霉菌病。

诊断依据:小婴儿,长期潮湿生霉环境接触史;发热、咳嗽症状,经抗菌治疗好转后再次出现发热、咳嗽症状,肺部听诊水泡音及喘鸣音,肺部影像学表现出肺部炎症、早期出现胸膜下密度增高的结节实变影,数天后肺实变区液化、坏死,出现空腔阴影或"新月形空气征";支气管肺泡灌洗液真菌培养:25℃黑曲霉生长;1,3-β 葡聚糖抗原检查阳性;伊曲康唑、两性霉素 B 抗真菌治疗有效;除外肺脓肿、肺结核及肿瘤性疾病。

**【诊治体会】**

需详细问诊,不可放过任何蛛丝马迹。本例患儿就诊前长期处于潮湿生霉环境中,经呼吸道吸入大量真菌孢子后发病,其早期表现同普通呼吸道感染无异,但以普通肺炎抗炎治疗后症状发热、咳嗽症状好转后可出现反复,且肺部影像学表现为加重或出现实变、占位,易误诊为肺结核、肺部肿瘤，故该患儿曾就诊于外科及胸科医院。肺部 CT 表现出胸膜下密度增高的结节实变影和 / 或楔形实变影、团块状阴影时需警惕肺部真菌感染性疾病，需反复查痰真菌涂片及真菌培养，外周血查 1,3-β 葡聚糖抗原；若肺实变区液化、坏死，出现空腔阴影或"新月形空气征"则高度怀疑肺曲霉菌感染，除查痰细菌、真菌外，有条件的情况下建议纤维支气管镜检查明确气管支气管内膜改变，并行支气管肺泡灌洗液行细菌真菌涂片和培养。BALF 检查的阳性率高于痰液检查，对于疑难病例应行纤维支气管镜检查，提高对肺曲霉菌病的诊断水平。本例患儿于 BALF 中培养出黑曲霉菌，至此根据临床症状体征、影像学改变和进展、1,3-β 葡聚糖、BALF 培养出真菌从而确诊，因此，对于高度怀疑病例除了要进行影像学复查外，应坚持反复查找痰和 BALF 真菌涂片及培养有时 1~2 次查不到，故查找时要耐心、仔细。文献报道多数患者为存在基础疾病或免疫缺陷、低下患儿，但仍需注意正常患儿亦继而发生该病。曲霉菌肺炎（侵袭性肺曲霉菌病）传统治疗药物两性霉素 B，儿童剂量为 0.5~1mg/(kg·d)。可选择伏立康唑、伊曲康唑、卡泊芬净，氟康唑对肺曲霉菌感染无效，可根据病情轻重选择药物。

## 【关于本病】

侵袭性肺曲霉菌病为肺曲霉菌病（pulmonary aspergillosis）临床分型之一，肺曲霉菌病是一种由曲菌引起的感染性、进展性、变态反应性疾病。曲霉菌病是真菌感染中最常见的一种，人体各器官几乎均可受累，但以肺和鼻窦常见。肺曲霉菌病临床可以分为 4 型：①曲菌球；②慢性坏死型曲菌病；③侵袭性肺曲菌病；④变应性支气管肺部曲菌病。

侵袭性肺曲菌病（invasive pulmonary aspergillosis，IPA）多发生于有免疫缺陷的患者，曲菌球可以转归为侵袭性曲菌病。临床症状更严重，死亡率较高。随着广谱抗菌药物、免疫抑制剂和抗肿瘤药物的广泛应用、各种导管的留置以及呼吸机的普及，加之对免疫缺陷病和真菌感染诊断水平的提高，临床上儿童侵袭性真菌感染的患病率呈上升趋势。

自然界有 200 多种曲菌，但是仅有 10 种左右可以致病，常见的致病菌株是烟曲霉菌（aspergillus fumigatus）、黄曲霉菌（aspergillus flavus）和黑曲霉菌（aspergillus niger）。其中烟曲霉菌最为重要，这种真菌生长快，其微小的芽胞可深入侵犯肺部，耐受性强。还可通过释放蛋白酶，造成严重的肺部病变。在秋冬和阴雨季节，当储藏物品或谷草发热霉烂时，大量吸入可引起本病的急性发作。

曲菌属为有菌丝的微生物，它们以有隔膜的菌丝形式存在于自然界和受感染的哺乳动物组织中，其菌丝直径为 5μm，呈锐角形双分支结构，分支结构常为手指状，导致感染的结构为分生孢子，它们一旦进入下呼吸道便变成曲菌，如果局部条件允许，就会变成侵入型菌丝。

人体内巨噬细胞可杀灭分生孢子，中性粒细胞可清除菌丝体。体液免疫在防御真菌中作用不显著。曲霉菌通过呼吸道侵入机体，其病变类型取决于机体的免疫状态，肺部的侵犯是通过支气管树和肺泡直接侵入，以后者更常见；血管的感染导致血源性播散，引发血管炎和血管栓塞，导致肺梗死、出血和坏死。

侵袭性肺曲菌病通常是由于曲菌孢子的大量吸入，菌丝在支气管黏膜上生长，引起急性气管 - 支气管炎。少数感染方式为肺外感染经血行播散至肺部。病理改变主要为局部肺血管被菌丝堵塞,造成局部肺梗死,导致肺实质受累,发生梗死、坏死,形成空洞。此外,侵袭性曲菌病感染亦可导致心脏、脑等多个器官或组织的感染。

曲霉菌病的高危人群包括癌症、艾滋病、白血病的患者,以及器官移植者、大剂量的皮质甾体激素应用者、接受化疗的患者等。肺曲菌病的组织学、临床和影像学表现与该菌的毒力和宿主的免疫反应有关。

侵袭性肺曲菌病患者常有支气管炎的表现,如干咳、黏液痰或血痰、呼吸困难、发热、关节痛以及体重减轻等,胸部听诊可见湿啰音或胸膜摩擦音。此外,胸痛和咯血也是 IPA 侵犯肺血管的一个典型征象。在艾滋病患者和器官移植患者中经常出现气道阻塞和局部肺膨胀不良,如曲菌侵犯血管则出现大面积的梗死和出血。IPA 的诊断比较困难,除了具备高危因素外,经多途径多次痰培养分离出同一种菌种,结合临床表现后才可作出诊断。对于手术切除或活检组织作病理检查发现曲菌时,可以作出肯定的诊断。

### 1. 实验室检查

(1)微生物学检查:血培养对于 IPA 并无诊断价值,因为极少能从其中分离得到曲霉菌。呼吸系统培养尚有些作用。可获得的呼吸系统标本从痰到支气管镜所取标本(支气管肺泡灌洗液、支气管抽取物或保护性毛刷)。下呼吸道标本的培养对于分离曲霉菌阳性率为60%。尽管直接检查标本因敏感性低而仍存在争议,但可提高早期诊断水平;应用荧光增白剂染色可使准确率达到 70%。在易感个体的下呼吸道中分离到该病菌,可能是真菌侵入性感染的证据。

(2)血清学检查:需要正常的宿主免疫应答,而免疫抑制患者中,免疫应答常常缺失,导致该方法的使用价值受到限制。文献报道检测循环的半乳甘露聚糖抗原更有应用前景。最近研制开发的 1,3-β-D- 葡聚糖(G 检查)检测,敏感性较高,但缺乏特异性。目前,聚合酶链反应(PCR)已被试验用于检查 IPA 患者。在血液标本中,PCR 的敏感性和特异性约为 70%。

### 2. 影像学表现

(1)X 线平片:胸部平片表现无特异性。早期常表现为两肺多发边缘模糊的结节影,大小为 1~2cm,多位于两肺外带,随着病变进展,结节影逐渐清晰,且有融合趋势。病变中晚期常表现为两肺中下叶散在的片状、类圆形或团块状阴影,部分可见空洞形成。此型曲霉菌病胸膜渗出比较少见。

(2)CT 表现:IPA 是常见的曲霉菌感染类型,其影像学表现特点是多种病变性质共存。既有渗出性病变,也可以有小结节、中结节病变,还可以出现细支气管病变,或者合并出现空洞性病变。其分布特点没有特别的规律可循。如果肺内表现为多种病变性质,加之有曲菌感染的高危因素时,应该考虑到本病的可能。CT 尤其是高分辨率 CT 扫描对本病的早期诊断有很大的帮助。HRCT 可以提供更多更详细的病变信息。典型的 CT 表现是肺内多发的结节影,并围绕结节周围的略低于结节密度而又高于肺实质密度环行带状区,该密度类似于毛玻璃样,称之为"晕征"。其病理基础是出血性肺梗死引起结节中心的凝固性坏死,相邻肺泡出血使结节周围可见出血性边缘。结节合并晕征见于 40%~69% 的早期病例,虽然也可见于念珠菌病、巨细胞病毒肺炎、毛霉菌感染和肺转移瘤,但最常见于 IPA 早期,而且随着病变时间的推移而逐渐减少。在 CT 上不典型时表现为结节边缘模糊毛糙。楔形影可见于毛霉菌病、细菌性肺炎或肺出血等疾病,但主要见于 IPA 早期。表现为以胸膜面为基底的实变影,边缘模糊,与栓塞性肺梗死相似。病理基础为出血性肺梗死。楔形实变可单独出现,也可合并结节影和 / 或晕征。此外,IPA 早期尚可呈现小斑片状、片状毛玻璃致密影,这是 IPA 气道播散的表现。但常常表现为非特异性的,与支气管肺炎、病毒性肺炎等的 CT 表现相似。

**3. 诊断标准** 该病诊断较为困难,病死率高达 85%。临床上如果高危患者出现发热、咯血、肺部浸润伴特征性影像学改变时,应高度怀疑侵袭性肺曲菌病的可能。儿童侵袭性真菌感染的诊断采用分级诊断模式,诊断依据:由宿主(危险)因素、临床证据、微生物学证据和组织病理学 4 部分组成,分为确诊、临床诊断和拟诊三个级别。

**4. 诊断依据**

(1)宿主和 / 或环境(危险)因素:①基础疾病:早产儿、低体重儿、先天发育异常、慢性疾病和重度营养不良等。②原发性免疫缺陷病:各类原发性免疫缺陷病,尤其是联合免疫缺陷病、细胞免疫缺陷病和慢性肉芽肿病(CGD)等。③继发性免疫功能低下:抗肿瘤药物导致外周血中性粒细胞减少;长期应用广谱抗菌药物、糖皮质激素以及其他免疫抑制剂;骨髓移植和器官移植后以及 HIV 感染和其他严重病毒感染等。④侵入性操作:包括血管内留置导管、留置导尿管、气管插管或气管切开、机械通气、腹膜透析、血液净化和胃肠外营养等。⑤环境危险因素:免疫功能基本正常的儿童,由于吸入大量真菌孢子,如空调污染、密切接触鸽类以及接触有真菌存在的环境,超过机体抵抗力而发病,多见于肺隐球菌病,其次是侵袭性肺曲霉病。

(2)临床证据:①发热、咳嗽和肺部体征经抗菌药物治疗无好转或好转后再次出现发热、咳嗽和肺部体征。②影像学提示肺部病变经抗菌药物治疗无好转或肺部出现新的非原发病的浸润影。提示侵袭性肺曲霉病的影像学征象:早期出现胸膜下密度增高的结节实变影和 / 或楔形实变影、团块状阴影,病灶周围可有晕轮征(halo sign),数天后肺实变区液化、坏死,出现空腔阴影或新月形空气征(air crescent sign)。曲霉可引起侵袭性支气管感染,影像学主要表现为沿支气管分布的结节阴影、树芽征和细支气管壁增厚等,可单独出现,但常与肺部病变并存。

(3)微生物学证据:有临床诊断意义的微生物学证据:①合格痰标本直接镜检发现菌丝,且培养连续 2 次以上分离到同种真菌;②支气管肺泡灌洗液经直接镜检发现菌丝,真菌培养阳性;③血液标本曲霉半乳甘露聚糖(GM)实验(ELISA)连续 2 次吸光度指数(GM I)值 >0.8 或单次 GM I 值 >1.5;④血液标本真菌细胞壁成分 1,3-β-D 葡聚糖抗原(G 试验)连续 2 次阳性。

有确诊意义的微生物学证据:①肺组织真菌培养阳性;②胸腔积液真菌培养阳性;③血液真菌培养阳性(曲霉和除马尼菲青霉以外的青霉需排除污染)。

(4)组织病理学证据:肺组织标本进行组织病理学检查发现真菌感染的病理改变以及菌丝或孢子等真菌成分。

诊断标准:①确诊(proven):宿主因素 + 临床证据 + 肺组织病理学和 / 或有确诊意义的

微生物学证据。②临床诊断(probable):宿主因素 + 临床证据 + 有临床诊断意义的微生物学证据。③拟诊(possible):宿主因素 + 临床证据。

**5. 治疗**

(1)一般预防:包括医院感染控制技术措施和抗真菌药物预防。目前儿科公认的抗真菌药物预防适应证为:粒细胞减少的血液系统疾病患儿、造血干细胞移植以及慢性肉芽肿患儿。抗真菌药物的耐药问题已引起国内外重视,应避免滥用抗真菌药物预防真菌感染。

(2)靶向预防:在高危患者预防某种特定的真菌感染,如在血液肿瘤和艾滋病患者应用甲氧苄啶 - 磺胺甲噁唑(TMP-SMZ)预防肺孢子菌肺炎。

(3)拟诊治疗:即经验性治疗,由于侵袭性真菌感染病死率高,延误治疗则常导致死亡。为此,经验性抗真菌治疗尤为重要。高危真菌感染患儿,临床和影像学表现提示真菌感染(拟诊)时,在积极寻找病因同时,应开始经验性抗真菌治疗。常用药物为氟康唑、伏立康唑、伊曲康唑,以及卡泊芬净。

(4)临床诊断治疗:即先发治疗,患儿符合临床诊断,其抗真菌治疗已有较强的选择性用药指征,应依据真菌种类、药敏结果、病情轻重以及患儿的耐受性选择用药。

(5)确诊治疗:即靶向治疗,针对确诊患儿,应依据真菌种类、药敏结果、病情轻重以及患儿的耐受性选择用药。侵袭性肺曲霉病:可选择伏立康唑、伊曲康唑、卡泊芬净、两性霉素B,病情重者可联合两种抗真菌药物治疗。氟康唑对肺曲霉感染无效。可参考病情的轻重、原发病、免疫功能状态以及药物的安全性和价格等选择药物。两性霉素 B 是治疗侵袭性肺曲霉病的传统药物。目前认为病情较重者,可首选伏立康唑。卡泊芬净适用于患者不能耐受其他药物或其他药物无效时的治疗。

**6. 儿科应用抗真菌药物的种类和剂量** 新的抗真菌药物,有的说明书没有明确规范儿科的用药剂量,有的还明确指出"尚无用于儿童的资料,除非用药益处大于潜在危险时,不得用于儿童"。以下所列部分药物的剂量,是儿科临床医生为挽救患儿生命,在家属签署知情同意书后,经临床实践探索的经验剂量或说明书推荐的剂量:①伊曲康唑:6mg/(kg·次),前 2 天每天 2 次,以后改为每天 1 次,静脉滴注。口服制剂 6~8mg/(kg·d),分 2 次服用。②伏立康唑:2~12 岁,7mg/(kg·次),每 12 小时 1 次,静脉滴注;或第 1 天 6mg/(kg·次),每 12 小时 1 次,随后4mg/(kg·次),每 12 小时 1 次,静脉滴注。口服剂量:体重<40kg,100mg/次,每 12 小时 1 次;体重 ≥40kg,200mg/ 次,每 12 小时 1 次。③卡泊芬净:儿童第 1 天 3mg/(kg·d),之后 lmg/(kg·d),必要时,可增加剂量至 2mg/(kg·d),静脉滴注。④两性霉素 B:儿童剂量为 0.5~1mg/(kg·d),静脉滴注。两性霉素 B 脂质复合物 3~5mg/(kg·d),静脉滴注。抗真菌治疗的时间长短,因病情而异,侵袭性肺部真菌病的患儿一般均在免疫功能低下的情况下发病,给药时间不宜过短,一般要 6~12 周,甚至更长,一般治疗至临床症候消失,影像学示病变基本吸收。总之,要对病情进行综合分析,要追踪观察,治疗应个体化。

(张琴珍 陈 宁)

## 病例 19 白色念珠菌肺炎

【病例介绍】

患儿,男,3个月。

**主诉:**咳嗽伴喘促18天,加重1天。

**现病史:**患儿18天前无明显诱因出现咳嗽,有痰声,伴喘促,可闻及喉部"咝咝"声,无青紫,无发热,就诊于当地医院诊断毛细支气管炎。曾在当地PICU住院,给予头孢类、红霉素、抗病毒、雾化吸入等治疗,期间曾应用丙种球蛋白3天提高免疫力,患儿咳喘减轻,住院15天出院。回家后仍有咳嗽,喉中有痰,出院第2天患儿咳嗽明显加重,有痰咳不出,并出现咳嗽后青紫,再次出现喘息,今日进奶差,伴有吐奶,故为求进一步诊治就诊于笔者医院,门诊以"毛细支气管炎"收入院。患儿病来精神状态尚可,吃奶好,无恶心、呕吐,无腹痛、腹泻,大、小便正常。

**既往史:**生后40天左右被当地医院诊断为"先天性喉喘鸣",自行口服维生素AD滴剂及钙剂。否认其他手术、外伤及输血史。

**过敏及接触史:**无明确过敏史,当地验牛奶不耐受(++)。否认明确传染病(麻疹、结核、肝炎、手足口病)接触史。

**个人及家族史:**G1P1,足月顺产,出生体重3.5kg,出生史正常,无湿疹史,按时接种疫苗,生长发育与同龄儿相似。否认家族遗传代谢性疾病史。

**入院查体及相关检查:**神志清楚,一般状态差,烦躁,口周发绀,呼吸急促,频率约65次/min,鼻翼扇动及三凹征(+)。周身无皮疹,胸廓对称,叩诊清音,肺下界在第6肋间,双肺听诊呼吸音粗,可闻及密集水泡音及喘鸣音,无胸膜摩擦音;心音有力、节律齐,心率约160次/min各瓣膜听诊区未及明显病理性杂音;腹软稍胀,未见胃肠型及蠕动波,无明显压痛及反跳痛,肝肋下3cm,脾未触及,肠鸣音良好,四肢末梢温,CRT<3秒,四肢活动正常,神经系统查体无阳性体征。

**辅助检查:**(当地医院)血常规:白细胞$10.8 \times 10^9$/L;中性粒细胞百分比34%;淋巴细胞百分比48.6%;降钙素原0.31ng/ml;肺炎支原体抗体1:40;肺炎衣原体抗体-IgM阴性;肺炎支原体抗体-IgM阴性。尿VMV-DNA定量:$1.42 \times 10^3$拷贝数/ml。肺CT(图1-19-1):肺纹理增强,支气管壁增厚,呈双轨征改变,右肺上叶后段有小片实变。

【病情分析及诊断思路】

**1. 病史特点** 患儿年龄小,生后3个月。病史相对较长,病程18天。整个病程无发热,以咳嗽及喘息为主要表现。于外院治疗15天,出院后仍咳嗽,2天后咳嗽加重,伴有喘促来诊。外院治疗期间没有家属陪护,治疗情况述说不清。患儿本次住院查体:状态差,呼吸急促,有呼吸困难,口周发绀,双肺密集水泡音及喘鸣。双肺 CT:表现为双肺纹理增强,双肺支气管壁增厚,在双肺支气管内有痰液滞留,呈放射状改变。双肺下叶背侧端近胸膜处少许实变影。

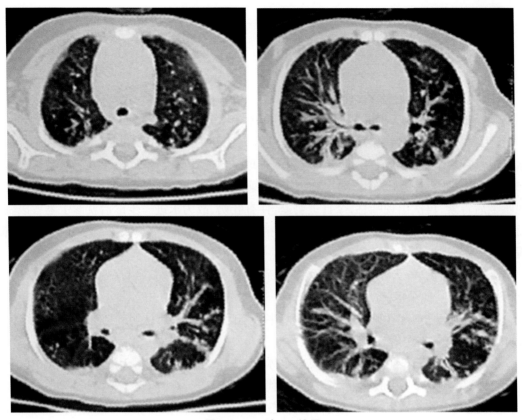

图 1-19-1 肺 CT 结果

2. **诊断思路** 结合病史特点,6 个月以下小婴儿,不发热,以咳嗽及喘息为主要症状,符合毛细支气管炎的主要特征。然而仔细分析病情,发现本患儿和经典的毛细支气管炎表现并不一致:①毛细支气管炎多为呼吸道合胞病毒感染,为自限性疾病,没有感染中毒症状,多数病程不超过 2 周;本患儿在发病的 18 天中,病情逐渐加重,再次住院,且患儿呼吸快,呼吸困难明显,精神状态差,吃奶差,有全身感染中毒表现。②毛细支气管炎以喘憋为主要表现,听诊广泛的喘鸣音;而本患儿呼吸困难明显,肺部密集水泡音。③毛细支气管炎胸片是肺纹理增强,CT 表现为过度通气或通气不均表现,而本患儿肺部 CT 改变,表现为双肺纹理增强,双肺支气管壁增厚,在双肺支气管内有痰液滞留,呈放射状改变。双肺下叶背侧端近胸膜处少许实变影。结合患儿有呼吸困难、口周发绀,因此排除了重症毛细支气管炎的诊断,明确诊断为:急性重症支气管肺炎。

临床明确诊断,只是指导治疗的第一步,那么我们下一步如何治疗? 病原是什么? 因外院已应用红霉素 2 周,支原体及沙眼衣原体感染不支持。患儿虽有喘憋,但影像学不支持 RSV、ADV 病毒感染。院外已应用二、三代头孢抗感染 2 周,是否存在耐药菌感染? 患儿年龄小,长期用抗生素,是否存在机会致病菌,如白色念珠菌的感染?下一步该如何选用抗生素?

因此,住院后很快制订治疗方案:入院后立即给予监护、吸氧、吸痰通畅气道;查动脉血气分析,保持内环境稳定。着重病原学的查找。完善痰液的细菌及真菌培养;同时因患儿呼吸困难、胸部 CT 示广泛支气管内痰液滞留,感染的病原是什么?是否存在塑型性支气管炎?是否存在基础疾病,纤毛不动综合征?囊性纤维化?同时也为改善通气,急诊行纤维支气管镜肺泡灌洗术。术后暂时给予头孢吡肟经验性抗感染治疗,盐酸氨溴索化痰,通畅气道,保持酸碱离子平衡作为入院的初步的诊疗计划。如仍反复出现咳嗽及喘息,或反复肺炎,必要时做汗液试验及基因诊断。

## 【诊治经过及反应】

入院后急查动脉血气离子分析,pH 7.38,pCO$_2$ 42.2mmHg,PO$_2$ 46.1mmHg,血氧偏低,心电、血氧监护示 SaO$_2$ 87%;立即给予鼻导管吸氧 2L/min,血氧可以升至 95%。同时口鼻腔吸痰,通畅气道,做痰培养检查;做血常规、CRP、PCT、DIC 检测。WBC 16.9 × 10$^9$/L,NE 29.5%,EO 0.1%,Hb 98g/L,PLT 685 × 10$^9$/L。CRP 2.61mg/L;DIC 正常。

入院 4 小时,为尽快明确病原,以达到精准治疗,急诊行支气管灌洗术。术中见:各叶段支气管管腔开口通畅,未见支气管狭窄及畸形,黏膜光滑,略充血水肿,各支气管管腔可见较多黏稠痰及痰栓(图 1-19-2),分别留取双侧支气管灌洗液做痰细菌及霉菌培养。术后呼吸困难较前减轻。双肺仍闻及较多水泡音及散在喘鸣。术后给予头孢吡肟经验性抗感染治疗。

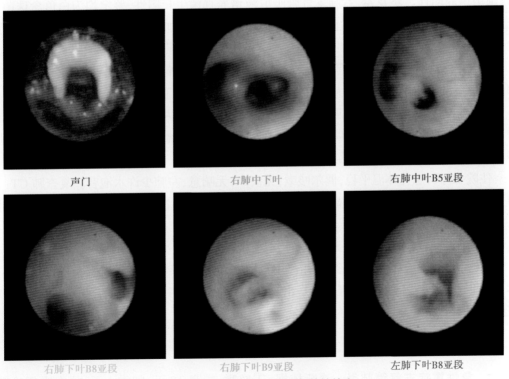

| 声门 | 右肺中下叶 | 右肺中叶B5亚段 |
| 右肺下叶B8亚段 | 右肺下叶B9亚段 | 左肺下叶B8亚段 |

图 1-19-2　入院后行纤维支气管镜检查

入院后完善各项检查,化验结果如下:

1. 肝肾功能正常,血清胆红素正常;心肌酶谱正常;尿常规正常;便常规正常,潜血阴性。肝炎病毒系列、呼吸道病毒抗体系列均阴性。

2. **免疫球蛋白**　IgG 18.7g/L(6.95~15.21g/L),IgA 0.308g/L(0.97~3.2g/L),IgM 1.78g/L(0.4~1.59g/L);IgG 明显升高,与外院出院前静脉滴注丙种球蛋白有关。

3. **淋巴细胞亚群**　总 T 细胞(%)60.1(55~84),Ts(%)16(13~41),Th(%)47(31~60),Th/Ts 0.71(0.71~2.78),NK 细胞(%)2(7~36),总 B 细胞(%)26(5~20),细胞及体液免疫正常。

4. MPAb(入院)1:40;MP-IgM 阴性;CP-IgM 弱阳性,1,3-β- 葡聚糖<10。

5. 血巨细胞病毒 IgM 阴性。尿巨细胞病毒 DNA $1.58 \times 10^5$ 拷贝数 /ml(阳性)。听觉及视觉脑干诱发电位正常。支气管灌洗液中巨细胞病毒 DNA 定量阴性。不支持巨细胞病毒肺炎。

6. 心电图示窦性心律;心脏超声未见异常;肝胆脾超声提示肝大、脾大。

7. **胸部三维超声**　左侧胸腔可见少量积液,深约 0.6cm。右侧胸腔可见少量积液,深约0.5cm。

入院第 2 天,患儿体温平稳,仍呼吸促、呼吸困难,鼻导管吸氧 2L/min,经皮氧饱和度96% 左右。继续抗感染治疗,患儿痰多,同时加强叩背、吸痰,通畅气道。吃奶呛,给予鼻饲管喂养,防止误吸引起吸入性肺炎和窒息。

入院第 3 天,仍有咳嗽,痰多、气促,仍于鼻导管吸氧中。痰及支气管吸取液(左肺和右肺)细菌培养阴性。痰及左、右肺支气管吸取液培养真菌生长阳性,鉴定均为白色念珠菌生长。至此导致患儿肺炎的致病菌明确:白色念珠菌肺炎。加用氟康唑注射液抗感染治疗。加强气道管理。

患儿 PPD 阴性,结核抗体阴性;痰涂片、痰培养支气管灌洗液涂片及结核培养均阴性;肺门淋巴结及腋下淋巴结无肿大,CT 也不支持,故排除结核感染。

住院第 6 天患儿咳嗽喘息明显减轻,体温平稳,口鼻腔内吸痰量明显减少,离氧后无发绀,经皮血氧维持在95%,肺部听诊散在中小水泡音及少许喘鸣。停鼻导管吸氧,停鼻饲奶,停用头孢吡肟,继续氟康唑抗感染。

住院 10 天,患儿体温平稳,偶尔咳嗽,无痰声,无喘息,左肺少许水泡音。复查肺 CT:双肺炎症明显吸收,无支气管壁增厚(图 1-19-3)。复查连续 2 次痰培养未见真菌生长。住院11 天,预约出院。

出院医嘱:口服氟康唑 14 天,使总疗程达到 3 周。

随诊情况:出院 1 个月复诊,患儿停用氟康唑 2 周,无咳嗽及喘息。生长发育正常。查体:呼吸平稳,双肺未闻及干、湿啰音。出院 1 年后电话随诊患儿生长发育正常,无反复呼吸道感染。

【确定诊断】

1. **急性重症支气管肺炎**　诊断依据:①咳嗽,喘息 18 天,加重 1 天,伴有吃奶呛咳。②查体:状态差,呼吸急促,呼吸困难、口周发绀 52 次 /min,双肺未闻及干、湿啰音密集水泡音及喘鸣;③胸部 CT:肺纹理增强,支气管壁增厚,呈双轨征改变,右肺上叶后段有小片实变。

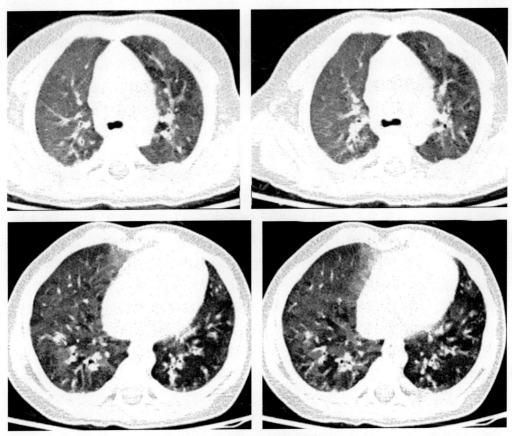

图 1-19-3　入院 10 天复查肺 CT

2. **低氧血症**　诊断依据:明显的气促、呼吸困难、口周发绀,动脉血气分析:$PO_2$ 46.0mmHg;$SO_2$% 87%。

3. **白色念珠菌感染**　诊断依据:入院痰及双侧肺支气管镜吸取液培养均为白色念珠菌生长。氟康唑治疗有效。

【诊治体会】

1. 重症社区获得性肺炎病原不明或治疗效果不佳者需及时进行支气管镜下毛刷、支气管吸取液培养,寻找病原菌,及时、有效控制肺部感染是治疗的关键所在。本患儿已在外院 PICU 住院,抗生素治疗 15 天,影像学不符合毛细支气管炎,结合患儿年龄小,考虑到可能存在特殊病原感染,在住院第一时间做痰培养及支气管吸取液培养,为本患儿能在短短 10 天内成功救治提供了有力的保障。因此,临床上肺炎经常规治疗无好转时,应及时行支气管镜肺泡灌洗术,支气管内痰培养为后期精准治疗、单一用药提供有力的证据。同时,经支气管镜迅速清除气道内积聚的分泌物堵塞、改善肺通气功能具有重要的临床意义。

2. 虽然文献报道,本病为年幼儿,长期应用抗生素、免疫缺陷或应用免疫抑制剂者易患,但临床白色念珠菌肺炎发病率非常低。念珠菌肺炎临床及影像学没有特异性,临床经常在患者出现难治性肺炎时给予临床经验性用药,很少有确切的病原学证据。在临床上经常见到鹅口疮,特别是长期应用广谱抗生素的小婴儿,在口腔颊黏膜白色凝乳样物可确定为口腔白色念珠菌感染,这种特征性的黏膜改变已为广大儿科医生所熟知,应用制霉菌素加维生素 AD 外涂或碳酸氢钠涂口腔可治愈。但继发明确白色念珠菌肺炎发生率很低。本患儿口腔内并没有提示念珠菌感染的特征性凝乳样物,痰培养白色念珠菌生长虽然提供念珠菌肺炎的可能线索,由于念珠菌是口咽部正常的定植菌,因此单纯一次鼻咽部培养对肺炎病原学诊断价值很小。然而本患儿幸运的是同时做双侧肺的支气管内痰吸取液培养均为白色念珠菌培养,且后续治疗氟康唑有效,故白色念珠菌肺炎诊断成立。

3. 6 个月以下小婴儿长期咳嗽、喘息还要与以下疾病相鉴别:①支气管肺发育不良:多为早产儿,生后持续咳嗽和 / 或喘息,低氧血症。肺部 CT:双肺通气不均,呈囊泡状分布,小叶间隔增厚;本例患儿为足月儿,生后 50 天内都没有咳嗽、喘息、呼吸增快表现,胸部 CT 也不符合支气管肺发育不良表现。②先天支气管肺发育畸形:多生后有呼吸促,呼吸费力,发绀,听诊双期性哮鸣音;而本患儿生后 2 个月内正常,近 18 天出现咳嗽及喘息。听诊双肺水泡音及呼气相哮鸣音,可进一步做肺 CT 三维重建或支气管镜明确诊断。③类百日咳综合征:小婴儿,阵发性痉挛性咳嗽,少痰,痰液黏稠,咳后面色红,严重可以青紫,部分出现喘息。CT 多正常。而本患咳嗽,痰多,肺部听诊密集水泡音,CT 提示双肺支气管内有痰液灌注。④原发性纤毛不动综合征:属常染色体隐性遗传,是原发纤毛结构缺陷引起的纤毛运动功能异常,引起反复的呼吸道感染。临床表现为随年龄增长而加重。可以出现支气管扩张。

4. 重症肺炎是一个综合治疗的过程。在保持内环境的稳定,保证液体摄入、改善机体免疫功能状态的对症等支持治疗。相对年长儿,以下两点在婴儿肺炎尤为重要:①由于婴幼儿气道狭窄,主动咳痰能力差,纤毛发育差,黏膜柔嫩,婴幼儿更易发生呼吸肌疲劳,因此婴幼儿肺炎更容易发生呼吸衰竭。因此在婴幼儿肺炎更应该注重气道管理,加强叩背吸痰,通畅气道。②小婴儿胃肠代偿功能差,易出现呕吐、腹胀,可导致误吸和反流加重肺炎;腹胀、肠麻痹可导致肠坏死或逆行性感染,加重感染,应高度重视。治疗中注意控制奶量、注意胃肠道功能的监测。

**【关于本病】**

白色念珠菌是一种腐物寄生菌,广泛存在于自然界。是人体正常菌群之一,平时主要存在于人体口腔、皮肤、黏膜、消化道、阴道及其他脏器中。正常情况下不致病。当人体免疫防御功能下降,寄殖于口腔、上呼吸道的念珠菌可侵入呼吸道引起内源性感染;当饮食不洁、院内交叉感染可致外源性感染。侵入人体后是否发病取决于人体免疫力的高低及感染菌的毒力和数量。长期应用抗生素、免疫抑制剂、应用糖皮质激素等使机体免疫力下降,可导致内源性感染。

临床上常见口腔黏膜与皮肤病变,如鹅口疮、舌炎、口角糜烂等浅表真菌感染。但浅表感染和肺炎的发生率并不成比例关系。有报道在 17 例年龄在 8 周以下患急性下呼吸道感染的婴儿,其中约半数有明显鹅口疮,但无论从临床表现还是 X 线片上都不能提示有白色念珠菌肺部感染的证据。又如在婴儿早期鹅口疮发病率相当高,而白色念珠菌肺炎发生率较低,猜测可能是由于呼吸道黏膜柱状上皮对霉菌侵入有天然的屏障作用。

白色念珠菌肺炎常继发于婴幼儿细菌性肺炎。主要症状为发热、咳嗽、咳白色黏液胶冻样痰或脓痰,气急,呼吸困难,肺部可有叩诊浊音,听诊闻及干、湿啰音,这些症状并无特异性。X 线表现:双肺纹理增强,双肺中下肺野弥漫性斑点状、小片状阴影,可伴有肺门和纵隔淋巴结肿大,可以呈肺水肿表现,阴影短期内变化较大,可有游走性。

念珠菌肺炎诊断:经环甲膜穿刺吸引或经纤维支气管镜防污染毛刷直接取下呼吸道分泌物、肺组织、胸水、血、尿或脑脊液直接涂片或培养出念珠菌,即可确诊。痰直接涂片或培养出念珠菌并不能诊断为真菌病,因 10%~30% 正常人痰中可找到白色念珠菌,若用 3% 过氧化氢溶液含漱后,深部咳痰连续 3 次培养出同一菌种的念珠菌,则有诊断参考价值。

治疗:①发现本病后,应停止使用广谱抗生素、肾上腺皮质激素、免疫抑制剂等。②加强支持疗法:输注丙种球蛋白或血浆提高机体免疫力。③抗真菌治疗:选择对念珠菌敏感的药物,如氟康唑、两性霉素 B、伊曲康唑、伏立康唑等。疗程长,3~4 周。

(陈 宁)

## 病例 20　卡氏肺囊虫肺炎

【病例介绍】

患儿,男,4 岁。

**主诉:**间断咳嗽 1 个月,间断发热 2 次,加重 2 天。

**现病史:**患儿 1 个月前无明显诱因出现间断咳嗽,阵咳,有痰,咳嗽重时痰中带血丝,以夜间显著,喉部可闻及"咝咝"声,无呼吸困难。期间,间断发热 2 次,热峰 39℃,有寒战,无抽搐,周身未见皮疹。病初家属就诊于当地医院,予患儿退热针 1 次,热退。回家继续口服"感冒药""消炎药"4 天,咳嗽较前加重,再次出现发热,热峰 38℃,家属再次就诊于当地医院,予患儿静脉滴注"地塞米松""氨曲南"及"氨溴索"治疗 5 天,热退,咳嗽症状较前好转。2 天前患儿出现咳嗽加重,伴气短,运动后显著,偶有呼吸困难,于当地医院静脉滴注药物同前,未见好转,家属为求进一步诊治来笔者医院门诊就诊,门诊以"肺炎"收入笔者科室。

患儿病来精神状态可,食欲略差,偶有恶心、呕吐,为胃内容物,每天 2~3 次,无腹痛、腹泻,大便每天 1 次,较干,尿黄,尿量可。

**既往史**：既往体健；曾患有"腹泻"，于当地医院住院治疗 7 天。否认其他手术、外伤及输血史。

**过敏及接触史**：否认明确食物、药物过敏史。接触史：不明确传染病（麻疹、结核、肝炎、手足口病）接触史。

**个人及家族史**：G1P1，足月顺产，出生体重不清。出生史正常，无湿疹史，未接种过疫苗，生长发育与同龄儿相似。否认家族遗传代谢性疾病史。

**入院查体及相关检查**：神志清楚，一般状态可，周身无皮疹，下颌下、颈下、腋下及腹股沟区可触及数个肿大淋巴结，较大者 1.0cm×1.0cm，无明显触痛，咽红，口腔黏膜光滑，呼吸促，约 50 次 /min，鼻翼扇动及三凹征（–）胸式呼吸，双肺听诊可闻及散在水泡音，于深吸气末更为明显，未闻及喘鸣音；心音有力，心律齐，心率约 150 次 /min 各瓣膜听诊区未及明显病理性杂音；腹软不胀，未见胃肠型及蠕动波，无明显压痛及反跳痛，肝脏肋下 4cm，脾肋下 2cm，质硬，无压痛，肠鸣音良好，四肢末梢温，CRT<3 秒，四肢活动正常，神经系统查体无阳性体征。

**辅助检查**：（入院前 2 天当地医院）肺部 CT 显示：双肺炎症，建议抗炎后复查及进一步检查除外肺结核。心脏彩超：静息状态下心内结构及血流未见异常。血常规：白细胞 11.8×10⁹/L；中性粒细胞百分比 35.8%；淋巴细胞百分比 64.2%；血红蛋白 106g/L；血小板 105×10⁹/L。肺炎支原体抗体 -IgM 阴性；结核抗体阴性；心肌酶谱未见异常。

### 【病情分析及诊断思路】

**1. 病例特点**　①4 岁小男孩。②间断咳嗽 1 个月，间断发热 2 次，非持续性发热、咳嗽；近 2 天咳嗽加重，伴气短，运动后显著，偶有呼吸困难。③双肺听诊可闻及散在水泡音，于深吸气末更为明显。④肺部 CT 提示：双肺炎症。

**2. 诊断思路**　患儿临床表现为发热、咳嗽，肺部听诊闻及水泡音，且肺部 CT 提示双肺炎症，首先考虑患儿存在肺部感染性疾病。应积极完善感染相关检查，积极查找致病菌。该年龄段患儿常见社区获得性肺炎致病菌为肺炎链球菌、流感嗜血杆菌、病毒，近年来肺炎支原体也不少见。另外，结合患儿发热、咳嗽均为间断性，而非持续性，且病程较长；2 天内咳嗽迅速加重，伴气短，运动后明显，并偶有呼吸困难，病情进展迅猛；且患儿体征与疾病症状的严重程度不成正比；也需考虑非典型致病菌引起的肺炎。此外，对于年幼儿也要注意一些临床少见疾病，如肺结核、肺真菌感染、先天性气道发育畸形、先天性免疫缺陷病等，因此，必要时需完善结核斑点试验、G 试验、纤维支气管镜、免疫功能等相关检查。

### 【诊治经过及反应】

入院后，患儿根据发热伴有咳嗽，考虑存在肺部感染，因病原尚不明确，经验性给予患儿头孢甲肟联合红霉素抗感染治疗。并予患儿卧床休息、低流量吸氧、止咳化痰药物等对症支持治疗。予患儿床旁监护观察生命体征变化，并根据病情分析完善相关检查。根据化验结果回报：血常规：白细胞 9.0×10⁹/L，血红蛋白 105g/L，血小板 59×10⁹/L；C 反应蛋白 18.50mg/L；降钙素原 0.394ng/ml；提示细菌感染依据不足。根据病原学化验回报：EB 病毒

EA-IgG 抗体阳性,EB 病毒 VCA-IgG 抗体阳性,而其他病原检测,如肺炎支原体抗体、肺炎衣原体抗体、巨细胞病毒抗体、单纯疱疹病毒抗体、病毒抗体八项及 G 试验,均为阴性;考虑患儿除 EB 病毒感染外无其他常见致病菌感染征象;予患儿加用静滴更昔洛韦抗病毒。化验回报结核斑点试验阴性,请胸科医生会诊,暂不考虑现正结核感染。此外,患儿总蛋白49.9g/L,白蛋白 21.3g/L,予阿拓莫兰保肝及白蛋白支持治疗;肌酸激酶 1 267U/L,肌酸激酶MB 同工酶 79U/L,予磷酸肌酸钠营养心肌。此外,根据淋巴细胞亚群回报:CD4$^+$T 淋巴细胞计数<32 个 /μl,下降极为明显,提示患儿免疫功能异常;且患儿具有较特征性的影像改变(图 1-20-1);立即予患儿完善 HIV 初筛试验。

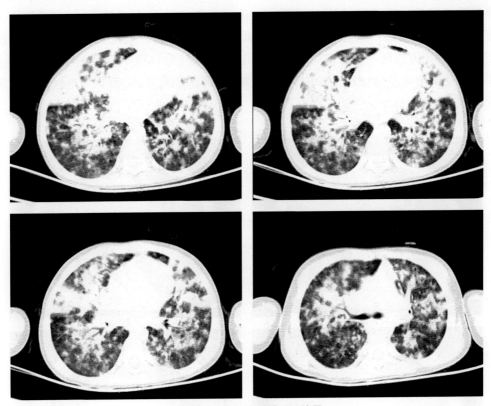

图 1-20-1　入院后肺 CT 结果

　　然而,通过以上治疗,患儿病情并未得到有效控制,且发展迅猛。入院第 3 天,患儿出现呼吸困难,咯血 1 次,血量约 2ml,在 2L/min 吸氧状态下,血氧饱和度维持在 85%。血气离子分析:酸碱度 7.52,二氧化碳分压 28mmHg,氧分压 70mmHg;考虑提示患儿存在低氧血症,将低流量鼻导管吸氧改为 4L/min 面罩吸氧,血氧饱和度可维持在 95% 以上。化验回报:HIV 初筛试验可疑阳性,立即送检血标本进一步明确患儿是否存在 HIV 病毒感染。入院第 4 天,患儿出现烦躁不安,呼吸困难进行性加重,呼吸节律不规则,口唇发绀,4L/min 面罩吸氧下血氧饱和不能维持在 90% 以上,心率上升至 180 次 /min 左右,呼吸频率 70 次 /min左右,立即予患儿气管插管连接呼吸机辅助通气治疗。气管插管过程中喷射出大量血液,吸痰吸出大量血性物质。考虑患儿病情加重,需及时控制感染,予患儿抗生素更换为米卡芬净钠、舒普深抗感染;并予患儿维生素 K 及输注血小板防治出血。

入院第 5 天,化验回报:患儿 HIV-1 型抗体阳性,结合患儿 CD4$^+$T 淋巴细胞计数<32 个 /μl,此时考虑患儿存在艾滋病病毒感染;且患儿伴随咳嗽、发热及呼吸困难等表现,结合典型的影像学特点,即可诊断患儿系卡氏肺囊虫肺炎可能性大;立即予患儿加用复方磺胺甲噁唑治疗。同时,升级抗生素为亚胺培南西司他丁钠及万古霉素抗感染,并继续呼吸机辅助通气治疗,可维持患儿生命体征平稳。更改治疗方案后,患儿病情迅速好转。入院第 11 天,予患儿将呼吸机通气模式调整为 CPAP。入院第 12 天,患儿面罩带囊吸氧下,生命体征平稳。入院第 14 天,复查胸部 CT 明显好转(图 1-20-2)。予患儿拔除气管插管,鼻导管吸氧耐受,并逐渐下调氧流量至 1L/min。复查血常规、肝功能、心肌酶等指标未见明显异常。CRP 略高。入院第 15 天,予患儿停用亚胺培南。入院第 17 天,患儿体温平稳,予患儿停用万古霉素。入院第 19 天,患儿无发热,生命体征平稳,米卡芬净钠、复方磺胺甲噁唑及头孢哌酮舒巴坦治疗中,病情缓解,但肺部仍有炎症,转至当地医院继续巩固治疗。

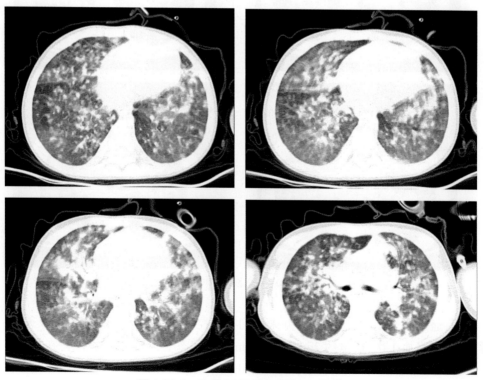

图 1-20-2　治疗 14 天后复查肺 CT 结果

【确定诊断】

卡氏肺囊虫肺炎可能性大。

诊断依据:①患儿咳嗽、发热及呼吸困难的症状;②肺部闻及水泡音;③ CD4$^+$T 淋巴细胞计数＜32 个 /μl,HIV-1 型抗体阳性,且具有较特征性的影像改变。确诊依靠病原学检查,如痰液或肺泡灌洗液等发现肺孢子菌的包囊或滋养体。患儿病情危重,暂不能耐受以上检查;待患儿病情稳定后完善以上检查进一步明确诊断。

【诊治体会】

**1. 症状临床常见,容易误诊** 本例患儿临床症状仅表现为发热、咳嗽、喘息,结合患儿年龄,极易考虑为常见社区获得性肺炎致病菌感染,如肺炎链球菌、流感嗜血杆菌、肺炎支原体等。然而,按照常见肺炎治疗后,患儿病情不但未得到有效控制,反而进展迅猛,此时,我们及时考虑了患儿存在非典型致病菌感染,且立即完善了相关检测,及时明确了诊断;诊断明确后,我们立即更改治疗方案,使患儿病情及时得到了有效的控制。因此,对于普通抗感染治疗后仍反复因发热、咳嗽就诊的患儿,必须重视非典型致病菌的检查,包括结核菌、真菌,甚至是临床儿童极少见的 HIV 病毒。

**2. 影像学改变,提示意义重大** 本例患儿胸部 CT 改变也为临床考虑非典型致病菌感染提供了重要线索。患儿胸部 CT 回报:双肺弥漫分布小结节影,双肺多叶、段可见高密度斑片影及腺泡结节影,以右肺中叶为著,内见充气支气管;明显并非普通肺炎改变。因此,促使积极完善各项病原学检查,尽快确定了病原。卡氏肺囊虫肺炎影像学改变极其特殊,临床工作中不难与普通肺炎辨别。影像学改变分为 3 期,早期为渗出期,表现为两中下肺多发粟粒状小结节,可伴有肺门影增大;中期为浸润期,以肺门为中心双侧对称弥漫性磨玻璃样改变,病灶呈地图样或碎石路征;晚期为代偿修复期,肺内病变以大片状高密度实变、索条状、网织状纤维化为主。本病例主要表现为渗出期改变,双肺弥漫分布小结节影。由于影像学改变极其特殊,临床遇到后会十分警惕,对卡氏肺囊虫肺炎的诊断有重大提示意义。

**3. 病情重,病原学诊断困难** 因为卡氏肺囊虫肺炎确诊依靠病原学检查,需要在支气管肺泡灌洗液、痰液或组织标本中找到病原体,而在临床工作中,由于患者的病情较重,不适合或不能耐受支气管镜等检查,故病原学诊断极其困难。通常在艾滋病诊断明确的基础上,依据患者干咳、发热及呼吸困难等表现,结合典型的影像学特点及实验室检查,即可诊断卡氏肺囊虫肺炎。本例患儿即因为病情危重,不能耐受相关检查,因此只诊断卡氏肺囊虫肺炎可能性大。

【关于本病】

卡氏肺囊虫肺炎又称肺孢子菌肺炎,是由肺孢子菌引起的间质性浆细胞性肺炎,是艾滋病合并机会性肺部感染最常见和最严重的并发症,是艾滋病患者主要致死原因之一。卡氏肺囊虫肺炎多见于严重免疫抑制患者,CD4$^+$T 淋巴细胞计数常＜200 个 /μl,临床以干咳、呼吸困难和发热为典型症状,临床进展快,通常持续几天至几周,可合并气胸、皮下气肿或纵隔气肿等。若同时伴有体重下降、口腔真菌感染、淋巴结肿大、贫血等其他艾滋病相关病变,而肺部体征少且与病情不相称时,应高度怀疑本病,应进一步检查 HIV 抗体与 X 线胸片,常规行诱导痰液检查卡氏肺囊虫,条件允许时应进行纤维支气管镜取肺泡灌洗液检查。实验室检查常呈低氧血症、贫血,血象升高不如细菌性感染明显。

艾滋病并发卡氏肺囊虫肺炎的病理为:患者体内弥漫性、嗜酸性的浆液渗出体外并且伴随有泡沫状的改变,之后,与患者病灶间(间质增厚)进行融合,从而使得其有机化、纤维化,从而在 CT 影像中呈现双肺网状影、双肺弥漫毛玻璃影。艾滋病并发卡氏肺囊虫肺炎的诊断标准:CD4$^+$T 淋巴细胞计数<200 个 /μl;起病隐匿或亚急性,干咳、气短和活动后加重,可有发热、发绀,严重者发生呼吸窘迫;肺部阳性体征少,或可闻及少量散在干、湿啰音,体征与疾病症状的严重往往不呈正比;胸部 X 线或 CT 检查可见双肺从肺门开始的网格状结节样浸润,有时呈毛玻璃阴影;血气分析示低氧血症,严重病例动脉血氧分压明显降低,常在 60mmHg 以下;乳酸脱氢酶常升高;确诊依靠病原学检查如痰液或肺泡灌洗液等发现肺孢子菌的包囊或滋养体。

卡氏肺囊虫肺炎 X 线表现:早期 X 线表现为无明显异常或仅表现为肺纹理增粗、肺透亮度下降,有部分患者早期胸部 X 线片显示正常;随着病情进展,X 线表现主要为双肺对称或不对称磨玻璃状阴影或实变影,以肺门区、中下肺野为明显,可伴有支气管充气征,病理基础为肺泡渗出性炎症;至晚期病灶累及肺间质,发展为肺门周围和 / 或基底段网状或网状结节浸润病变,或伴整个肺部弥漫性均匀性实变,其病理基础为渗出性肺泡炎合并肺泡壁及小叶间隔增厚,并有炎症细胞浸润。由于 X 线片重叠多,分辨率有限,一些细微间质结构观察并不清晰,因此螺旋 CT 特别是高分辨率 CT 的应用,能提供更多有价值诊断信息。高分辨率 CT 对病灶特征显示尤佳,具有较特征性的影像改变:①肺内毛玻璃样是其特征性表现,病变以肺门为中心分布,呈斑片状或地图状分布,伴有网状影,病变区与正常肺野交错存在,有融合倾向,其间可见支气管血管束。②斑片实变型:较常见,多在肺段或亚段发生,常表现为双侧不均匀斑片状模糊阴影。③间质型:显示双侧间质纹理增多,最初为线状或网状的二级小叶间隔增厚,可均匀,也可不均匀。④显示肺气囊的分布及其融合趋势。气胸的发生率增加可能与囊腔的出现和融合密切有关。⑤尚可有非典型表现为网格状阴影、粟粒阴影、多发小结节、胸内淋巴结肿大、气胸、肺内空洞和少量胸腔积液。如未经适当治疗发展为急性呼吸窘迫综合征。

在治疗方面,复方磺胺甲噁唑是治疗卡氏肺囊虫肺炎的首选药物,也是预防其复发的常用药物。此外,卡泊芬净和氨苯砜等也可作为选择。同时,待病情控制稳定后,开始抗反转录病毒治疗,可有效抑制病毒复制,使患者维持或重建免疫功能,预防复发。由于艾滋病并发卡氏肺囊虫肺炎的特点,该疾病患者心理承受着来自家庭、社会以及自身等各方面繁重的压力,因此,临床医护人员要积极地和患者进行交谈和沟通,为患者及时提供心理支持,同时做好家属的心理工作,积极需求患者家属的配合,增强患者战胜疾病的信心。

卡氏肺囊虫肺炎是艾滋病患者最常见、最重要的机会性感染之一,其发病率高,病情进展快,未经及时有效的治疗可 100% 死于呼吸衰竭。因此,提高对本病的认识是早期诊断、及时治疗的关键,是降低艾滋病合并卡氏肺囊虫肺炎死亡率的根本途径。

（侯 萍 尚云晓）

病例 21　**婴儿粟粒性肺结核**

【**病例介绍**】

患儿,女,4 个月。

**主诉:**间断咳嗽、发热 2.5 个月。

**现病史:**患儿 2.5 个月前无明显诱因出现咳嗽,声咳,无痰,无喘息。伴发热,热峰 38.2℃,5~6 小时发热 1 次,无寒战及抽搐。于当地医院静脉滴注头孢类药物(具体不详)、盐酸氨溴索 6 天,3 天时热退,但仍偶有咳嗽,好转出院。1 周后患儿咳嗽加重,为频咳,无痰,不伴喘息,无发热,再次静脉滴注青霉素、盐酸氨溴索 7 天,咳嗽好转。1 周后患儿咳嗽再次加重,为阵咳、有痰咳不出,并出现喘息,喉部可闻及"咝咝"声,无发热。外院住院治疗,予以静脉滴注头孢类药物(具体不详)、盐酸氨溴索、雾化治疗 12 天,喘息控制,但仍有咳嗽,好转出院。入院前 7 天患儿再次出现发热,热峰 39.4℃,无寒战及抽搐,阵咳,无喘息,外院予静脉滴注头孢类药及红霉素 3 天后,仍有发热、咳嗽,呼吸略急促,转上级医院予以静脉滴注头孢吡肟、盐酸氨溴索 3 天,无好转,转入笔者科室。

患儿病来无呕吐,日排便 3~4 次,无盗汗,病来体重无增长,混合喂养,奶量未减,精神状态及睡眠可。

**过敏及接触史:**否认食物及药物过敏史。否认肝炎、结核等传染病接触史。

**个人及家族史:**G2P2,足月儿,剖宫产,出生体重 3.2kg,无窒息史。生后混合喂养,未进行任何预防接种。否认家族遗传代谢性疾病史。

**入院查体及相关检查:**体温 38.3℃;脉搏 145 次/min;呼吸 65 次/min。神志清楚,一般状态稍差,面色苍白,轻度三凹征,无鼻翼扇动,口周略发绀;前囟平,1.0cm×1.0cm,周身皮肤未见皮疹及出血点;口腔内可见白色膜状物,不易剥脱;双肺听诊呼吸音粗,未闻及干、湿啰音;心界不大,心音有力、律齐,各瓣膜听诊区未闻及杂音;腹软不胀,无压痛、反跳痛及肌紧张,肝肋下 2cm,脾未触及,未及包块,肠鸣音活跃 5 次/min;四肢活动自如,CRT<3 秒,神经系统查体未见阳性体征。

【**病情分析及诊断思路**】

1. **病例特点**　①4 个月小婴儿;②反复咳嗽、发热 4 次病史,病程长,病情迁延不愈;③症状重,咳嗽伴有呼吸困难,但肺部体征不明显。

2. **诊断思路**　该患儿反复咳嗽发热,首先考虑感染性疾病,应完善各项感染性指标,积极寻找病原,并完善胸部影像学检查,明确肺部病变情况及性质。对于该年龄段患儿最常见的病原为病毒,其次为肺炎链球菌,肺炎支原体、肺炎衣原体近年来也不少见。此外,该患儿未接种卡介苗,且病程迁延,特别要警惕有无结核感染。除常规血液检查外,应做血培养注意全身感染，积极进行痰液、胃液结核分枝杆菌检测。此外，患儿病程长，有鹅口疮，亦需注意深部真菌感染的可能。同时 4 个月小婴儿反复呼吸道感染应注意有无先天性免疫功能缺陷等。

**【诊治经过及反应】**

入院后予以患儿心电、血氧监护，吸氧，完善相关检查。血常规：白细胞计数 $21.0 \times 10^9$/L，中性粒细胞百分比 76.3%；红细胞计数 $3.8 \times 10^{12}$/L，血红蛋白 97g/L；血小板 $590 \times 10^9$/L；C 反应蛋白 53.2mg/L。白细胞明显增高，以中性粒细胞增高为主，C 反应蛋白亦增高，提示细菌感染的可能性大，予静脉滴注头孢吡肟抗感染，并给予丙种球蛋白支持治疗。但典型的细菌性肺炎双肺查体可闻及固定的湿啰音，抗生素治疗有效，而该患儿病程迁延，肺部听诊未闻及湿啰音，应注意有无其他感染的可能。血病毒抗体检测：埃可病毒抗体 -IgM 阳性；巨细胞病毒抗体 -IgM 阳性；单纯疱疹病毒（Ⅰ+Ⅱ）抗体 -IgM 阳性。多种病毒抗体同时阳性，提示混合感染，予静脉滴注更昔洛韦抗病毒。注意患儿可能存在免疫功能紊乱，查免疫球蛋白水平基本正常。血肺炎支原体抗体 -IgM 及 IgG 均阴性；肺炎衣原体抗体 -IgM 阴性。因该患儿外院 X 线胸片除肺部炎症外未见其他特征性改变，予完善肺 HRCT，提示双肺弥漫大小不等高密度结节影，左肺部分病变融合成团块状，双肺门影增大（图 1-21-1）。考虑该患儿：第一，可能为左肺下叶原发肺结核出现血行播散；第二，可能为念珠菌血源性感染，两肺出现粟粒性阴影，需要进一步鉴别。再结合陆续回报的实验室结果，患儿血结核抗体阳性；痰液结核菌涂片找到抗酸杆菌；痰液结核分枝杆菌 DNA 阳性；胃液结核分枝杆菌 DNA 阳性；均提示该患儿存在结核分枝杆菌感染。而真菌涂片及培养均阴性。再次详细追问病史，患儿邻居老奶奶患有肺结核（性质及治愈情况不详），曾接触患儿 2 次。最终患儿确诊为急性血型播散型肺结核。

患儿入院第 4 天，仍有咳嗽，阵咳，有痰咳不出，发热间期由之前 5~6 小时发热 1 次转为 8~10 小时发热 1 次。明确诊断为急性血型播散型肺结核，转入专科医院进行相关系统治疗。患儿于结核病院住院治疗 2 周好转出院，后口服抗结核药 1 年停药。目前未再发病，生长发育良好。

**【确定诊断】**

急性粟粒性肺结核。

诊断依据：①临床表现：间断发热、咳嗽病史超过 2 周，偶有喘息。②肺 HRCT：双肺弥漫大小不等高密度结节影，左肺部分病变融合成团块状，双肺门影增大。③痰液结核菌涂片找到抗酸杆菌；痰液结核分枝杆菌 DNA 阳性；胃液结核分枝杆菌 DNA 阳性。

**【诊治体会】**

**1. 发热咳嗽病程长，高度警惕患结核**　急性粟粒性肺结核多见于婴幼儿及青少年，多由原发性结核发展而来。由于儿童结核病肺内不容易形成空洞，大多起病缓慢，症状不典型，常被误诊为上呼吸道感染或其他肺部感染。本例患儿因为年龄过小，无典型的结核中毒症状,因而早期不易作出原发性结核的诊断,被当作普通肺部感染进行治疗,导致血行播散。本例患儿年仅 4 个月,病程却长达 2.5 个月,提示我们患儿不是普通的呼吸道感染。对于病程超过 2 周的患儿,一定要注意除外结核、真菌等感染,特别是该患儿未进行卡介苗预防接种,在诊断过程中要高度重视结核菌的相关检查。

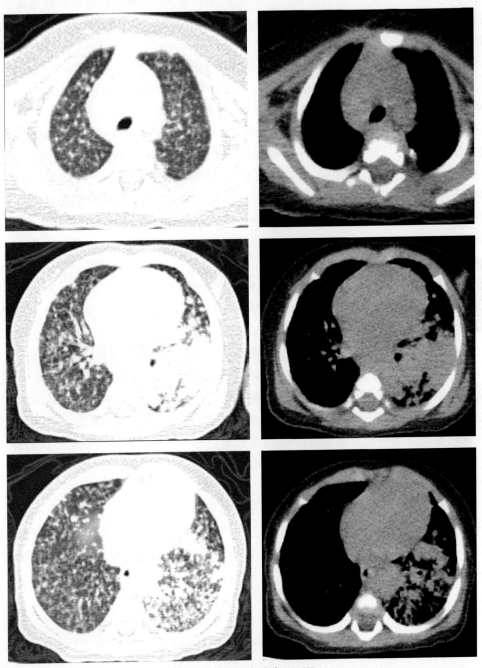

图 1-21-1 入院后肺 HRCT

提示双肺弥漫大小不等高密度结节影,左肺部分病变融合成团块状,双肺门影增大

**2. 病史询问要详细,辅助检查要全面** 对高度怀疑结核感染的患儿,要详细询问结核接触史,特别是患儿母亲的情况,必要时应给其母行 PPD、胸部影像学等检查。本例患儿 PPD 试验阴性,但并不能因此除外结核感染,因为结核菌感染后需 4~8 周才充分建立变态反应,在该变态反应产生之前,PPD 试验可呈阴性。如患儿应用糖皮质激素等免疫抑制剂、营养不良、患麻疹、百日咳等,结核菌素反应亦可呈阴性;此外,严重结核病或各种危重患者对结核菌素无反应或仅表现为弱阳性。因此,该病例虽然 PPD 阴性,但仍应该积极寻找结核菌感染的证据。

该患儿结核抗体检测阳性,但此项检查假阳性率较高,不能作为确诊依据。对患儿痰液及胃液的结核菌涂片及培养意义更大,是诊断本病的金标准。本例患儿痰结核菌涂片及 DNA 检测均阳性,胃液结核菌 DNA 检测阳性,可以确诊。此外,对于菌涂片阴性的患儿可进行酶联免疫斑点试验,即 γ- 干扰素释放试验(interferon gamma release assays,IGRAs),体内曾受到结核分枝杆菌抗原刺激形成致敏的 T 淋巴细胞再次遇到同类抗原 ESAT-6 和 CFP-10 时产生 γ- 干扰素(INF-γ),通过检测 INF-γ 浓度反映释放 INF-γ T 淋巴细胞数目,准确判断是否存在结核菌感染,敏感性和特异性较高,尤其在抗酸杆菌阴性的肺结核及肺外结核的诊断及免疫缺陷或抑制患者中有着良好的检出效果,且与卡介苗菌株无交叉反应,可用于接种过卡介苗的儿童。被美国疾病预防控制中心(CDC)推荐作为卡介苗接种儿童结核感染检测的首选。

**3. 注意影像检查的动态变化** 结核分枝杆菌肺部血行播散后,早期没有典型肺部影像学改变,需 2~4 周,少数 6 周后才表现出典型的"三均匀"的粟粒阴影(分布均匀、密度均匀、大小均匀),容易造成疾病的延误。因此,对此类患儿应注意复查胸部影像,动态观察非常重要。本例患儿肺 CT 结果既有血行播散征象——双肺弥漫大小不等高密度结节影,又有左肺下叶原发肺结核病灶——左肺团块状阴影。常规胸部 X 线片可能难以分辨,胸部高分辨 CT 则更为敏感,是胸片的一种重要补充检查手段。特别是对于显示肺门淋巴结肿大,CT 更为敏感,有助于发现肺门及纵隔肿大淋巴结或结核增殖灶,还有常规胸部 X 线片不易发现的隐匿病灶、早期空洞病变及早期粟粒影。CT 检查时肿大淋巴结可呈不规则形状的肿块,密度一般比较均匀,部分为中心密度低、周围部密度高;必要时进行增强扫描,较小的淋巴结多为均匀增强,少数较大淋巴结为环状增强。

**4. 小婴儿高度警惕并发脑膜炎** 血行播散性肺结核极易引起全身播散,在询问病史和查体时一定要注意有无其他脏器受累。对于本例 4 个月的小婴儿,应高度注意有无结核性脑膜炎,注意患儿精神状态,注意囟门改变,仔细进行神经系统查体。本例患儿除肺部感染外未发现其他脏器受累的表现。

【关于本病】

急性粟粒性肺结核(acute miliary tuberculosis of the lungs)或称急性血行播散性肺结核,是结核分枝杆菌经血行播散而引起的肺结核,是原发综合征发展的后果,主要见于儿童,尤其是婴幼儿。年龄幼小,患麻疹、百日咳或营养不良,机体免疫力低下,特别是 HIV 感染时,易诱发本病。婴幼儿常并发结核性脑膜炎。

多在原发感染后 3~6 个月内发生。由于婴幼儿免疫功能较低,机体相对敏感,感染结核分枝杆菌后易形成菌血症。当原发病灶或淋巴结干酪样坏死发生破溃时,则大量细菌由此侵入血液而引起急性全身粟粒性结核病,结核分枝杆菌可累及肺部、脑膜、脑实质、肝脏、脾脏、肾脏、心脏、肾上腺、肠、腹膜、肠系膜淋巴结等。播散到上述脏器中的结核菌,可在间质组织中形成细小结节。在肺脏中的结核结节多分布于肺上部,病理为灰白色半透明或淡黄色不透明的结节,如针尖或粟粒一般,1~2mm 大小。镜下见结核结节由类上皮细胞、淋巴细胞和朗格汉斯细胞加上中心干酪坏死性病灶组成。

起病多急骤,婴幼儿多突然高热(39~40℃),呈稽留热或弛张热,部分病例体温可不太高,呈规则或不规则发热,可持续数周或数月,多伴有寒战、盗汗、食欲缺乏、咳嗽、面色苍白、气促和发绀等。肺部可听到细湿啰音而被误诊为肺炎。约 50% 以上的患儿在起病时就出现脑膜炎征象。部分患儿伴有肝脾大以及浅表淋巴结大等,注意与伤寒、脓毒症等鉴别。少数患儿表现为一般中毒症状,如发热、食欲缺乏、消瘦和倦意等,易被误诊为营养不良。

6 个月以下婴儿发病急,症状重而不典型,累及器官多,特别是伴发结核性脑膜炎者居多,病程进展快,病死率高。

诊断主要根据结核接触史、临床表现、肝脾大及 PPD 阳性,可疑者进行细菌学检查、血清抗结核菌抗体检测及胸部影像学检查。胸部 X 线常对诊断起决定性作用,早期因粟粒阴影细小而不易查出。至少在起病后 2~3 周后胸片可显示大小一致、分布均匀的粟粒状阴影,密布于两侧肺野。肺 CT 扫描可见大小(1~3mm)、密度(中度)、分布(全肺)一致阴影,部分病灶有融合。

注意与细菌性肺炎、支原体肺炎、伤寒、脓毒症、组织细胞增生症 X、肺含铁血黄素沉着症、肺曲霉菌病、念珠菌肺炎、特发性间质性肺疾病、转移瘤、肺泡蛋白沉积症等鉴别。

在治疗上,病初一般采用支持疗法,早期抗结核治疗为重。在强化阶段可采用四联药物治疗,即 SHRZ(链霉素、异烟肼、利福平、吡嗪酰胺)或 HRZE(异烟肼、利福平、吡嗪酰胺、乙胺丁醇)2~3 个月,继续期使用 HR(异烟肼、利福平)4~6 个月,且可根据病情适当延长治疗2~3 个月。

(王植嘉　尚云晓)

## 病例 22　支气管内膜结核合并肺炎支原体感染

【病例介绍】

患儿,女,9 岁。

**主诉:**间断发热伴咳嗽 10 天。

现病史：患儿于入院前 10 天无明显诱因出现发热，每 7~8 小时发热 1 次，热峰 40℃，伴有寒战，手脚发凉，无抽搐。伴咳嗽，为阵咳，有痰，为黄白色痰。于当地医院静脉滴注红霉素、二代头孢、地塞米松治疗，共 5 天，发热及咳嗽无明显缓解，改为静脉滴注三代头孢及甲基强的松龙 2 天，热退 1 天，但咳嗽、咳痰无明显好转。1 天前再次出现发热，热峰 38.0℃，为求进一步诊治来笔者医院，门诊以"肺炎"为诊断收入笔者科室。

患儿病来偶有乏力，无盗汗及明显消瘦。进食可，睡眠稍差，精神可，大、小便正常。

**既往史**：否认肝炎、结核等传染病史，否认手术外伤输血史。

**过敏及接触史**：磷霉素钠过敏，否认其他食物及药物过敏史。无肝炎、结核等传染病接触史。

**个人及家族史**：生长发育同正常同龄儿，按时进行预防接种。否认家族遗传病史。

**入院查体及相关检查**：体温 36.3℃；脉搏 88 次 /min；呼吸 20 次 /min；血压 100/70mmHg；体重 38kg。神志清楚，一般状态可，周身未见出血点及皮疹，浅表淋巴结未扪及肿大；咽红，双扁桃体无肿大；呼吸平稳，胸廓平坦、对称，左肺听诊呼吸音减低，未闻及干、湿啰音；心音有力，心律齐，各瓣膜听诊区未闻及杂音；腹平软，全腹无压痛、反跳痛及肌紧张，肝脾肋下未触及，未及包块；神经系统查体未见异常。

【**病情分析及诊断思路**】

**1. 病例特点** ①学龄期儿童；②持续发热、咳嗽病史；③肺部体征不明显，仅表现为左肺呼吸音减低；④影像学改变明显，胸片提示左肺上叶大叶性肺炎改变；⑤外院给予头孢、大环内酯类抗生素、激素等治疗效果不佳。

**2. 诊断思路** 结合患儿年龄、流行病学特点、临床特点及影像学改变，首先考虑诊断为肺炎支原体肺炎。患儿应用大环内酯类抗生素及激素治疗效果欠佳，考虑为难治性肺炎支原体肺炎。但该患儿咳嗽伴黄白色痰，结合治疗效果欠佳，应注意混合其他病原体感染的可能，需完善血液、痰液等病原学检测，进一步明确病原菌。患儿入院时病程已 10 天仍不见好转，应行纤维支气管镜检查，进一步明确支气管内部病变情况，并进行肺泡灌洗，以减轻气道阻塞及炎症反应，同时对肺泡灌洗液检菌明确病原。

【**诊治经过及反应**】

入院后予患儿二代头孢联合阿奇霉素抗感染，盐酸氨溴索化痰。完善相关检查，血常规白细胞计数 $6.3 \times 10^9$/L，中性粒细胞比例 80.7%；C 反应蛋白 33mg/L（0~8mg/L），患儿白细胞正常，C 反应蛋白稍高，提示细菌感染可能性不大，注意肺炎支原体、病毒等感染的可能。肺炎支原体抗体（MPAb）1：1 280，肺炎支原体抗体 -IgM 阳性，咽拭子肺炎支原体 DNA 测定阳性，肺炎衣原体抗体 -IgM 阳性，结核抗体（TBAb）弱阳性。病毒抗体八项均阴性。提示患儿存在肺炎支原体、肺炎衣原体感染，结核感染待除外。患儿肝功能：白蛋白 29.30g/L，谷丙转氨酶 75U/L，提示肝功受累，考虑为肺炎支原体感染肺外表现，给予患儿复方甘草酸苷保肝治疗。DIC 常规：纤维蛋白原含量 4.6g/L，D- 二聚体 3 646μg/L，纤维蛋白原降解产物 18.5mg/L，考虑肺炎支原体感染引起血液高凝状态。免疫球蛋白及淋巴细胞亚群均正常。

肺部 HRCT（图 1-22-1）提示：左肺上叶、下叶内侧段大片状致密影,内可见支气管气象,肺门影不大,未见肿大淋巴结影,提示左肺炎症、实变。

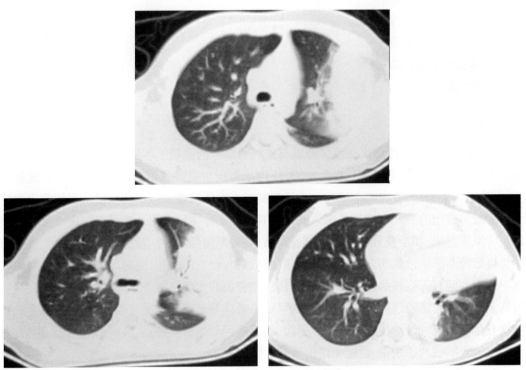

图 1-22-1 入院后肺部 HRCT 结果

入院第 3 天患儿仍反复发热、咳嗽,结合肺 CT 表现,考虑肺部炎症较重且不易吸收,予患儿完善支气管镜检查。镜下（图 1-22-2）可见左肺上叶尖后段黏膜充血、水肿、糜烂,有大量白色干酪样物质呈点状或环状附壁。给予左肺上叶局部肺泡灌洗,并对白色干酪样物质刷检。刷检前灌洗液行结核菌涂片及 PCR-TB 检查结果均为阴性。刷检白色干酪样物质进行抗酸染色涂片,找到抗酸杆菌;灌洗液 MP-DNA 阳性,提示肺炎支原体感染合并支气管内膜结核。转至专科医院给予抗结核治疗。

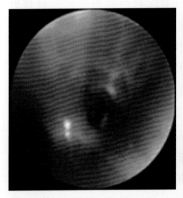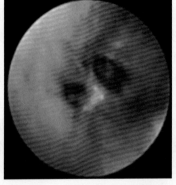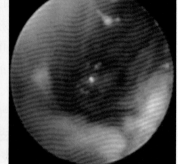

图 1-22-2 纤维支气管镜镜下改变

## 【确定诊断】

1. 支气管内膜结核。
2. 左肺上叶大叶性肺炎。
3. 肺炎支原体感染。
4. 肺炎衣原体感染。
5. 肝功能受累。

## 【诊治体会】

**1. 高度关注难治性肺炎支原体肺炎与支气管结核的鉴别**　本例患儿为学龄期儿童,肺炎支原体感染诊断明确,病程 10 天,经大环内酯类抗生素常规治疗效果欠佳,且出现肺实变、肝功能受累表现,首先考虑患儿为难治性肺炎支原体肺炎。但本病例提示我们临床上对于已诊断为难治的患儿应该反过来重新审核其肺炎支原体肺炎的诊断是否正确。是否存在其他病原体感染,如结核分枝杆菌、病毒、细菌、嗜肺军团菌等,并应除外肺部占位、气管血管发育畸形等非感染性疾病。特别是对发热、咳嗽病程较长的患儿,应高度警惕结核感染的可能。详细询问有无结核病接触史,完善结核感染相关的实验室检查。对于支气管结核,往往因其无特殊的临床表现而忽视其存在,对可疑患者应及早行纤维支气管镜检查,纤维支气管镜检查是诊断支气管结核必需的检查手段,镜下既可明确病变特点,又可通过活检、刷检,对提高支气管结核的诊断率,对避免误诊具有重要的意义。

**2. 纤维支气管镜检查对支气管结核诊断和治疗的重要作用**　纤维支气管镜检查是目前诊断支气管内膜结核最为重要的手段,不仅可以直接观察支气管病变的形态、部位和范围,而且可以做活体组织和灌洗等检查。通过支气管镜可以观察支气管内是否有阻塞、狭窄、受压等情况,观察支气管内膜有无病变,如红肿、溃疡、肉芽组织、干酪样坏死、穿孔等,从而确定其类型、部位、范围及严重程度。同时可取肉芽、干酪块或分泌物进行病理检查,行结核菌涂片及培养。本例患儿镜下见左肺上叶尖后段黏膜充血、水肿、糜烂,有大量白色干酪样物质呈环状附壁,镜下的改变即符合支气管结核的特点。但在病灶处行肺泡灌洗,灌洗液送结核菌涂片及结核菌 PCR 检测均为阴性。我们同时对病灶处进行刷检,对刷检物质行结核菌涂片检查发现抗酸杆菌为阳性,可见应用支气管刷对支气管结核病原菌的检测具有更好的灵敏度和特异性。这是因为支气管镜检查及镜下活检、刷检等技术"激惹"可使黏膜保护层去除或松动,较多结核分枝杆菌释放入支气管,提高抗酸杆菌检出率,从而提高支气管结核的诊断率。对确诊患儿,可根据支气管结核的不同分型及其病变情况进行支气管内介入治疗,包括支气管镜介导下的激光治疗、微波热凝治疗、高频电治疗、氩气等离子体治疗、冷冻治疗、球囊扩张、支架置入、局部注药治疗等。选择一种或多种介入治疗方法可以取得良好的治疗效果,避免或减轻气道狭窄,促进病变黏膜恢复,提高患儿的生活质量。

**3. 纤维支气管镜对肺炎支原体肺炎诊断和治疗的重要作用**　对于病程长、单纯药物治疗效果欠佳的肺炎支原体肺炎患儿,应及早行纤维支气管镜检查。镜下可见病变部位支气管黏膜充血水肿,管壁可见小结节样突起,管腔开口狭窄,黏液分泌物附着,黏液栓堵塞,重者可出现支气管闭塞。通过支气管镜进行病变部位灌洗,可及时清理黏液分泌物,减少阻塞,缓解肺不张,减轻局部炎症反应,对灌洗液进行 PCR 检测可以进一步确定病原。特别是对难治性肺炎支原体肺炎的患儿应尽早行支气管镜检查,采用纤维支气管镜治疗的时机早晚对临床治疗效果具有直接性的影响。总之,支气管镜检查及治疗对支原体肺炎患儿的诊断、治疗、预后都起到重要作用。

【关于本病】

气管、支气管结核(EBTB)是结核菌侵入气管、支气管的黏膜和黏膜下组织而发生的管壁结核病变。儿童气管、支气管结核的发生主要来自于淋巴结支气管瘘。肺原发病灶内的结核菌沿输出淋巴管道流入肺内的淋巴结和气管、支气管旁淋巴结,引起淋巴管炎和淋巴结结核,淋巴结结核逐渐蚀破支气管壁,其内含结核菌的干酪坏死物质破溃进入气管、支气管即发生淋巴结支气管瘘,导致气管、支气管结核。因此,儿童原发性肺结核病常合并有气管、支气管结核。

结核菌侵入支气管后,表现为黏膜充血、水肿,继而在黏膜下出现细胞浸润及结核结节形成。病变继续扩大,可有干酪坏死、液化、破溃至管腔形成黏膜溃疡和肉芽肿。肉芽向管腔内生长可产生管腔狭窄、阻塞,引起肺气肿、肺不张。溃疡进展则引起支气管穿孔。结核性肉芽组织增生、纤维瘢痕性闭锁、弹力纤维破坏使管腔狭窄,造成支气管变形、扭曲。由于支气管腔的变形,使肺的代谢物及分泌物排泄不畅,可进一步产生肺损毁。由于支气管结核破坏,可引起排菌、咯血和支气管结核播散。

临床表现除发热、消瘦、乏力、盗汗、食欲减退等全身结核中毒症状外,因支气管黏膜病变,引起刺激性咳嗽、咳痰、喘息、咯血。当支气管腔狭窄或阻塞时有呼吸困难。病情迁延反复是儿童本病的特点之一。因此,对治疗不顺利的肺结核患儿,应常规进行纤维支气管镜检查。

支气管镜检查是目前诊断支气管内膜结核阳性率最高的方法,其能直观显示病变支气管开口的狭窄、阻塞情况,较明确发现黏膜病变,对病变程度的估计及治疗有较大的指导意义。还能直接对腔内病变进行活检和刷检取样,进行确诊,并可局部介入治疗。

（王植嘉　尚云晓）

## 病例 23　经纤维支气管镜冷冻治疗支气管内膜结核

【病例介绍】

患儿,男,8 岁。

**主诉:**发现胸部实变 4 个月。

**现病史:**患儿于入院前 6 个月诊断肾病综合征,给予正规口服激素治疗。入院前 4 个月,出现发热,持续 2 周,笔者医院胸部 CT(图 1-23-1):左肺上叶舌段病灶,炎性？左肺淋巴结增大。患儿完善结核斑点试验(T-spot),结果回报是阳性,经结核病院会诊诊断结核感染,给予口服异烟肼及利福平抗结核治疗 4 个月。当地医院复查胸 CT(图 1-23-2)发现左肺舌叶实变无好转,遂入笔者医院进一步诊断治疗。

**既往史:**6 个月前确诊肾病综合征,4 个月前患结核感染。

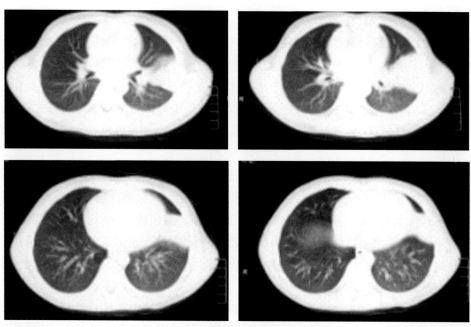

图 1-23-1　入院前 4 个月肺 CT 结果

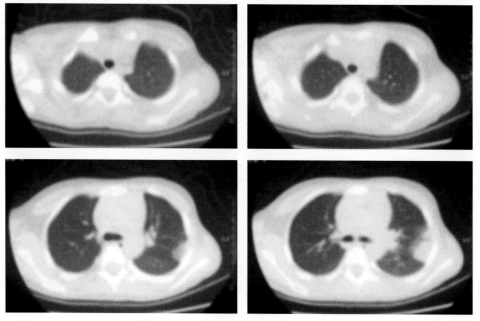

图 1-23-2　入院前当地医院复查肺 CT

**过敏及接触史**：否认药物及食物过敏史。否认结核、肝炎病接触史。

**个人及家族史**：否认家族遗传代谢性疾病史。

**入院查体及相关检查**：神志清楚，一般状态可，周身无疹，周身浅表淋巴结无肿大，呼吸平稳，双肺听诊呼吸音粗，左肺可闻及少许湿啰音，心音有力，心律齐，心率 89 次 /min，各瓣膜听诊区未闻及杂音，腹平软，肝脾肋下未触及，肠鸣音正常，四肢末梢温，CRT<3 秒，四肢活动自如。神经系统查体无阳性体征。

**辅助检查**：血常规：白细胞 $10.3 \times 10^9$/L；中性粒细胞百分比 63.4%；淋巴细胞百分比 27%；血红蛋白 126g/L；血小板 $367 \times 10^9$/L。院外肺 CT（图 1-23-2）：左肺舌叶实变。

【病情分析及诊断思路】

**1. 病例特点** ①8 岁男孩，患有肾病综合征基础疾病 6 个月，长期规律口服泼尼松片；②4 个月前出现较长时间的发热（超过 2 周），辅助检查提示胸部 CT：左肺上叶舌段病灶，炎性？左肺淋巴结增大，结核斑点试验阳性，诊断结核感染；③口服两联抗结核药物长期规律治疗 4 个月，左肺舌叶影像学不吸收，左肺淋巴结增大。

**2. 诊断思路** 该患儿存在肾病综合征基础疾病，长期口服糖皮质激素，出现机会性感染，如真菌、分枝杆菌等的可能性非常大，患儿口服激素后出现发热 2 周，胸部 CT 提示左肺上叶舌段病灶，最初考虑为肺炎，给予抗生素治疗无效，更加提示患儿可能是其他病原菌的感染，左肺淋巴结增大，T-spot 阳性，诊断结核感染，口服两联抗结核药物长期规律治疗 4 个月，左肺舌叶影像学不吸收，此时我们应该考虑以下可能性：①抗结核药物治疗不足；②是否由于气道存在阻塞导致引流不畅，实变不吸收；③存在肺内其他病原菌比如真菌或其他机会致病菌感染的可能性。因此首先需要给患儿立即进行纤维支气管镜的检查，明确镜下改变，了解该患儿结核感染是否为支气管淋巴结结核伴有肺不张，同时可以取支气管肺泡灌洗液或者黏膜活检进行病原菌的检查。

【诊治经过及反应】

入院第二天行纤维支气管镜检查，镜下可见左肺舌叶（B4、B5）开口处可见一块肿物堵塞大部分管腔（图 1-23-3），予活检钳钳取部分肿物和留取支气管灌洗液，送病理检查。病理结果回报（图 1-23-4）：（支气管）慢性炎症，局灶见不典型类上皮结节，不除外结核。因此考虑患儿是支气管淋巴结结核，结核分枝杆菌突破相邻的支气管内膜，干酪样物进入管腔导致气管腔阻塞。因此增加了抗结核的种类，给予患儿三联抗结核药物（异烟肼、利福平、吡嗪酰胺）口服治疗 1 个月复查支气管镜。第二次支气管镜下舌叶（B4、B5）开口处可见（图 1-23-5）黄白色干酪样物质周围被肉芽组织包裹完全堵塞其开口，先用活检钳反复钳取黄白色干酪样物质，并将钳取物分别涂片镜检并送活组织病理检查，考虑常规口服抗结核药物渗透到支气管内膜的浓度小，对局部治疗效果差，因此取了病理后对肉芽组织以及干酪样物进行 4 次冷冻治疗（每次冷冻时间 30~60 秒不等）和反复多次钳取，治疗结束后，B5 支气管开口得以暴露（图 1-23-6），其支气管管腔开口通畅，可见正常 B5 亚段结构，但 B4 支气管开口仍被肉芽组织覆盖（图 1-23-7）。分别在第 2 天后、2 周后、1 个月后、2.5 个月后、6 个月后进行 5 次支气管镜下钳取和冷冻治疗。6个月后第七次支气管镜显示，镜下可见左肺舌叶 B5 开口通畅，舌叶 B4 开口形成瘢痕狭窄，2.8mm 支气管镜可通过，远端亚段结构正常。复查肺 CT 可见（图 1-23-8）：左肺上舌叶片状高密度影基本吸收，左肺门肿大淋巴结影较前略减小。

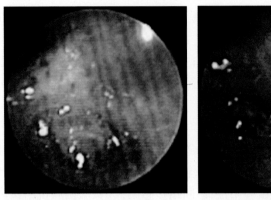

图 1-23-3　入院后第一次完善纤维支气管镜检查

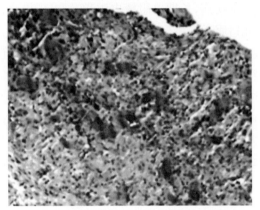

图 1-23-4　第一次支气管镜黏膜活检病理结果

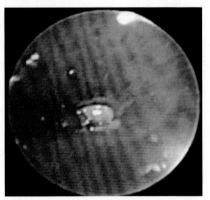

图 1-23-5　治疗 1 个月后复查纤维支气管镜

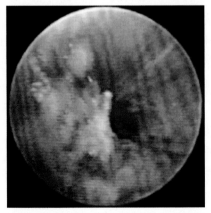

图 1-23-6　第 2 次支气管镜下，行冷冻治疗，冷冻治疗后左肺 B5 亚段镜下改变

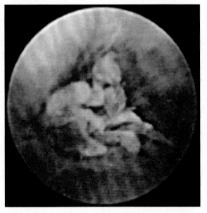

图 1-23-7　第 2 次支气管镜下，行冷冻治疗，冷冻治疗后左肺 B4 亚段镜下改变

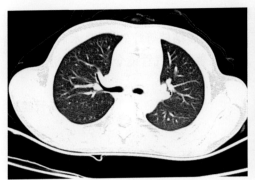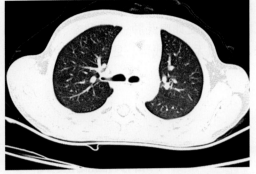

图 1-23-8　6 个月内 5 次支气管镜下冷冻治疗后复查肺 CT 结果

【确定诊断】

支气管淋巴结结核。

【诊治体会】

患儿原发病是肾病综合征,规律长期口服泼尼松片,4 个月前出现发热,左肺舌叶病变,抗生素治疗无效,因为患儿长期口服激素,很容易出现机会感染,比如真菌、分枝杆菌等,患儿进行 T-spot 检查结果阳性,考虑结核感染,但痰结核涂片和培养均阴性,无法立即确诊为肺结核,可以进行支气管镜检查明确病原。镜下可见左肺舌叶(B4、B5)开口处可见一块肿物堵塞大部分管腔开口,无法明确性质,给予活检。病理回报考虑结核感染改变。第二次复查支气管镜可见舌叶(B4、B5)开口处可见黄白色干酪样物质周围被肉芽组织包裹完全堵塞其开口,此镜下改变为典型的支气管内膜结核的改变。第一次做支气管镜未见干酪样物,原因为干酪组织未突破气道黏膜,仅看到肉芽增生。患儿已经口服抗结核药物 3 个月,干酪样物阻塞支气管腔明显,因此口服抗结核药由两联增加到三联,同时给予患儿进行内膜结核的局部冷冻治疗。反复经过 6 次支气管镜的冷冻治疗,每次冷冻 4~6 次,每次 30~60 秒,患儿舌叶 B4、B5 的干酪样物及周围肉芽组织增生被清除,支气管管腔通畅。

【关于本病】

支气管淋巴结结核表现为肺门或者支气管旁淋巴结肿大,肿大的淋巴结可压迫气道,出现狭窄、变形。发生淋巴结 - 支气管瘘,引起支气管结核时可合并肺不张、肺实变,同时有支气管狭窄、闭塞、变形。临床上可表现为发热、咳嗽和结核中毒症状。发生支气管淋巴结核时,肿大的淋巴结压迫气道,可出现喘息、刺激性咳嗽和气促等症状,亦有报道出现咯血或者症状隐匿不易发现,或者表现不典型,容易和肺炎相混淆,对于反复肺实变和不张应尽早完善支气管镜检查。对于支气管内膜结核的治疗,一方面可以使用全身抗结核治疗,另一方面可以配合电凝、激光、冷冻或球囊扩张等综合性治疗。成人支气管内膜结核也常用经支气管镜微波方法治疗。选择哪种方法要根据本单位所有的设施决定,可以单一使用也可综合应用。冷冻技术引起核固缩及细胞破裂、血管痉挛、局部血液减慢或停滞,导致细胞缺氧坏死、组织脱落达到治疗目的。常用制剂有液态二氧化碳、液氮、一氧化二氮等。冷冻治疗对气道内良性病变如肉芽肿、瘢痕狭窄、良性肿瘤、支气管内膜结核等疗效较好,术后组织愈合较快,大多数无瘢痕残留。是一种非常安全可靠、疗效显著的支气管镜介入治疗方法。

(张　晗　尚云晓)

## 病例 24　结核性胸膜炎

### 【病例介绍】

患儿,女,10 岁。

**主诉:**间断低热 6 个月,加重伴咳嗽 15 天。

**现病史:**6 个月前间断低热,约 2、3 天低热 1 次,每次 37.6~38.0℃,约持续 7~8 小时,自行热退,每次"感冒"时体温升高明显并伴有咳嗽。15 天前"着凉"后发热加重,热峰 39.8℃,不伴寒战及抽搐,交替口服退热药(布洛芬、对乙酰氨基酚)体温可退至正常,间隔 12 小时左右体温复升,伴有咳嗽及阵发性胸痛,无痰,刺激性干咳。家属予患儿口服感冒药物(具体不详)3 天,无明显疗效,随即就诊于当地县医院,静脉滴注青霉素等药物(具体不详)治疗 2 天,仍反复发热,到当地市级医院住院,静脉滴注"甲基强的松龙[ 1mg/(kg·d)],头孢吡肟"5 天,静脉滴注甲基强的松龙期间无发热,故 5 天后停用"甲基强的松龙",继续给予"头孢吡肟",停用"甲基强的松龙"次日再次发热,改用"青霉素"静脉滴注 3 天,仍反复发热,间隔 12 小时体温复升,热峰 38.8℃左右。为明确诊治来院,门诊以"急性支气管肺炎"收入笔者科室。

病来精神状态好,无皮疹,无关节疼痛、肿胀,无意识障碍及抽搐,无呕吐及腹痛,无乏力、盗汗及体重下降,食、睡可,大、小便正常。

**既往史:**健康,否认手术、外伤及输血史。

**过敏及接触史:**无食物及药物过敏史。无肝炎、结核等传染病接触史。

**个人及家族史:**G1P1,足月剖宫产,出生体重 3.8kg,疫苗接种不全,乙肝、卡介苗、麻疹疫苗漏种,生长发育同同龄儿。否认过敏性及结缔组织疾病家族史。

**入院查体及相关检查:**神志清楚,一般状态可,周身无疹,周身浅表淋巴结无肿大,双上臂未见卡疤,无鼻翼扇动或三凹征,咽峡红,扁桃体Ⅱ度大,充血,无脓苔,肺肝界正常,双肺听诊可闻及固定中、细湿啰音,于深吸气末明显;心音有力,心律齐,各瓣膜听诊区未闻及杂音;腹平软,全腹无明显压痛及反跳痛,全腹未扪及包块,肝脾肋下未触及,肠鸣音正常,四肢无关节肿胀,无杵状指/趾。神经系统查体无阳性体征。

**辅助检查:**(1 周前外院)血常规:白细胞 6.02×10⁹/L;中性粒细胞百分比 55.1%;淋巴细胞百分比 26.9%;血红蛋白 112.0g/L;血小板 330.0×10⁹/L;CRP 45.4mg/L。(4 天前外院)胸片示:双肺野外带散在少许斑片影符合支气管肺炎改变。

**【病情分析及诊断思路】**

**1. 病例特点** ①10岁大女孩;②长期反复低热,近期咳嗽、胸痛;③从小未按时接种疫苗,双上臂无卡疤;④反复追问病史,否认家庭成员中结核病史,否认结核患者接触史,病来食、睡好,无乏力、食欲缺乏、盗汗、体重下降等结核感染的表现。

**2. 诊断思路** 该患儿长期反复发热,此次伴有咳嗽胸痛,未接种卡介苗,首先要注意感染性疾病,尤其是结核感染,年长儿近期发热咳嗽加重,伴有胸痛,外院胸片提示肺炎,在社区获得性感染中应首先考虑到肺炎支原体感染,应在入院检查即完善各种感染性指标,肺炎支原体、衣原体、血沉、结核菌素及结核斑点试验(T-spot)、肺部CT等结核感染方面检查。此患儿无盗汗、消瘦、乏力等全身症状和咯血等典型的结核呼吸系统表现,还应注意亚急性细菌性细支气管炎、真菌等特殊病原体感染所致的肺部慢性感染。大女孩的低热亦应警惕系统性红斑狼疮等结缔组织病。此外,还应查体注意有无浅表淋巴结肿大及肝脾的增大,有无恶性淋巴瘤的可能。因此首先初步完善包括结核在内的相关血液检测及肺部CT检查十分重要。

**【诊治经过及反应】**

患儿近期并未应用大环内酯类抗生素,入院后立即给予阿奇霉素抗感染,盐酸氨溴索祛痰及雾化吸入辅助治疗,并完善PPD等各项检查:血常规正常;C反应蛋白38.6g/L增高,ESR 92mm/h明显增快,结核抗体阳性;免疫球蛋白、淋巴细胞亚群正常;肺炎支原体抗体-IgM阳性;肺炎支原体抗体阴性;肺炎支原体-DNA测定阳性,确诊肺炎支原体感染,我们经验性地应用大环内酯类抗生素也是正确的。肝肾功能、心肌酶谱正常;血清总IgE正常暂不符合肺曲霉菌病;常见呼吸道病毒检测均阴性,血细菌培养、痰培养未见细菌生长。胸部CT:左侧胸腔积液(注意包裹积液及胸膜增厚),邻近肺组织膨胀不良。左肺多发炎症(图1-24-1),并完善胸部三维彩超提示:左侧胸腔可见积液,较深处约1.9cm,内伴分隔。距皮约1.4cm。右侧胸腔未见明显积液影像。提示患儿高度疑似结核性的胸膜渗出,需等待结核斑点试验以确定诊断。并应在超声引导下行胸腔穿刺胸腔积液分析。

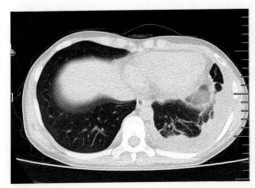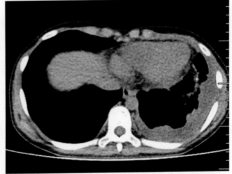

图1-24-1 入院后肺CT结果

患儿入院48小时,患儿体温稍有下降,咳嗽有痰,PPD显示强阳性,结核斑点试验(T-spot)阳性;提示患者存在结核感染,诊断考虑结核性胸膜炎,完善胸腔穿刺检查,胸腔积液中找到抗酸杆菌,胸腔积液血气分析:pH 7.362,PCO$_2$ 35.4mmHg,PO$_2$ 112mmHg,HCO$_3$ 19.6mmol/L,BE −5.0mmol/L,LDH 814U/L,胸腔积液血气中性偏酸,此血气分析 pH 在 7.3~7.4 间多符合结核感染。LDH 显著增高,提示炎症较重。胸腔积液常规:李凡他试验阳性,细胞总数 4 396×10$^6$/L,白细胞 2 396×10$^6$/L,中性粒细胞百分比 1.5%,单个核细胞百分比 98.5%,红细胞 2 000×10$^6$/L,其中细胞数显著增高,单核细胞占绝大多数,符合结核改变。胸腔积液生化:TP 51.9g/L,Cl 102.3mmol/L,Glu 2.81mmol/L。蛋白显著增高,葡萄糖显著降低符合结核感染。腺苷脱氨酶(ADA)115U/L 显著升高亦符合结核胸腔积液特点。此胸腔积液的细菌图片检查找到了抗酸杆菌。可见此患儿除肺炎支原体的近期感染外,结核性胸膜炎确定无疑,立即转至专科医院行抗结核治疗,抗结核治疗 3 天后体温平稳,1 周出院,长期口服抗结核药物,于胸科医院定期随诊,口服抗结核药物 1 年未复发。

【确定诊断】

根据病史特点、查体及辅助检查作出诊断。

**1. 结核性胸膜炎** ①间断低热 6 个月,加重 15 天,伴有咳嗽及阵发性胸痛。②肺胸部 CT:左侧胸腔积液(注意包裹积液及胸膜增厚),邻近肺组织膨胀不良。左肺多发炎症。③ PPD 显示强阳性,结核斑点试验(T-spot)阳性;胸腔积液中找到抗酸杆菌,胸腔积液血气分析、常规李凡他试验阳性,单核细胞为主,生化符合结核。④除外其他引起长期发热的疾病,详见诊断思路部分。

**2. 急性支气管肺炎** 15 天高热病史,伴有咳嗽,双肺查体可闻及固定湿啰音,肺部 CT 提示肺部炎症,此诊断不难确立。

**3. 肺炎支原体感染** 肺炎支原体抗体 -IgM 阳性;肺炎支原体 DNA 测定阳性。

【诊治体会】

**1. 肺炎合并胸腔积液的年长儿,要高度警惕结核感染的存在** 结核性胸膜炎大多是急性起病,其症状主要表现为结核的全身中毒症状和胸腔积液所致的局部症状,因此易与肺炎混淆,忽略结核诊断。结核中毒症状主要表现为发热、畏寒、出汗、乏力、食欲缺乏、盗汗。局部症状有胸痛、干咳和呼吸困难。胸痛随深呼吸或咳嗽而加重。早期易被忽略,而单独诊断成普通肺炎而延误治疗。

**2. 结核病史及接触史阴性患儿,亦不能除外结核诊断** 且目前全球结核感染呈显著上升趋势。本例患儿长期低热,反复追问病史,患儿并无明确的结核感染者接触史,也无盗汗、乏力、消瘦,给结核诊断带来障碍。但患儿并未接种卡介苗,此次起病又伴有显著胸痛,肺部 CT 显示胸腔积液及胸膜增厚更应高度怀疑结核性胸膜炎的可能。但部分患儿胸痛可随着胸腔积液的增多而减轻甚至消失,而随着积液的吸收,脏层胸膜与壁层胸膜随着呼吸运动、咳嗽时摩擦而胸痛加剧。遇有长期发热的患儿,追问病史、疫苗接种史、家族史、接触史十分重要,但是阴性线索也不能除外结核的诊断。因此,应尽早完善 PPD、结核抗体及结核斑点试验(T-spot)试验等辅助检查。

**3. 结核性胸膜炎的胸腔积液特点及鉴别** 此例更提示我们,如果条件允许,早期进行胸腔穿刺、胸腔积液检测可提供有力的诊断线索。结核性胸膜炎胸腔积液具有一定特征：胸腔积液血气分析常酸性或中性偏酸，pH 可<7.3，或 7.3~7.4 之间，而金黄色葡萄球菌等细菌感染所致胸腔积液常 pH<7.2 呈显著酸性，肺炎支原体感染及肿瘤胸腔积液 pH 多中性偏碱。结核性胸腔积液常规特点：细胞数升高，以淋巴或单核细胞为主，红细胞亦可增多，但胸腔穿刺损伤血管亦可引起血性胸腔积液，需谨慎鉴别，细菌感染的胸腔积液以中性粒细胞为主，而肺炎支原体感染胸腔积液细胞数可以正常，或以淋巴细胞增多为主。结核性胸腔积液生化符合渗出液改变：蛋白显著增高，葡萄糖浓度多低于 3.3mmol/L 左右，化脓性胸腔积液则更低可<1.1mmol/L，系统性红斑狼疮多在正常范围。胸腔积液中酶的测定：乳酸脱氢酶（LDH）含量增高，>200U/L，且胸液 LDH/ 血清 LDH 比值>0.6，提示为渗出液，胸腔积液 LDH 活性可反映胸膜炎症的程度，其值越高，表明炎症越明显。腺苷脱氨酶（ADA）在淋巴细胞内含量较高。结核性胸膜炎时，因细胞免疫受刺激，淋巴细胞明显增多，故胸液中 ADA 可高于 100U/L（一般不超过 45U/L）。其诊断结核性胸膜炎的敏感度较高；胸液涂片查找细菌及培养，有助于病原诊断。结核性胸膜炎胸液沉淀后做结核菌培养，阳性率仅 20%，此胸腔积液的细菌涂片检查找到了抗酸杆菌。

**4. 结核斑点试验（T-spot）的重要意义** 该试验是检测结核分枝杆菌抗原特异性的效应 T 淋巴细胞。结核感染会引起强烈的细胞免疫反应，而 T 淋巴细胞在细胞免疫应答中起关键作用。结核感染后 T 淋巴细胞受到结核抗原的刺激被致敏，抗原特异性致敏 T 淋巴细胞再次受到结核抗原的刺激后会增殖、活化并且释放细胞因子，通过检测细胞因子证明抗原特异性效应 T 淋巴细胞的存在，反映机体结核感染的情况。结核斑点试验与结核抗体检测相比的优势在于，斑点试验受免疫因素影响小，敏感性高，尤其适合免疫力低下人群，而结核抗体在免疫力低下人群中敏感性大大降低，特异性差，与卡介苗接种和其他环境分枝杆菌有交叉易造成假阳性。尽管胸腔积液查到结核菌或胸膜病理活检发现结核病变即可确诊结核性胸膜炎，是诊断结核的金标准。但是对于大多数患者活检很难实施，胸腔积液量小，不易穿刺或不具备穿刺条件，而高度怀疑结核感染时，可行结核斑点试验检测。

**5. 结核性胸膜炎胸腔积液的影像学特点** 胸腔积液在 300ml 以下时，后前位 X 线胸片可能无阳性发现。少量积液时肋膈角变钝，积液量多在 500ml 以上，仰卧位透视观察，由于积聚于胸腔下部的液体散开，复见锐利的肋膈角。也可患侧卧位摄片，可见肺外侧密度增高的条状影。中等量积液表现为胸腔下部均匀的密度增高阴影，膈影被遮盖，积液呈上缘外侧高，内侧低的弧形阴影。大量胸腔积液时，肺野大部呈均匀浓密阴影，膈影被遮盖，纵隔向健侧移位。超声探测胸腔积液的灵敏度高，定位准确，并可估计胸腔积液的深度和积液量，提示穿刺部位。亦可以和胸膜增厚进行鉴别。对此病亦可完善肺部 CT，可清晰显示纵隔及淋巴节、肺部合并的炎症、积液的情况，对恶性淋巴瘤也有鉴别的意义。

【关于本病】

结核性胸膜炎是结核分枝杆菌及其自溶产物、代谢产物进入超敏感机体的胸膜腔而引起的胸膜炎症。

**1. 临床表现** 大多数结核性胸膜炎是急性病。其症状主要表现为结核的全身中毒症状和胸腔积液所致的局部症状。结核中毒症状主要表现为发热、畏寒、出汗、乏力、食欲缺乏、盗汗。局部症状有胸痛、干咳和呼吸困难。胸痛多位于胸廓呼吸运动幅度最大的腋前线或腋后线下方,呈锐痛,随深呼吸或咳嗽而加重。由于胸腔内积液逐渐增多,几天后胸痛逐渐减轻或消失。积液对胸膜的刺激可引起反射性干咳,体位转动时更为明显。积液量少时仅有胸闷、气促,大量积液压迫肺、心和纵隔,则可发生呼吸困难。积液产生和聚集越快、越多,呼吸困难越明显,甚至可有端坐呼吸和发绀。

**2. 诊断** 根据病史和临床表现,结核性胸膜炎一般可确诊。临床表现主要为中度发热、初起胸痛以后减轻、呼吸困难。体格检查、X线检查及超声波检查可作出胸液的诊断。诊断性胸腔穿刺、胸液的常规检查、生化检查和细菌培养等为诊断的必要措施,这些措施可对 75% 的胸腔积液病因作出诊断。

**3. 治疗** 结核性胸膜炎的治疗包括一般治疗、抽取胸液、抗结核治疗、中医中药治疗。其化疗原则与化疗方法和活动性结核相同。

(1)一般治疗:体温 38℃ 以上可卧床休息,一般患者可以适当起床活动。总的休息时间大约以体温恢复正常,胸液消失后仍须持续 2~3 个月。

(2)胸腔穿刺抽液:由于结核性胸膜炎胸液蛋白含量和纤维蛋白含量高,容易引起胸膜粘连,故原则上应尽快抽尽胸腔内积液,每周 2~3 次。首次抽液不要超过 600ml,以后每次抽取量约 1 000ml,最多不要超过 1 500ml。如抽液过多、过快,可由于胸腔内压力骤降发生复张后肺水肿和循环衰竭。若出现头晕、出汗、面色苍白、脉搏细弱、四肢发冷、血压下降等反应,立即停止抽液,皮下注射肾上腺素,同时静脉内注射地塞米松,保留静脉输液导管,直至症状消失。如发生肺复张后肺水肿,应进行相应的抢救。胸腔抽液有以下作用:

1)减轻中毒症状,加速退热。

2)解除肺脏和心脏血管受压,改善呼吸及循环功能。

3)防止纤维蛋白沉着所致胸膜粘连肥厚。目前也有学者主张早期大量抽液或胸腔插管引流可减少胸膜增厚和胸膜粘连等并发症。

(3)抗结核药物治疗:一般采用链霉素(SM)、异烟肼(INH)和利福平(RFP)或链霉素(SM)-异烟肼(INH)-乙胺丁醇(EMB)联合治疗。链霉素(SM)肌内注射,异烟肼(INH)、利福平、乙胺丁醇顿服,上述口服药物均连续服用 9~12 个月。治疗过程必须注意抗结核药物的副作用,如听力的变化、视觉的变化和肝功能等,发生时应根据情况减量或停用。

结核性胸膜炎不主张常规使用糖皮质激素,因为有许多副作用。当大量胸腔积液、吸收不满意或结核中毒症状严重时可用泼尼松,至胸液明显减少或中毒症状减轻时每周减少。减药太快或用药时间太短,容易产生胸液或毒性症状的反跳。

**4. 预防**

(1)控制传染源,减少传染机会。结核菌涂片阳性患者是结核主要传染源,早期发现和合理治疗涂片阳性结核患者,是预防结核病的根本措施。

(2)普及卡介苗接种:实践证明,接种卡介苗是预防小儿结核病的有效措施。

(单丽沈 蔡栩栩)

## 病例 25　先天性心脏病合并肺炎

### 【病例介绍】

患儿,女,2 个月。

**主诉:** 咳嗽伴间断发热 20 天,加重伴喘息、烦躁 1 天。

**现病史:** 患儿于入院前 20 天无诱因出现咳嗽,起初为声咳,无痰,伴发热,体温最高 38.5℃,不伴寒战,予"美林及物理降温"后热可退,发热间隔 4~6 小时。于外院治疗 10 天 (具体用药不详),咳嗽加重,转为阵发性连声咳,发热无明显好转。将抗生素更换为美罗培南治疗 9 天,同时予丙种球蛋白支持治疗 5 天,患儿体温平稳 3 天,咳嗽较前略减轻,于入院前 1 天再次出现发热,体温最高 39℃,伴有喘息及烦躁,为进一步诊治来笔者医院。门诊以"支气管肺炎,先天性心脏病"为诊断收入院。

患儿生后即发现先天性心脏病,室间隔缺损。病来精神状态较平时差,无皮疹,无意识障碍及抽搐,无腹痛及吐泻,无盗汗及体重下降,奶量 50ml/ 次,奶中有间歇,睡眠差,尿量减少。

**既往史:** 无其他疾病史。无湿疹史。

**过敏及接触史:** 无食物及药物过敏史。无肝炎、结核等传染病接触史。

**个人及家族史:** G2P2,足月剖宫产,出生体重 3.0kg,生后无窒息,疫苗未按时按序接种。

**体格检查及相关检查:** 体温 37.0℃,脉搏 192 次 /min,呼吸 62 次 /min,体重 3.65kg,营养欠佳。未吸氧下,经皮血氧饱和度 79%。神志清楚,哭闹,烦躁不安。口周发绀,可见鼻翼扇动及三凹征,呼吸急促。双肺听诊可闻及广泛喘鸣音及密集中小水泡音,心音低钝,心律齐,胸骨左缘 3~4 肋间可闻及Ⅲ～Ⅳ级收缩期杂音。腹软不胀,未见胃肠型及蠕动波,肝肋下 5cm,质软,脾肋下未触及,肠鸣音正常,四肢末梢温,CRT<3 秒,四肢活动自如,神经系统查体无阳性体征。

### 【病情分析及诊断思路】

**1. 病例特点**　①患儿为 2 个月婴儿;②咳嗽、间断发热病史已 20 天,喘息及烦躁 1 天,伴有尿量减少,吃奶时有间歇、哭闹后口周青紫加重;③状态反应差,烦躁,呼吸困难,发绀,双肺可闻及广泛喘鸣音及密集中小水泡音,心前区可闻及Ⅲ～Ⅳ级收缩期杂音,肝脏肋下 4cm。

**2. 诊断思路**

(1)患儿此次转院原因,不仅发热、咳嗽症状未控制,且近 1 天出现了呼吸困难、烦躁及尿量减少,因此,我们需要紧急处理这些急症。导致呼吸困难的原因可以是肺源性的、心源性的、神经源性的。因患儿先天性心脏病的类型已经明确,为室间隔缺损,所以在感染后容易出现心力衰竭,因此,呼吸困难、烦躁、少尿、肝大的一系列表现均可以用感染后并发急性充血性心力衰竭来解释,因此,需要在有效抗感染的基础上进行抗心力衰竭治疗。

(2)患儿年龄小,在积极治疗的前提下,病情仍迁延不愈,我们需要分析相应原因:①患儿虽经过抗炎治疗,但咳嗽减轻不明显,且出现喘息,是抗生素选择错误,还是除了存在先天性心脏病,气道也存在发育畸形?②同时合并儿童哮喘,所以单纯抗炎治疗咳喘缓解差?③存在免疫功能的异常而反复感染?

## 【诊治经过及反应】

患儿入院后完善动脉血气离子分析:pH 7.35,$PaO_2$ 45mmHg,$PaCO_2$ 47mmHg,BE −3mmol/L,$HCO_3^-$ 22mmol/L,钾、钠、氯离子均在正常范围内。血常规:白细胞 $13.2 \times 10^9/L$;中性粒细胞百分比 65%;血红蛋白 98g/L;血小板 $280 \times 10^9/L$。C 反应蛋白 28mg/L。肝肾功大致正常;肌酸激酶 156U/L;肌酸激酶 MB 同工酶 38U/L。肺炎支原体及肺炎衣原体、病毒检测均阴性。淋巴细胞绝对计数大致正常。胸部 CT:双肺纹理增粗,多发斑片影,部分实变(图 1-25-1)。心脏超声:室间隔缺损(膜肌部,7~9mm),室水平左向右分流,静息状态下左室整体收缩功能正常(图 1-25-2)。

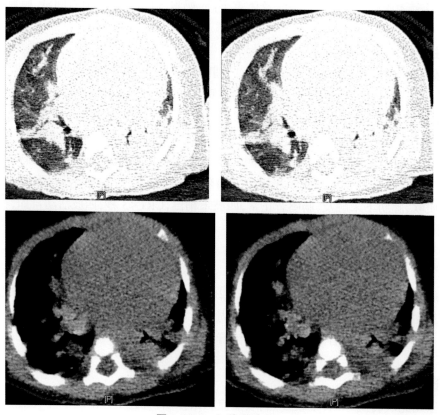

图 1-25-1 入院后肺 CT

入院后立即予吸氧、镇静、拉氧头孢抗炎、布地奈德及复方异丙托溴铵雾化止喘,盐酸氨溴索雾化吸入化痰,控制入液量在 60~80ml/kg,应用输液泵控制入液速度,患儿入睡后心率仍快,考虑患儿存在急性充血性心力衰竭,静脉给予毛花苷丙饱和量后静脉维持,呋塞米利尿,4 小时后心率降至 156 次 /min,鼻导管吸氧下无发绀,呼吸频率降至 50 次 /min。2 天后安静状态下心率仍 150~160 次 /min,加用卡托普利降低肺动脉压,减轻心脏后负荷。3 天后患儿未再发

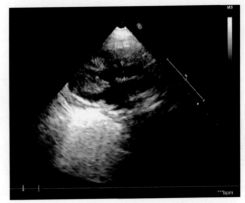

图 1-25-2　入院后心脏彩超

热,肺部啰音明显减少,心率降至 135~145 次 /min,肝脏回缩至肋下 3cm,将毛花苷丙改为地高辛口服维持,呋塞米改为与螺内酯交替口服。患儿共住院 13 天,偶有咳嗽,无发热,心力衰竭纠正,肺部听诊无明显干、湿啰音,好转出院。

【确定诊断】

①急性支气管肺炎;②先天性心脏病:室间隔缺损;③急性充血性心力衰竭。

诊断依据:①咳嗽伴间断发热 20 天病史;双肺可闻及广泛喘鸣音及密集中小水泡音;胸部 CT 显示双肺纹理增粗,多发斑片影,部分实变。②胸骨左缘 3~4 肋间可闻及 Ⅲ ~ Ⅳ 级收缩期杂音;完善心脏超声检查提示室间隔缺损(膜肌部,7~9mm),室水平左向右分流。③入院时烦躁,少尿,肝大,安静状态下脉搏>180/min,呼吸>60/min,心音低钝。

【诊治体会】

1. **重视液体管理**　肺毛细血管的液体渗出决定于毛细血管的静水压,左心功能不全和血容量增加均可升高其静水压,致肺血管的渗出增加,引起肺间质水肿,进一步引起肺泡萎陷,导致呼吸加快和低氧血症,同时血容量的增加可加重心脏的前负荷。因此应严格控制入液量,一般重症肺炎限制每天液量在 60~80ml/kg,而先天性心脏病肺炎合并心力衰竭患者还应相应减少。静脉补液最好用输液泵 24 小时均匀滴入,否则可加重心力衰竭、肺水肿。

2. **充分认识并正确处理心力衰竭**　婴儿期引起心力衰竭的主要病因为先天性心血管畸形,常见的有室间隔缺损、完全大动脉转位、主动脉缩窄、动脉导管未闭及心内膜垫缺损。出生后即发生心力衰竭者以左室发育不良综合征、完全大动脉转位最常见。心肌炎、重症肺炎、心内膜弹力纤维增生症及阵发性室上性心动过速为婴儿期发生心力衰竭的主要病因。感染,特别是呼吸道感染,左向右分流性的先天性心血管畸形常并发肺炎而诱发心力衰竭。因此,当有先天性心脏病婴儿出现吃奶时气促、多汗、烦躁、肝大表现时应警惕心力衰竭的发生,给予及时正确的处理。

3. **先天性心脏病时喘息可为心源性的**　心脏病可引起重度肺水肿、呼吸困难、哮鸣音。在急性左心力衰竭、重度肺水肿时,因伴有支气管、细支气管充血、水肿和平滑肌痉挛,故使

呼吸道阻力增加,双肺满布哮鸣音和湿啰音。因此,当先天性心脏病的患儿出现喘息,肺部听诊有哮鸣音时,应注意心功能的评估,否则一味按照支气管哮喘的治疗原则处理喘息,将会延误诊治,导致心功能的恶化。

**4. 控制感染,积极手术治疗**　左向右分流型先天性心脏病患儿由于血流动力学的特点,肺血多,易患肺炎,尤其是6个月以下的婴幼儿,呼吸系统及免疫系统发育及功能不完善,合并肺炎的机会更大,且易迁延不愈及反复发生。左向右分流型先天性心脏病由于心内分流而导致生长发育迟缓、心功能不全,甚至合并重症肺炎加重病情而等不到手术时机,甚至夭折。对于左向右分流型先天性心脏病合并重症支气管肺炎并心力衰竭的患儿,在经内科保守治疗效果不佳的情况下,应及时手术以降低病死率。

【关于本病】

1. 先天性心脏病(congenital heart disease,CHD)(简称先心病)是胎儿期(多发生于妊娠2~8周)心脏或/和血管发育异常所致,是儿科常见的一种危重症,其致病原因至今尚未明确,与环境、药物、病毒、电磁放射波和遗传等都有关系。

2. 目前在我国先天性心脏病已成为出生重大缺陷发生率和死亡率的首位病因。以我国为例,每年新生儿先天性心脏病发病达15万~17万例,发生率占出生活婴的7‰~10‰,但诊治数量仅为5万~6万例/年,1/3~1/2左向右分流型先天性心脏病患儿在新生儿或婴幼儿期因肺部过度充血,极易导致呼吸道感染甚至重症肺炎合并心力衰竭而处于危重状态,如果不及时给予手术治疗,绝大部分因难以救治的肺炎合并心力衰竭或严重的缺氧而夭折。即便存活下来,一些婴儿也因肺血管闭塞、心肌肥厚等并发症而失去手术最佳时机。

3. 先天性心脏病容易造成婴幼儿反复肺炎,与其血流动力学改变相关,尤其是左向右分流的先天性心脏病。本例患儿由于室间隔缺损的存在,左右心室相通,导致室水平持续的左向右分流,导致肺循环血流量增多,呈肺充血征象。当缺损较小时,尽管心室间的压力很大,但左向右分流很小,右室压和肺动脉阻力均维持在正常范围内,左心室的容量负荷不明显,心脏形态无明显改变;中型缺损,右室压和肺循环阻力有不同程度升高,左心室容量负荷增加,左室腔扩大,并有不同程度肥厚;大型缺损,心室间血流无阻力,左右室压力接近。如肺循环阻力明显低于体循环,则左心室扩大,左心房也扩大,如肺循环阻力明显升高,则出现右向左分流,产生艾森曼格综合征。

4. 先天性心脏病合并肺炎时,呼吸困难及肺部啰音可由肺炎引起,但同时应重视心力衰竭的存在,心力衰竭可导致肺水肿、肺淤血或使通气/血流比值失调,导致肺功能有明显下降甚至呼吸衰竭。在心功代偿期或心力衰竭前期呼吸困难、烦躁不安、心率加快、肺部啰音多,此时即应给氧、镇静,如仍不好转或出现肝大和/或水肿,即合并心力衰竭者,应立即用速效洋地黄、利尿剂及血管活性药。而心力衰竭失代偿期或终末期的一些患儿则由于长期充血性心力衰竭以心脏肥厚为主要代偿方式,对儿茶酚胺敏感性下降,故心率可不加快甚至减慢,肝大显著,这些患儿心力衰竭往往难以逆转,预后严重。

5. 目前研究认为先天性心脏病合并重症肺炎有其共同的临床特点:①年龄小,肺炎发病早,易反复;②肺炎病情重、经久不愈,严重低氧;③继发细菌感染抗生素治疗效果不佳;

④心力衰竭出现早并反复加重,保守方法难以纠正;⑤胸部 X 线或 CT 肺炎影像反复出现或不消失;⑥心脏增大、肺动脉高压、肝脏持续增大。临床上也有对心力衰竭难以控制的患儿给予静脉多巴酚丁胺、米力农等改善心功能治疗并取得了良好效果。因此,对于左向右分流型先天性心脏病合并重症支气管肺炎应给予足够重视,积极抗炎及抗心力衰竭治疗,患儿在经内科保守治疗效果不佳的情况下,应及时手术以降低病死率。

（王 娟 魏 兵）

## 病例 26 重症肺炎致噬血细胞综合征

### 【病例介绍】

患者,女,1 岁 5 个月。

**主诉:**间断发热伴咳嗽 20 天,加重 3 天。

**现病史:**患儿 20 天前无诱因出现发热,不伴寒战及抽搐,热峰 38.5℃,同时伴咳嗽,为阵咳,早期为干咳,渐以清晨、夜间为重,非痉挛性,无回声,家属自述喉部可闻及"呼呼声"。发热频繁,4~6 小时发热 1 次,家属自行予患儿口服美林后热可退,随即就诊于当地医院,予患儿静脉滴注头孢米诺钠抗感染治疗 8 天,热退,住院第 4 天体温复升为 38.5℃,予患儿口服美林后热退出院。出院 2 天后,患儿再次发热,再次于当地医院就诊,予患儿继续静脉滴注头孢米诺钠及红霉素治疗 7 天,症状未明显缓解仍发热。3 天前患儿发热较前频繁,日发热 4 次。家属为求进一步诊治就诊于笔者医院门诊,予患儿化验血常规及胸片提示肺炎。门诊以"急性支气管肺炎"收入笔者科室。病来患儿精神状态差,无皮疹,无意识障碍及抽搐,无腹痛及吐泻,无盗汗及体重下降,无关节疼痛,饮食可,大、小便正常。

**既往史:**健康,否认结核、手足口病、麻疹等传染病接触史。否认疫区居住史,否认外伤及输血史。否认喘息史及异物吸入史。

**过敏史及接触史:**G1P1,足月剖宫产,出生体重 3.8kg,出生史正常,无湿疹史,生长发育与同龄儿相似,按时接种疫苗。

**个人及家族史:**否认家族遗传代谢性疾病史。否认食物及药物过敏史。

**入院查体及相关检查:**神志清楚,一般状态可,呼吸平稳,无鼻翼扇动及三凹征,口周无发绀,咽部充血,无疱疹及溃疡,扁桃体 I 度肿大,表面无脓苔。双肺听诊呼吸音粗,可闻及中小水泡音;心音有力,节律规整,各瓣膜听诊区未闻及杂音;腹平软,未见胃肠型及蠕动波,全腹无压痛及反跳痛,全腹未触及包块,肝肋下 2cm,质韧,无触痛,脾肋下未触及,肠鸣音正常,四肢末梢温,CRT<2 秒,指/趾无硬肿及蜕皮。四肢活动自如,关节无肿胀。神经系统查体无阳性体征。

**辅助检查:**外院血常规:白细胞 $7.9×10^9$/L;中性粒细胞百分比 52.1%;淋巴细胞百分比

3.3%；血红蛋白 101g/L；血小板 $117 \times 10^9$/L。胸部正侧位 DR 示双肺纹理增强、模糊，支气管肺炎。

## 【病例特点及诊断思路】

**1. 病例特点** ①年幼儿；②病程 20 余天，反复发热病史；③抗感染治疗后发热、咳嗽症状无缓解。

**2. 诊断思路** 长期发热原因分为感染性发热及非感染性发热。患儿咳嗽、咳痰及感染中毒症状重，胸片改变提示肺部炎症提示感染性发热。年幼儿肺部常见病原菌包括肺炎链球菌、金黄色葡萄球菌、革兰氏阴性杆菌、流感嗜血杆菌等，但此患儿经头孢类抗生素治疗20 余天，发热及咳嗽无缓解，可能有以下几种情况：①病原可能为非典型菌引起的感染，如肺炎支原体、肺炎衣原体、嗜肺军团菌及结核分枝杆菌等；②合并其他病毒，如 EB 病毒、流感病毒及鼻病毒等感染；③外院应用的头孢类抗生素对患儿感染的病原菌不敏感或耐药；④长期应用头孢类抗生素继发真菌感染，因此应积极寻找病原，通过血培养、痰培养、诱导痰培养等方式积极查找病原菌，根据药敏试验应用敏感抗生素。同时应完善血清学肺炎支原体、肺炎衣原体抗体、病毒抗体、1,3-β-D 葡聚糖等检查。患儿既往无结核感染病史，否认结核接触史，无结核慢性中毒症状，既往卡介苗已接种但目前有长期发热、咳嗽病史，结核感染仍不能除外；待 PPD 试验回报，必要时检查结核斑点试验及肺部 CT 检查后以进一步除外结核感染。此外，患儿有发热、咳嗽 20 余天病史，同时要关注肺外脏器的变化，如周身淋巴结有无进行性增大、肝脏功能的改变、中枢神经系统变化及血液系统是否有受累，警惕重症肺炎肺外脏器受累。再次，患儿长期发热肺炎经抗生素治疗无效，应关注患儿免疫功能，是否存在免疫缺陷性疾病，如慢性肉芽肿，必要时行呼吸爆发实验检查。

## 【治疗经过及反应】

患儿入院时双肺可闻及中小水泡音；胸部 DR 提示双肺纹理增强、模糊；完善肺部 CT 提示双肺多叶段炎症、实变（图 1-26-1）。结合患儿病史及检查结果诊断考虑急性支气管肺炎。入院后予患儿静脉滴注二代头孢头孢甲肟联合红霉素抗感染、单磷酸阿糖腺苷抗病毒、胎盘多肽提高免疫力；入院后肺炎支原体及衣原体阴性暂不支持肺炎支原体感染。病毒抗体八项：提示柯萨奇病毒及单纯疱疹病毒感染。EBV-IgG 三项抗体测定提示 EB 病毒既往感染。且患儿仍持续有发热及咳嗽，无喘息；双肺可闻及痰鸣音；因患儿持续有发热建议患儿应用丙种球蛋白提高免疫治疗，但家属拒绝，要求暂时抗炎，后因患儿发热症状无明显好转，故入院第 5 天才予患儿加用丙种球蛋白治疗 3 天，应用丙种球蛋白［400mg/（kg·d），连用 3 天］及甲基强的松龙（1mg/kg，2 次/d，连用 3 天）后患儿发热症状较前好转，热峰降低，发热间隔延长，咳嗽症状无改善。停用激素及丙种球蛋白后患儿再次出现发热，复查胸部 CT 提示双肺多叶段大片状密度增高影，部分融合实变（图 1-26-2）。因患儿肺部炎症较前加重故入院第 7 天将患儿头孢甲肟升级为头孢哌酮舒巴坦钠抗感染；入院第 9 天仍有发热，口腔黏膜出现鹅口疮，双肺可闻及密集水泡音，予患儿继续静脉滴注丙种球蛋白，同时口服氟康唑 6mg/kg）及口腔局部应用制霉菌素治疗。同时静脉滴注甲泼尼龙琥珀酸钠抑制炎症反应。复查血常规出现三系降低（白细胞计数 $0.9 \times 10^9$/L，中性粒细胞计数 $0.17 \times 10^9$/L，

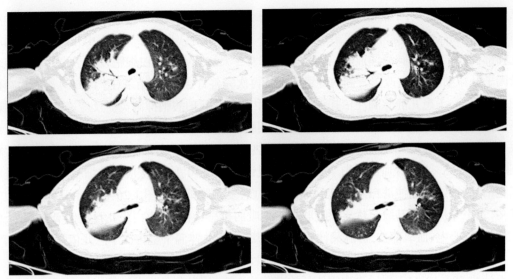

图 1-26-1 入院后肺 CT

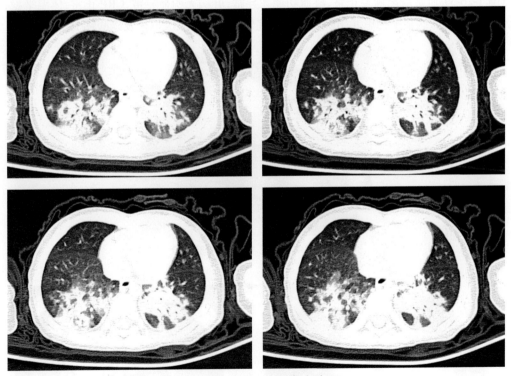

图 1-26-2 入院 5 天后复查肺 CT

血红蛋白 95g/L,血小板计数 $67 \times 10^9$/L)。肝功能、心肌酶、铁蛋白等检查结果提示明显异常(总蛋白 61.0g/L,白蛋白 23.4g/L,白球比 0.6:1,谷丙转氨酶 187U/L,谷草转氨酶 435U/L,前白蛋白 0.077g/L,甘油三酯 2.30mmol/L,胆固醇 3.54mmol/L,高密度胆固醇 0.58mmol/L,低密度胆固醇 1.58mmol/L。血清铁蛋白>1 500ng/ml;DIC 常规:D- 二聚体 1 629μg/L;纤维蛋白原降解产物 11.9mg/L),不能除外噬血细胞综合征,立即行骨髓穿刺,但不成功;请血液科会诊考虑噬血细胞综合征不除外,入院第 10 天转入小儿血液科进一步治疗。转入小儿血液科后因患儿肺部炎症较重,静脉滴注亚胺培南及阿奇霉素 5 天抗感染。因白细胞较低予患儿粒细胞刺激因子升粒细胞治疗,改善骨髓内环境后次日再次完善骨穿,骨穿结果(图 1-26-3)诊断为噬血细胞增多症,予患儿静脉滴注依托泊苷化疗,甲泼尼龙琥珀酸钠抑制炎症反应。监测血常规:三系仍较低(白细胞计数 $9.7 \times 10^9$/L;中性粒细胞计数 $6.80 \times 10^9$/L;血红蛋白 95g/L;血小板计数 $69 \times 10^9$/L)。入院第 11 天患儿再次出现高热,次日血常规:白细胞计数 $0.9 \times 10^9$/L;中性粒细胞计数 $0.05 \times 10^9$/L;血红蛋白 79g/L;血小板计数 $65 \times 10^9$/L;再次应用粒细胞刺激因子升粒细胞治疗,预约并输注滤白红细胞悬液改善贫血,复查胸部 CT(图 1-26-4)提示双肺炎症较前增多,予患儿抗生素升级至伏立康唑联合头孢吡肟抗感染治疗,夜内患儿存在低氧血症,予低流量吸氧,心电、血氧监护,静脉滴注氨溴索化痰,待患儿体温平稳再次予患儿依托泊苷化疗 2次,检测血常规:白细胞计数 $22.6 \times 10^9$/L;中性粒细胞计数 $9.24 \times 10^9$/L;血红蛋白 142g/L;血小板计数 $59 \times 10^9$/L;1 周后再次用依托泊苷化疗 1 次,甲基强的松龙减至半量,住院期间予患儿静脉滴注磷酸肌酸钠及阿托莫兰维护脏器功能,2 周后复查胸部 CT 提示肺部炎症较前吸收(图 1-26-5),血常规渐恢复正常,凝血功能无异常,肝功无明显异常,CRP 正常,体温平稳,患儿住院共 33 天,病情平稳患儿出院观察。但院外需继续口服泼尼松及碳酸钙 $D_3$ 治疗。

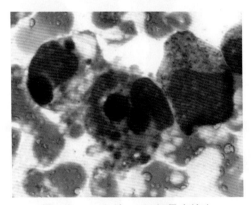

图 1-26-3　入院 11 天行骨穿检查

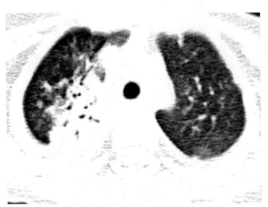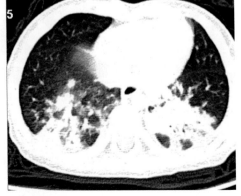

图 1-26-4　入院 12 天复查肺 CT

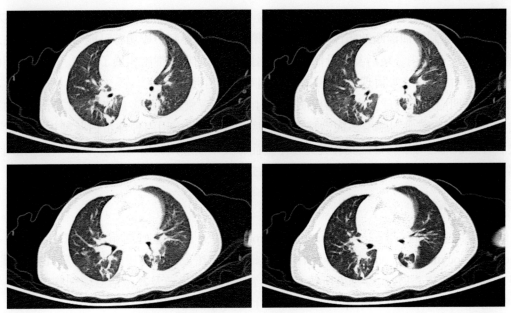

图 1-26-5 入院 4 周复查肺 CT

## 【确定诊断】

**1. 急性重症支气管肺炎** 诊断依据：①患儿发热咳嗽病史，肺部 CT 提示双肺多叶段炎症，实变。②肺部听诊较密集细小水泡音；③入院时血气分析提示低氧血症：pH 7.339，二氧化碳分压 34.9mmHg，动脉血氧分压 40.5mmHg；④肝功能及凝血功能异常改变。

**2. 噬血细胞综合征** 诊断依据：①患儿有持续发热病史，化验结果回报血常规三系减少，血清铁蛋白 >1 500ng/ml，血甘油三酯 2.3mmol/L；②淋巴细胞绝对计数：NK 细胞（%）4.3%；③肝功能：谷丙转氨酶 187U/L，谷草转氨酶 435U/L，乳酸脱氢酶 2 855U/L；④DIC 常规：D-二聚体 1 629μg/L，纤维蛋白原降解产物 11.9mg/L；⑤骨髓穿刺：噬血细胞综合征。

## 【诊治体会】

1. 重症支气管肺炎要警惕噬血细胞增多症的发生。对于抗生素治疗效果欠佳，持续发热，经常规治疗病情不见好转或病情进行性加重的患儿要监测血常规、肝功能、血脂及铁蛋白的变化，警惕噬血细胞增多症的发生。本病例患儿发热时间长，反复发热，病情进展快，常规抗生素治疗无效，肺部影像学进行性加重，要考虑重症感染引起的噬血细胞增多症，要及时监测血细胞变化，大部分患者会出现双系血细胞减少，部分患者表现为全血减少。其他实验室指标还包括甘油三酯升高、铁蛋白升高、纤维蛋白原降低等。很多噬血细胞增多症患者会出现肝功能异常，实验室检查可发现谷丙转氨酶、谷草转氨酶及胆红素、乳酸脱氢酶增高。由于肝功能异常，低白蛋白血症也是常见的异常指标。部分患者还出现低蛋白血症及低钠血症，凝血障碍也较为常见。

2. 骨髓穿刺是诊断噬血细胞增多症的金标准，但疾病急性期有可能骨髓穿刺不成功，应反复骨髓穿刺增加诊断的阳性率。此患儿第一次骨髓穿刺不成功有可能与患儿骨髓内环境差有关，在改善内环境后复查骨髓穿刺，在骨髓中找到噬血细胞明确了诊断。发病早期的骨髓检查可能不存在噬血现象，反复骨髓穿刺对诊断有帮助。

3. 早期应用丙种球蛋白及糖皮质激素对于改善噬血细胞增多症患儿病情有一定的帮助，此例患儿是噬血细胞增多症治疗成功的病例，与早期应用丙种球蛋白及糖皮质激素有关。有文献报道对于病毒性及肺炎支原体重症肺炎早期应用糖皮质激素可以减轻患儿周身感染中度症状，抑制炎症反应，对缩短病程及减轻患儿的预后有一定的作用。

## 【关于本病】

噬血细胞综合征（hemophagocytic syndrome，HPS）也称噬血细胞性组织细胞增生症（hemophagocytic lymphohistiocytosis，HLH）。此病可以继发于多类病原体的感染，EB 病毒是最常见的病原体。EB 病毒感染所致 CD8$^+$T 细胞的异常增殖及其激活巨噬细胞，导致炎症性细胞因子大量释放产生高细胞因子血症是主要病理生理特征。

该病的诊断标准：存在遗传缺陷诊断符合 HLH，或者以下指标 8 条中符合 5 条即可诊断为 HLH：①发热：持续 >7 天，体温 >38.5℃；②脾大（肋下 ≥3cm）；③血细胞减少（累及外周血两系或三系）血红蛋白 <90g/L，血小板 <100×10$^9$/L，中性粒细胞 <1.0×10$^9$/L 且非骨髓造血功能减低所致；④高甘油三酯血症和 / 或低纤维蛋白原血症：甘油三酯 >3mmol/L 或高于同年龄的 3 个标准差，纤维蛋白原 <1.5g/L 或低于同年龄的 3 个标准差；⑤在骨髓、脾脏或淋巴结里找到噬血细胞，同时没有恶性肿瘤证据；⑥NK 细胞活性降低或缺如；⑦SF（铁蛋白）≥500μg/L；⑧sCD25（可溶性白介素 -2 受体）≥2 400U/ml。

此病起病急骤，疾病发展迅速，经骨穿诊断明确。患儿入院初期即查出既往 EB 病毒感染，此次感染后诱发 EB 病毒活化后逐渐出现各种临床症状：全血细胞减少，肝功能损害，血清铁蛋白显著增高，低纤维蛋白原血症，但最主要的诊断还是根据骨穿见组织细胞增生明显高于正常。临床重症病例多并可呈暴发性经过、死亡率高而日益引起重视。但目前治疗上并无有效措施，故该病死亡率极高，预后极差。虽然此病发病率不是很高，但对于临床医生应引起重视，因其预后差、死亡率高，如早期认识有可能对于判断预后及延长生存时间有帮助。

临床上 EBV-HLH 患者轻重不一，考虑到药物的不良反应，建议依据病情对患者进行分层治疗。轻症患者单用糖皮质激素、丙种球蛋白或环孢素 A 可能获得缓解，但对严重患者若不及时治疗，则可迅速死亡，需立刻给予含 VP16 在内的化疗方案治疗。对于治疗 4 周病情未缓解甚至进展的轻、中型 EBV-HLH 患者，应转为给予含 VP16 的化疗方案。

（李 淼　尚云晓）

## 病例 27　塑型性支气管炎

【病例介绍】

患儿,男　2岁6个月。

**主诉:**咳嗽2天,伴呼吸困难1天。

**现病史:**患儿2天前无明显诱因出现咳嗽,阵咳,有痰咳不出。无发热、流涕、打喷嚏、喘息等症状,否认异物吸入史,无呛咳。口服头孢类药物、盐酸氨溴索2天,白三烯受体拮抗剂1次未见好转,并于入院前1天出现呼吸急促表现。于笔者医院门诊就诊,行肺CT怀疑左主支气管异物,为求进一步治疗收入笔者科室。

病来精神状态可,无呕吐及腹泻,饮食、睡眠可,大、小便正常。

**既往史:**患儿2周前因支气管炎及中耳炎于当地治疗6天,治愈。有湿疹史,否认大手术外伤及输血史。

**过敏及接触史:**否认食物及药物过敏史。否认肝炎、结核等传染病接触史。

**个人及家族史:**G1P1,足月顺产,生长发育同同龄儿,疫苗按时接种。否认家族遗传代谢性疾病史。

**入院查体及相关检查:**体温39.0℃;脉搏126次/min;呼吸50次/min。神志清楚,状态反应正常,鼻翼扇动及三凹征阳性,无口唇发绀;咽红,双扁桃体Ⅱ度肿大。呼吸略促,双肺听诊呼吸音粗,左肺呼吸音稍弱,未闻及干、湿啰音;心音有力、律齐,心率126次/min,各听诊区未闻及心脏杂音。腹部软,不胀,听诊肠鸣音正常。肝脾肋下未触及。四肢活动自如,末梢温,CRT<3秒,神经系统查体未见阳性体征。

**辅助检查:**门诊肺CT(图1-27-1)提示左主支气管内异物?痰栓?左肺上叶阻塞性炎症,左肺下叶阻塞性肺气肿。右肺上叶多发炎症,右肺下叶透过度不均。

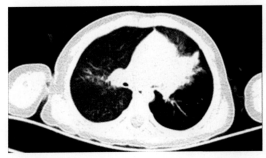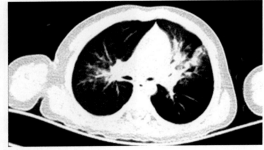

图1-27-1　门诊肺CT

**【病情分析及诊断思路】**

1. **病例特点** ①婴幼儿、男孩。②起病急,病程短,以咳嗽为主要表现,无发热及其他卡他症状。查体可见呼吸困难,听诊单侧肺呼吸音减弱。③肺CT提示左肺上叶阻塞性炎症,左肺下叶阻塞性肺气肿。

2. **诊断思路** 该患儿为男性婴幼儿,是支气管异物高发的年龄段。并且患儿突发起病,以咳嗽伴呼吸困难为主要表现,不伴有发热,与典型的下呼吸道感染表现不符。结合肺CT提示左肺上叶阻塞性炎症,左肺下叶阻塞性肺气肿。综合分析考虑患儿为左主支气管外源性异物可能性大。但家属否认异物吸入史,同时也要注意内生异物、痰栓堵塞的可能性。入院后应尽快行支气管镜探查,以明确病因,尽早解除气道阻塞,缓解呼吸困难。

**【诊治经过及反应】**

入院后给予心电、血氧监护。完善血常规:白细胞计数15.5×10⁹/L,中性粒细胞百分比72.4%,提示患儿细菌感染的可能性大;肺炎支原体抗体、肺炎支原体抗体-IgM及肺炎衣原体-IgM抗体均阴性。C反应蛋白正常;血气离子分析正常。心脏彩超未见异常。给予二代头孢抗感染,盐酸氨溴索化痰。患儿入院后6小时即予完善支气管镜检查,镜下(图1-27-2)可见左肺上下叶开口处支气管被大量黄白色痰栓堵塞,予37℃生理盐水反复冲洗之后,部分痰栓被吸出,仍有大量痰栓残留,予活检钳钳取剩余痰栓(图1-27-3),吸出大量痰栓,吸出后管腔通畅(图1-27-4)。取出的痰栓在生理盐水中可延展,呈树枝状与支气管走行完全一致,黄白色,最长者32mm(图1-27-5)。未见异物。痰栓送病理,提示坏死组织中大量淋巴细胞、中性粒细胞、嗜酸细胞浸润(图1-27-6),符合塑型性支气管炎诊断。

患儿经支气管镜检查明确呼吸困难的原因为痰栓堵塞所致,给予镜下清除痰栓后,呼吸道通畅,患儿症状立即好转,呼吸困难缓解。1周后复查胸片(图1-27-7)炎症明显吸收。1个月后门诊复诊,无异常。

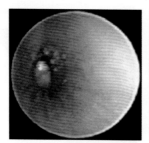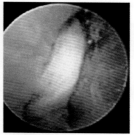

图1-27-2 纤维支气管镜下改变

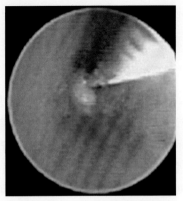

图 1-27-3　活检钳钳取痰栓

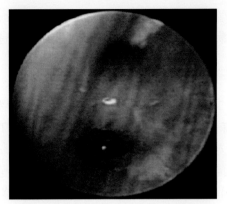

图 1-27-4　痰栓清理后管腔通畅

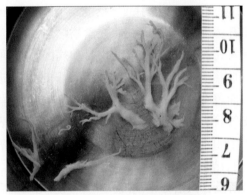

图 1-27-5　经支气管镜取出的塑型性痰栓

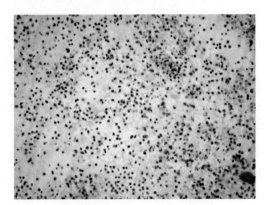

图 1-27-6　塑型性痰栓的病理

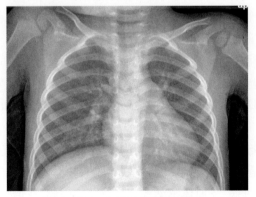

图 1-27-7　入院 1 周后复查胸片

【确定诊断】

塑型性支气管炎。

诊断依据：①临床表现：咳嗽 2 天,伴呼吸困难 1 天；②查体：鼻翼扇动及三凹征阳性,呼吸略促,左肺呼吸音减弱；③肺 CT 提示左肺上叶阻塞性炎症,左肺下叶阻塞性肺气肿；

④支气管镜见痰栓堵塞,活检钳钳出大量痰栓,呈树枝状,取出的痰栓在生理盐水中可延展;⑤痰栓病理提示坏死组织中大量炎性细胞浸润。

【诊治体会】

**1. 如何鉴别塑型性支气管炎与支气管异物**　本例患儿为婴幼儿,在入院时考虑其病程较短,并迅速出现呼吸困难的表现,结合肺 CT 改变误以为异物吸入所致,但患儿家长否认异物吸入史,且堵塞部位为左主支气管,存在一定的可疑之处,最后经支气管镜探查而确诊。那么如何鉴别塑型性支气管炎与支气管异物呢?塑型性支气管炎为内生性异物(痰栓)堵塞所致,因此与外源性异物临床表现相似难于鉴别。两者相同点:均可急性起病,均可有气道堵塞所致呼吸窘迫的表现。不同点:①年龄:支气管异物多发生于 5 岁以下儿童,3 岁以下最多,占 60%~70%;塑型性支气管炎可发生在任何年龄段。②部位:异物以右侧支气管多见,一般为单侧气道阻塞;塑型性支气管炎既可引起局部,也可以引起广泛的支气管堵塞,可单侧也可双侧。③病因:支气管异物多由于儿童牙齿发育不全,不能将硬食物嚼碎,或儿童口含玩物玩耍,突然说话、哭笑、跌倒等将异物吸入气管;塑型性支气管炎目前病因不明,可能与先天性心脏病、支气管哮喘、肺炎等有关。④临床表现:支气管有异物吸入病史,异物进入期可有剧烈呛咳及反射性喉痉挛而出现憋气、面色青紫等表现,随异物深入症状可缓解。异物进入后刺激局部黏膜产生炎症反应,引起支气管炎、肺炎、肺脓肿、肺不张、肺气肿等表现。塑型性支气管炎多由基础疾病继发而来,短时间内突然出现严重呼吸困难,顽固性低氧血症等。总之,在两者鉴别中要注意详细询问病史,结合典型的症状及体征作出正确诊断。

**2. 纤维支气管镜检查在塑型性支气管炎诊断及介入治疗中的应用**　本例患儿入院后迅速完善支气管镜检查,快速得到确诊,并通过灌洗及活检钳钳取等介入治疗,使呼吸困难症状迅速缓解。纤维支气管镜取出支气管管型是塑型性支气管炎最有效的治疗方法。应用支气管镜探查可以明确管型部位,直接清除支气管管型可以迅速改善局部通气,促进炎症吸收,加速病变黏膜修复,避免支气管狭窄闭塞,改善预后。在经纤维支气管镜介入治疗中,首先对痰栓堵塞部位进行肺泡灌洗,如反复灌洗管型未能清除,则需应用活检钳进行钳取,使用活检钳时动作轻柔,避免出血。并可通过支气管镜局部给予盐酸氨溴索、布地奈德等药物治疗,减轻局部炎症,抑制管型形成。总之,纤维支气管镜是诊断和治疗塑型性支气管炎最有效的、最重要的方法。

**3. 塑型性支气管炎的预后及随访**　塑型性支气管炎经过支气管镜介入治疗后病情可迅速缓解,但本病并非是一独立的疾病,其病因、病理和发病机制尚未完全清楚,可能与先天性心脏病、哮喘、囊性纤维病、支原体感染等疾病有关。因此,在治疗痰栓堵塞的同时应注意积极寻找原发基础疾病,防止复发。该患儿突发起病,未发现相关基础疾病的证据,但患儿有湿疹史,不排除在致病因子作用下,气道局部发生变态反应,引起大量炎症细胞浸润、多种炎性因子释放,纤维蛋白、上皮细胞、黏蛋白及血浆渗出物积滞于气管管腔内,并逐渐在组织凝血酶、黏液腺酶作用下,变成不溶性假膜附着于支气管管壁,外形似树枝状。此外,近年来发现重症支原体肺炎的患儿可能并发塑型性支气管炎改变。机制多与气道黏膜损伤有关,气管、支气管黏膜上皮细胞可在致病因子作用下发生变性坏死,参与管型形成。本例患儿行肺炎支原体抗体检测虽为阴性,但由于患儿发病时间较短,不能完全排除支原体感染的可能。总之,该患儿起病急,无明显诱因及原发病,其患塑型性支气管炎的病因尚不明确,还需今后进一步随访观察,预防复发。

【关于本病】

塑型性支气管炎(plastic bronchitis)是指内生性异物致局部或广泛性支气管堵塞,导致肺部分或全部通气功能障碍的一种疾病。因其内生性异物堵塞支气管,取出时呈支气管塑型而得名。但目前对其命名尚有争议,在国内,该病也被称作纤维素性支气管炎、管型支气管炎和成形支气管炎。

本病于1951年由Shaw首先报道。1997年,Seear等将本病分为两种类型:①Ⅰ型,即炎性细胞浸润型,主要由纤维素伴较多炎性细胞构成,如嗜酸性细胞、中性粒细胞的浸润。此型主要继发于基础支气管肺疾病所引起的炎性渗出,如肺感染、哮喘、肺不张和囊性纤维病、支气管扩张等,取出异物及糖皮质激素治疗效果好。国内报道以此型为主。②Ⅱ型,即非炎性细胞浸润型,主要由黏蛋白组成,不伴有或伴有少量炎性细胞浸润。此型主要继发于一些先天性心脏病,特别是Fontan手术后。由于原发病较严重,治疗难度大,抢救成功率低,对糖皮质激素的疗效差。国外报道以此型多见。

本病病因、发病机制目前尚不完全清楚,研究认为Ⅰ型管型形成的发病机制可能是支气管肺疾病引起的炎性渗出,Ⅱ型管型的产生可能是由于肺静脉压增高,导致呼吸道上皮发生黏蛋白过度分泌或支气管内的淋巴液渗漏。儿童常伴有肺炎、气管扩张、先天性心脏病、支气管哮喘、囊性纤维化等疾病,我国多个病例表明本病的发生可能是肺炎支原体肺炎气道黏膜损害的重要表现。塑型性支气管炎为内生性气道异物,不同于外源性异物,可堵塞单侧或双侧支气管,也可广泛堵塞肺段和肺叶,可出现呼吸抑制,严重者甚至死亡。临床表现为反复咳嗽、喘息、呼吸困难(急性呼吸窘迫类似异物吸入症状),而咳痰或咯血症状少见。听诊双肺呼吸音粗,如管型形成不对称,可一侧呼吸音减低,可闻及喘鸣音及痰鸣音。管型部分松脱时,可闻及特殊的"振羽声"。患儿可自行咳出管型,或经支气管镜检查发现气管或支气管内有内生性管型阻塞而取出。气道管型取出后在生理盐水中可延展,外观似树枝样,颜色为白色、黄色或粉红色,有韧性,不易折断。部分伴有咯血。取出内生性异物管型病理学检查:外观呈条索状、树枝状,镜下主要为炎性细胞、纤维素、黏蛋白等。

本病的治疗主要进行病因治疗及对症支持治疗,关键是及早诊断,抑制管型产生,及时取出支气管内生性阻塞物改善通气。包括:①一般治疗:吸氧支持,适当镇静,适当的体位引流,胸部理疗,密切监测生命体征。②敏感抗生素治疗:本病多合并严重感染,及早应用广谱抗生素。支原体感染应用大环内酯类抗生素。适当应用免疫增强剂,如免疫球蛋白加强支持治疗,可取得一定的疗效。③支气管扩张剂治疗。④肾上腺糖皮质激素的应用:目前大多倾向于采用糖皮质激素治疗抑制管型的形成,其机制是糖皮质激素可抑制炎症递质的产生,降低毛细血管的通透性而减少血浆外渗,减轻呼吸道黏膜的充血水肿。可雾化吸入,重者可应用小剂量全身糖皮质激素。⑤支气管镜治疗:既可以明确诊断,也可以解除气道阻塞、改善通气及进行局部止血,是最主要的治疗手段。在高度怀疑本病时应及早进行纤维支气管镜检查及治疗。⑥黏液溶解剂治疗:吸入以及经支气管镜局部直接灌注组织纤溶酶原激活剂(tPA)是新的治疗方法,国外有多例报道。在治疗过程中应防止管型突然脱落阻塞支气管引起窒息。

　　本病目前尚无统一的诊断标准,小儿发病率低,但危害性大,往往病情凶险,甚至可引起急性呼吸道梗阻而危及生命。其临床表现和肺部 X 线放射检查结果差异很大,无特征性的诊断标准。容易出现误诊,多易误诊为重症肺炎、支气管异物、支气管哮喘急性发作等。临床上主要依据患者咳出特征性的支气管管型或经纤维支气管镜取出典型的支气管管型内生异物而确诊,最后经病理学检查证实。

(王植嘉　魏　兵)

# 第二章

# 喘息性疾病

## 病例1 重度毛细支气管炎

【病例介绍】

患儿,女,4月龄。

**主诉:**咳嗽、喘息4天,呼吸困难8小时。

**现病史:**患儿入院前4天无明显诱因出现咳嗽不伴发热,阵咳,少痰,同时伴喘息,喉部可闻及"咝咝"声,活动后及夜间为重,睡眠不实。家长带患儿至当地诊所予患儿静脉滴注消炎药及止咳平喘药物(具体不详)治疗3天未见明显好转,近8小时患儿咳嗽及喘息加重,同时伴有呼吸困难,口唇发绀,烦躁,哭闹不安,奶量较前明显减少,为求进一步诊治入笔者科室。

**既往史:**既往体健,无喘息史、湿疹史。

**过敏及接触史:**否认食物及药物过敏史。否认肝炎、结核等传染病接触史。

**个人及家族史:**G1P1,足月顺产,出生史无异常,生长发育如同龄儿,按时进行预防接种,一、二级亲属中无过敏性鼻炎及哮喘病史,否认肝炎、结核病史。

**入院查体及相关检查:**体温36.5℃;心率152次/min;呼吸62次/min;未吸氧下经皮血氧饱和度86%;体重7.0kg。神志清楚,一般状态反应差,囟门平坦,张力不高,咽充血,无疱疹;呼吸急促,口唇发绀,明显鼻翼扇动及三凹征,听诊双肺呼吸音粗,可闻及广泛喘鸣音,呼气相延长;心音有力、律齐,各瓣膜听诊区未及杂音;腹软,肝肋下3.0cm,质软,脾肋下未触及;四肢末梢温,活动自如,神经系统查体无异常,CRT<3秒。

**辅助检查:**外院胸片提示双肺透过度增强,少许斑片影。

**【病情分析及诊断思路】**

**1. 病例特点** ①4个月小婴儿；②咳喘4天，呼吸困难8小时病史，病史较短；③冬季发病，且此次为患儿第一次喘息；④发病伴有明显的呼吸困难，肺部可闻及广泛喘鸣音，呼气相延长，而胸片提示双肺透过度增强，少许斑片影。

**2. 诊断思路** 结合该患儿的病史及查体，首先考虑该患儿为毛细支气管炎，根据2014版《毛细支气管炎诊断、治疗与预防专家共识》，患儿奶量较病前下降超过1/2以上，有明显鼻翼扇动及三凹征，同时未吸氧下经皮血氧饱和度为86%，考虑患儿病情为重度。毛细支气管炎最常见的病因为病毒感染，尤其是呼吸道合胞病毒，肺炎支原体、肺炎衣原体近年来也不少见，需要完善相关病原学检查。重度毛细支气管炎的患儿，痰液增多，易发生痰液阻塞气道，需监测血气，注意氧分压及二氧化碳分压，根据血气结果，明确下一步诊治。患儿病情危重，首先要立即给予监护、吸氧，及时吸痰，保持气道通畅，同时予适当补液支持治疗。目前尚无特异性的治疗重度毛细支气管炎的药物，在支持治疗的基础上，我们可考虑试用吸入速效 $\beta_2$ 受体激动剂或联合应用M受体拮抗剂治疗；如无好转，可考虑给予全身糖皮质激素治疗，包括静脉及雾化吸入治疗；如呼吸困难无改善，可考虑应用3%高渗盐水雾化吸入治疗。如经上述合理联合治疗后，患儿症状持续加重，出现呼吸衰竭表现，需考虑给予持续正压通气或气管插管机械通气治疗。4个月的患儿喘息，我们需要详细询问出生史及生长发育史，除外先天性支气管肺发育不良，必要时完善肺CT等检查。如喘息持续不缓解，需要考虑患儿是否存在胃食管反流、先天性气道畸形、心肺血管先天发育异常等疾病，必要时完善针对性的检查。

**【诊治经过及反应】**

入院后立即给予心电血氧饱和度监护，鼻导管吸氧，及时吸痰，保持呼吸道通畅，同时予补液支持治疗。同时完善相关检查，血RSV-IgM抗体阳性，鼻咽拭子RSV抗原(+)(图2-1-1)，血常规、CRP、肺炎支原体、肺炎衣原体及其他病毒抗体无异常，血气分析示：pH 7.319，$PO_2$ 60mmHg，$PCO_2$ 42mmHg，未吸氧下 $SO_2$ 86%。完善肺功能提示：小气道阻力增加，舒张后小气道阻力无改善。FENO 8ppb。根据上述结果，患儿毛细支气管炎(重度)诊断明确，入院后予雾化吸入布地奈德1mg和5%沙丁胺醇0.25ml，每6小时1次，雾化2天后喘息略减轻，但好转不明显仍有喘息，给予高渗盐水(3%生理盐水4ml)每天2次雾化吸入，同时加强支持治疗，治疗2天喘息明显好转，继续予高渗盐水每天2次继续治疗2天，喘息消失，入院第7天，听诊无异常，出院。随访6个月，患儿未再有喘息发作。

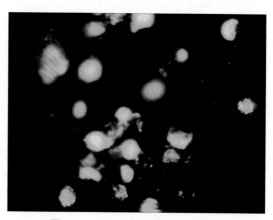

图2-1-1　RSV抗原直接免疫荧光

### 【确定诊断】

**重度毛细支气管炎**

诊断依据：4个月婴儿，咳喘4天病史，冬季发病，且此次为患儿第一次喘息，查体显示呼吸急促，鼻翼扇动(+)，三凹征(+)，双肺呼吸音粗，可闻及广泛喘鸣音，呼气相延长；外院胸片提示：双肺透过度增强，少许斑片影。RSV-IgM抗体阳性，鼻咽拭子RSV抗原(+)。血气分析：pH 7.319，$PO_2$ 60mmHg，$PCO_2$ 42mmHg，未吸氧下 $SO_2$ 86%。

### 【诊治体会】

1. 本例患儿在给予雾化吸入糖皮质激素及速效 $\beta_2$ 受体激动剂后治疗效果不佳，考虑患儿既往健康及无过敏性家族史，给予患儿3%高渗盐水雾化吸入治疗后，患儿喘息明显缓解。雾化高渗盐水治疗毛细支气管炎的具体机制尚不明确，其主要机制可能是高渗盐水能吸收气道黏膜下水分，减轻黏膜水肿，提高纤毛清除能力，可诱导患儿咳嗽，通过有效的咳嗽将过多的痰液排出体外。目前对毛细支气管炎的治疗主要为支持治疗，但具体治疗方案仍存在争议。随着治疗方案的研究，高渗盐水雾化引起了临床工作者足够的重视。国内外的一些临床试验也证实了其有效性，雾化吸入高渗盐水可能对一部分患儿有效。临床应用还发现，患儿对高渗盐水雾化吸入治疗的反应存在显著个体差异，既往身体健康及无过敏性家族史的患儿治疗效果更佳。由于雾化高渗盐水可以引起气道痉挛，对于有过敏体质的患儿要慎重使用。使用中若患儿咳喘加重需立即停用，并注意吸痰、保持气道通畅。国内外一些研究表明3%高渗盐水与0.9%生理盐水雾化治疗对比，得出结论为应用3%的高渗盐水进行雾化，可明显减少患儿住院时间及降低毛细支气管炎临床严重程度的评分。结合国内外文献雾化吸入5%、7%、9%高渗盐水治疗效果没有高于3%高渗盐水，同时由于对5%、7%、9%高渗盐水缺乏较多安全性证据，故临床上多采用3%高渗盐水。虽然文献报道高渗盐水少有不良反应，但可能的不良反应有流涕、烦躁、咳嗽和支气管阻塞。同时毛细支气管炎是病毒感染所致的自限性疾病，故3%高渗盐水治疗不能缩短病程，可在短期内减轻临床严重程度评分，改善临床症状。

2. 毛细支气管炎严重病例可合并急性呼吸衰竭、心力衰竭及中毒性脑病等，也可突然出现呼吸暂停及窒息。本例患儿心率152次/min，肝肋下3.0cm，肢端温，诊断心力衰竭依据不足，查体时肝脏增大考虑为肺过度通气引起的肺肝界下移，并非充血性心力衰竭所致，因此我们要及时补充液体对减轻气道分泌物黏稠度。

3. 毛细支气管炎多由病毒引起，呈自限性经过，一般仅需对症支持治疗，如必要时的吸氧、吸痰及补液维持液体平衡。本例患儿仅有呼吸道合胞病毒感染，未合并细菌感染，未给予抗菌药物治疗。因为抗菌药物对毛细支气管炎无效，所以我们首先要评估病情，避免无指征的抗菌药物应用。

### 【关于本病】

急性毛细支气管炎是一种常见于婴幼儿的急性下呼吸道感染性疾病，以小呼吸道阻塞引起的呼吸困难、气促、组织缺氧为临床特征,主要发生于 2 岁以下的婴幼儿,发病高峰年龄为 2~6 月龄;听诊呼气相延长、可闻及哮鸣音及细湿啰音为主要临床表现;感染累及直径 75~300μm 的细支气管,急性炎症、黏膜水肿、上皮细胞坏死、黏液分泌增多,致细支气管狭窄与阻塞是该病的病理基础。毛细支气管炎最常见的病因是病毒感染,尤其是呼吸道合胞病毒感染。其他病毒病原有副流感病毒、腺病毒、流感病毒(甲型和乙型)。随着分子生物学技术的发展,发现肠道病毒、鼻病毒、人类偏肺病毒、博卡病毒等感染也与毛细支气管炎有关。除病毒外,肺炎支原体、肺炎衣原体感染也可引起毛细支气管炎。目前大多数学者认为发生重度毛细支气管炎的危险因素包括早产、低出生体重、年龄<12 周、有慢性肺疾病、囊性纤维化、先天性呼吸道畸形、咽喉功能不协调、左向右分流型先天性心脏病、神经肌肉疾病、免疫功能缺陷、唐氏综合征等。有研究认为支气管肺发育不良(BPD)是发生重度毛细支气管炎的最强预测因素,其次为先天性心脏病和早产。慢性肺疾病因肺泡发育障碍、呼吸道损伤、机械通气等引起炎症和纤维化、高氧需求等,增加患重度毛细支气管炎的风险。毛细支气管炎患儿多有肥胖,但肥胖与重度毛细支气管炎的发生无关。<6 月龄和高危婴儿有较高的病死率。

毛细支气管炎的诊断主要依据为询问病史及体格检查,依据询问病史及体格检查进行病情严重程度评估。毛细支气管炎的基本处理原则包括监测病情变化、供氧及保持水电解质内环境稳定。国内外指南均不推荐常规进行胸部 X 线片、血液及尿液检查、病毒检测等,这些检查不仅没有作用且可能提高不必要的住院率及过度化验与治疗,但部分指南推荐脉搏血氧饱和度可作为一般的监测手段。因为毛细支气管炎影像表现与肺炎相似,胸片不能用以判断是否应用抗菌药物,反而可能导致抗菌药物滥用。但是,如果怀疑为毛细支气管炎但不能确诊,或对患儿实施重症监护,或患儿有进行性的呼吸窘迫或呼吸衰竭时,可以考虑应用胸片辅助诊断。病毒检测等不被常规推荐,而在治疗上不常规推荐应用药物治疗,但强调吸氧、喂养与补液的重要性,不常规推荐使用胸部理疗。但在是否监测脉搏血氧饱和度、是否清理呼吸道及是否雾化高渗盐水等方面略有差异。

近年来研究表明,毛细支气管炎与哮喘的关系非常密切。多年追踪观察发现,婴儿急性毛细支气管炎所表现的喘息往往是哮喘的第一次发作。如喘息反复发作,除外其他肺部疾病后,应考虑支气管哮喘的诊断。国内外一些研究显示,半数以上的毛细支气管炎患儿在 2~3 岁有复发性喘息,25%~54% 的患儿在 4~6 岁时仍有喘息症状,随着时间的推移,喘息症状趋于好转,但仍然有 15%~30% 的患儿在学龄前期发生哮喘,4%~10% 在学龄期患有哮喘。婴幼儿的毛细支气管炎发展为哮喘是多种因素相互作用的结果。RSV 感染使体内的免疫反应得以激活,进而诱导细胞释放组胺、白三烯等炎症介质,引发 Th1/Th2 细胞失衡,促进炎性递质的分泌,如 ECP、IL-17,而这些因素之间部分可相互作用,组胺可加重 Th1/Th2 失衡,Th2 相关 IL-13 又可正向调节 IL-17 分泌,同样 IL-17 也可促进 Th1/Th2 失衡,多种因素交织在一起最终造成患儿气道上皮损伤,气道高反应性,进而诱发或加重气喘。有过敏体质、重度肥胖、家族有哮喘、过敏性鼻炎等遗传病史及父母吸烟的患儿,哮喘发生率较无以上因素者显著增高。研究显示,对存在哮喘危险因素的毛细支气管炎患儿出院后采用激素吸入治疗可明显降低其日后哮喘的发生率。因此,对毛细支气管炎患儿,一定要定期随访,如果日后再有喘息发生(无论是感染或是运动、吸入冷空气等),特别是对支气管舒张剂及激素敏感者,即可能是哮喘。

(姚慧生 韩晓华)

## 病例2 儿童胸闷变异性哮喘

### 【病例介绍】

患儿,男,9岁。

**主诉:**间断胸闷伴长叹气1年余,加重1周。

**现病史:**1年前无明显诱因出现自觉胸闷,家属发现患儿胸闷时伴随叹气样呼吸,胸闷及长叹气症状持续时间为数小时至数天不等,症状间断出现,时间间隔数天或数周不等,胸闷时不伴随呼吸困难及颜面发绀,不伴随发热咳喘等感冒症状,不影响活动及睡眠,患儿自诉运动时伴随胸闷加重。此前未予重视,未予特殊诊治,1周前出现流涕,轻微咳嗽,随后再次出现胸闷长叹气症状,且近1周症状持续未见缓解,故来诊。病来无喘息,不伴发热,无呕吐、腹泻,睡眠饮食及大、小便均正常,精神状态正常。

**既往史:**近6个月感冒2次,自行口服药物数天后好转。幼时有喘息症状1次,诊断不详,否认心脏疾病病史,否认湿疹病史。常有鼻塞症状未予治疗。

**过敏及接触史:**否认食物及药物过敏史,否认传染病接触史。

**个人及家族史:**生长发育同同龄儿,疫苗按时接种,无心脏疾病及哮喘家族史。

**入院查体及相关检查:**神志清楚,精神可,呼吸平稳,可见长叹气表现,无鼻翼扇动及三凹征,口周无发绀,双肺听诊呼吸音清,未闻及干、湿啰音,心前区无隆起,心界不大,心音有力、律齐,各瓣膜听诊区未及杂音;腹软不胀,无压痛、反跳痛及肌紧张,肝脾未触及,未及包块,肠鸣音正常;四肢活动自如,无杵状指/趾,肢端温暖,双下肢无水肿,CRT<3秒,神经系统查体未见阳性体征。

### 【病情分析及诊断思路】

1. **病例特点** ①9岁大男孩;②胸闷及长叹气为主诉;③心肺查体均未见阳性体征;④此次症状发作为上呼吸道感染所诱发。

2. **诊断思路** 患儿反复出现胸闷长叹气症状,首先应考虑心血管系统或呼吸系统疾病。引起胸闷的心血管系统器质性疾病包括心肌病、心脏结构异常、心律失常等。患儿生长发育史正常,查体未闻及心脏杂音,心界不大,暂不考虑先天性心脏病,由于心血管疾病通常预后较差,仍需要进一步生化、心电图及心脏彩超明确诊断。呼吸系统疾病也是胸闷常见病因,如哮喘等,但该患儿不合并明显咳嗽或喘息表现,症状并非明确过敏原所诱发,仅幼时喘息 1 次,加上鼻炎病史也不足以支持哮喘的诊断,需要进一步行支气管反应性检测来明确。此外,呼吸系统方面,支气管异物、胸腔积液也可诱发胸闷,但患儿 9 岁,非气管异物的高发年龄,否认异物吸入,不支持气管异物诊断。病来无明显的发热或严重咳嗽病史,肺部查体无阳性体征,考虑严重肺炎或胸腔积液的可能性不大,胸部影像学即可明确。此外,消化系统疾病,以胃食管反流最为常见,可表现为胸闷、胸痛、胸骨后烧灼感、反酸等。症状常与进食及体位有一定关系,可伴有消化性溃疡的病史,主要依靠 24 小时食管 pH 及压力检测来确诊。此外,该患儿为学龄期儿童,胸闷症状也可能因生活学习事件而诱发的精神心理因素所致。

### 【诊治经过及反应】

患儿就诊时伴随胸闷及长出气表现,但精神状态可,生命体征平稳,因此于门诊完善一系列相关检查。血常规、CRP 未见异常,肺炎支原体抗体(MPAb)1∶40,肺炎支原体抗体 -IgM 阴性,无近期感染证据。患儿心肌酶谱及肌钙蛋白水平正常,心电图及心脏彩超正常,故暂可排除心肌病及心律失常。胸片正常,排除下呼吸道感染、气胸及胸腔积液所致胸闷的可能。为明确是否为儿童哮喘,检测过敏相关指标提示:总 IgE 197.1U/ml;食物过敏原不耐受提示牛奶中度敏感;特异性 IgE 检测提示尘螨及牛奶高于正常范围。呼出气一氧化氮 69ppb。肺功能检测提示小气道功能下降:FVC 84.8%、$FEV_1$/FVC% 93.5%、$FEV_1$%pred 80.2%、PEF 73.9%,FEF50 66%,FEF75 60%,MMEF 59.8%。进一步支气管乙酰甲胆碱激发试验为阳性,PD20-$FEV_1$ 为 0.39mg,且激发试验完成后予患儿雾化吸入沙丁胺醇,20 分钟后 $FEV_1$ 可恢复至激发前水平。

患儿目前阳性的检查结果主要为总 IgE 的升高,过敏原阳性,同时伴随气道的高反应性。因此提示该患儿病因指向儿童哮喘。然而,支气管哮喘临床表现虽然多变,但通常表现为反复发作的喘息、咳嗽、气促、胸闷。该病例中,患儿仅有胸闷症状,无咳喘等典型哮喘表现,且既往无明确过敏原激发胸闷症状的病史,无哮喘家族史,故虽高度怀疑不典型哮喘的诊断,但仍需观察治疗反应及随访结果才可进一步确定诊断。

予患儿布地奈德福莫特罗粉吸入剂,每次 80μg,每天 2 次吸入,同时避免进食牛奶制品,1 个月后随访,患儿胸闷及长叹气症状及频次较前缓解。吸入药物 3 个月时门诊复诊,患儿胸闷症状基本缓解,仅剧烈活动后可诱发胸闷症状,予复查肺功能检查,提示仍有小气道功能下降,但 FVC、$FEV_1$%pred 及 PEF 较前均有明显改善。吸入药物 6 个月后复诊,患儿自诉 3 个月内无胸闷发作,活动后无胸闷不适,回顾诊断确诊为胸闷变异性哮喘。再次复查肺功能检查提示 FVC、$FEV_1$%pred 及 PEF 均进一步改善,且小气道功能恢复正常,予布地奈德福莫特罗粉吸入剂减量为 80μg,每天 1 次吸入,嘱减量后 3 个月复诊,目前仍在随诊中。

### 【确定诊断】

**胸闷变异性哮喘**

诊断依据:①反复发作的胸闷长出气症状,运动及呼吸道感染可诱发;②肺功能提示小气道功能下降,支气管激发试验阳性,提示气道高反应性;③经过吸入性糖皮质激素＋长

效 β$_2$ 受体激动剂后临床症状改善明显,肺通气功能指标亦有持续改善;④除外心血管系统疾病。

【诊治体会】

1. **胸闷的常见原因**　胸闷是一种主观感受,描述十分多样化,往往表现为胸部憋闷感、透不过气来、似乎有重物压在胸口等,患者欲通过深呼吸来缓解,还可表现长叹气或叹息样呼吸,因此年幼儿常因家长发现其频繁长叹气来诊,在儿童中长叹气也是反映胸闷的重要临床表现。多种病因可引起胸闷,但通常合并其他临床表现或查体异常。能引起胸闷的心血管系统疾病,包括心脏结构异常、获得性心脏疾病或心律失常,除胸闷外,可合并发绀、心慌、头晕等,心肌酶谱、心电图及心脏彩超通常可明确诊断。能够引起胸闷的呼吸系统疾病,如哮喘、气胸、胸腔积液及异物等,常合并咳嗽发热或异物吸入史,胸部影响学检查可协助诊断。除此以外,还有消化系统、精神心理及骨骼肌肉等病因。本病例中的难点在于,该患儿仅仅有胸闷的症状,无其他特异性表现,因此更依赖于化验检查,排除了心血管、消化、骨骼等病因,排除急性感染,发现气道高反应性,从而提示哮喘诊断。

2. **胸闷可以是哮喘的重要症状**　2013 年,沈华浩教授团队发现以胸闷为唯一临床表现的哮喘患者。这些患者没有典型的喘息表现或发作时哮鸣音,但存在气道高反应性或可逆性气流受限,予支气管扩张剂和吸入性糖皮质激素治疗有效,且支气管镜活检发现哮喘的病理改变,符合支气管哮喘的诊断,从而提出胸闷变异性哮喘的概念。本病例中患儿也是以胸闷为唯一的临床表现,不合并典型的咳嗽或哮鸣音,但存在气道高反应性和小气道功能损害,经糖皮质激素治疗出现临床症状好转和肺功能指标改善。故胸闷可以作为哮喘患者的主要症状,甚至是唯一临床表现。

3. **胸闷变异性哮喘的临床特征**　胸闷或长叹气应作为唯一或主要临床表现,且症状持续或反复出现,夜间及晨起明显、夜间可有憋醒,多可自行缓解。部分患儿可有少许咳嗽,但无典型喘息表现,发作时肺部无哮鸣音,既往无喘息发作病史。部分患儿可伴有焦虑等心理问题,部分患儿症状发作可有明显的季节性特点。可伴有湿疹、特异性皮炎病史,X 线或 CT 检查无明显器质性改变。一般的祛痰、止咳药或抗生素治疗无效,但平喘药物(β$_2$ 受体激动剂或吸入性糖皮质激素)治疗常有明显的效果。

4. **胸闷变异性哮喘的诊断思路**　①首先应详细追问病史,小儿胸闷、长叹气常常伴随其他特异性的表现,对诊断具有提示作用。而以胸闷或长叹气作为唯一或主要临床表现的患儿,尤其是反复发作性胸闷或长叹气者,诊断相对困难,容易漏诊,应警惕该病。②其次,重视肺功能检查在诊断中的作用,若无条件做肺功能检查者,诊断性治疗亦是重要手段,可尝试给予支气管扩张剂、吸入性糖皮质激素或白三烯受体拮抗剂试验性治疗。但需注意密切随诊及时评估疗效,治疗有效,停药后症状再现考虑 CTVA 诊断;若未见确切疗效,应考虑其他诊断。③有哮喘家族史、合并其他过敏性疾病或有明确诱发因素的患儿,应更加警惕哮喘的诊断。④与其他疾病的鉴别,尤其应注意胃食管反流病和精神心理因素,精神心理和社会因素可引起自主神经功能失调,从而导致临床不明原因的胸闷等症状。⑤也需要完善血液生化、心电图、胸部影像学检查等进行排除诊断。

**5. 胸闷变异性哮喘的治疗**　以吸入性糖皮质激素为主，根据哮喘控制水平确定和调整治疗方案。若患儿停药后复发，需要长期治疗。CTVA 患儿初诊时通常未经规范治疗，且症状顽固，不易缓解，应直接选择第 3 级治疗方案，推荐初始治疗采用吸入性糖皮质激素 / 长效 $\beta_2$ 受体激动剂复合制剂或联合白三烯调节剂。CTVA 患儿可能会发展为典型哮喘，病程长、气道反应性高、长期吸入激素可有助于预防疾病的进展。

【关于本病】

支气管哮喘是儿童和青少年中最常见的慢性疾病之一，具有多变的临床表现，典型临床表现为反复发作的喘息、咳嗽、气促、胸闷，多于清晨或夜间发作，听诊可闻及呼气相哮鸣音。然而，以胸闷为主诉的哮喘目前仍然不为大家所熟知，Whitney 等及 Taniguchi 等学者曾报道以胸痛为主要症状不典型哮喘，应用支气管扩张剂或其他哮喘药物治疗有效。Shen 等学者于 2013 年提出胸闷变异性哮喘的概念。由于其症状较为隐匿，仅以胸闷为唯一临床表现，在成人或年长儿中胸闷症状可被准确描述，而年幼儿童可能因频繁长出气或长叹气被家属发现而就诊，不合并咳嗽、喘息、哮鸣音等典型哮喘表现，极易被漏诊或误诊为心肌炎或精神心理因素。

有报道提示在支气管激发试验过程中，部分患儿会出现胸闷加重或呼吸困难的表现，提示了气道痉挛可诱发患儿胸闷症状。目前胸闷变异性哮喘的气道炎症类型存在争议，Shen 等学者对 6 例胸闷变异性哮喘病例进行支气管活检发现，这些病例均具有嗜酸性粒细胞浸润、基底膜增厚、上皮细胞炎症等典型的支气管哮喘病理特点。而 Taniguchi 等学者对 11 例反复发作性胸闷经吸入支气管扩张剂可缓解，且无典型哮喘发作的患者进行研究发现，其支气管活检镜下表现为显著的淋巴细胞及巨噬细胞浸润，嗜酸性粒细胞水平未见升高。胸闷变异性哮喘相关的发病机制、诊断标准及治疗方案尚不明确，有待进一步相关研究提高对本病的认识。

（刘　芬　尚云晓）

## 病例 3　夜间哮喘

【病例介绍】

患儿，男，6 岁。

**主诉**：反复咳嗽、喘息 2 年，加重 3 天。

**现病史**：近 2 年反复出现咳嗽及喘息，喘息时喉部可闻及 "咝咝" 声，平均每年发作 4 次，症状多于夜间及晨起出现，运动及感冒后加重；发作时无发热，无腹胀、反酸、嗳气等症状。1 年前严重发作 1 次，曾用过静脉激素治疗后好转，当地医院嘱患儿吸入布地奈德治疗，但未坚持用药；每次发作时家长自行给予患儿吸入沙丁胺醇气雾剂，同时限制患儿日常运动，症状持续 1~2 周内缓解遂停药。就诊前 3 天，日间运动量加大，夜间再发咳嗽及喘息，家长自行给患儿吸入沙丁胺醇气雾剂后症状仍无缓解遂来门诊就诊。

**既往史：** 自幼患湿疹，间断皮肤瘙痒、皮疹至今；患儿平时喜揉鼻子、揉眼睛；患儿近 1 年有间断夜间打鼾症状；无异物吸入史。

**过敏及接触史：** 无食物及药物过敏史；无肝炎、结核等传染病接触史。

**个人及家族史：** 生长发育同同龄儿，按时进行预防接种，患儿母亲有哮喘病史。

**入院查体及相关检查：** 神志清楚，状体好，呼吸略急促，听音 35 次/min，轻度鼻翼扇动及三凹征，口周无发绀，咽红，扁桃体Ⅱ度肿大；胸廓对称，双侧呼吸运动一致，双肺叩诊清音，听诊可闻及呼吸双相哮鸣音，伴有呼气相延长；心、腹及神经系统查体未见阳性体征。

## 【病情分析及诊断思路】

**1. 病例特点** ①6 岁男孩，反复发作性喘息伴有咳嗽、夜间哮喘，不伴有发热等；②糖皮质激素及支气管扩张剂治疗后喘息症状好转；③查体肺部可闻及哮鸣音，伴有呼气相延长；④母亲有哮喘病史。

**2. 诊断思路** 学龄期儿童，反复发作性咳嗽、喘息，肺部听诊呼气相延长，可闻及哮鸣音，抗哮喘治疗有效，有哮喘家族史；对于 3 岁以上、既往健康小儿出现喘息（除外气道异物），则应首先考虑支气管哮喘，然后再考虑其他疾病。应积极完善总 IgE 及过敏原检测，评价患儿过敏情况；完善肺功能检查、呼出气一氧化氮检查，评价肺功能状态，明确有无可逆性气流受限；完善胸部影像学检查，除外肺部感染性疾病等。

## 【诊治经过及反应】

入院后完善相关检查：①总 IgE 218.22U/ml；食物＋呼吸过敏原：户尘螨，牛奶；提示患儿存在过敏体质，明确了与呼吸相关的过敏物质。②胸片：轻度肺气肿改变。符合哮喘的典型改变，暂除外肺炎所致喘息。③常规肺通气功能及支气管舒张试验：用力肺活量（FVC）占预计值 46.4%，第 1 秒用力呼气容积（FEV$_1$）占预计值 41.8%，1 秒率（FEV$_1$/FVC）78.09%，呼气峰流速（PEF）占预计值 45.5%，最大呼气中期流速（MMEF）占预计值 23.4%，结果提示中度混合型通气功能障碍。雾化吸入 0.5% 沙丁胺醇 0.5ml 后 15 分钟，听诊肺部哮鸣音减弱，FEV$_1$ 改善率 15.3%，结果显示支气管舒张试验阳性。说明该患儿存在气流受限，且为可逆性，符合哮喘急性发作的典型肺功能改变。④呼出气一氧化氮（FeNO）检测：59ppb；根据 FeNO 水平分级标准，该值处于高水平，提示存在嗜酸性气道炎症，并可能对 ICS 治疗敏感。

本病例具有了典型的哮喘症状，通过肺功能确定了可逆性气流受限，因此儿童支气管哮喘诊断成立。根据儿童哮喘急性发作严重程度分级标准及哮喘控制程度分级标准，该患儿属于儿童哮喘急性重度发作、哮喘未控制。因此入院后予患儿 ICS 联合 SABA 雾化吸入治疗，同时静脉应用全身性糖皮质激素。每次雾化吸入后 30 分钟听诊，肺部哮鸣音逐渐减弱，患儿自觉呼吸困难缓解，雾化吸入频率逐渐由间隔 4 小时延长至间隔 12 小时吸入，全身性糖皮质激素由间隔 8 小时应用逐渐延长至每天 1 次。1 周后咳嗽、喘息缓解，听诊肺部哮鸣音消失，复查肺功能好转，但并未完全恢复正常，患儿病情进入缓解期，准备出院。根据患儿哮喘控制程度及本次发作的严重程度，出院后予患儿第 4 级治疗，中高剂量 ICS＋LABA，布地奈德福莫特罗粉吸入剂(80μg/吸),每次 2 吸,每天 2 次;同时回避过敏原,避免感染,1 个月后复诊。

治疗 1 个月:患儿仍有间断夜间憋醒,日内活动后偶有喉部"哐哐"声,伴有咳嗽,查体肺部听诊未闻及哮鸣音。复查肺功能:FVC 67.5% 预计值,FEV$_1$ 75.3% 预计值,FEV$_1$/FVC 96.73%,PEF 54.8% 预计值,MMEF 62.7% 预计值,结果显示符合轻度限制性通气功能障碍表现。雾化吸入支气管扩张剂后 15 分钟,FEV$_1$ 改善率 5.0%,结果显示支气管舒张试验阴性。FeNO 25pbb,较上次(59pbb)下降超过 20%,提示 ICS 治疗有效,患儿对 ICS 敏感。患儿经第 4 级治疗 1 个月,哮喘仍控制不佳,根据 GINA 方案对哮喘分度标准,属于重度持续哮喘。但气道炎症指标明显下降,提示好转。而肺功能表现为限制性通气功能障碍,支气管舒张试验阴性,无可逆性,不符合哮喘典型肺功能改变。鉴于患儿哮喘控制不佳,此时是否应升级治疗方案以达到控制呢?在哮喘长期控制治疗过程中,升级治疗方案时,应考虑以下问题:①吸入方法不当?②用药依从性差?③持续暴露于室内(外)过敏原、污染、吸烟等环境因素?④其他并存疾病(鼻炎、胃食管反流、肥胖、OSAHS、抑郁等)?⑤哮喘诊断是否正确?经过仔细询问,患儿吸入方法良好,并遵医嘱用药,而且特别注意回避过敏原等情况。值得注意的是,患儿的哮喘症状在夜间为主,常有夜间憋醒,符合夜间哮喘这一常见的哮喘临床表型,同时患儿近 1 年有打鼾症状,应考虑到是否合并 OSAHS。进一步完善睡眠呼吸监测,睡眠呼吸暂停低通气指数(apnea-hypopnea index,AHI)为 7.5,最低血氧饱和度为 85%,OSAHS 可以确诊。完善鼻咽侧位片,提示腺样体肥大,阻塞约 4/5。请耳鼻喉科会诊,因哮喘部分控制,肺功能表现欠佳,考虑术中麻醉风险,并不建议手术治疗。OSAHS 不解除,我们又该如何控制其哮喘,改善其肺功能?

该患儿首次肺功能 FEV$_1$ 下降的同时,FVC 同比下降,而且舒张后 FVC 改善达 26.5%,并非哮喘急性发作的常见肺功能表现。1 个月后复查肺功能则表现为 FVC 下降为主的限制性通气功能障碍,且舒张试验阴性。以上肺功能表现均不符合哮喘典型改变,那么是否哮喘诊断有问题呢?根据美国胸科协会(American Thoracic Society,ATS)肺功能解读指南,限制性通气功能障碍一般指肺总量(TLC)的减低,而儿童常规肺通气功能检查时,并不能检测 TLC,而是多以 FVC 来替代,而 TLC 是 FVC 与残气量(RV)之和,两者之间仍有一定差距。有学者提出了一种肺功能改变模式,FEV$_1$ 和 FVC 降低、FEV$_1$/VC 正常、TLC 正常,称之为"非特异性模式"(nonspecific pattern,NSP),这种改变常提示呼气早期的小气道陷闭,往往与 3 个月内的急性发作有关。本例患儿治疗 1 个月后复查的肺功能表现符合该模式,且 1 个月前有过急性重度发作,故考虑其问题主要是小气道功能障碍。鉴于此,进一步完善脉冲震荡肺功能(IOS),结果 X5 明显增高,提示周边弹性阻力增高。再次证实该患儿主要问题在小气道,是一种以小气道陷闭及气体潴留为主的慢性气流受限。其舒张试验阴性并不能否定哮喘的诊断,因而该患儿在行支气管舒张试验前的清晨并未停用布地奈德福莫特罗粉吸入剂,因此并不能作为哮喘诊断回顾的依据,只能是用于疗效评价。

故本例儿童哮喘诊断无误,属于重度持续哮喘,继续第 4 级治疗方案,但改为中等剂量 ICS 联合 LTRA。本例患儿符合夜间哮喘表型,存在 OSAHS,因此治疗上加用孟鲁司特,可以在治疗哮喘的同时,对腺样体肥大所致的 OSAHS 也有一定疗效。患儿对 ICS 敏感,吸入治疗效果尚可,肺功能表现为以小气道陷闭及气体潴留为主的慢性气流受限,因此将吸入方式改为空气压缩泵雾化吸入,因其气雾颗粒直径更小,以达到更深远的小气道。

治疗 3 个月:在此期间,第 1 个月患儿夜间憋醒症状逐渐好转,打鼾症状减轻,近 1 个月患儿无夜间憋醒,日内活动后偶有咳嗽,查体肺部听诊未闻及哮鸣音,哮喘达到良好控制。复查肺功能:FVC 84.6% 预计值,FEV$_1$ 89.6% 预计值,FEV$_1$/FVC 91.99%,PEF 80.4% 预计值,MMEF 80.0% 预计值,结果显示肺通气功能正常,小气道功能正常。FeNO 15pbb,较上次(25pbb)下降超过 20%,提示 ICS 治疗有效,患儿对 ICS 敏感。睡眠呼吸监测显示 AHI 为 3.5,较前明显改善。患儿哮喘良好控制、OSAHS 缓解、无未来风险,可继续目前治疗方案,以维持控制,待良好的症状控制及肺功能维持稳定至 3 个月,方能降级治疗方案。

治疗 5 个月:患儿症状控制良好,无夜间憋醒症状,无未来风险,复查肺功能较前无明显变化,达到平台,复查 FeNO 12pbb,提示嗜酸性气道炎症得到良好控制。复查鼻咽侧位片,腺样体显著减小。鉴于哮喘症状控制良好且肺功能稳定达 3 个月,可降阶梯治疗,调整为低剂量 ICS 联合 LTRA。

治疗 8 个月:患儿症状控制良好,无未来风险,复查肺功能较前无明显变化,降级治疗方案,调整为低剂量 ICS,6 个月后复诊随访,目前处于治疗观察中。

【确定诊断】

**1. 儿童支气管哮喘** 诊断依据:①患儿有反复发作性咳嗽、喘息,常在夜间发作;②发作时双肺可闻及哮鸣音,呼气相延长;③经过抗哮喘治疗,上述症状可缓解;④支气管舒张试验阳性,提示存在可逆性气流受限。

**2. 重度持续哮喘** 诊断依据:需要第 4 级阶梯治疗方案治疗。

**3. OSAHS** 诊断依据:睡眠呼吸暂停低通气指数(AHI)为 7.5。

【诊治体会】

1. OSAHS 与哮喘控制不佳密切相关,重视哮喘合并疾病的评估。哮喘与 OSAHS 存在潜在相关性。睡眠时严重打鼾引起阻塞性呼吸不全或 OSAHS 均可造成呼吸道相对狭窄、气流出入呼吸道阻力增加、胸腔负压增加及迷走神经张力升高,导致哮喘发作;呼吸暂停刺激喉、声门处的神经受体,引起反射性支气管收缩,强烈的支气管收缩和高反应性可引起哮喘发作;OSAHS 引发的全身炎性反应能够促进下呼吸道炎症及哮喘发生。而夜间哮喘一方面可上调全身性炎症和氧化应激通路,另一方面其睡眠障碍可影响咽部括约肌的活性,两者均可诱发或加重 OSAHS。因此夜间哮喘和 OSAHS 两者可互为因果,在治疗中应寻求联合解决方案。本例患儿在确诊夜间哮喘及 OSAHS 后,虽然哮喘未得到良好控制,但并未急于升级治疗方案,而是在同一级别治疗中,更换治疗方案,调整为对腺样体肥大有效的 LTRA。而且降级治疗的过程中,先减低 ICS 剂量,直至复查鼻咽侧位像腺样体肥大缓解,AHI 达到正常水平,才停用 LTRA。这样既解决了 OSAHS 的问题,又良好控制了哮喘。因此根据每个哮喘患儿的病情特点,选择个体化的治疗方案尤为重要。

2. 重视哮喘控制不佳时的小气道功能异常。气道慢性炎症是哮喘的病理生理基础,可累及整个气道,包括近端大气道、远端小气道,甚至肺泡区。随着人们对哮喘认识的深入,逐渐发现小气道在其发病及治疗中的作用，与哮喘控制不佳、急性发作及预后密切相关，同时外周小气道也逐渐成为了哮喘治疗的靶点。本例患儿在哮喘规范化治疗过程中出现控制不佳，通过对肺功能结果的深入剖析，发现存在严重的小气道功能异常，可能是其哮喘控制不佳的一个重要因素。针对该问题，在治疗上将吸入方式改为颗粒更小的雾化吸入，同时也加用孟鲁司特，两者同时有效地改善了本例患儿的小气道功能问题，使得哮喘得以控制。孟鲁司特是一种全身性的白三烯受体调节剂，可作用于大小气道。白三烯受体在小气道的成纤维细胞上有高水平的表达。学者们研究发现孟鲁司特对哮喘患儿的气体潴留作用明显，可显著改善小气道陷闭，临床症状也随之明显改善。因此在哮喘治疗的过程中，要重视小气道功能的评估，及时发现问题、解决问题。

3. 肺功能非特异性模式（nonspecific pattern，NSP）是小气道功能障碍的一种特殊表现。1999 年，Stănescu 描述了一种肺功能改变模式，VC 和 $FEV_1$ 降低、$FEV_1/VC$ 和 TLC 正常、RV 和 RV/TLC 增高，提示小气道阻塞，并称之为"小气道阻塞综合征"。本例患儿在治疗 1 个月后复查肺功能，$FEV_1$ 及 FVC 同比下降，$FEV_1/FVC$ 正常，符合上述表现，但并未检测 TLC 及 RV。2005 年 ATS/ERS 肺功能指南也对该肺功能模式作了解读，认为多数是由呼气不足所致，除此之外可能是与呼气早期局部小气道陷闭有关。2009 年，Hyatt 等回顾性研究了 80 929 例成人的肺功能检查，其中 7 702 例（9.5%）存在 $FEV_1$ 和 FVC 降低、$FEV_1/VC$ 正常、TLC 正常，并将该肺功能改变定义为"非特异性模式"（nonspecific pattern，NSP）。分析其原因，并非弥漫性气道狭窄，可能是由于段或亚段气道在用力呼气早期快速陷闭，尤其是周边小气道，导致这部分气道仅增高了 RV，而不影响 $FEV_1/FVC$，正常区域的气道可产生正常的 $FEV_1/FVC$，最终 $FEV_1$ 和 FVC 同比下降。因此"小气道阻塞综合征"或"非特异性模式"均提示了呼气早期的小气道陷闭，可能与前 3 个月内的急性发作有关。本例患儿在 1 个月前有一次急性重度发作，故其肺功能改变提示存在呼气早期的小气道陷闭。

【关于本病】

支气管哮喘是儿童时期最常见的慢性气道疾病，近年来我国儿童哮喘的患病率呈明显上升趋势。1990 年全国城市 14 岁以下儿童哮喘的累积患病率为 1.09%，2000 年为 1.97%，2010 年为 3.02%。哮喘严重影响儿童的身心健康，也给家庭和社会带来沉重的精神和经济负担。目前我国儿童哮喘的总体控制水平尚不理想，这与哮喘儿童家长对疾病的认知不足、临床医师的规范化管理水平参差不齐有关。支气管哮喘是一种以慢性气道炎症和气道高反应性为特征的异质性疾病，以反复发作的喘息、咳嗽、气促、胸闷为主要临床表现，常在夜间和 / 或凌晨发作或加剧。呼吸道症状的具体表现形式和严重程度具有随时间而变化的特点，并常伴有可变的呼气气流受限。

夜间支气管哮喘是哮喘的一种普遍现象和哮喘的一种重要临床表型，指哮喘在夜间发作和 / 或症状加重。通常认为，若夜间呼气峰流速（PEF）下降>15%，至少每周有 1 次夜间因哮喘症状醒来即可诊断为夜间哮喘。夜间哮喘的发生是哮喘控制不佳或病情严重的表现，不仅严重影响哮喘儿童的睡眠质量及生长发育，影响患儿和家长的生活质量，而且增加了哮喘的病死率。夜间哮喘同时也是哮喘异质性的一种体现，掌握儿童夜间哮喘的临床特征,重视儿童夜间哮喘的诊断,方能规范化、个体化治疗每个哮喘患儿。

**1. 夜间哮喘发生的潜在机制** 包括以下几个方面:①睡眠时呼吸道副交感神经张力增强;②睡眠时肺容量下降、支气管反应性增强和呼吸道平滑肌收缩;③机体昼夜节律变化对呼吸功能的影响,如皮质醇的昼夜节律变化;④与睡眠相关的环境因素的变化,如床铺的变应原、夜间呼吸冷空气;⑤$\beta_2$-肾上腺素受体基因多态性,如16-甘氨酸(Gly16)表型替代精氨酸;⑥与睡眠相关的共存疾病的影响,如OSAHS、胃食管反流。

**2. 儿童夜间哮喘的临床特征** 白天看似稳定的哮喘患儿,在夜间常有哮喘发作或症状恶化,表现为夜间憋醒、咳嗽、喘息和呼吸困难,需要频繁使用支气管扩张剂。除此之外,打鼾与学龄前儿童夜间哮喘密切相关,可将打鼾作为夜间哮喘的非特异性诊断症状之一。夜间哮喘患儿肺功能呈明显昼夜节律变化。无论是健康人还是哮喘患者其肺功能PEF及$FEV_1$均存在昼夜变化,即在下午16:00时最好,夜间下降,至凌晨4:00最差,但健康人肺功能变化的峰谷值通常为5%~8%,并无临床意义,而哮喘患者峰谷值变化明显增加,有的患者可达50%。同时夜间哮喘患儿普遍存在睡眠问题,表现为频繁夜醒、失眠,异睡症和睡眠呼吸障碍。夜间哮喘症状严重的患儿很少有充足的睡眠,睡眠质量明显比健康儿童差,影响患儿白天的情绪、行为能力,引起患儿白天烦躁、嗜睡、学习记忆能力减退及注意力涣散。

**3. 儿童夜间哮喘的治疗** 治疗上,首先要解除可逆性的诱发因素,如变应原、胃食管反流、OSAHS等。药物治疗上,在哮喘长期治疗方案的基础上,要针对夜间哮喘的特点,予以个体化的方案调整。可应用时间药理学知识,根据哮喘的时间生物学特点采取不同的处理,设计最佳治疗方案,即时间疗法。由于夜间哮喘在夜内肺功能下降最为显著,而且症状加剧,因此睡前给药能够更有效控制症状。长效及缓释性$\beta_2$受体激动剂也可显著改善夜间哮喘的气道高反应性及晨起肺功能。白三烯拮抗剂能显著降低日夜间症状评分,减少夜间憋醒次数,并且与吸入激素合用起互补作用,并减少激素用量。

总之,睡眠期呼吸系统经历一系列的变化,尤其是呼吸功能的下降。对于经受夜间哮喘发作的患儿来说,哮喘难以控制、睡眠质量下降,严重影响哮喘儿童身心健康。因此,应重视儿童夜间哮喘的诊断,在治疗上应根据哮喘的夜间变化规律,做相应的时间和剂量调整,对哮喘夜间疾病状态的研究有助于对哮喘的整体认识和治疗。

(冯雍 魏兵)

---

## 病例4 儿童哮喘急性重度发作

**【病例介绍】**

患儿,男,5岁。

**主诉:** 反复咳嗽、喘息3年,加重伴呼吸困难2天。

**现病史**：患儿 3 年前开始出现反复咳嗽及喘息，以活动后及感冒后加重，喉部可闻及"咝咝"声，夜间及晨起明显，休息后有时可自行缓解，每年发作 4~5 次，多次给予"抗生素、止咳平喘药物及地塞米松"等治疗好转。1 年前于当地诊断为"哮喘"，但家属未按医嘱规范吸入药物治疗，仅发作时临时应用。2 天前患儿进食鸡蛋后出现咳嗽及喘息，并进行性加重，同时伴有呼吸困难，表现为气短、不成句、呼吸增快、费力、耸肩呼吸，伴有烦躁，于当地医院给予静脉滴注氨茶碱及地塞米松喘息缓解不明显，家属为求进一步诊治入笔者科室。患儿病来精神状态差，无呛咳，无发热，有鼻塞及流涕，无呕吐及腹泻，饮食、睡眠差，尿便正常。

**既往史及过敏史**：有湿疹史，平时皮肤易起荨麻疹，既往曾化验过敏原示鸡蛋过敏，无心脏病、异物吸入等其他疾病史。

**个人及家族史**：足月顺产，生后无窒息，生长发育同同龄儿，按时进行预防接种；母亲有"过敏性鼻炎"，一、二级亲属中无哮喘病史。

**入院查体及相关检查**：体温 36.6℃；脉搏 155 次 /min；呼吸 48 次 /min；血压 110/70mmHg；体重 25kg。神志清楚，精神萎靡，面色略苍白，不能平卧，端坐呼吸，呼吸促，可见明显鼻翼扇动及三凹征，口周发绀，未吸氧下经皮血氧饱和度 86%。桶状胸，双肺叩诊过清音，听诊呼吸音减弱，呼气相延长，未及明显哮鸣音。心音低钝、律齐，各瓣膜听诊区未及杂音。腹软不胀，无压痛，肺肝界下移，肝肋下 3cm，脾肋下未触及。四肢活动自如，无杵状指 / 趾，肢端温暖，双下肢无水肿，CRT<3 秒。神经系统查体未见阳性体征。

## 【病情分析及诊断思路】

**1. 病例特点** ① 5 岁男孩；②反复咳嗽、喘息 3 年病史，发作频繁，糖皮质激素或氨茶碱治疗有效，但未规律治疗；③有个人过敏性体质及过敏性家族史；④本次急性发作有明显的呼吸困难，但未及明显哮鸣音。

**2. 诊治思路** 面对 5 岁既往有反复喘息病史的患儿，本次就诊有明显的呼吸困难，虽就诊时肺部听诊未闻及哮鸣音，但结合患儿既往多次喘息病史，仍需要考虑儿童哮喘诊断，往往提示病情可能更重。在临床上，重度哮喘发作时，由于气道阻塞明显，此时哮鸣音可反而减弱甚至消失，出现"寂静肺"，应特别注意，随时可能发生呼吸衰竭。根据 2016 版《儿童支气管哮喘诊断及防治指南》，该患儿有口周发绀，未吸氧下经皮血氧饱和度 86%，肺部听诊未闻及哮鸣音，考虑该患儿为儿童哮喘急性重度发作。为明确诊断及评估哮喘病情严重程度，需完善肺功能检查，但该患儿呼吸困难明显，无法完成肺功能检测，待病情稳定后可进一步完善肺功能检查。儿童哮喘急性重度发作的患儿，痰液增多，易发生痰液阻塞气道，要注意有无塑型，甚至发生窒息等可能，需监测血气，注意氧分压及二氧化碳分压，根据血气结果，明确下一步诊治。由于患儿呼吸困难明显，查体双肺叩诊过清音，随时可能发生气胸，需及时完善胸片检查。患儿病情危重，首先要立即给予监护、吸氧，及时吸痰，保持气道通畅，同时予适当补液支持治疗。在支持治疗的基础上，首先我们要给予吸入速效 $\beta_2$ 受体激动剂，可每 20 分钟 1 次，连 3 次；如无好转，给予全身糖皮质激素治疗，包括静脉、口服及雾化吸入治疗；如呼吸困难无改善，可逐步考虑应用抗胆碱能药物、硫酸镁及氨茶碱等药物治疗。如经上述合理联合治疗后,患儿症状持续加重,出现呼吸衰竭表现,需考虑给予机械通气治疗。

【诊治经过及反应】

入院后根据病情完善相关检查,同时给予对症支持治疗:半卧床休息,面罩吸氧,心电血氧饱和度监护,给予及时吸痰,保持呼吸道通畅。血气离子分析:酸碱度 7.32,二氧化碳分压46.2mmHg,氧分压 60.0mmHg,动脉血氧饱和度 86%,血液剩余碱 –6.0mmol/L。胸片提示双肺透过度增强,呈气肿改变,血常规、CRP、肺炎支原体及病毒系列等检查无异常。在支持治疗基础上,给予氧气驱动泵吸布地奈德 1mg+ 复方异丙托溴铵 1.25ml,开始每 20 分钟 1 次,共 3 次;无改善,给予静脉滴注甲泼尼龙(2mg/kg)治疗;入院 1.5 小时无缓解,给予静脉滴注硫酸镁解痉治疗,病情仍无明显缓解。继续予患儿吸痰,吸出较多黏痰,同时给予静脉滴注氨茶碱维持量及补液治疗,入院 3 小时后病情趋于稳定,呼吸困难较前缓解,肺部听诊可闻及广泛哮鸣音,心率由 155 次 /min 降为 130 次 /min 左右,将泵吸改为 4 小时 1 次,甲泼尼龙琥珀酸钠每 12 小时静脉滴注 1 次,入院 8 小时后呼吸困难明显缓解,哮鸣音明显减少,复查血气恢复正常,逐渐减少甲泼尼龙琥珀酸钠及泵吸的次数,过敏原检测提示尘螨(+++),鸡蛋(+++),血 IgE 270U/ml,住院 5 天出院。嘱院外规律吸入治疗,定期复诊,注意避免接触过敏原。

【确定诊断】

儿童哮喘急性重度发作。

诊断依据:①反复咳嗽、喘息 3 年,喉部可及 "咝咝" 声,夜间及晨起明显,休息后有时可自行缓解,每年发作 4~5 次,糖皮质激素治疗有效;②有湿疹史,平时皮肤易起荨麻疹,有特应性体质家族史;③查体:端坐呼吸,呼吸促,鼻翼扇动及三凹征(+),未吸氧下口周发绀,桶状胸,双肺叩诊鼓音,听诊呼吸音减弱,未及明显哮鸣音,未及水泡音,心音低钝,心律齐,胸片提示双肺透过度增强,呈气肿改变;④抗哮喘治疗有效。

【诊治体会】

1. **重症哮喘的早期识别**　本例患儿肺部听诊未闻及明显哮鸣音,如忽略既往病史的追问,可延误病情,影响疾病的诊断及治疗。所以我们要认真询问病史及查体,并全面综合对病情进行分析,以避免误诊漏诊,提高医疗质量。在临床上,在重度哮喘发作时,由于气道痉挛及痰液阻塞明显,此时肺部听诊哮鸣音可反而减弱甚至消失,我们称之 "寂静肺",应特别注意,出现 "寂静肺" 往往提示病情危重。在治疗过程中哮鸣音出现而呼吸困难减轻,提示治疗有效,而不是病情有所加重。

2. 重症哮喘的患儿单纯经皮血氧饱和度监测不能完全反映疾病危重程度,需要同时监测二氧化碳分压。哮喘发作早期,患者呈过度通气状态,二氧化碳排出多,表现为二氧化碳分压降低及低氧血症,而哮喘重度发作时,氧分压持续降低,而二氧化碳分压可表现为正常。如二氧化碳分压在正常范围内或有所增高,提示我们哮喘非常危重,可能是要发生呼吸衰竭的指征。本例患儿血气分析提示二氧化碳分压增高,提示病情危重,故对重症哮喘患儿,要密切注意二氧化碳分压的变化。

3. 多数哮喘急性发作的患儿存在脱水,及时补充液体对减轻气道分泌物黏稠度具有重要意义。本例患儿入院时心率 155 次 /min,肝肋下 3cm,肺肝界下移,据此诊断心力衰竭依据不足,我们仍给予持续补液治疗,考虑患儿不是有心力衰竭,而是由哮喘重度发作所引起肺气肿引起的肺肝界下移。患儿哮喘持续发作不缓解,我们要考虑到是否有并发症的发生,如肺气肿、纵隔气肿、皮下气肿等,同时要考虑是否有大量痰栓形成,甚至发生塑型。我们要综合分析病情,完善胸片或肺 CT 检查除外并发症的发生,同时要积极吸痰,必要时完善支气管镜检查。同时要及时补液,以利于痰液稀释。哮喘急性发作时,气道黏膜通透性增强、黏液腺分泌增多,痰液产生增加,而同时患儿自行咳痰困难,要求及时吸痰,但吸痰时间不宜过长,否则可引起气道痉挛。本例患儿在吸出大量黏痰后,继续给予平喘治疗,症状较前明显缓解。

4. 该患儿病情之所以危重,考虑可能与患儿平时未按照哮喘规律治疗有关,同时考虑与患儿未严格规避过敏原有关。所以对于诊断明确的哮喘患儿,必须嘱家长按儿童哮喘治疗方案长期治疗,同时要严格回避过敏原。对既往有哮喘严重发作病史的患者,要特殊警惕日后可能会有严重发作。

## 【关于本病】

重症哮喘是指哮喘急性严重发作,经及时合理应用支气管舒张剂、糖皮质激素等常规哮喘缓解药物治疗后,病情不缓解而病情持续发展者,表现有严重或进行性呼吸困难,并伴有进行性呼吸功能不全和严重并发症者,有时也称之为哮喘持续状态。由于严重的支气管痉挛、黏液过度分泌和气道炎症、水肿等影响,若不及时治疗,可发展为呼吸衰竭,甚至死亡,是临床常见急危重症之一。

重症哮喘时由于支气管黏膜水肿、气道平滑肌过度痉挛和黏液栓形成使气道严重阻塞,导致低氧血症,发生呼吸衰竭,其主要的病理生理变化是由于严重肺泡通气不足、通气 / 灌流失衡,而引起明显的低氧血症和二氧化碳潴留。重症哮喘可出现一系列并发症,纵隔气肿、皮下气肿是小儿重症哮喘较常见的并发症。此外,尚有儿童哮喘并发心包积气、张力性气胸等并发症的报道。如病情不能及时有效控制,持续的组织缺氧和二氧化碳潴留尚可导致代谢性及呼吸性酸中毒、急性充血性心力衰竭及各种离子紊乱。如气道阻塞伴有严重肺气肿时,可进一步引起心脏舒张功能受限,使心力衰竭持续加重,如不及时治疗,最终可因顽固性心力衰竭及呼吸衰竭而死亡。

早期正确识别并给予及时有效的治疗是改善重症哮喘患儿预后的关键。普通哮喘根据病史及肺部明显哮鸣音等,容易诊断及治疗,但对于一些特殊类型哮喘,需高度警惕,以避免误诊,如 "沉默型" 哮喘、运动性哮喘等。特殊类型哮喘症状有较大易变性和突变性,当伴随并发症,如气胸和纵隔气肿、呼吸衰竭、猝死等,会使原有症状和体征被掩盖。临床医生对儿童重症哮喘病情严重性或对特殊类型哮喘判断不足,未能及时给予糖皮质激素、解痉平喘及抗感染等处理,随着哮喘进一步加重,哮鸣音可完全消失而迅速发展为窒息及多器官功能衰竭,严重威胁患儿生命,是导致小儿重症哮喘死亡的主要原因。早期确诊、高度重视、恰当治疗、减少并发症是降低重症哮喘病死率的关键。

重症哮喘发生的危险因素:①既往有多次严重哮喘发作史,未按哮喘规律治疗史,家属对哮喘缺乏认识;②变应原或其他引起喘息发作因素持续存在或大量接触;③止喘药物应用不当,未用激素治疗,长期应用 $\beta_2$ 受体激动剂或过量使用 $\beta_2$ 受体激动剂治疗史;④具有气胸,纵隔气肿或伴发心、肾衰竭,高碳酸血症等严重并发症。

对于儿童哮喘急性重度发作的治疗,关键在于缓解气道平滑肌痉挛,控制气道炎症,减少黏液分泌,最终目标是舒张气道平滑肌,保持呼吸道通畅。不同病情的治疗方案及治疗剂量是不同的,因此治疗小儿重症哮喘前,对患儿病情严重程度的判断是极为重要的,只有及时正确的判断,才能做到针对性处理,有效治疗。

(姚慧生 韩晓华)

## 病例 5 肺炎支原体肺炎合并哮喘重度发作

### 【病例介绍】

患儿,男,4岁。

**主诉:**咳嗽 1 周、加重伴发热 3 天。

**现病史:**患儿 1 周前无明显诱因出现咳嗽,呈阵发性,无明显痰液,无喘息;3 天前出现发热,热峰 39.5℃,口服退热药物可退至正常,间隔 5~6 小时再次发热;且咳嗽症状较前加重,有痰不易咳出,咳嗽剧烈时偶伴有呕吐症状,夜内咳嗽影响睡眠。近 2 天于外院静脉滴注"阿奇霉素、氨曲南"治疗,咳嗽及发热症状均未见明显好转,且出现呼吸费力,遂就诊于笔者医院,门诊以"肺炎"为诊断收住笔者科室。病来患儿精神略不振,无头痛,无意识障碍及抽搐,无异物呛咳史,无皮疹、盗汗及体重下降,食欲稍差,无腹痛,尿便正常。

**既往史:**有湿疹史,否认既往喘息史及异物吸入史。

**过敏及接触史:**否认明确的食物过敏史,部分头孢皮试阳性,无肝炎、结核等传染病患者接触史。

**个人及家族史:**G1P1,足月顺产,出生史正常,按时接种疫苗,生长发育与同龄儿相似。患儿姑姑有哮喘,母亲青霉素过敏。

**入院查体及相关检查:**体温 37.1℃;心率 130 次/min;呼吸 42 次/min;体重 17.5kg。神志清楚,精神萎靡,呼吸促,轻度鼻翼扇动及三凹征,口周发绀不明显,双扁桃体Ⅱ度肿大,表面无脓苔;颈软,气管居中,胸廓对称,右肺叩诊略浊,听诊右肺可闻少许中小水泡音及散在痰鸣音,无哮鸣音;心音有力、律齐,无杂音;腹软不胀,肝肋下约 3cm,脾肋下未触及,肠鸣音良好;四肢末梢温,CRT<3 秒,四肢活动正常,神经系统查体无明显异常体征。未吸氧下经

皮血氧饱和度 92% 左右。

**辅助检查：**胸片（外院，病后 5 天）：右肺上叶肺不张（图 2-5-1）。胸部 CT（病后 6 天）：肺部炎症，右侧胸腔少量积液，右上肺肺不张（图 2-5-2）。胸腔彩超：右肺实变，右侧胸腔少量积液。血常规：白细胞 $10.2 \times 10^9/L$，中性粒细胞百分比 79.1%；PCT 0.02ng/L；肺炎支原体抗体 -IgM、肺炎衣原体抗体 -IgM 均阴性；凝血五项正常；肝功能、肾功能、心肌酶谱基本正常。

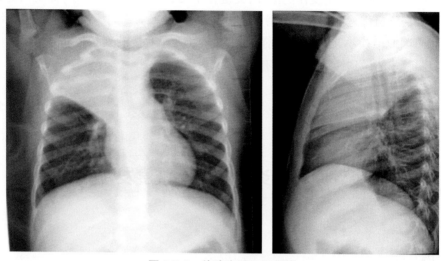

图 2-5-1 外院病后 5 天胸片

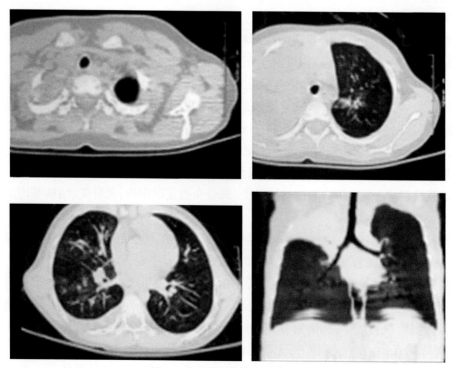

图 2-5-2 外院病后 6 天肺 CT

【病情分析及诊断思路】

1. **病例特点** ①学龄前儿童；②急性起病，高热为主伴有剧烈咳嗽；③有轻度呼吸困难表现：呼吸促，轻度鼻翼扇动及三凹征，未吸氧下经皮血氧饱和度 92% 左右；④肺部听诊右肺可闻及少许中小水泡音，哮鸣音不明显；⑤肺部影像学表现右上肺实变和肺不张、右侧胸腔少量积液；⑥外院静脉滴注阿奇霉素、氨曲南 2 天效果不佳。

2. **诊断思路** 结合患儿病史、查体及影像学改变，诊断"右肺大叶性肺炎"及"右侧胸腔积液"并不困难；关键应对病原菌作出初步判断。4 岁学龄前儿童，社区获得性肺炎，临床表现为高热、剧烈咳嗽，病后 1 周仅右肺可闻及少许水泡音，但影像学表现相对重，肺 CT 示右肺上叶大片实变和肺不张，并有少量胸腔积液；血常规 WBC、PCT 基本正常，虽外院肺炎支原体抗体 -IgM 阴性（病程第 5 天化验，肺炎支原体抗体 -IgM 一般在病后 1 周能够检测到），仍高度怀疑肺炎支原体感染引起的大叶性肺炎，注意动态复查肺炎支原体抗体效价。另外，临床上出现高热、呼吸困难的大叶性肺炎病原学上常为细菌感染，但血常规 WBC、PCT 通常明显升高、感染中毒症状重；腺病毒肺炎亦可表现为高热、呼吸困难，但常伴有喘憋，这两种情况目前与该患儿不太相符，但应注意合并感染，需进一步完善血培养、病毒抗体八项、监测感染指标变化进一步明确。其次应判断病情的严重程度，患儿有轻度的呼吸困难表现，经皮血氧饱和度有下降，同时有胸腔积液，属重症肺炎。另外应注意到通常肺炎支原体感染主要以气道受累为主，呼吸困难表现不明显，此患儿影像学表现为明显的右上肺肺不张的改变，应注意肺炎支原体肺炎少见的并发症——塑型性支气管炎的形成。4 岁男孩急性呼吸困难、肺不张应常规除外支气管异物的可能，详细询问有无异物呛咳史，必要时可行支气管镜检查进一步明确。

【诊治经过及反应】

入院后予阿奇霉素联合头孢呋辛静脉滴注抗感染，沐舒坦静脉滴注化痰，予患儿完善血气离子分析：酸碱度 7.435，二氧化碳分压 45mmHg，氧分压 65mmHg，提示患儿存在低氧血症，给予鼻导管吸氧，1L/min 吸氧下经皮血氧可维持在 95% 以上。血常规基本正常（白细胞 $4.4×10^9$/L，中性粒细胞百分比 67.5%），C 反应蛋白（9.08mg/L）略高于正常。病原学检查：肺炎支原体抗体 1:40、肺炎支原体抗体 -IgM 弱阳性；肺炎衣原体抗体 -IgM 及呼吸道病毒抗体八项 +EB-IgM 均阴性；结核抗体测定阴性，ASO 正常。病原学检查高度提示肺炎支原体感染，细菌感染、病毒感染诊断依据不足，继续应用阿奇霉素抗感染治疗。总 IgE 测定：274.49U/ml 高于正常，提示患儿可能为过敏体质，应注意病程中有无喘息发作。入院第 2 天（病后第 9 天）患儿出现明显喘息，三凹征明显；肺部听诊可及散在哮鸣音，呼气相延长；鼻导管吸氧下经皮血氧饱和度 95% 左右。布地奈德及可必特雾化治疗，喘息略有好转。担心患儿有黏液栓、痰栓堵塞加重呼吸困难，予患儿行支气管镜检查及治疗，镜下（图 2-5-3）见左肺各叶段支气管开口通畅，黏膜光滑、充血水肿明显，可见少许浆液性分泌物，右肺上叶各叶段支气管开口通畅，黏膜粗糙、肿胀明显，皱襞形成，其中 B2 支气管亚段可见少许痰栓漂浮，右肺 B5 支气管亚段可见少量白色絮状分泌物。支气管镜检查除外了塑型性支气管炎及支气管异物的怀疑,肺泡灌洗液病原学的化验显示细菌、真菌、结核培养及涂片均为阴性,肺炎支原体 DNA 阳性,进一步明确了肺炎支原体感染的诊断。镜后仍有喘息,布地奈德、联合方异丙托溴铵泵吸及静脉滴注甲泼尼龙琥珀酸钠平喘,次日,患儿热退,但出现明显烦躁、躁动、多汗,呼吸浅促费力,鼻导管吸氧下口周略发绀,经皮血氧饱和度可维持在 95% 左右,双肺叩诊呈过清音,肺肝界位于右锁骨中线 6~7 肋间,双肺呼吸音弱,哮鸣音不明显。尽管肺部哮鸣音不明显,但根据患儿的临床表现考虑呼吸困难主要因气道痉挛所致,改面罩吸氧(氧流量 4L/min)纠正低氧血症,雾化布地奈德联合复方异丙托溴铵 20 分钟 1 次,1 小时连泵 3 次,同时静脉应用甲泼尼龙琥珀酸钠、硫酸镁平喘,患儿呼吸困难无明显缓解,不排除气胸等并发症的发生,予急检肺 CT 及胸腔超声,提示右肺上叶不张实变较前明显好转(图 2-5-4);右侧胸腔少量积液,较深处约 0.3cm;急检血气(未吸氧下)酸碱度 7.32,二氧化碳分压 64mmHg,氧分压 58mmHg,血气示 Ⅱ 型呼吸衰竭,考虑患儿病情危重,经家属同意转入PICU 继续治疗。患儿入 PICU 7 小时后喘息仍无明显缓解(应用泵吸、静脉滴注支气管扩张剂、甲基强的松龙、硫酸镁、氨茶碱等常规止喘治疗),且面罩吸氧 4L/min,血氧饱和度仅能维持在 93%,复查血气 $PCO_2$ 69mmHg,二氧化碳分压明显升高,予患儿气管插管、连接呼吸机辅助通气,插管后完善床旁胸片检查(图 2-5-5)提示肺内气肿改变,肺肝界位于右锁骨中线第 6~7 肋间,心影呈"狭形"。应用机械通气后二氧化碳分压逐渐降至正常,肺部出现哮鸣音,喘息逐渐减轻,逐渐下调呼吸机参数,应用机械通气 54 小时后拔除气管插管改鼻导管吸氧

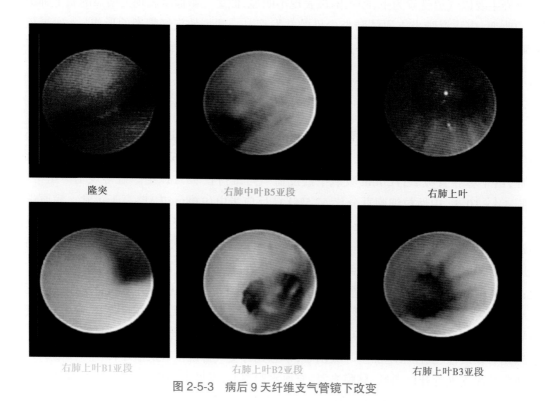

图 2-5-3　病后 9 天纤维支气管镜下改变

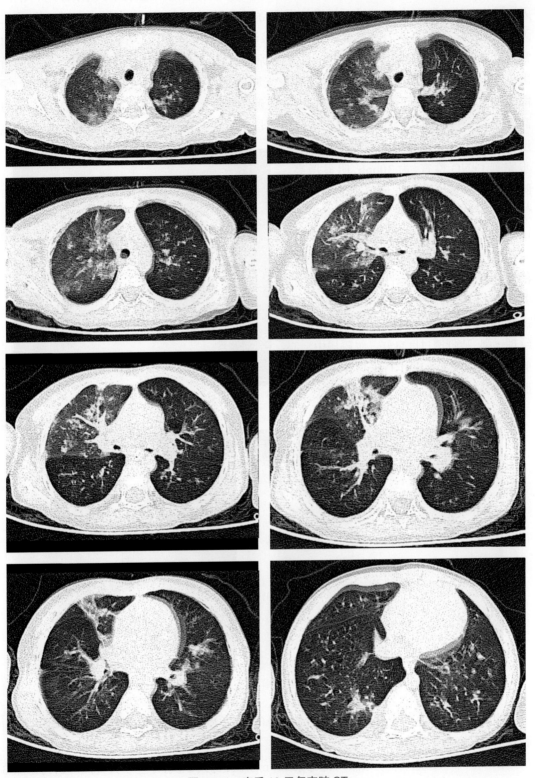

图 2-5-4　病后 10 天复查肺 CT

至停氧,将甲基强的松龙静脉滴注平喘由每 12 小时 1 次,逐渐减至每天 1 次至停用(共用 8 天),雾化布地奈德联合复方异丙托溴铵平喘逐渐由每 6 小时 1 次减为每 8 小时 1 次、每 2 天 1 次;患儿入院第 9 天喘息症状消失,且触诊肝脏肋下未触及(明显回缩),期间复查血常规、CRP 均正常,血培养回报阴性,肺炎支原体抗体 -IgM 由弱阳性转为阳性,抗体效价由 1:40 升至 1:1 280,进一步明确了肺炎支原体感染。因患儿此次病程中有致命性、顽固性喘息,进一步追问病史,患儿曾有反复迁延性咳嗽病史,化验总 IgE(811.51U/ml)明显高于正常。过敏原检测尘螨过敏。结合患儿母亲有青霉素过敏及姑姑有哮喘的家族史高度怀疑患儿为儿童哮喘的首次发作,进一步完善 FeNO 检查,为 30ppb,明显增高。肺功能提示轻度阻塞性通气功能障碍,支气管舒张试验阳性;结合患儿湿疹史、总 IgE 明显升高,患儿此次虽为第一次喘息发作,但出现顽固性喘息且最后行机械通气治疗,诊断儿童哮喘(急性重度发作)成立。共住院 14 天,静脉滴注阿奇霉素 2 个疗程,出院前予患儿复查胸部 DR(图 2-5-6):双肺纹理增强,肺野透过度良好。纵隔居中。心脏大小形态及大血管走行未见异常。双膈肌光滑,双肋膈角锐利。

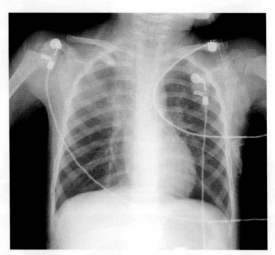

图 2-5-5 病后 10 天,气管插管后床旁胸片

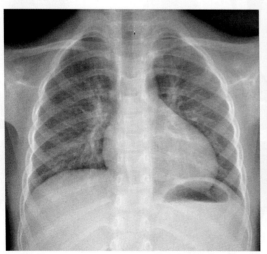
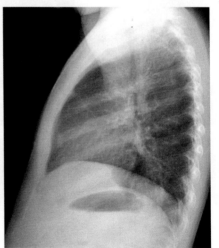

图 2-5-6 病后 2 周,出院前复查胸片

出院诊断:①急性重症肺炎;②儿童哮喘(急性重度发作);③Ⅱ型呼吸衰竭;④右侧胸腔积液;⑤肺炎支原体感染。

出院医嘱:①院外继续口服阿奇霉素 175mg/ 次,每天 1 次,疗程 3 天,停 4 天,再口服 3 天治疗。②规范治疗哮喘,控制期泵吸布地奈德 1ml/ 次 + 生理盐水 1ml/ 次,每天 2 次;发作期泵吸布地奈德 1ml + 复方异丙托溴铵 1.25ml/ 次，每天 2~3 次；每晚睡前口服孟鲁司特钠 4mg，口服 1 个月。③注意过敏原回避，预防感染，1 个月后门诊复查。

1 个月后复诊，无咳嗽及喘息症状，复查呼气一氧化氮 20ppb，较前下降。肺功能：小气道功能下降，FEV₁ 已恢复正常。继续布地奈德 1ml/ 次 + 生理盐水 1ml/ 次，每天 2 次泵吸治疗。2 个月复诊，家长自述一次进食多根雪糕后闻及喉部明显"吡吡"声，当时给予普米可 1mg + 可必特 1.25ml 泵吸后喘息迅速缓解，嘱其注意避免过凉、过咸、过甜等刺激性食物，继续普米克 1ml/ 次 + 生理盐水 1ml/ 次，日 2 次泵吸治疗，1 个月后复诊，目前仍在随访中。

**【诊治体会】**

1. 肺炎支原体感染可诱发哮喘的首次发作。本例患儿既往无喘息史，但有反复迁延性咳嗽病史、有湿疹史，部分头孢皮试阳性；母亲头孢类药物过敏、姑姑有哮喘史；此次明确的肺炎支原体感染，病程 1 周左右出现明显顽固性喘息，且喘息症状常规治疗效果不佳，出现呼吸衰竭，行气管插管机械通气治疗，为肺炎支原体感染诱发的第一次儿童哮喘急性重度发作。近年来大量的研究表明肺炎支原体感染与哮喘关系密切，MP 感染可能成为哮喘患儿首次发作的诱因，尤其对于个人（或家族）具有"特应性"体质的儿童，临床上也常常发现既往没有喘息症状的肺炎支原体肺炎患儿，在肺炎支原体感染时出现明显的喘息症状，肺部可闻及哮鸣音，肺功能呈现阻塞性通气功能障碍且支气管舒张试验阳性的情况，也应注意这部分患儿的随访工作，注意日后有无喘息的发生。

2. 肺炎支原体感染诱发的小儿哮喘重度发作喘息顽固，常规治疗效果欠佳。与普通哮喘相比，肺炎支原体感染所致患儿喘息存在明显发热症状，咳嗽剧烈；喘息出现时间较迟且持续时间久，有时可出现"致命性"喘息；常规抗哮喘治疗效果欠佳；同时应注意重症肺炎支原体肺炎合并哮喘急性重度发作时，尤其是既往无喘息发作的患儿，由于重度哮喘发作时哮鸣反而消失或不明显表现为"沉默肺"，患儿由于低氧表现为明显的烦躁等神经系统症状，常易误认为肺外脏器受累，如脑炎等；且往往因呼气性呼吸困难出现肺肝界下移，表现为肝大体征；加之呼吸频率增快、心率增快，在未闻及明显哮鸣音的情况下易误诊为心力衰竭、心肌炎。本例患儿肺炎支原体感染引发了右肺大叶性肺炎，之后出现顽固性的喘息，病初触诊肝脏增大，在常规给予糖皮质激素、支气管扩张剂、大环内酯类等药物后还是出现了呼吸衰竭，最终行机械通气辅助治疗，喘息控制后肝脏回缩；提醒我们肺炎支原体感染的患儿出现明显的呼吸困难、呼气相延长、肺部影像学出现肺肝界下移，肺内气肿改变时一定要注意是否有哮喘急性发作的可能，在大环内酯类药物抗感染等治疗肺炎支原体肺炎的同时应早期积极控制喘息症状，防止病情的恶化。

3. 临床高度怀疑肺炎支原体感染时要重视肺炎支原体抗体的动态复查。学龄期、学龄前期儿童，发热、咳嗽为主要症状，发热以高热为主，咳嗽剧烈，肺部听诊啰音不明显，血常规 WBC、CRP 基本正常，或不平行升高（血常规 WBC 正常，CRP 升高），肺 CT 以一侧肺浸润影为主，可伴有胸腔积液（多能自行吸收），尤其在肺炎支原体感染的流行季节，应高度怀疑肺炎支原体感染。肺炎支原体抗体的检验一般在病程 1 周时可以检测出，但临床上年龄偏小或重症患儿往往抗体产生较晚(临床观察抗体产生较晚者病情往往更重),需动态复查肺炎支原体抗体明确诊断。近年来婴幼儿肺炎支原体感染的发生率亦明显升高,临床上要注意低龄儿童肺炎支原体的检测。本例患儿为学龄前儿童,病初外院化验肺炎支原体抗体 -IgM 阴性,后第 3 次化验肺炎支原体抗体 -IgM 转为阳性,且抗体效价由 1:40 升至 1:1 280,提示我们临床上在高度怀疑肺炎支原体感染时要动态复查肺炎支原体抗体。

4. 肺炎支原体肺炎患儿出现明显呼吸困难、肺不张时应注意塑型性支气管炎等并发症,并与合并儿童哮喘急性发作相鉴别,及时行支气管镜检查。肺炎支原体肺炎影像学上可表现为类似细菌感染的大叶性肺炎改变,肺部影像学表现很重,但很少出现呼吸困难,当肺炎支原体肺炎患儿出现呼吸困难并有肺不张时要注意是否有塑型性支气管炎的形成,及时应用支气管镜检查明确病变性质、辅助治疗。本例患儿入院时出现呼吸急促,肺 CT 右肺上叶不张,入院第 2 天于患儿完善支气管镜检查,镜下虽未见支气管塑型,但可见明显痰栓、白色絮状痰液,右肺上叶各叶段支气管开口通畅,但黏膜粗糙、肿胀明显,皱襞形成,提示气道炎症明显,治疗上应加强气道管理,吸入糖皮质激素减轻气道炎症,患儿行纤维支气管镜肺泡灌洗术后,次日胸片显示肺不张消失。哮喘患儿存在支气管痉挛和气道黏液高分泌,在合并肺炎支原体感染时气道炎症加重,支气管管腔更加狭窄,因而喘息往往常规治疗效果不佳,临床中有部分重症哮喘患儿常规治疗喘息无缓解时应用支气管镜肺泡灌洗后症状缓解明显,推测与黏液栓、痰栓的冲出,解除气道阻塞,部分炎症介质被清除,局部应用抗炎药物减轻气道黏膜炎症有一定关系。

## 【关于本病】

儿童支气管哮喘是多种因素共同参与的气道慢性炎症反应,如变态反应、遗传、环境及病原微生物感染。随着对支气管哮喘研究的深入,发现肺炎支原体在哮喘的发病中占有重要地位,其与哮喘发作、急性恶化、慢性症状难以控制等方面有重要关联。

Nisar 等认为哮喘急性发作者中 3.3%~50% 与 MP 感染有关;Biscardi 等通过测定血清 MP-IgM 或 PCR 的方法发现在哮喘急性发作患儿中肺炎支原体(mycoplasma pneumoniae, MP)感染率为 24%,在首次发作哮喘中为 50%;在我国台湾,曾对急诊室就诊的哮喘患儿行 MP 抗体测定,哮喘恶化患儿中 MP 感染率为 23%,在首次发作哮喘中为 45%,而对照组即近 6 个月无急性发作的哮喘患儿仅为 7%,这些研究都显示 MP 在哮喘急性发作中起一定作用,尤其是对首次发作哮喘的患儿。此外,首次哮喘发作的患儿 MP 阳性者 57% 发生反复,尤其是没有很好治疗的患儿,而其他病原体感染的只有 27% 发生反复,故推测 MP 感染可能是哮喘患儿反复喘息发作的因素之一。

MP 感染诱发哮喘的主要机制可能为:①MP 感染会对呼吸道上皮造成直接损伤,使呼吸道黏膜的完整性遭到破坏,影响到细胞的正常代谢,进而诱发哮喘的发作;②MP 感染可促进细胞因子以及炎症介质的释放,从而引起组织免疫损伤,造成呼吸道慢性变应性反应的发生,从而诱发哮喘发作;③MP 感染还会促进生长因子的释放;④MP 感染会对 IgE 的产生进行诱导;⑤MP 感染会诱发哮喘神经机制以及呼吸道高反应性。

有研究显示 MP 感染合并喘息的患儿急性期 IFN-γ 含量及 IFN-γ/IL-4 比值急性期明显高于恢复期,而恢复期时 IFN-γ 含量明显下降,但 IL-4 下降不明显,出现 IFN-γ/IL-4 比值倒置,即 MP 感染合并喘息的患儿在发病初期以 Th1 反应占优势,而恢复期则以 Th2 反应占优势,即 MP 感染恢复期的炎症因子改变与哮喘相似,提示 MP 对于既往无特应性体质患儿可能导致机体免疫失衡及体质改变,是哮喘启动的危险因素之一。Hassan 等也证实:在肺炎 MP 所致下呼吸道感染的患儿 Th2 型细胞因子 IL-4 及 IL-10 的分泌明显增高,血清中检测到特异性 IgE 也明显上升,提示肺炎 MP 是哮喘潜在的致病性过敏原,与支气管哮喘关系密切。总之,MP 既作为感染源,又作为变应原,与哮喘的发生发作有着密切的关系,对于 MP 感染合并喘息的患儿,虽既往无特应性疾病发生,仍应注意随访观察其气道炎症及高反应性情况,以期早期干预,减少哮喘的发病率。

临床研究表明,MP 感染引发的儿童哮喘应注意以下几个特征:①中重度喘息合并发热、顽固性咳嗽;②胸部 X 线检查结果与体征不一致,即胸部 X 线片提示肺炎改变,双肺未及啰音;③喘息发作合并肺外病变,以神经系统受累最常见;④C 反应蛋白明显升高;⑤患者反复出现喘息或干咳,但对气管舒张剂不敏感,常规治疗效果不佳。

众所周知,大环内酯类药物不仅有抗菌效果,同时有对呼吸道炎症的改善功效。根据相关研究报道,除此之外,大环内酯类药物红霉素可以明显改善慢性哮喘患者呼吸道高反应性,而克拉霉素能够改善哮喘患者的临床症状,同时能使血嗜酸性粒细胞减低。在目前认知下,通常认为大环内酯类药物不仅能够杀灭病原,清除肺上皮细胞潜伏 MP,拥有非特异性的抗感染作用,同时也具备免疫调节效果,通过抑制中性粒细胞聚集来减少杯状细胞的黏液分泌量,对于炎症细胞凋亡,其存在诱导作用,可产生抗感染作用,阻断炎症持续反应。

有研究指出,哮喘患儿有 MP 或肺炎衣原体感染证据时正规使用大环内酯类药物会利大于弊,MP 如不经抗生素治疗后清除,就能作为抗原,刺激机体持续性产生 IgE。未经正规治疗的 MP 感染患者哮喘发作频率会明显增高。大环内酯类药物可以清除反复感染并在肺上皮细胞潜伏繁殖的 MP,抑制 MP 引起的气道高反应性,抑制炎症细胞分泌细胞因子和趋化因子,消除炎症细胞的聚集浸润,从而阻断炎症持续的途径,因而在哮喘患儿中应用大环内酯类抗生素可起抗感染与抗炎的双重作用。在单纯 MP 感染时应用糖皮质激素治疗目前循证依据不足,有研究发现 MP 感染的大鼠雾化吸入氟地卡松后降低了 MP 在肺组织的黏附,增加了 MP 在气道中的清除率,气道高反应性和气道炎症减轻。但对其适应证、疗程及近远期疗效仍有待进一步临床验证,尤其是需要多中心随机对照研究。

(相 云 尚云晓)

## 病例 6 经纤维支气管镜治疗哮喘重度发作合并气胸

【病例介绍】

患儿,男,3 岁。

**主诉:** 发热、咳喘 4 天,加重伴呼吸困难 1 天。

**现病史:** 患儿 4 天前无明显诱因出现发热,体温最高达 39.0℃,无寒战及抽搐,每天发热 3~4 次,口服退热药(具体不详)后热可退,6~7 小时可再次复升。同时患儿出现咳嗽,伴喘息,逐渐加重,至当地医院住院治疗(具体诊断不详),予静脉滴注"头孢唑林、红霉素、甲基强的松龙、氨茶碱"及泵吸"万托林、普米克、沐舒坦"治疗 3 天(具体用量不详),热峰逐渐降至 37.6℃,咳喘有所缓解。患儿家属诉 1 天前患儿吃桃后出现咳喘加重,有痰不易咳出,并出现烦躁、呼吸费力,夜间憋醒,不能平卧。现为求进一步诊治来笔者医院,门诊以"哮喘急性发作"收入笔者科室。

患儿无呛咳史,此次病来精神、食欲欠佳,无盗汗、消瘦;无呕吐、腹痛,大、小便正常。

**既往史:** 3 个月前肺炎、喘息 1 次。有湿疹史。

**过敏及接触史:** 否认食物及药物过敏史。否认肝炎、结核等传染病接触史,否认外伤及输血史。

**个人及家族史:** G1P1,足月顺产,出生史正常,生长发育与同龄儿相似,按时接种疫苗。否认家族性遗传代谢性疾病史及喘息类疾病史。

**入院查体及相关检查:** 体温 37.0℃;脉搏 170 次 /min;呼吸 60 次 /min;经皮血氧饱和度 86%。神志清楚,烦躁,呼吸促,口周发绀,鼻翼扇动及三凹征阳性,咽红,扁桃体Ⅰ度肿大。颈软,胸廓对称,双肺叩诊过清音,听诊呼吸音粗,呼气相延长,可闻及广泛痰鸣音及喘鸣音。心前区无隆起,心界不大,心音有力,心率快,心律齐,各瓣膜听诊区未及杂音。腹软稍胀,无压痛、反跳痛及肌紧张,肝脾未触及,未及包块,肠鸣音正常。四肢活动自如,肢端温暖,双下肢无水肿,CRT<3 秒,神经系统查体未见阳性体征。

【病情分析及诊断思路】

1. **病例特点** ①患儿为 3 岁年幼儿,既往曾喘息 1 次;②发热,咳喘伴呼吸困难、发绀,呼吸急促,双肺满布痰鸣音及喘鸣音;③院外曾予激素及 β 受体激动剂治疗有效,又突然喘息加重。

2. **诊断思路** 患儿此次发病表现为发热、咳喘。年幼儿首先考虑存在感染性疾病诱发的暂时性喘息,于外院抗炎平喘治疗后发热喘息症状好转,但患儿突然又出现喘息加重,发热情况未见反复,故需高度警惕儿童哮喘急性发作的可能。患儿加重后出现喘憋、发绀、呼吸困难在哮喘发作程度上应考虑为急性重度发作。患儿喘息加重前曾进食桃子,该水果引起过敏的情况也较为常见,故还需考虑患儿可能为接触致敏物后引起的哮喘急性发作,应积极完善病原、过敏原、肺部 CT、肺功能等相关检查。同时年幼儿突然出现喘息或喘息加重在内外源性支气管异物吸入情况下也较为常见,需进一步除外,另外先天性气道发育异常继发感染同样可以表现为发热、咳喘,需注意除外。此外,还要注意除外一些少见疾病,如心源性哮喘、气管内膜病变、肿瘤、变态反应性肺浸润等疾病。

### 【诊治经过及反应】

入院后给予对症支持治疗:卧床休息,低流量吸氧,监护,镇静治疗;布地奈德联合沙丁胺醇雾化吸入,第 1 个小时内每间隔 20 分钟吸入 1 次,共 3 次,之后每 4 小时吸入 1 次,同时静脉滴注糖皮质激素,抗炎平喘;此次病初有发热,伴有咳嗽,给予静脉滴注头孢呋辛控制感染,有痰不易咳出,给予雾化吸入联合静脉应用祛痰药物。并完善相关检查:血常规:WBC $10.7 \times 10^9$/L,NE% 59.1%,RBC $6.2 \times 10^{12}$/L,HGB 125g/L,PLT $573 \times 10^9$/L;CRP 1.35mg/L。血气离子分析:pH 7.39,二氧化碳分压 45.6mmHg,氧分压 38.7mmHg,血氧饱和度 66.2%,Lac2.3,离子基本正常。血常规、CRP 感染指标未见显著升高,血气分析提示存在低氧血症。尿常规正常;便常规正常;肝肾功能正常。病原学检查 EBV-IgM 抗体(+),余均阴性。总 IgE 873.88U/ml,显著增高。食物 + 呼吸过敏原:牛奶、腰果、狗毛皮屑过敏。食物过敏原(不耐受):蛋清蛋黄高度敏感(+++),牛奶轻度敏感(+)。提示患儿为过敏体质并处于急性期。肺部 HRCT 入院后做肺部 HRCT(图 2-6-1),表现为双肺弥漫性高密度渗出性病变,以右肺为著,表现为右侧少量气胸,双肺透过度不均,双肺多叶段炎症,右肺中上叶实变,提示有炎症及小气道病变。FeNO 及肺功能因病情重不能配合完成。

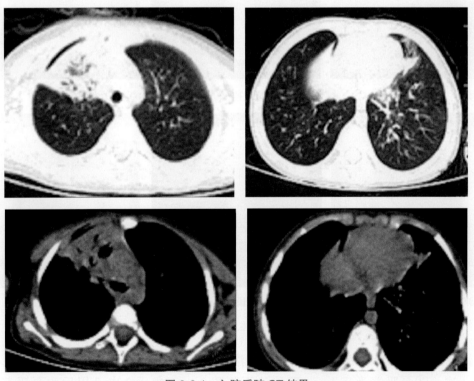

图 2-6-1 入院后肺 CT 结果

　　结合患儿以上辅助检查结果诊断"儿童哮喘(急性重度发作)"明确,患儿入院后经镇静、吸氧、吸痰、抗炎,泵吸布地奈德联合沙丁胺醇,静脉滴注盐酸氨溴索化痰治疗,静脉滴注甲基强的松龙、硫酸镁后喘息、呼吸困难、低氧情况略有好转,遂加用氨茶碱静脉滴注,喘息仍未见明显缓解。入院后次晨复查血气二氧化碳分压再次增高,患儿黏痰较多不易吸出,吸痰后效果不理想,考虑行纤维支气管镜肺泡灌洗术探查及冲洗黏稠分泌物。纤维支气管镜下所见(图 2-6-2):左右两肺各叶、段、亚段支气管壁黏膜充血水肿明显,有黏膜皱襞形成,各支气管管腔可见大量黏稠浆液性分泌物,予生理盐水及沐舒坦冲洗后痰液被冲出,管腔通畅,未见痰栓堵塞、狭窄及异物征象;右肺中叶各段及其亚段尤重,可见大量絮状痰,同样予冲洗后局部予布地奈德稀释液冲洗减轻黏膜水肿及炎症。BALF 检查:病原学阴性。细胞学检查:嗜酸性粒细胞 2%,分叶核细胞 37%,淋巴细胞 13%;巨噬细胞 32%。最终,患儿确诊为儿童哮喘(急性重度发作),因肺部 CT 改变及临床症状不除外支原体感染,予患儿加用阿奇霉素抗感染治疗及更昔洛韦抗病毒治疗。行纤维支气管镜肺泡灌洗术后患儿烦躁及喘息较前明显好转,复查血气分析示氧分压、血氧饱和度均增高,血二氧化碳分压回降,面罩吸氧改为低流量吸氧,后停氧。患儿入院后第 7 天喘息已基本缓解,但更昔洛韦抗病毒治疗疗程未完,家属要求出院返回当地医院继续完成疗程及巩固治疗。

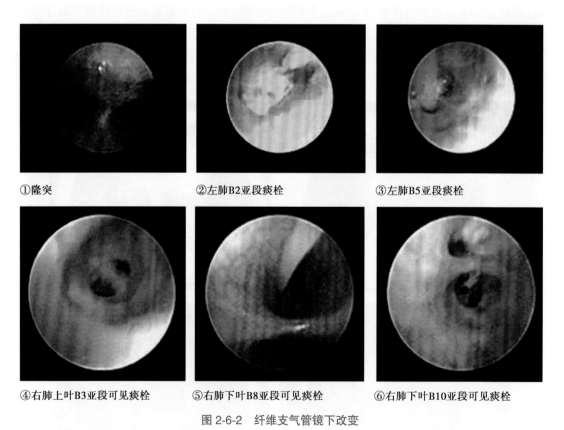

①隆突　　　　　　　　②左肺B2亚段痰栓　　　　　　③左肺B5亚段痰栓

④右肺上叶B3亚段可见痰栓　⑤右肺下叶B8亚段可见痰栓　⑥右肺下叶B10亚段可见痰栓

图 2-6-2　纤维支气管镜下改变

　　出院医嘱:①于当地医院继续完成更昔洛韦疗程。②低敏饮食,继续口服顺尔宁 4mg,每晚 1 次。③泵吸普米克 1mg+硫酸沙丁胺醇 0.4mg,每天 2 次,2 周后改泵吸普米克

0.5mg+ 生理盐水 1ml 2 周。④口服杞黄颗粒 5g,每天 2 次。⑤若有儿童哮喘急性发作,泵吸普米克 1mg+ 硫酸沙丁胺醇 0.4mg,每天 2 次,若无好转,至医院就诊。⑥1 个月后于小儿呼吸内科门诊复查。

1 个月后患儿于我科门诊复查,肺部 CT 基本正常,FeNO 33ppb;继续规律泵吸布地奈德治疗中,定期复诊。

【确定诊断】

1. 儿童哮喘(急性重度发作)。
2. 急性支气管肺炎。
3. 气胸。

【诊治体会】

儿童支气管哮喘常以急性发作就诊,常因接触变应原、刺激物或呼吸道感染诱发,起病缓急和病情轻重不一,可在数小时或数天内出现,不少患儿首次就诊即为急性重度发作,偶尔可在数分钟内即危及生命,故应及时对病情做出正确评估,以便即刻给予有效的紧急治疗。应根据哮喘急性发作时的症状、体征、肺功能及血氧饱和度等情况,进行严重度分型,从精神意识改变、治疗前血氧饱和度、讲话方式、脉率、发绀及哮鸣音情况区分轻重程度。幼龄儿童更容易发生低通气高碳酸血症。

应用相关辅助检查对儿童哮喘诊断和病情进行监测评估:肺通气功能检测是诊断哮喘的重要手段,也是评估哮喘病情严重程度和控制水平的重要依据,但年幼儿及重症患儿常因不能配合而缺乏此项有力证据。积极检测过敏状态及气道炎症指标。通常完善胸部影像学检查常有典型小气道病变改变可辅助诊断。支气管镜检查可以辅助诊断、鉴别诊断及治疗。本例患儿就诊前曾有肺部感染喘息 1 次病史,此次病初出现喘息经当地医院平喘治疗后有一过性好转,吃特殊食物后出现咳喘急剧加重,迅速出现气促、发绀,且血总 IgE 显著增高,多种食物 + 呼吸过敏原及食物不耐受阳性,提示为特应性体质并处于急性期,肺部 CT 提示气胸、双肺炎症、透过度不均,考虑患儿为儿童哮喘急性重度发作。患儿病初经抗炎平喘治疗缓解较快,而此次加重后经内科常规治疗无缓解,有痰不易咳出,吸痰时痰液黏稠不易吸出且喘息及低氧情况缓解不理想,提示大、小气道痰栓阻塞可能。痰栓可能是致支气管阻塞和对内科治疗无反应的重要因素之一。由于患者喘息持续时间较长,咳嗽无力,而且气道分泌物黏稠,对气管壁附着力大,不易咳出,若不能及时清理呼吸道分泌物,极易出现喘憋加重,低氧和二氧化碳潴留持续加重而需要机械通气治疗。因此,只有应用纤维支气管镜行支气管肺泡灌洗术才能最有效、最直接地解除黏液痰栓,可能取得较好、较快的疗效。而本患儿的支气管镜下右肺上下叶各支气管管腔可见大量浆液性分泌物,右肺中叶支气管管壁充血水肿明显、黏膜皱襞形成,可见大量絮状痰,细胞学检查提示嗜酸性粒细胞增高,术后患儿烦躁及喘息较前明显好转,复查血气分析示氧分压、血氧饱和度均增高,血二氧化碳分压回降,并于短时间内停氧,明显缓解哮喘持续状态患儿的临床症状,缩短哮喘急性发作的病程,减少住院日。

## 【关于本病】

儿童支气管哮喘(以下简称哮喘)是儿童时期最常见的慢性气道疾病。20余年来,我国儿童哮喘的患病率呈明显上升趋势。1990年全国城市14岁以下儿童哮喘的累计患病率为1.09%,2000年为1.97%,2010年为3.02%。哮喘严重影响儿童的身心健康,也给家庭和社会带来沉重的精神和经济负担。目前我国儿童哮喘总体控制水平尚不理想。

支气管哮喘是一种以慢性气道炎症和气道高反应性为特征的异质性疾病,以反复发作的喘息、咳嗽、气促、胸闷为主要临床表现,常在夜间和/或凌晨发作或加剧。呼吸道症状的具体表现形式和严重程度具有随时间而变化的特点,并常伴有可变的呼气气流受限。儿童处于生长发育过程,各年龄段哮喘儿童由于呼吸系统解剖、生理、免疫、病理等特点不同,哮喘的临床表型不同,哮喘的诊断思路及其具体检测方法也有所差异。

**1. 儿童哮喘的临床特点**

(1)喘息、咳嗽、气促、胸闷为儿童期非特异性的呼吸道症状,可见于哮喘和非哮喘性疾病。典型哮喘的呼吸道症状具有以下特征:①诱因多样性:常有上呼吸道感染、变应原暴露、剧烈运动、大笑、哭闹、气候变化等诱因;②反复发作性:当遇到诱因时突然发作或呈发作性加重;③时间节律性:常在夜间及凌晨发作或加重;④季节性:常在秋冬季节或换季时发作或加重;⑤可逆性:平喘药通常能够缓解症状,可有明显的缓解期。认识这些特征,有利于哮喘的诊断与鉴别诊断。

(2)湿疹、变应性鼻炎等其他过敏性疾病病史,或哮喘等过敏性疾病家族史,增加哮喘诊断的可能性。

(3)哮喘患儿最常见异常体征为呼气相哮鸣音,但慢性持续期和临床缓解期患儿可能没有异常体征。重症哮喘急性发作时,由于气道阻塞严重,呼吸音可明显减弱,哮鸣音反而减弱甚至消失("沉默肺"),此时通常存在呼吸衰竭的其他相关体征,甚至危及生命。

(4)哮喘患儿肺功能变化具有明显的特征,即可变性呼气气流受限和气道反应性增加,前者主要表现在肺功能变化幅度超过正常人群,不同患儿的肺功能变异度很大,同一患儿的肺功能随时间变化亦不同。如患儿肺功能检查出现以上特点,结合病史,可协助明确诊断。

**2. 6岁以下儿童喘息的临床特点** 喘息是学龄前儿童呼吸系统疾病中常见的临床表现,非哮喘的学龄前儿童也可能会发生反复喘息。目前学龄前儿童喘息主要有以下两种表型分类方法:

(1)按症状表现形式分为:①发作性喘息,喘息呈发作性,常与上呼吸道感染相关,发作控制后症状可完全缓解,发作间歇期无症状;②多诱因性喘息,喘息呈发作性,可由多种触发因素诱发,喘息发作的间歇期也有症状(如夜间睡眠过程中、运动、大笑或哭闹时)。临床上这两种喘息表现形式可相互转化。

(2)按病程演变趋势分为:

1)早期一过性喘息:多见于早产和父母吸烟者,主要是环境因素导致的肺发育延迟所致,年龄的增长使肺的发育逐渐成熟,大多数患儿在生后3岁之内喘息逐渐消失。

2)早期起病的持续性喘息(指3岁前起病):患儿主要表现为与急性呼吸道病毒感染相

关的反复喘息，本人无特应征表现，也无家族过敏性疾病史。喘息症状一般持续至学龄期，部分患儿在 12 岁时仍然有症状。<2 岁的儿童，喘息发作的原因通常与呼吸道合胞病毒等感染有关；2 岁以上的儿童，往往与鼻病毒等其他病毒感染有关。

3）迟发性喘息 / 哮喘：患儿有典型的特应性背景，往往伴有湿疹和变应性鼻炎，哮喘症状常迁延持续至成人期，气道有典型的哮喘病理特征。但是应该注意，在实际临床工作中，上述表型分类方法通常无法实时、可靠地将患儿归入具体表型中，因此这些表型分类的临床指导意义尚待探讨。

**3. 哮喘急性发作期治疗** 儿童哮喘急性发作期的治疗：需根据患儿年龄、发作严重程度及诊疗条件选择合适的初始治疗方案，并连续评估对治疗的反应，在原治疗基础上进行个体化治疗。哮喘急性发作需在第一时间内予以及时恰当的治疗，以迅速缓解气道阻塞症状。应正确指导哮喘患儿和 / 或家长在出现哮喘发作征象时及时使用吸入性速效 $\beta_2$ 受体激动剂，建议使用压力定量气雾剂经储雾罐（单剂给药，连用 3 剂）或雾化吸入方法给药。如治疗后喘息症状未能有效缓解或症状缓解维持时间短于 4 小时，应即刻前往医院就诊。哮喘急性发作经合理应用支气管舒张剂和糖皮质激素等哮喘缓解药物治疗后，仍有严重或进行性呼吸困难加重者，称为哮喘持续状态；如支气管阻塞未及时得到缓解，可迅速发展为呼吸衰竭，直接威胁生命。

（1）氧疗：有低氧血症者，采用鼻导管或面罩吸氧，以维持血氧饱和度 >0.94。

（2）吸入速效 $\beta_2$ 受体激动剂：是治疗儿童哮喘急性发作的一线药物。如具备雾化给药条件，雾化吸入应为首选。可使用氧驱动（氧气流量 6~8L/min）或空气压缩泵雾化吸入，药物及剂量：雾化吸入沙丁胺醇或特布他林，体重 ≤20kg，每次 2.5mg；体重 >20kg，每次 5mg；第 1 小时可每 20 分钟 1 次，以后根据治疗反应逐渐延长给药间隔，根据病情每 1~4 小时重复吸入治疗。如不具备雾化吸入条件时，可使用压力型定量气雾剂（pMDI）经储雾罐吸药，每次单剂喷药，连用 4~10 喷（<6 岁 3~6 喷），用药间隔与雾化吸入方法相同。快速起效的 LABA（如福莫特罗）也可在 ≥6 岁哮喘儿童作为缓解药物使用，但需要和 ICS 联合使用。经吸入速效 $\beta_2$ 受体激动剂及其他治疗无效的哮喘重度发作患儿，可静脉应用 $\beta_2$ 受体激动剂。药物剂量：沙丁胺醇 15μg/kg 缓慢静脉注射，持续 10 分钟以上；病情严重需静脉维持时剂量为 1~2μg/(kg·min)［≤5μg/(kg·min)］。静脉应用 $\beta_2$ 受体激动剂时容易出现心律失常和低钾血症等严重不良反应，使用时要严格掌握指征及剂量，并做必要的心电图、血气及电解质等监护。

（3）糖皮质激素：全身应用糖皮质激素是治疗儿童哮喘重度发作的一线药物，早期使用可以减轻疾病的严重度，给药后 3~4 小时即可显示明显的疗效。可根据病情选择口服或静脉途径给药。药物及剂量：①口服：泼尼松或泼尼松龙 1~2mg/(kg·d)，疗程 3~5 天。口服给药效果良好，副作用较小，但对于依从性差、不能口服给药或危重患儿，可采用静脉途径给药。②静脉：注射甲泼尼龙 1~2mg/(kg·次)或琥珀酸氢化可的松 5~10mg/(kg·次)，根据病情可间隔 4~8 小时重复使用。若疗程不超过 10 天，可无需减量直接停药。③吸入：早期应用大剂量 ICS 可能有助于哮喘急性发作的控制，可选用雾化吸入布地奈德悬液 1mg/ 次，或丙酸倍氯米松混悬液 0.8mg/ 次，每 6~8 小时 1 次。但病情严重时不能以吸入治疗替代全身糖皮质激素治疗，以免延误病情。④抗胆碱能药物：短效抗胆碱能药物（SAMA）是儿童哮喘急性发作联合治疗的组成部分,可以增加支气管舒张效应,其临床安全性和有效性已确立,尤是对β₂受体激动剂治疗反应不佳的中重度患儿应尽早联合使用药物剂量:体重≤20kg异丙托溴铵每次250μg;体重>20kg,异丙托溴铵每次500μg,加入β₂受体激动剂溶液作雾化吸入,间隔时间同β₂受体激动剂。如果无雾化条件,也可给予SAMA气雾剂吸入治疗。⑤硫酸镁:有助于危重哮喘症状的缓解,安全性良好。药物及剂量:硫酸镁25~40mg/(kg·d)(≤2g/d),分1~2次,加入10%葡萄糖溶液20ml缓慢静脉滴注(20分钟以上),酌情使用1~3天。不良反应包括一过性面色潮红、恶心等,通常在药物输注时发生。如过量可静注10%葡萄糖酸钙拮抗。⑥茶碱:由于氨茶碱平喘效应弱于SABA,而且治疗窗窄,从有效性和安全性角度考虑,在哮喘急性发作的治疗中,一般不推荐静脉使用茶碱。如哮喘发作经上述药物治疗后仍不能有效控制时,可酌情考虑使用,但治疗时需密切观察,并监测心电图、血药浓度。药物及剂量:氨茶碱负荷量4~6mg/kg(≤250mg),缓慢静脉滴注20~30分钟,继之根据年龄持续滴注维持剂量0.7~1mg/(kg·h),如已用口服氨茶碱者,可直接使用维持剂量持续静脉滴注。亦可采用间歇给药方法,每6~8小时缓慢静脉滴注4~6mg/kg。⑦经合理联合治疗,但症状持续加重,出现呼吸衰竭征象时,应及时给予辅助机械通气治疗。在应用辅助机械通气治疗前禁用镇静剂。

(4)很多支气管哮喘患者经内科常规治疗无缓解,提示大、小气道痰栓阻塞。痰栓可能是致支气管阻塞和对内科治疗无反应的重要因素之一,可以行纤维支气管镜行支气管肺泡灌洗治疗。纤维支气管镜肺泡灌洗术治疗难治性重症哮喘的作用,可以取得较好疗效。目前,有不少研究报道患者经纤维支气管镜行支气管肺泡灌洗术治疗后,哮喘症状、体征改善明显,肺功能指标得到改善,表明这项技术是对难治性重度哮喘的一种行之有效的治疗手段。经支气管镜行灌洗不仅可解除黏液栓阻塞气道,还可清除气道内炎症细胞、炎性介质及过敏原,从而使气道的炎症反应得到改善、缓解气道的痉挛和狭窄,并且可以清除痰液中的感染细菌,缩短抗生素疗程。因此应用纤维支气管镜行支气管肺泡灌洗术是治疗黏液栓阻塞导致难治性哮喘的最有效手段,起效迅速。及时行纤维支气管镜治疗能减少难治性哮喘对机械通气的需求,降低支气管哮喘的死亡率,并且可以缩短哮喘急性发作的病程,减少住院日,节省医疗资源和费用。

(张琴珍 陈 宁)

## 病例 7 儿童哮喘急性中度发作合并纵隔气肿、皮下气肿

【病例介绍】

患儿,男,6岁。

**主诉:**咳嗽伴喘息4天,胸痛1天。

**现病史**：4 天前患儿着凉后出现咳嗽，阵咳，每次持续时间约 30 秒，可咳出少量白痰，夜内偶有咳醒，咳嗽好转后可正常入睡，同时夜内喉部可闻及"喹喹"声，无面部青紫，无口周发绀，无呼吸困难，睡眠可平卧。家属就诊于当地医院，予患儿静脉滴注头孢类抗生素（具体不详）及氨溴索等药物 4 天，患儿咳嗽较前好转，但仍有喘息。今晨患儿自诉前胸部疼痛，咳嗽后疼痛加重，家属为求进一步诊治入笔者医院，门诊以"儿童哮喘急性发作？"为诊断收入院。患儿病来精神状态一般，气短，无明显呼吸困难，无恶心、呕吐，进食差，睡眠增多，尿、便正常。

**既往史**：患儿平时健康，近 1 年感冒后有反复喘息病史，经抗感染治疗后好转。否认手术外伤及输血史。

**过敏及接触史**：无明确食物及药物过敏史。无肝炎、结核等传染病接触史。

**个人及家族史**：G1P1，足月顺产，出生体重 3.5kg，出生史正常，按时接种疫苗，生长发育同正常同龄儿，有湿疹史，平时喜揉鼻子、眼睛。父亲有喘息病史，已确诊为哮喘。

**入院查体及相关检查**：未吸氧下血氧饱和度维持在 90% 左右。神志清楚，状态差，略烦躁，喜坐位，可平卧，说话为短句，颈部无握雪感，眼睑无水肿，呼吸略急促，约 40 次 /min，鼻翼扇动及三凹征阳性，口周略发绀，胸廓对称，左侧背部皮肤略突出于表面，触诊可及握雪感，双肺叩诊呈清音，双肺听诊呼吸音粗，呼气相明显延长，可闻及广泛的以呼气相为主的哮鸣音及少许细小湿啰音，心音有力，心律齐，各瓣膜听诊区未及病理性杂音，腹平软，全腹无压痛、反跳痛肌紧张，肝肋下 3cm，剑突下 1cm，质 I 度硬，脾肋下未及，未触及异常包块，肠鸣音正常，约 3 次 /min，甲床略苍白，无杵状指 / 趾，肢端温暖，双下肢无水肿，CRT<3 秒，神经系统查体未见阳性体征。

## 【病情分析及诊断思路】

1. **病例特点**　①学龄期儿童；②以咳喘及胸痛为主要临床表现；③近 1 年有反复咳喘发作病史；④平时喜欢揉鼻子、眼睛，有湿疹史等个人过敏史；⑤父亲患有哮喘的家族史。

2. 结合患儿近 1 年反复喘息病史，同时有特应性体质及过敏性疾病家族史，应高度怀疑此次为儿童哮喘急性发作。此外，患儿入院时有胸痛症状，应考虑是否为哮喘急性发作合并其他并发症，如气胸、纵隔气肿、皮下气肿、肺不张等，同时也应与其他疾病，如气管支气管异物、胸膜炎、心肌炎等疾病进行鉴别诊断，应进一步完善肺部高分辨 CT（HRCT）、心电图、心肌酶谱、肌钙蛋白等相关检查。

## 【诊治经过及反应】

入院后嘱患儿卧床休息，低流量吸氧，心电、血氧监护，雾化布地奈德及复方异丙托溴铵每天 3 次平喘治疗，静脉滴注甲泼尼龙琥珀酸钠 1mg/kg，每 12 小时 1 次，平喘治疗，入院后急检血气：pH 7.435；$PaCO_2$ 38mmHg；$PaO_2$ 75mmHg；血常规基本正常（白细胞 $10.7 \times 10^9$/L；中性粒细胞绝对值 $7.43 \times 10^9$/L；嗜酸性粒细胞百分比 3%；血红蛋白 128g/L；血小板 $399 \times 10^9$/L）；肺炎支原体抗体 -IgM 阳性，应用阿奇霉素抗肺炎支原体感染治疗。为进一步明确是否存在儿童哮喘急性发作的并发症，行肺 CT（图 2-7-1），提示纵隔气肿，双侧腋下、颈部及左背部软组织间隙内积气,椎管内积气,考虑患儿存在纵隔气肿及皮下气肿,请小儿胸外科会诊,建议继续目前平喘治疗,必要时行皮下切开引流术,经常规治疗 3 天后患儿仍有喘息,加用硫酸镁 25mg/kg,每天 1 次,静脉滴注治疗 2 天,患儿咳喘症状明显好转,无明显胸痛。查体:神志清楚,状态可,前胸部握雪感消失,双肺呼吸音粗,未闻及明显干、湿啰音,心音有力、律齐,神经系统查体无异常。

待患儿喘息好转后完善肺功能检查:$FEV_1$ 73%;吸入沙丁胺醇 15 分钟后 $FEV_1$ 改善率>12%,支气管舒张试验阳性。IgE 测定:135.56U/ml;呼吸过敏原(不耐受):户尘螨强阳性。患儿儿童哮喘诊断明确,出院前复查肺 CT(图 2-7-2):纵隔气肿及皮下气肿较前明显吸收,建议院外规律吸入布地奈德福莫特罗吸入剂 80μg,每天 2 次,同时口服孟鲁司特 5mg,每天睡前嚼服,1 个月后小儿哮喘门诊随诊。

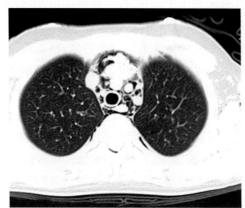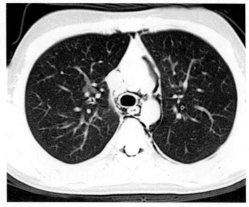

图 2-7-1 入院后肺 CT
提示:纵隔气肿,双侧腋下、颈部及左背部软组织间隙内积气,
椎管内积气,考虑患儿存在纵隔气肿及皮下气肿

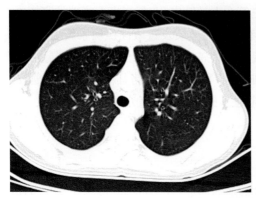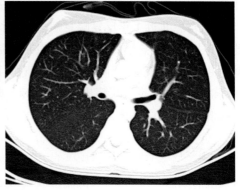

图 2-7-2 出院前复查肺 CT
纵隔气肿及皮下气肿较前明显吸收

## 【确定诊断】

1. 儿童哮喘急性中度发作合并纵隔气肿、皮下气肿。

2. 肺炎支原体感染。

【诊治体会】

**1. 哮喘急性发作控制不佳时，应注意并发症的发生** 哮喘急性发作时，由于气流严重受限，致使肺泡内压力急剧增高，使气体可经肺血管周围鞘膜进入纵隔或胸壁皮下组织甚至颈部，从而形成纵隔气肿、皮下气肿或自发性气胸。当出现胸痛、呼吸困难进行性加重或经平喘抗炎等系统治疗后，喘息仍未见缓解等情况时，应注意查体，是否出现纵隔偏移及握雪感等典型体征，并尽快完善肺 CT 等相关检查，明确是否有并发症的发生。

**2. 出现并发症，选择的治疗方式应因病情而异** 当哮喘急性发作出现并发症时，其治疗方式的选择应根据病情而决定。当出现气胸、纵隔气肿或皮下气肿时，其病情的严重程度主要取决于气体量的多少，对于压迫症状严重的皮下气肿，可采取皮下气肿切开引流术；对于严重的纵隔气肿或自发性气胸可行胸腔闭式引流术，以避免患儿呼吸困难进一步加重；当气体量较少时，仍以控制哮喘发作、解除支气管痉挛的治疗为主。此外，应提倡系统的治疗，包括镇静、吸氧、平喘及抗炎等治疗，还应加强呼吸道管理，保持患儿呼吸道通畅，必要时随时吸痰，但吸痰时间不宜过长，以免诱发气道痉挛。

**3. 肺炎支原体感染可诱发哮喘急性发作，加重气道阻塞** 儿童哮喘急性发作通常在接触某种变应原等刺激因素后出现，当去除变应原或刺激因素后喘息可缓解，因此其发病常有"突发突止"的特点。近年来研究发现肺炎支原体感染可诱发哮喘急性发作，且肺炎支原体感染引起的哮喘急性发作，较其他原因引起的哮喘发作更难控制，一方面可能与肺炎支原体感染本身直接损伤气道上皮细胞，增加气道敏感性有关；另一方面，肺炎支原体感染本身可引起气道黏液高分泌状态，气道黏液高分泌可进一步加重气道阻塞，严重时甚至可导致塑型性支气管炎的发生。在支气管痉挛及气道黏液高分泌状态的同时存在会引起气道管腔的进一步狭窄，加重喘息症状。因此在抗炎平喘治疗的同时应加用大环内酯类药物，还应加强呼吸道管理，保持患儿呼吸道通畅。经常规治疗后如喘息缓解不明显，应注意是否存在气道高分泌状态，必要时尽早行纤维支气管镜肺泡灌洗术。

【关于本病】

支气管哮喘（bronchial asthma）是小儿常见的慢性肺部疾病，近年来其在全球发病率呈逐年增高趋势。我国最近的一次关于全国儿童哮喘发病率的相关调查显示，我国累计哮喘患病率为 3.09% 左右，较 10 年前增加近 1 倍，因此日益增高的儿童哮喘患病率已经引起全社会广泛的关注。

**1. 支气管哮喘发病机制及易感因素** 哮喘的发病机制复杂，现认为哮喘是一种多基因遗传病，受遗传因素及环境因素的双重影响。近年来国内外专家及学者对哮喘进行了大量的研究，通过候选基因法、定位克隆法及全基因组相关研究确定了数百个哮喘易感基因，如 *IL-4R*、*ADAM33*、*ORMDL3* 等，但其在哮喘发病中的作用仍需进一步研究。此外，环境因素，如汽车尾气排放、烟草暴露、肺炎支原体感染等均已被证实与哮喘的发生及发展密切相关。

**2. 哮喘的长期治疗**　吸入糖皮质激素目前仍是哮喘治疗的首选药物,在病情缓解后应持续吸入维持量糖皮质激素,至少6个月~2年或更长时间。但长期应用糖皮质激素引起的不良反应,仍是许多哮喘患儿家属所担心的问题,也是引起哮喘治疗依从性差的主要原因之一。目前针对哮喘治疗方面的研究很多,学者希望通过免疫调节、抑制气道炎症及抑制气道重塑等方面为哮喘的治疗找到新的靶点,从而为哮喘治疗用药提供更好的选择。

**3. 加强儿童哮喘的防治教育**　通过加强儿童哮喘防治的宣教,进一步提高患儿家长对疾病的认识,提高患者的用药依从性,积极配合防治,减少哮喘发作及并发症的发生,进一步提高患者的生活质量。

(杨　男　程云威)

## 病例 8　"难治"的哮喘

### 【病例介绍】

患儿,男,8岁。

**主诉:** 间断咳嗽6年、加重伴喘息3年。

**现病史:** 患儿6年前无诱因出现咳嗽,咳嗽尤以冬季晨起重、连声咳,日间偶有单声咳嗽,偶有睡眠中咳醒症状。以湿性咳嗽为主,咳白色黏痰,期间口服头孢类、止咳化痰药物,未见明显效果,就诊于当地医院,考虑"咳嗽变异性哮喘",未遵医嘱,无特殊治疗;3年前,患儿咳嗽加重,主要表现为晨起连声湿性咳嗽,日间偶有单声湿性咳嗽,运动后咳嗽明显加重,喉部偶可闻及"咝咝"声,晨起偶有打喷嚏、无流涕,睡眠时无打鼾,当地化验提示肺炎支原体感染,给予大环内酯类药物、盐酸丙卡特罗、孟鲁司特钠口服症状缓解不理想,后多次就诊于多家医院门诊先予布地奈德1ml+生理盐水1ml泵吸1个月,喘息减轻但咳嗽未见明显好转;后应用布地奈德福莫特罗吸入剂6个月、口服孟鲁司特钠3个月,咳嗽减轻、基本不咳;停药2个月后(23个月前)患儿再次出现咳嗽、喘息,当地化验提示肺炎支原体感染,给予红霉素足疗程静脉滴注、布地奈德福莫特罗吸入剂吸入1个月,无喘息,自行停用布地奈德福莫特罗吸入剂,后咳嗽时轻时重,近4个月规律应用布地奈德福莫特罗吸入剂,但咳嗽缓解不理想,为求明确诊治收入院。病来患儿精神状态可,无呼吸困难,无咯血、无低热、盗汗及体重下降,大、小便正常。

**既往史:** 有湿疹史,6岁时于笔者医院行疝气修补术,否认异物吸入史,否认外伤及输血史。

**过敏及接触史:** 否认明确的食物、药物过敏史,无肝炎、结核等传染病患者接触史。

**个人及家族史:** G2P2,足月顺产,出生史正常,生长发育与同龄儿相似,按时接种疫苗;否认过敏性疾病、哮喘家族史。

**入院查体及相关检查:** 神志清楚,一般状态可,呼吸平稳,双扁桃体Ⅰ度肿大,咽后壁可见滤泡增生。双肺听诊呼吸音粗,未闻及明显干、湿啰音。心音有力、律齐。腹平软,无压痛及反跳痛,肝脾肋下未触及,肠鸣音正常。四肢末梢温,CRT<2秒,甲床无发绀,无杵状指/趾,四肢活动自如。神经系统查体无明显异常体征。

**辅助检查:** 门诊(4个月前)血常规:白细胞 11.21×10⁹/L;中性粒细胞百分比 60.7%;嗜酸性粒细胞百分比 0.5%。肺炎衣原体抗体-IgM 阴性。肺炎支原体抗体-IgM 阴性。肺炎支原体抗体 1:320。结核抗体阴性。总 IgE 250.43U/ml。无食物+呼吸过敏原。肺 DR:双肺纹理增强。肺功能检查报告(4个月前):肺容量正常,肺通气功能正常,支气管舒张试验阴性;呼出气一氧化氮 8ppb。肺功能检查报告(3个月前):肺容量正常,肺通气功能正常;呼出 NO 值 14ppb。

## 【病情分析及诊断思路】

**1. 病例特点**　①学龄期男孩。②长达6年的慢性咳嗽、晨起湿性咳嗽为主,伴有喘息,无明显鼻部症状,无结核中毒症状。③查体可见咽后壁滤泡增生,肺部听诊未及明显干、湿啰音。④应用信必可曾有症状完全缓解的时期。⑤既往有湿疹史。⑥化验检查血清总 IgE 明显升高;2次肺通气功能正常,支气管舒张试验阴性,2次呼出气一氧化氮正常;既往肺 CT、胸片未见明显异常。

**2. 诊断思路**　患儿慢性病程,长达6年,病程中有喘息,但以咳嗽为主,且目前主要的问题是顽固性的湿性咳嗽,结合病史,患儿为年长儿,主要症状为反复的咳嗽、喘息,同时有湿疹史,血清总 IgE 升高,重要的是曾应用信必可等抗哮喘药物治疗有效,诊断"儿童支气管哮喘"应当成立,问题是根据儿童哮喘控制评估,患儿仍每天有咳嗽症状,应属"哮喘未控制",为什么该患儿在持续规律吸入信必可4个月后哮喘仍控制不理想呢? 对于一个哮喘未控制或部分控制的患儿,我们首先要调查患者的依从性,是否正规应用药物,尤其是否正确掌握吸入技术。其次是详细询问是否注意回避过敏原。再则应重新审视诊断是否正确、是否误诊? 最后要注意是否有并存症存在,如过敏性鼻炎、鼻窦炎、呼吸睡眠暂停综合征和胃食管反流等。如排除上述因素,重新调整治疗方案观察疗效。经详细询问病史和检查基本排除了该患儿近4个月依从性差和吸入技术不当的问题,但我们发现患儿咳嗽主要表现为以晨起为主的湿性咳嗽,并且咽后壁有明显的滤泡增生,应注意上气道咳嗽综合征,应完善鼻窦 CT 进一步明确。同时应注意引起慢性湿咳嗽的其他常见原因,如迁延性细菌性支气管炎,但该患儿抗生素治疗效果不佳,且病程6年肺部影像学无支气管扩张表现,进一步完善支气管镜、肺泡灌洗液细菌培养。因患儿病程长、迁延应常规除外肺结核,但该患儿无长期低热、盗汗、消瘦等结核中毒症状,无密切结核接触史,结核抗体阴性,肺 CT 无肺门淋巴结肿大、无钙化点等典型结核征象,但应注意不典型结核,应进一步完善 T-spot 及支气管镜检查明确。此外,患儿为年长儿,且病程迁延导致家长明显焦虑,除外其他病因后也要考虑到心因性咳嗽的可能性。支气管异物亦是慢性咳嗽的常见病因,但患儿为年长儿,非异物高发年龄,且无明确异物呛咳史,肺 CT 无明显异物征象,暂不考虑。

## 【诊治经过及反应】

入院后因诊断尚未完全明确,给予布地奈德1支(1mg)联合复方异丙托溴铵1支(2.5ml)雾化吸入,日2次,观察治疗效果,并积极完善相关检查。血常规基本正常(白细胞

$8.43 \times 10^9$/L；中性粒细胞百分比 48.2%；嗜酸细胞百分比 3.3%)，C 反应蛋白(2.56mg/L)正常，血气分析正常。结核斑点试验和 PPD 均阴性，不支持结核的诊断。肺炎支原体抗体1:80、肺炎支原体抗体 -IgM 阴性，考虑为既往肺炎支原体感染(患儿 4 个月前肺炎支原体抗体 1:320)。免疫球蛋白、T 淋巴细胞亚群正常，不考虑免疫缺陷病。肺功能：肺容量正常，肺通气功能正常，支气管舒张试验阴性；呼出气一氧化氮 12ppb。肺 CT(图 2-8-1)：双肺较饱满，透过度略增强，无支气管扩张。鼻窦 CT(图 2-8-2)：双侧筛窦及蝶窦黏膜不均匀增厚，窦腔内稍高密度影充填，鼻咽腔略变窄。双侧筛窦及蝶窦炎。且住院期间患儿晨起咳嗽时咽部查体可见咽后壁黄白涕，鼻窦炎诊断成立。入院第 3 天予患儿完善支气管镜检查(图 2-8-3)，镜下各叶段支气管管腔开口通畅，黏膜光滑，略充血水肿。各叶段支气管未见狭窄及异物征象。肺泡灌洗液细菌、真菌、结核培养及涂片均为阴性。进一步除外结核、迁延性支气管炎、异物。

出院诊断：儿童哮喘(未控制)；上气道咳嗽综合征(鼻窦炎)。

出院医嘱：①桉柠蒎肠溶软胶囊(黏液溶解性祛痰药)0.3g，日 2 次，口服 2 周；②糠酸莫米松鼻喷雾剂每侧鼻孔 1 揿(每揿为 50μg)，每天 1 次(总量为 100μg)，用 1 个月；③鼻渊通窍颗粒 15g，每天 3 次，口服 2 周；④阿奇霉素片 500mg(2 片)，每天 1 次，用 3 天，停 4 天后，再口服 3 天；⑤信必可 80μg 早晚各 1 吸 1 个月。

1 个月后门诊复诊，咳嗽咳痰症状消失，无喘息症状，进一步证实症状控制不良与鼻窦炎有关。嘱继续布地奈德福莫特罗气雾剂 80μg，早晚各 1 吸，2 个月后复诊。

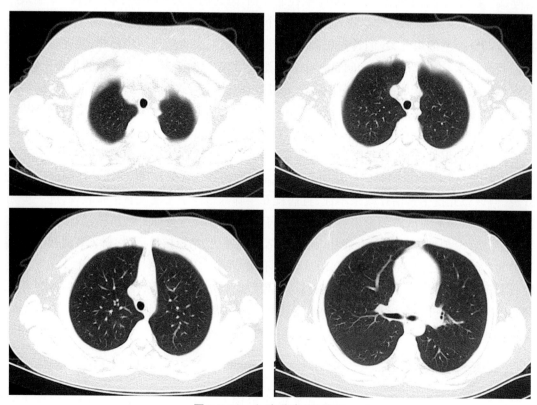

图 2-8-1A 入院后肺 CT 结果

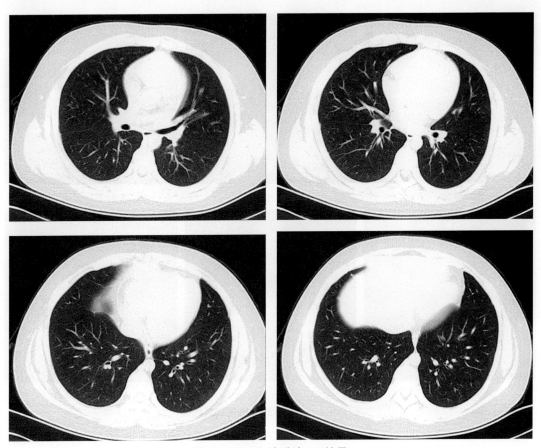

图 2-8-1B　入院后肺 CT 结果

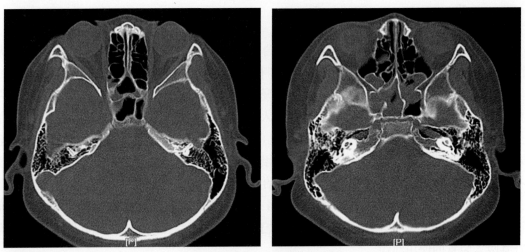

图 2-8-2　入院后鼻窦 CT 结果

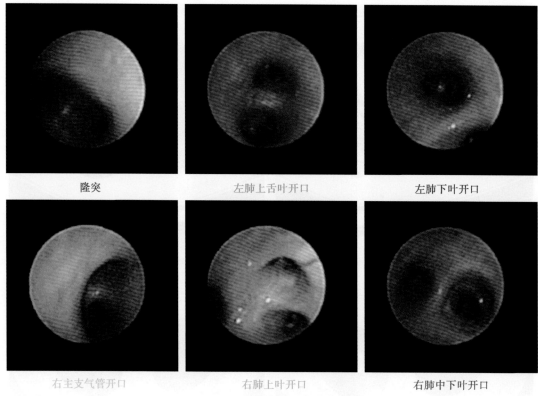

| 隆突 | 左肺上舌叶开口 | 左肺下叶开口 |
| --- | --- | --- |
| 右主支气管开口 | 右肺上叶开口 | 右肺中下叶开口 |

图 2-8-3 入院后纤维支气管镜检查

## 【确定诊断】

1. 儿童哮喘（未控制）。
2. 上气道咳嗽综合征（鼻窦炎）。

## 【诊治体会】

1. 临床工作中儿童真正的"难治性哮喘"并不多见，哮喘症状控制不良往往与"依从性""呼吸道感染""合并症""环境因素"等有关。

（1）依从性差，常见的有：①不按医生医嘱的剂量和疗程用药；②不能客观、正确地评估和监测自己的病情；③不能正确使用药物吸入装置；④不能定期来医院复诊；⑤擅自采用许多所谓能"根治"哮喘的"验方"。本例患儿 8 岁，6 年前当地曾考虑"咳嗽变异性哮喘"但未遵医嘱未予药物治疗，3 年前咳嗽加重且出现喘息，门诊就诊最初应用布地奈德泵吸疗效不佳，后改用布地奈德福莫特罗气雾剂吸入治疗有效，追问患儿家属当时所用泵吸机器为自己在网上购买廉价机器且泵吸时采用口含器并非应用面罩吸入，提示我们吸入装置的正确选用、正确使用关乎症状控制，临床工作中对于吸入药物症状控制不佳的患儿医生务必要检查其吸入装置的使用问题。

（2）呼吸道感染：儿童喘息与呼吸道病毒感染有关，近几年肺炎支原体引起的哮喘有升高趋势。有报道显示,患者急性 MP 感染后数月,行细菌培养试验仍能发现肺炎支原体,而继续使用抗生素治疗,达到显著治疗效果后仍可从呼吸道分泌物中培养出肺炎支原体,感染的持续性造成呼吸道高反应性,也可造成呼气流速减低。多项研究表明慢性哮喘患者有相当比例存有肺炎支原体感染。本例患儿 6 年中肺炎支原体感染至少 2 次,临床中亦发现哮喘患儿急性发作时肺炎支原体常为重要的诱发因素,且肺炎支原体感染可诱发儿童的第一次喘息发作,临床工作中对于哮喘患儿要重视肺炎支原体的化验,及时足疗程应用大环内酯类药物治疗有助于症状的控制。

（3）合并症,常见的有：①鼻炎 / 鼻窦炎：约有80%的哮喘患者合并过敏性鼻炎 / 鼻窦炎,其严重程度与哮喘气道炎症和肺功能异常有关,尤其是鼻窦炎。②阻塞性睡眠呼吸暂停低通气综合征（obstructive sleep apnea-hypopnea syndrome,OSAHS）：随着 OSAHS 病情的加重,哮喘的发病危险性增高。③胃食管反流：本例患儿病程 6 年,近 4 个月于规律吸入信必可后仍晨起有湿性咳嗽,鼻窦 CT 提示双侧筛窦及蝶窦炎。这是因为夜间鼻腔分泌物后流到咽喉部,晨起通过咳嗽排出分泌物。

（4）环境因素：如过敏原的暴露、被动吸烟等。本例患儿过敏原化验阴性,无被动吸烟史。临床工作中曾有应用布地奈德、复方异丙托溴铵泵吸,包括甲泼尼龙琥珀酸钠、硫酸镁、氨茶碱静脉滴注后喘息仍控制不佳的婴幼儿,后将普通奶粉更换为深度水解奶粉后喘息缓解的病例,因此临床工作中对于症状控制不理想的哮喘患儿要注意过敏原的回避,必要时加用抗过敏药物,以"奶"为主要饮食的婴幼儿喘息控制不良要注意牛奶蛋白过敏的可能性。

**2. 临床工作中对于"难治"的哮喘要进行仔细的评估**　①判断是否存在可逆性气流受限及其严重程度；②判断药物治疗是否充分,用药的依从性和吸入技术的掌握情况；③判断是否存在未去除的诱发哮喘加重的危险因素；④与具有咳嗽、呼吸困难和喘息等症状的疾病鉴别诊断；⑤进行相关检查,判断是否存在哮喘相关或使哮喘加重的合并疾病（支气管镜检查很重要）；⑥反复评估患者的控制水平和对治疗的反应。

**3. 同一气道、同一疾病,治疗上要相互兼顾才能使症状得到良好控制**　鼻窦炎与哮喘关系密切,临床工作中遇到顽固性咳嗽的哮喘患儿,尤其以晨起湿性咳嗽为主、咽部查体咽后壁滤泡增生甚至呈鹅卵石样改变、黄白涕附着的患儿要注意鼻窦炎,及时完善鼻窦 CT 检查。合并鼻窦炎的哮喘患者,治疗哮喘同时要治疗鼻窦炎。

## 【关于本病】

长期以来,呼吸系统因其结构和功能的不同而人为地划分为上、下呼吸道。近年的研究表明,上、下呼吸道炎症反应具有相关性,这种相关性也逐步被广大学者所公认。WHO 在2001 年发表的《变应性鼻炎及其对哮喘的影响》中也提出"同一气道"的概念,目前对于变应性鼻炎对支气管哮喘（简称哮喘）的影响逐渐得到大家的重视。而慢性鼻 - 鼻窦炎也作为上呼吸道常见的疾病之一,目前认为,它和哮喘是连续气道中的炎症反应过程,而并非两个独立的局部疾病。当然,在共同的炎症过程中,既相互影响,又各自具有固有的疾病特征。

国外文献报道,全球有哮喘患者约 3 亿人,而过敏性鼻炎患者约 5 亿人；其中,

75%~80% 的哮喘患者合并过敏性鼻炎及鼻窦炎。国内的患病率远远没有这样高。另一方面,鼻炎合并哮喘的比例没有哮喘合并鼻炎的比例那么高,报道在 10%~40%。ten Brinke 等报道了影响难治性哮喘急性加重的危险因素,结果显示鼻窦炎是独立的危险因素(*OR*=3.7)。该研究纳入荷兰 10 家医院的 152 例难治性哮喘患者,将 1 年内有急性加重超过 3 次和仅有 1 次的患者分为频繁加重和非频繁加重两个亚组,两组患者分别为 39 例和 24 例;该研究选择了 13 项危险因素进行 Logistic 回归分析,结果表明,有严重鼻窦炎患者频发急性加重的风险是非频发急性加重患者的 3.7 倍。这项研究在流行病的层面上,为鼻窦炎可能是影响重症哮喘控制不佳的重要因素提供了证据。

鼻窦炎是发生于鼻窦黏膜的化脓性炎性反应,常为多鼻窦同时感染,抗过敏性炎症治疗往往难以达到有效的治疗效果,必须采用抗感染治疗。而隐匿性鼻窦炎是影响着哮喘患儿的治疗效果的关键因素。鼻窦炎是呼吸道高反应性的原因之一。炎性分泌物从感染的鼻窦流入咽部,感染逐步累及气管、支气管黏膜,引起继发性咽喉炎及支气管炎,引起慢性咳嗽。鼻窦炎的存在影响了哮喘的治疗效果,然而,这类患儿的咳嗽不是真正意义的哮喘控制不良,应在诊治过程中加以重视。哮喘的主要治疗是吸入糖皮质激素,而忽视以感染为主的鼻窦炎往往造成治疗效果不佳。

针对鼻窦炎的治疗,目前认为鼻窦炎的发病原因主要是由于各种原因引起的窦口阻塞,引流不畅,导致鼻窦内感染的脓液和细菌不能及时排出,反复感染而成。鼻窦炎分为急性和慢性两类,急性以鼻塞、多脓涕、头痛为主要特征;慢性以多脓涕为主要表现。急性鼻窦炎可以采用足量抗生素控制感染,一般疗法与急性鼻炎相同。鼻窦引流常用含 1% 麻黄素的药物滴鼻。全身症状消退、局部急性炎症基本控制后可以冲洗,1~2 次 /w。黏液促排剂,改善分泌物性状并易于排出;可以应用鼻用局部激素或全身应用激素,改善局部炎症状态,加强引流。药物控制不满意或出现并发症时可采用鼻内镜手术,通过内镜引导直达病灶,开放鼻窦口,清除病变,改善局部引流,进而恢复鼻窦正常的生理功能。对于慢性鼻窦炎,大环内酯类抗生素虽然不可以清除细菌,但可以减少慢性细菌感染的毒性和减少细胞损害。在激素治疗失败的病例中,选择性地应用长期低剂量大环内酯类抗生素治疗是有效的。血管收缩剂能收缩鼻腔肿胀的黏膜,以利于鼻窦引流。但血管收缩剂不宜长期使用,可引起继发药物性鼻炎。黏液促排剂:在标准的治疗方法上加入黏液促排剂可以获得更好的治疗效果,主要是可以减少治疗时间。鼻内镜下鼻窦手术为目前首选方法。在鼻内镜明视下,彻底清除各鼻窦病变,充分开放各鼻窦窦口,改善鼻窦引流,并尽可能保留正常组织,是一种尽可能保留功能的微创手术。

由于儿童鼻腔和鼻窦均处于发育阶段,黏膜在手术后的炎性反应重,术腔护理患儿不易合作,鼻腔狭窄易发生粘连,为此对儿童慢性鼻 - 鼻窦炎原则上不采用手术治疗,除非具有下列情况之一者:①影响鼻腔通气和引流的腺样体肥大和 / 或扁桃体肥大;②鼻息肉和 / 或上颌窦后鼻孔息肉对窦口鼻道复合体引流造成阻塞;③出现颅内、眶内或眶周等并发症。儿童慢性鼻 - 鼻窦炎的手术原则是小范围、精细和微创,手术后也不宜频繁进行鼻内镜检查和外科干预。手术后应定期随访,但要避免对术腔过度干预。术后鼻腔冲洗和鼻用糖皮质激素的使用至少持续 12 周以上。

然而,鼻炎及鼻窦炎究竟可以在多大程度上影响哮喘的控制水平,似乎还没有强有力的定量研究数据,尤其是重症哮喘合并鼻炎及鼻窦炎的患者能否通过治疗鼻炎及鼻窦炎改善哮喘控制也没有直接的循证医学证据。目前,在对鼻-鼻窦炎与哮喘关系的研究方面,流行病学的资料和观察性的研究较多,干预性的研究较少。要确定上、下气道疾病之间的相互影响,单有流行病学的观察性资料是不够的。要科学地评价治疗鼻炎及鼻窦炎对哮喘控制的影响以及程度还需要设计更好的临床试验来验证。比如,过去的研究发现合并鼻炎及鼻窦炎的哮喘患者急性加重的风险远高于单纯哮喘患者。但通过治疗鼻炎及鼻窦炎能否降低哮喘的急性加重率却没有研究报道。

(相 云 尚云晓)

## 病例 9　感染后闭塞性细支气管炎

### 【病例介绍】

患儿,女,2 岁 1 个月。

**主诉:**反复咳嗽、喘息 6 个月。

**现病史:**患儿 6 个月前因"重症肺炎"于当地医院住院治疗 18 天,具体治疗不详。近 6 个月患儿反复出现咳嗽,阵发性,偶可咳出黄色黏痰,伴有喘息、气促,活动时明显,约每月 1 次,多不伴有发热,无皮疹及关节肿痛。曾就诊于当地多家医院门诊,考虑"慢性支气管炎",予以静脉滴注头孢类药物、利巴韦林、雾化布地奈德、特布他林,症状略改善,但反反复复。15 天前患儿再次出现咳嗽,为连声咳,伴有喘息,活动后加重,3 天前出现发热,日发热 3 次,体温 38.5~39.5℃,伴有呼吸困难。于当地医院完善胸部 DR 提示肺气肿,肺部感染。家属为求进一步诊治就诊于笔者医院,门诊以"肺炎"收入笔者科室。患儿近 6 个月来精神状态可,食欲略差,不爱活动,体重增长缓慢,无低热盗汗,无恶心、呕吐,无腹痛、腹泻,大、小便正常。

**个人及家族史:**G1P1,足月剖宫产,出生体重 3.0kg,无产伤窒息史。无湿疹史,否认结核接触史,否认异物吸入史,家族一、二级亲属中无哮喘、过敏性鼻炎病史。

**过敏及接触史:**否认食物及药物过敏史。否认肝炎、结核等传染病接触史。

**体格检查:**神志清楚,反应可,呼吸略促,40 次/min,口周无发绀,无鼻翼扇动,三凹征轻度阳性,鼻导管低流量吸氧(1L/min)经皮血氧饱和度 95%。颈软,胸廓对称,双肺听诊呼吸音粗,可闻及散在中小水泡音及哮鸣音。心、腹及神经系统查体无阳性体征。左上臂可见卡介苗接种后瘢痕。

**辅助检查:**门诊血常规:白细胞 $13.6 \times 10^9$/L;中性粒细胞百分比 0.657;淋巴细胞百分比 0.35;血红蛋白 112g/L;血小板 $219 \times 10^9$/L。

**【病情分析及诊断思路】**

**1. 病例特点** ①患儿为 2 岁 11 个月年幼儿；②近 6 个月反复咳嗽、喘息、气促,病程长,病情反复；③6 个月前曾患重症肺炎；④本次发病伴有呼吸困难,三凹征阳性,肺部可闻及散在中小水泡音及哮鸣音。

**2. 诊断思路** 患儿此次发病表现为咳嗽、喘息、气促,伴有发热。首先考虑患儿存在感染性疾病,应积极完善感染相关检查,积极查找致病菌,并完善肺部影像学检查,明确肺部病变情况及性质。该年龄段患儿常见社区获得性肺炎致病菌为病毒、肺炎链球菌、流感嗜血杆菌,近年来肺炎支原体也不少见。此外,患儿虽然接种过卡介苗,但病程长,病情反复,临床医生仍然要注意结核菌的感染,以及反复应用抗生素并发的深部真菌感染,应完善 PPD、结核斑点试验(T-spot)以及积极查找痰液、胃液结核菌、真菌感染的证据。再者反复咳嗽、喘息、气促,要考虑患儿是否存在基础疾病——儿童哮喘,并在儿童哮喘基础上并发肺部的感染。此外,对于年幼儿临床医生也要注意一些临床少见疾病,如支气管异物后并发的反复下呼吸道感染、感染后闭塞性细支气管炎(bronchiolitis obliterans,BO)并发反复肺炎等。

**【诊治经过及反应】**

入院后予心电监测,心率 132 次 /min,呼吸频率 40 次 /min,鼻导管低流量吸氧(1L/min)经皮血氧饱和度 95%。对症退热。完善相关检查,血常规(门诊):白细胞 $13.6 \times 10^9$/L,中性粒细胞百分比 0.657,淋巴细胞百分比 0.35,血红蛋白 112g/L,血小板 $219 \times 10^9$/L;C 反应蛋白 35mg/L,病原学检查未见异常,血常规提示白细胞轻度升高,以中性粒细胞为主,CRP 升高,考虑细菌感染可能性大,喘息性质待定。予静脉滴注头孢呋辛钠 100mg/(kg·d) 抗感染,并给予孟鲁司特钠口服,布地奈德、复方异丙托溴铵间隔 8 小时雾化吸入止咳平喘。但典型的社区获得性肺炎不应如此反复、持续发作,不除外少见致病菌——结核及深部真菌感染的可能,亦不除外患儿存有基础疾病(如儿童哮喘、支气管扩张、BO 等少见疾病),并发反复下呼吸道感染的可能。但是典型的儿童哮喘临床特点为晨起和 / 或夜间刺激性干咳,可自行缓解或对糖皮质激素及支气管扩张剂效果显著,常伴有家族过敏性疾病病史、个人湿疹史。该患儿病情反复,却否认家族及个人过敏疾病史,院外曾多次应用雾化糖皮质激素及支气管扩张剂,效果不理想。

患儿入院第 3 天,PPD 以及 T-spot 结果回报阴性,未找到真菌感染的证据,细胞及体液免疫学检查基本正常。经常规抗感染、止咳平喘治疗后患儿热退,一般状态较前好转,但咳喘、气促症状无明显改善,肺部听诊无改善。由于患儿门诊胸片仅提示肺气肿、肺部感染,研究显示临床症状与胸片不相符时,应尽早行胸部 HRCT 检查。胸部 HRCT(图 2-9-1),提示双肺透过度不均匀,沿肺纹理走行多发模糊斑片影,右肺上叶尖段部分融合实变,呼气相空气潴留呈马赛克灌注征,气管及各叶段支气管通畅。对于长期、反复咳嗽、喘息、气促的患儿,马赛克灌注征的出现高度提示闭塞性细支气管炎的诊断。追问患儿病史,6 个月前患"重症肺炎",于当地 PICU 住院治疗 10 天后转入普通病房,期间曾鼻导管吸氧 5 天,全身糖皮质激素应用 5 天,具体致病原不详。国内研究显示大部分闭塞性细支气管炎患儿为感染后 BO,特别是腺病毒感染,约有 47.7% 腺病毒肺炎患儿发展为 BO,其高危因素主要为急性期需 PICU 住院治疗,机械通气、需氧治疗和全身激素的应用。建议进一步完善婴幼儿肺功能,结果提示阻塞性通气功能障碍,舒张试验阴性。最终患儿确诊为 BO,急性支气管肺炎。

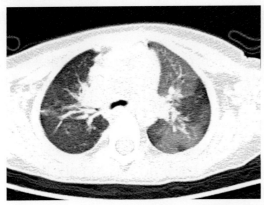 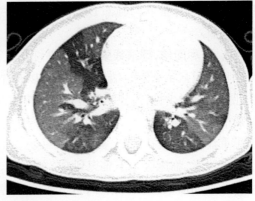

图 2-9-1　入院后肺 CT

提示:双肺透过度不均匀,沿肺纹理走行多发模糊斑片影,右肺上叶尖段部分融合实变,呼气相空气潴留呈马赛克灌注征,气管及各叶段支气管通畅

继续上述抗感染治疗,同时予患儿加用小剂量红霉素 75mg,每天 2 次,口服;继续雾化布地奈德、复方异丙托溴铵;上述治疗 1 周后患儿体温平稳,咳嗽、喘息略改善,仍有活动后气促;复查炎症指标恢复正常,予患儿出院。

出院医嘱:①布地奈德 1mg/ 次,早晚雾化吸入;②环酯红霉素 75mg 日 2 次口服;③孟鲁司特钠 4mg 每晚口服 1 次。

目前随访 1 年,患儿咳嗽、喘息症状较住院时明显改善,仅活动后有咳嗽、喘息,患呼吸道感染的次数明显减少,动态监测肺部 HRCT(图 2-9-2)较前无明显改善亦无加重趋势。婴幼儿肺功能无改善。

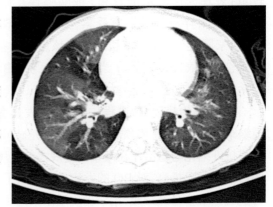

图 2-9-2　出院 1 年复查肺 CT

【确定诊断】

闭塞性细支气管炎。

诊断依据:婴幼儿,6 个月前有重症下呼吸道感染病史,其后出现反复咳嗽、喘息、运动不耐受,入院时双肺听诊呼吸音粗,可闻及散在中小水泡音及哮鸣音,胸部 HRCT 提示:提示双肺透过度不均匀,沿肺纹理走行多发模糊斑片影,右肺上叶尖段部分融合实变,呼气相空气潴留呈马赛克灌注征。婴幼儿肺功能提示阻塞性通气功能障碍,舒张试验阴性。

【诊治体会】

**1. 胸片不符,CT 早行**　本例患儿就诊前有长达 6 个月的反复咳嗽、喘息,呼吸困难,运动耐受力差等表现,但并未引起家人和当地医生的重视。由于患儿年龄小,家属对胸部 HRCT 的辐射问题较为敏感。而胸部 X 线检查无法清楚地显示小气道的病变,往往与普通毛细支气管炎或病毒性肺炎难以区别。导致当地门诊误诊为"慢性支气管炎""毛细支气管炎",而反复、间断静脉滴注抗感染药物治疗,延误了诊断。因此对不明原因慢性咳喘患儿,特别是临床症状与肺部 DR 不符合时,一定要尽早行胸部 HRCT 检查,明确肺部病变情况及性质。

**2. 详尽问诊,理清线索** 闭塞性细支气管炎由于小气道闭塞,不可逆的气道阻塞病变,持续呼吸道症状(咳嗽、喘息、气促等)以及并发反复下呼吸道感染,而反复就诊。但由于其在儿童中相对少见,常规胸片检查缺乏特异性,再加之问诊不详细,极易漏诊、误诊。本例患儿病情反复,病史复杂。但详细询问病史,仍可找到蛛丝马迹。本例患儿病初(即 6 个月前)曾患重症肺炎,既往体健,其后出现反复咳嗽、喘息、气促症状,对支气管扩张剂反应差。有了以上线索,临床医生不难想到 BO 的诊断。研究发现大部分 BO 为感染后 BO,其高危因素为急性期需 ICU 住院治疗,机械通气、需氧治疗和全身激素的应用,与该患儿病情相符。此外,腺病毒感染为 BO 独立危险因素,而肺炎支原体是北方患儿感染后 BO 的主要病原。但该患儿病初病历资料不详,遗憾难以明确病初致病原。

**3. 高度警惕,密切随访** 对于重症肺炎,出现哪些高危因素需警惕进展 BO 的可能呢?国内有专家研究表明,对于急性期发热时间长,高热(具体热型可见稽留热、弛张热、不规则热等),肺部症状显著(剧烈咳嗽、喘息、气促、呼吸困难、喘憋、发绀等),肺部体征较重(表现为广泛水泡音和 / 或喘鸣音),肺部影像学改变重(双肺多叶段实变,弥漫性间质病变),伴有肺外器官受累,恢复期肺部体征持续存在的患儿,应高度警惕 BO 的发生,向家属交代预后,密切随访。该患儿重症肺炎出院后并没有意识到留有肺部后遗症的可能,导致反复就诊于当地多家医院,由于对本病认识不足,误诊为普通肺炎,延误了治疗。

**4. 尽早治疗,阻断进程** 虽然 BO 发病率不高,但由于 BO 诊断滞后,纤维化损伤及气道缩窄已经形成,总体预后不良。但研究显示基质形成之前的早期纤维化是可逆的,如果抗炎或抗纤维化药物治疗在纤维化进展之前应用应该有效。然而遗憾的是,虽然近年来对 BO 的诊断率明显提高,对 BO 的发病机制逐渐了解,但仍无有效的治疗措施。本例患儿由于不可逆气道阻塞已经形成,给予糖皮质激素的主要目的并非逆转阻塞的小气道,主要为降低气道高反应性,避免致敏原或病毒等感染,进一步加重气道阻塞程度。

设想在重症肺炎急性期出现全身炎症反应综合征、严重喘憋等提示有广泛的小气道损伤的症状及体征时,及时加用全身糖皮质激素,对改善 BO 预后甚至阻断 BO 进程应该会有意义。此外,大量肺移植气道活检证实 $TGF-\beta_1$ 与 BO 高度相关,并能提前预测其发生,因此检测 $TGF-\beta_1$ 以及阻断 $TGF-\beta_1$ 信号转导途径,可能对早期诊断以及减少 BO 的发生有重要意义。

**【关于本病】**

BO 是一个病理学的概念,在 1901 年由德国病理学家 Lange 首次报道并命名。它的病理组织学特征是小气道上皮细胞和上皮下结构的反复炎症和损伤,以及不健全修复导致过度纤维,引起小气道的闭塞。BO 可分为两种病理类型:缩窄性细支气管炎和增殖性细支气管炎。目前临床通常所说的 BO 指的是缩窄性细支气管炎,其特点为细支气管周围纤维化,压迫管腔,引起不可逆的管腔狭窄闭塞,导致慢性不可逆的气流受限。而增殖性细支气管炎的病理特点为肉芽组织在呼吸道内呈息肉状增长,主要累及呼吸性细支气管、肺泡管以及肺泡,其损害具有潜在可逆性。有学者认为增殖性细支气管炎是缩窄性细支气管炎的早期表现。

BO 是一种与小气道炎症损伤有关的慢性阻塞性肺病,感染是儿童 BO 最常见的病因,腺病毒是主要病原,其他病毒,如麻疹病毒、呼吸道合胞病毒、流感病毒,以及一些非病毒病原的感染,如肺炎支原体感染、百日咳等,报道与 BO 的发生相关。除感染外器官移植、吸入或摄入有毒物质、自身免疫性疾病、胃食管反流等均有报道与 BO 发生相关。其中肺移植后长期存活的患儿中有 35%~60% 发展为 BO,BO 是肺移植患儿长期存活的主要障碍。

关于 BO 的发病机制尚未明确,目前认为与感染、器官移植等导致过度炎症反应以及异常组织修复有关。在感染急性期或肺移植后期,在抗原识别后,T 淋巴细胞启动细胞免疫应答,特异性杀伤肺实质细胞。同时 T 淋巴细胞分泌大量细胞因子,诱导 B 淋巴细胞以及气道上皮细胞活化,进一步分泌细胞因子,招募中性粒细胞、巨噬细胞以及单核细胞等,发生氧化应激以及严重气道组织损伤。同时激活的巨噬细胞还分泌大量生长因子,诱发成纤维细胞增殖,导致细胞外基质沉积、血管再生,以及气道纤维化。此外,自身免疫反应也参与了 BO 的发生,重症感染或器官移植导致气道上皮细胞直接损伤、缺血再灌注损伤,自身抗原暴露,启动自身免疫应答,导致急性肺损伤和慢性持续性肺纤维化。

BO 的预后较差,病情严重者常死于进行性呼吸衰竭,国内研究认为 BO 患儿临床征象的好转是源于小儿肺组织的生长发育,而并非病变肺组织的恢复。因此早期诊断并治疗对于患儿预后极其重要。

(伊丽丽　韩晓华)

## 病例 10　肺炎支原体感染后闭塞性细支气管炎

【病例介绍】

患儿,男,18 个月。

**主诉**:发热 2 天,咳嗽伴喘息 6 天,咳喘加重 3 天。

**现病史**:患儿 6 天前无明显诱因出现发热,每天发热 2~3 次,体温最高 38.7℃,口服美林后热可退;同时出现咳嗽,声咳,有痰咳不出,伴喘息,喉部可闻及"呼呼"声,不影响夜间睡眠。家长予患儿口服头孢甲肟、氨溴特罗 4 天,第 3 天体温平稳,但咳嗽较前加重,阵咳,有痰咳不出,喘息较前明显,口鼻周无青紫,无大汗,昨日就诊于笔者医院门诊,静脉滴注头孢呋辛 1 次。今日家属为求进一步诊治来笔者医院,门诊以"肺炎"收入笔者科室。患儿病来精神状态可,饮食差,睡眠可,大、小便正常。

**既往史:**患儿 1 年前患 MPP 后至今反复咳嗽伴有喘息,每月都有发作,有时伴有发热;8 个月前因反复喘息,于当地诊断儿童哮喘,予布地奈德吸入治疗,但仍有反复咳嗽及喘息发作。

**过敏及接触史:**无明确过敏史。2013 年 10 月不耐受提示:蛋清蛋黄(+)、大豆(+)、西红柿(+)。否认结核、肝炎病史及密切接触史。

**个人及家族史:**G2P2,足月剖宫产,出生体重 3.4kg,生长发育同同龄儿,未按时接种疫苗,有湿疹史,患儿有一 8 岁哥哥,身体健康。否认家族遗传代谢性疾病史,否认喘息病家族史。

**入院查体及相关检查:**神志清楚,一般精神状态可,呼吸促,40 次/min 无鼻翼扇动,三凹征阳性,无口唇发绀,胸廓饱满、对称,胸式呼吸为主,叩诊为过清音,双肺呼吸音粗,双肺可闻及广泛喘鸣音、痰鸣及水泡音。心音有力、节律齐,心脏各瓣膜听诊区未闻及杂音。腹软不胀,无压痛,肝肋下 2cm,质软,脾未触及,肠鸣音正常。四肢末梢温,CRT 2 秒,神经系统未见异常。

**辅助检查:**血常规:WBC $28.3 \times 10^9$/L,N 85.7%,HB 95 g/L,PLT $550 \times 10^9$/L;CRP 18.1g/L。胸部 X 线片:双肺纹理增强模糊,沿肺纹理走行模糊斑片影,肺门影增浓(图 2-10-1)。

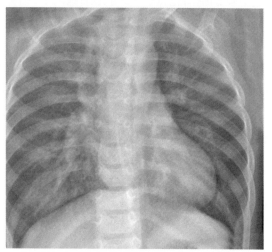

图 2-10-1　入院前胸片

## 【病情分析及诊断思路】

**1. 病例特点**　15 个月男孩,本次病史短 6 天,咳嗽、喘息 6 天,病初发热 2 天,查体:呼吸促,双肺水泡音、喘鸣及痰鸣。入院胸部 DR 示:双肺纹理模糊,沿肺纹理有渗出斑片影。结合既往病史反复咳嗽、喘息发作,外院已诊断哮喘,入院似乎诊断急性支气管肺炎、儿童哮喘急性发作依据充分。

**2. 诊断思路**　患儿的病史中有若干疑点:①患儿近 1 年反复咳嗽、喘息,多次胸 X 线片均提示支气管肺炎。那么为什么会反复肺炎?患儿年龄小,生后 6 个月后即反复多次肺炎,是否背后隐藏着某些基础疾病,如:先天免疫缺陷病?先天性支气管肺发育异常?纤毛不动综合征?②患儿多次喘息发作,外院已诊断儿童哮喘,布地奈德吸入治疗,喘息控制不理想。追问既往史:患儿无湿疹史,否认喘息家族史,没有明确的过敏史,且患儿近一年喘息的同时均伴有反复肺炎,我们首先评估儿童哮喘诊断是否成立?是否存在支气管异物?如果儿童哮喘诊断成立,还要进一步评估导致哮喘发作的原因,是依从性较差?治疗不系统?反复呼吸道感染诱发？变应原致敏？还是吸入装置选择问题以及哮喘治疗级别选择不当等,需要逐一排除。③患儿多次喘息发作,是否存在着先天心脏疾病还是血管环压迫？需进一步做心脏及大血管超声明确诊断。④患儿生后 6 个月内一直身体健康,患儿在 11 个月前患重症肺炎支原体肺炎曾在本科住院 25 天,之后反复咳嗽、喘息,平时在活动后喉中有痰,经常有呼噜;是否存在感染后的闭塞性细支气管炎(bronchiolitis obliterans,BO)？

因此,患儿进一步做如下检查:①做肺部 CT+ 三维重建检查,除外先天支气管肺发育异常,同时明确本次喘息加重是否伴有肺炎,明确是否存在肺间质病,如支气管扩张、BO 等。②做免疫球蛋白及淋巴细胞亚群检查,是否存在体液及细胞免疫缺陷;必要时做中性粒细胞呼吸爆发实验明确是否有慢性肉芽肿病。③做婴幼儿肺功能检查,明确是否有小气道的功能。④必要时支气管镜检查了解支气管发育情况,并通过支气管痰液吸取术做病原学检测。⑤做特异性 IgE 检测,明确患儿是否有过敏原致敏。⑥查阅 1 年前住院病例,分析两者之间是否有因果联系。

## 【诊治经过及反应】

入院后急查动脉血气离子分析:pH 7.332,$PCO_2$ 38.5mmHg,$PO_2$ 77.0mmHg,$HCO_3^-$ 20mmol/L。心电、血氧监护示 $SaO_2$ 94%;血氧偏低。立即给予布地奈德(1mg)+ 复方异丙托溴铵(1.25ml),8 小时 1 次,吸入,抑制气道炎症,解除支气管痉挛;口服孟鲁司特钠抑制气道炎症,降低气道高反应性;头孢替安联合红霉素抗感染,盐酸氨溴索促进痰液排出。

入院后完善各项检查,化验结果如下:

1. CRP 18.1mg/L(0~8mg/L);ASO＜56.9(0~200U/ml)。

2. 肝肾功能正常,血清胆红素正常;肝炎病毒系列、呼吸道病毒抗体系列均阴性。尿、便常规正常。

3. **免疫球蛋白**　IgG 5.3g/L(4.81~12.21g/L),IgA 0.4g/L(0.42~1.58g/L),IgM 1.6g/L(0.41~1.65g/L);提示体液免疫正常。淋巴细胞亚群:总 T 细胞(%)68.25(55~84),Ts(%)22.65(13~41),Th(%)43.5(31~60),Th/Ts 1.92(0.71~2.78),NK 细胞(%)17.58(7~36),总 B 细胞(%)13.67(5~20)细胞免疫正常,除外免疫缺陷病。

4. 患儿 PPD(+)直径 6mm,结核抗体阴性;痰涂片查结核菌及痰培养均阴性;无结核接触史,除外结核。TIgE 11.07U/ml 正常。

5. MPAb 1:40;肺炎支原体抗体 -IgM、肺炎衣原体抗体 -IgM 阴性;不支持肺炎支原体感染;

6. 心电图正常,心脏、肝胆脾彩超未见异常。

入院第 2 天,因不排除支气管肺发育异常及间质性肺疾病;进一步详细追问病史,患儿 1 年前患 MPP 后至今反复咳嗽伴有喘息,每月都有发作;规律吸入布地奈德 + 沙丁胺醇治疗,但喘息控制不理想,每天均有喘息出现;活动后加重;每月均有喘息的加重。高度怀疑 MPP 后感染性 BO,进一步做胸部 CT 检查(图 2-10-2),回报:支气管通畅走行正常,双肺通气不均,呈马赛克征,双肺多叶段支气管壁增厚、支气管扩张。婴幼儿肺功能提示小气道阻塞,舒张试验阴性,支持 BO 诊断,排除支气管肺先天发育异常。

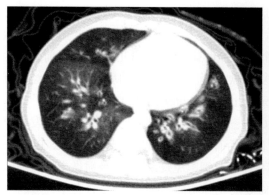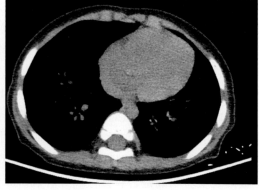

图 2-10-2 入院后肺 CT 检查结果

入院第 3 天,进一步做心脏及大血管超声,除外先天性心脏病及支气管周围异常血管环。排除因心脏及大血管因素导致的反复咳嗽及喘息。因患儿有支气管扩张,反复喘息急性发作,不除外有特殊病原感染,做纤维支气管镜检查:右肺各支开口位置正常,管腔通畅,支气管黏膜充血水肿,有较多浆液性痰(图 2-10-3)。吸取痰液送检做病原学检测。

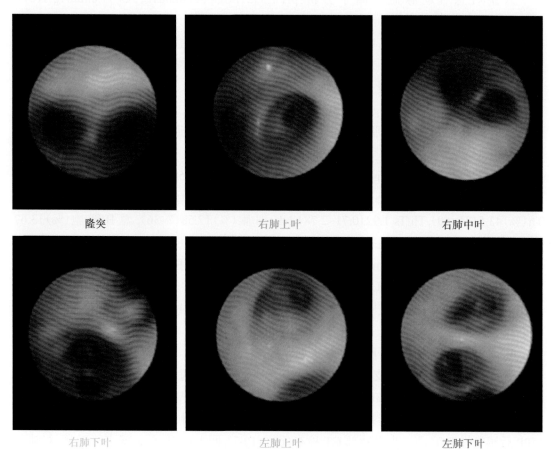

| 隆突 | 右肺上叶 | 右肺中叶 |
| 右肺下叶 | 左肺上叶 | 左肺下叶 |

图 2-10-3 入院后纤维支气管镜下改变

入院第 4 天,因患儿喘息控制不理想,结合肺部 CT 情况,静滴甲泼尼龙［1mg/（kg·次），每 12 小时 1 次］抗炎平喘。加用肺部理疗。

入院第 9 天患儿肺部水泡音明显减少,少许喘鸣音,停用甲泼尼龙,并加用乙酰半胱氨酸口服防止肺纤维化治疗;支气管痰液吸取液细菌及真菌培养均阴性。

入院 10 天出院。出院时患儿无发热,偶有咳嗽,静息下无喘息,活动后有喘息,左肺部少许爆裂音,符合出院指征,出院。

出院医嘱:①院外继续用布地奈德 1mg+ 复方异丙托溴铵 1.25mg,每天 2 次吸入;②乙酰半胱氨酸 100mg,每天 3 次口服;③多糖铁复合物胶囊 75mg,每天 1 次,口服 1 个月。

随诊情况:1 个月后患儿偶有咳嗽,安静下喘息不明显,活动后喘息。查体:患儿精神状态好,呼吸稍快,32 次 /min,双肺呼吸音粗,左肺背部肩胛下闻及稀疏的爆裂音。

【 确定诊断 】

**1. 闭塞性细支气管炎（BO）** 诊断依据:① 1 年前患儿患重症肺炎后反复咳嗽,伴有喘息 1 年余,活动后加重;按哮喘规律治疗无效。②双肺喘鸣及水泡音。③胸部 CT:马赛克灌注、支气管壁增厚、支气管扩张。④肺功能示:阻塞性通气功能障碍。

**2. 轻度贫血** 面色白,血常规:HB 95g/L。

【 诊治体会 】

1. 对于喘息控制不佳的哮喘患儿一定要注意排查引起喘息的基础疾病。随着儿童哮喘发病率的增高,和对儿童哮喘认识的逐步深入,越来越多的婴幼儿哮喘能及时诊断,喘息得到有效的控制。难治性哮喘在儿童较为少见。对于咳嗽、喘息持续或反复发作、按哮喘规律治疗控制不佳的婴幼儿,一定要重新评估儿童哮喘诊断是否成立;要详细询问病史,包括出现首次喘息的时间、喘息发作频率、诱因、治疗及控制情况;有无特应性体质,及过敏性喘息家族史等。排除是否存在引起喘息的其他的基础疾病,如:①先天支气管发育异常;②支气管软化;③支气管异物;④心脏或大血管因素;⑤免疫缺陷;⑥肺间质病如感染后 BO 等。本例患者仔细问病史,生后一直发育正常,无喘息,明确是在 1 年前重症MPP 后出现持续的咳嗽、喘息,结合 CT 典型的马赛克征及支气管壁增厚,且免疫功能正常,BO 不难诊断。

2. 胸片不能替代胸部 CT。对于反复咳嗽或喘息控制不佳的患儿,要做胸部 CT 检查,必要时要做支气管镜检查。BO 的胸部 X 线片无特异性,约 40% 是正常的。胸片与临床表现常常不相符。部分患儿胸片表现为:肺病变局部透光度增加;病变肺段的实变或不张;或者肺纹理增多、模糊等。常被误诊为支气管炎或支气管肺炎。而部分影像表现为单侧透明肺的 BO 患儿常被误诊为支气管异物或一侧肺血管发育异常;因此高分辨 CT（HRCT）在BO 的诊断中具有重要的意义。

3. BO 与支气管哮喘虽然在临床上均表现为反复咳嗽及喘息,但两者有着本质的区别:支气管哮喘气道阻塞是可逆的,在急性发作时有咳嗽及喘息,控制期可以没有任何症状,在发作间期肺功能可以完全恢复正常;发作时对支气管扩张剂及糖皮质激素敏感,多有个人特应性体质和家族史;哮喘发作时多在夜间晨起加重。而 BO 患儿气道阻塞是不可逆的,因此存在持续的咳嗽或喘息或体力活动受限,在活动后加剧,肺功能表现永久性肺通气功能下降,小气道功能下降;对支气管扩张剂及糖皮质激素效果不佳,多无个人特应性体质及喘息家族史。喘息多在活动后明显,入睡后减轻。

4. BO 一旦诊断、不可逆的气道阻塞已形成,没有有效的治疗方法。主要是对症、支持治疗来缓解患儿的症状。因此如何在 BO 形成的初期及时发现、早期治疗、阻断 BO 的进程,从而改善 BO 患儿的预后,更具有临床意义。儿童 BO 多为感染后 BO,即急性下呼吸道感染后导致小气道严重不可逆损伤而出现一系列临床症状。因此一切能够损伤气道的病原菌特别是支原体、病毒、百日咳杆菌等均可导致本病。那么在临床所有细支气管感染的急性期,当出现严重的咳嗽及喘息时应积极控制感染,同时应积极抑制炎症反应和纤维化的形成,对防止 BO 或减轻 BO 症状应该具有重要的临床意义。

5. 回顾临床上多数 BO 患儿在急性肺部感染出院后仍有持续的咳嗽、气促、活动后喘息、活动受限。一部分因经济原因,更多的是家长或医生认为是重症肺炎的后遗症,忽视了该病,没有进行干预和随访,贻误治疗。直接影响患儿的预后,临床应予重视。

## 【关于本病】

闭塞性细支气管炎(bronchiolitis obliterans,BO)是一种相对少见的、小气道炎症性损伤相关的慢性气流阻塞性肺疾病。其主要临床特点为:反复或持续气促、咳嗽或喘息,运动耐受性差,肺内可听到喘鸣音和 / 或细湿啰音,对支气管扩张剂无反应。BO 是一种病理学诊断,病变部位是细支气管和肺泡小管,肺实质几乎不受累。病理特征为细支气管及其周围炎症和纤维化导致管腔的狭窄甚至闭塞。

目前认为,BO 的形成与多种因素有关,儿童 BO 多由感染引起,其中急性病毒性毛细支气管炎最为常见,约 1% 急性病毒性毛细支气管炎的患者发展成感染后 BO。腺病毒(3、7、21 型)是与 BO 发病最为密切的病毒,其他病毒(呼吸道合胞病毒、副流感病毒 2 和 3 型、流感病毒 A 和 B 型及麻疹病毒)、支原体、百日咳杆菌和 B 族链球菌等也与感染后 BO 有关。另外基因或环境因素对 BO 的发病可能有很重要的促进作用。

1. BO 的 HRCT 表现　主要有:①马赛克征:是 BO 的典型表现,即肺密度减低区与密度增高区镶嵌分布,是小气道损伤重要的征象。马赛克征产生的原因为支气管阻塞区域血流灌注减少,再分配到其他正常的肺组织。②支气管壁增厚和 / 或支气管扩张:支气管壁增厚是 BO 患者 HRCT 的直接表现;支气管扩张在 BO 中常见,出现于病程稍晚阶段。③呼气时气体滞留征是诊断 BO 的重要征象,诊断 BO 的敏感性和特异性最高。

肺功能可用于 BO 的诊断及疗效的观察。BO 患者的肺功能常表现为阻塞性通气功能障碍,对支气管扩张剂无反应或反应不明显。FEF 25%~75% 是用来评价小气道疾病的重要指标,BO 患者显示明显降低,可 <30% 预计值。血气可用来评估病情的严重程度。约有

40%的 BO 患者有不同程度的低氧血症。

开胸肺活检虽然是诊断的金标准,但因为 BO 的病变常呈补丁样分布,肺活检可因取不到病变部位而不能确诊。

**2. 本病须与其他引起慢性气流受限的疾病相鉴别**

(1)儿童哮喘:哮喘发作时可以与 BO 有相似的临床症状,如咳嗽及喘息,哮喘为可逆性气道狭窄,抗哮喘治疗后症状可以完全消失,肺功能恢复正常;哮喘急性发作也可出现马赛克灌注,哮喘控制后可以消失。而 BO 患儿为持续性咳嗽及喘息,吸入支气管扩张剂无反应或反应不明显,肺功能不能恢复正常。呼气相胸部 CT 因气体滞留显示马赛克征象是 BO 的重要征象。

(2)原发性纤毛运动综合征:该病患儿可以反复出现呼吸道感染,部分患儿以反复咳嗽、喘息为主要表现,同时多伴有右肺心、鼻息肉、支气管扩张等表现。

(3)囊性纤维变:肺囊性纤维化(CF)是一种常染色体隐性遗传的先天性外分泌腺疾病,是呼吸道和胃肠道最易受累的器官。北美洲白人中最常见。黄种人罕见。患儿常有生后排胎便延迟、消化不良、脂肪便为多,经常容易发生呼吸道感染,呼吸道黏液性分泌物增多,容易引起气道阻塞,再结合家族史、肺 CT 见广泛分布于两肺各叶支气管壁增厚、柱状支气管扩张,并且伴有黏液分泌物潴留在气管内等改变可以诊断。

(4)支气管异物:婴幼儿出现反复呼吸道症状和肺部较为固定的体征,要注意支气管异物的可能,约 70% 婴幼儿异物没有明确的呛咳史,可以做胸部 X 线片,必要时可以做肺部 CT 及纤维支气管镜检查排除该诊断。

**3. BO 的治疗** 目前尚无特效治疗。与诊断过晚、不可逆纤维化改变和气道阻塞已经形成有关。感染后早期阶段是临床关键阶段,早期治疗可阻断疾病的进展。因此,感染后 BO 患儿早期诊断,系统规范性治疗,是改善 BO 预后的关键。感染后 BO 治疗主要是糖皮质激素和支气管扩张剂及其他的对症支持治疗。

(1)激素治疗有争议,有学者认为激素可延缓病程初期细支气管纤维化的进程、改善肺功能,减少气道高反应性及继发感染和过敏导致的气道进一步损伤,但并不能逆转病变的发生。目前激素应用剂量、疗程及形式尚不统一。对于长期应用全身激素,应考虑激素的不良反应。吸入激素可减少气道高反应性,避免全身用药的副作用,但有研究认为严重的小气道阻塞使气溶胶无法到达肺周围组织。

(2)支气管扩张剂:BO 为阻塞性通气功能障碍,理论上对支气管扩张剂反应不明显,临床对应用 $\beta_2$ 受体激动剂患儿有效的患儿可应用,但需与吸入或全身激素联合用药,不单独使用。

(3)抗生素应用:BO 患者易于合并细菌感染,病原通常是链球菌和流感嗜血杆菌等常见病原菌,抗生素的选择应针对这些病原。大环内酯类抗生素,特别是阿奇霉素在抗菌活性之外还有免疫调节、抑制气道炎症、改善肺功能。

(4)肺部理疗:针对合并支气管扩张和肺不张的患者目的是减少支气管扩张相关问题的发生率、避免反复细菌感染。

(5)氧疗:氧饱和度不能维持在 92% 以上者,需长期吸氧。

(6)纤维支气管镜肺泡灌洗术:对 BO 病情的恢复通常没有帮助。

(陈 宁)

## 病例 11 闭塞性细支气管炎合并肺曲霉菌病

### 【病例介绍】

患儿,女,1 岁 5 个月。

**主诉:**反复咳喘伴间断发热 2 个月。

**现病史:**患儿 2 个月前因咳嗽、喘息、气促就诊于当地医院,X 线胸片示支气管肺炎,遂于当地医院住院治疗。期间患儿出现发热,并因喘息加重、呼吸困难及心力衰竭转入 ICU 机械辅助通气 11 天撤机。期间出现气胸 1 次,行胸腔闭式引流术后缓解。患儿自发病来连续静滴抗生素、吸入支气管扩张剂,间断应用静脉糖皮质激素平喘(用药天数不详),发热、咳嗽及喘息症状未见好转,3 次查肺部 CT 均提示双肺透过度不均匀,双肺炎症,右肺部分实变。为求进一步诊治来笔者科室住院治疗。

**既往史:**患儿既往体健,无喘息史,无家族喘息性疾病史。

**过敏及接触史:**否认食物及药物过敏史。否认肝炎、结核等传染病接触史。

**个人及家族史:**生长发育同同龄儿,按时进行预防接种,否认肝炎、结核等家族史。

**入院查体及相关检查:**体温 37.80 ℃;脉搏 170 次/min;呼吸 46 次/min;血压 102/70mmHg;体重 12kg。神志清楚,精神状态差,口周发绀,鼻翼扇动及三凹征阳性,双肺听诊呼吸音粗,可闻及广泛的喘鸣音及痰鸣音,心音有力、律齐,未闻及病理性杂音。腹软,不胀,肝肋下 3cm,Ⅱ度硬,脾肋下未触及。四肢温,CRT 2 秒,肌力及肌张力正常,神经系统查体未见阳性体征。

**辅助检查:**肺 CT(当地医院,入院前 2 周)(图 2-11-1):双肺透过度不均匀,双肺炎症,右肺部分实变。肺 CT(笔者医院门诊)(图 2-11-2A,图 2-11-2B):双肺透过度不均匀,呈马赛克征改变,多叶段炎症,右肺部分实变,双肺散在肺气囊形成。

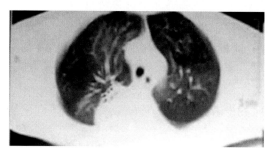
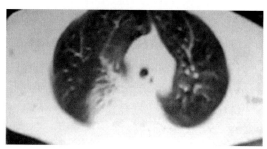

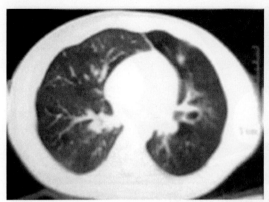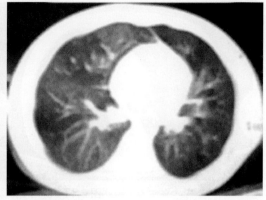

图 2-11-1 入院前 2 周,当地医院肺 CT

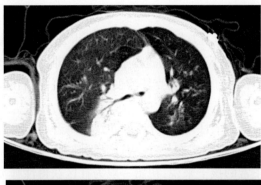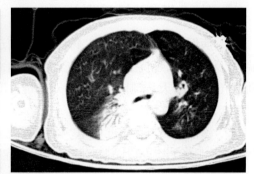

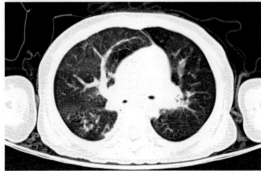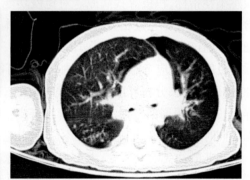

图 2-11-2A 入院前笔者医院门诊肺 CT

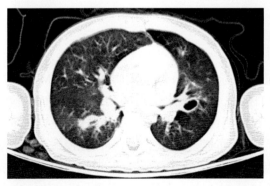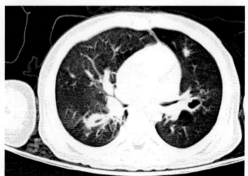

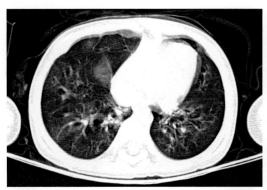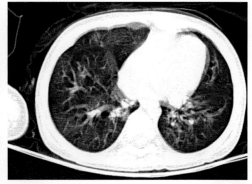

图 2-11-2B　入院前笔者医院门诊肺 CT

### 【病情分析及诊断思路】

**1. 病例特点**　①年龄小,病程长,病情迁延不愈:17 个月幼儿,病程长达 2 个月,咳嗽、喘息、反复发热,经抗生素和支气管舒张剂治疗效果不理想;②病程中因呼吸困难,行机械辅助通气治疗 11 天;③肺 CT 提示:双肺透过度不均匀,呈马赛克征改变,多叶段炎症,右肺部分实变,双肺散在肺气囊形成。

**2. 诊治思路**　该患儿咳嗽、喘息、反复发热 2 个月,肺部听诊可闻及喘鸣音及痰鸣音,期间多次肺 CT 检查均提示双肺多叶段炎症,右肺部分实变,考虑为迁延性肺炎。应完善各项感染性指标,积极寻找病原。对免疫功能正常的孩子来说,初始一般为社区获得性肺炎,常见的病原有呼吸道相关病毒、肺炎支原体以及肺炎链球菌、流感嗜血杆菌、卡他莫拉菌等细菌。但该患儿于当地医院病情迁延不愈,长期应用抗生素、反复应用糖皮质激素,且有上呼吸机的病史,应考虑到合并院内感染的可能,如铜绿假单胞菌、金黄色葡萄球菌、革兰氏阴性肠杆菌、结核分枝杆菌、曲霉菌等。因此,除常规检查外,应做血、痰液细菌、真菌、结核培养,1,3-β-D 葡聚糖检查,积极完善纤维支气管镜检查,留取肺泡灌洗液送检,寻找病原学依据。同时 17 个月幼儿肺炎迁延不愈,应注意有无先天性免疫功能缺陷等。

患儿既往无喘息病史,无个人及过敏家族史,此次为肺炎引发首次喘息,且喘息持续不缓解,支气管舒张剂及糖皮质激素不能明显改善症状,不符合儿童哮喘的诊断。且笔者医院肺 CT 提示双肺透过度不均匀,呈马赛克灌注征改变,考虑为重症肺炎引发的闭塞性细支气管炎改变。

### 【治疗经过及反应】

入院后完善各项检查:血常规、CRP 等感染指标均正常;肺炎支原体抗体 -IgM、IgG 抗体均阴性;肺炎衣原体抗体阴性;结核抗体(TBAb)、常见呼吸道、肠道病毒及肝炎病毒检测均阴性,血细菌培养未见细菌生长,结核菌素试验阴性,G 试验、GM 试验阴性;免疫球蛋白及 T 淋巴细胞亚群无特殊异常。入院后予抗感染、布地奈德联合复方异丙托溴铵泵吸平喘治疗,但患儿喘息缓解不明显,结合病例特点及肺 CT 呈马赛克征改变,考虑为闭塞性细支气管炎,加用甲泼尼龙片[2mg/(kg·d),间隔 12 小时 1 次]、小剂量红霉素[5mg/(kg·d),每天 2 次]、乙酰半胱氨酸(600mg/ 次,每天 1 次)口服。期间患儿仍出现 2 次喘息加重及呼吸困难,均将口服甲泼尼龙片更换为静脉滴注甲泼尼龙琥珀酸钠[2mg/(kg·d)]、氨茶碱,患儿喘息略缓解。再次复查肺 CT(图 2-11-3)示双肺多叶、段炎症部分吸收,右肺仍见部分实变改变较前未见明显变化,建议家属进一步完善支气管镜,行支气管肺泡灌洗术,以帮助明确病原,指导治疗,但家属拒绝。因患儿体温逐渐平稳,咳喘缓解,住院 26 天出院。出院医嘱:①口服甲泼尼龙片 12mg,每天 2 次;②小剂量红霉素 30mg/ 次,每天 2 次[5mg/(kg·d)];③乙酰半胱氨酸 600mg/ 次,每天 1 次;④钙尔奇 D 300mg/ 次,每天 2 次口服;⑤泵吸布地奈德 0.25mg+ 生理盐水 1ml/ 次,每天 2 次;⑥2 周后门诊复查。

出院后 13 天因咳喘加重再次入院,双肺听诊可闻及中等量的湿啰音及喘鸣音,复查肺 CT 较前无明显改变。家属同意完善支气管镜检查,行第 1 次支气管肺泡灌洗术,镜下(图 2-11-4)见支气管及右主支气管的黏膜有黄白色干酪样物质附壁,刷检并取肺泡灌洗液检查,未查出病原学阳性证据。3 天后第 2 次行支气管肺泡灌洗术和活检,病理检查结果(图 2-11-5)示见较多霉菌菌丝,细菌涂片见大量的真菌菌丝,疑似曲霉菌,细菌培养结果(图 2-11-6)为烟曲霉菌生长。确诊为闭塞性细支气管炎合并肺曲霉菌病,遂予加用静脉滴注伏立康唑治疗[首日 6mg/(kg·次),间隔 12 小时 1 次;第 2 天始 4mg/kg,间隔 12 小时 1 次]。静滴伏立康唑 1 周后喘息症状较轻明显缓解,安静状态下无喘息及呼吸困难,活动后仍有喘息,改为伏立康唑片口服治疗 5 天(100mg/ 次,间隔 12 小时 1 次),喘息无加重,肺部听诊可闻及散在痰鸣音及少许喘鸣音,住院 17 天出院。出院医嘱:①口服伏立康唑片(100mg/ 次,间隔 12 小时 1 次);②口服甲泼尼龙片 12mg,每天 2 次;③小剂量红霉素 100mg/ 次,每天 2 次[5mg/(kg·d)];④乙酰半胱氨酸 600mg/ 次,每天 1 次口服;⑤钙尔奇 D 300mg/ 次,每天 2 次口服;⑥泵吸布地奈德 0.25mg+ 生理盐水 1ml/ 次,每天 2 次;⑦2 周后门诊复查。

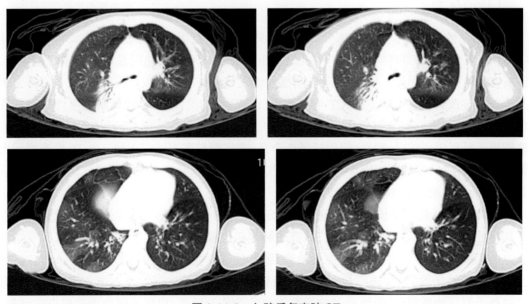

图 2-11-3 入院后复查肺 CT

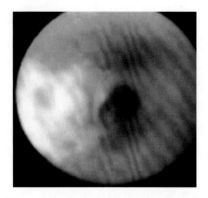

图 2-11-4 纤维支气管镜检查镜下改变

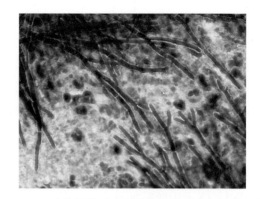

图 2-11-5 支气管镜肺泡灌洗液及黏膜活检的病理结果

【确定诊断】

闭塞性细支气管炎合并肺曲霉菌病。

诊断依据：①临床表现：咳嗽、喘息、反复发热近 2 个月，经抗生素和支气管舒张剂治疗效果不理想。②肺 HRCT 提示：双肺透过度不均匀，呈马赛克征改变，多叶段炎症，右肺部分实变，双肺散在肺气囊形成。③镜下见支气管及右主支气管的黏膜有黄白色干酪样物质附壁，活检病理结果示：见较多霉菌菌丝；肺泡灌洗液细菌涂片见大量的真菌菌丝，肺泡灌洗液细菌培养为烟曲霉生长。

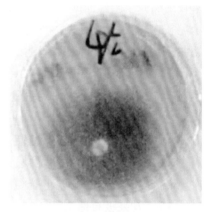

图 2-11-6 肺泡灌洗液细菌培养结果：烟曲霉菌生长

【诊治体会】

1. 闭塞性细支气管炎的临床症状主要是持续咳嗽、气促、呼吸困难，而主要体征则是呼吸增快、三凹征及肺部哮鸣音，这些常见症状和体征在哮喘和其他喘息性疾病中普遍存在，该病容易被漏诊及误诊。与哮喘不同，闭塞性细支气管炎的病程数月或数年，支气管舒张剂并不能明显改善上述症状。HRCT 可反映小气道病变情况，能够早期诊断闭塞性细支气管炎。故对于慢性咳嗽，支气管扩张剂无反应的患儿，尽早完善胸部 CT 检查是很有必要的。该例患儿反复出现咳嗽、喘息，病程迁延 2 个月，支气管扩张剂治疗无效，HRCT 检查提示出现马赛克灌注征，即肺野内斑片样分布的含气不均匀征象，呈高通气与低通气区镶嵌形式混合，从而确立闭塞性细支气管炎的诊断。

2. 本例患儿病程较长，病情迁延不愈，长期应用抗生素抗感染治疗效果不理想，肺部症状和体征及影像学病变持续。因此，除普通肺部感染外，一定要注意除外结核、真菌等特殊病原菌感染。入院后积极完善病原学检测，肺常规病原检测、结核菌素试验、T-spot、G 试验及 GM 试验结果均阴性；进一步完善支气管镜检查，镜下见支气管及右主支气管的黏膜有黄白色干酪样物质附壁，最终通过肺泡灌洗液的涂片及培养，找到了烟曲霉菌感染的证据。这也提示我们，应用纤维支气管镜获取支气管肺灌洗液进行病原学检测是安全、有效的方法,能够帮助我们尽早明确病原、解决临床上的疑难问题。临床上,如患儿肺炎迁延不愈,应尽早完善支气管镜检查。

3. 如患儿具有长期应用抗生素、糖皮质激素以及行机械通气辅助治疗病史,则易导致侵袭性肺曲霉菌病的发生。该例患儿已具备真菌感染的多项危险因素,包括曾应用呼吸机11天、行胸腔闭式引流术1次、静脉应用抗生素2个月、因患闭塞性细支气管炎而未间断使用糖皮质激素治疗。对于此类患儿,我们应尽早考虑到真菌感染的可能并积极寻找病原学证据,必要时应经验性加用抗真菌药物。

4. 在闭塞性细支气管炎合并肺部曲霉菌感染时,原发病会加重,闭塞性细支气管炎相关的咳喘症状更加不易控制,肺功能下降更为显著。因此,肺曲霉菌病的早期诊治很重要。该例患儿反复咳喘2个月,在确诊闭塞性细支气管炎后,我们常规应用糖皮质激素、支气管扩张剂、小剂量红霉素治疗,但咳喘症状得不到有效的控制。直至明确了病原菌为曲霉菌,加用治疗肺曲霉菌病的一线药物伏立康唑后,患儿病情稳定,咳喘症状逐步缓解。

### 【关于本病】

1. **闭塞性细支气管炎**　闭塞性细支气管炎(bronchiolitis obliterans,BO)是一种由严重小气道炎症损伤引起的少见的慢性气道阻塞性肺疾病。BO的发生与多种原因有关,任何原因导致细支气管黏膜及黏膜下结构炎症与损伤,且修复不当均可导致BO。BO常见病因有呼吸道感染、心肺或骨髓移植、吸入有毒物质、胃食管反流、结缔组织病及药物性等。儿童BO多由急性下呼吸道感染引起,尤其是病毒感染,被认为是急性呼吸道病毒感染的后遗症。该病目前缺乏确切有效的治疗方案,预后不确定,病程长,病情易反复或加重。

目前认为儿童BO的发生是感染导致细支气管上皮细胞损伤,在上皮细胞修复过程中发生异常的炎症反应和纤维化。主要的病理改变为细支气管黏膜、黏膜下或管壁外周炎性细胞浸润和纤维化致管腔狭窄,管腔内无肉芽组织形成,邻近肺实质很少受累。轻者仅有炎性细胞浸润、细支气管上皮细胞坏死,随病变进展,管壁胶原组织产生,逐渐发生向心性纤维化和瘢痕收缩,造成管腔缩窄与扭曲,严重时管腔完全闭塞。细支气管狭窄、闭塞后气体吸收使肺萎陷,分泌物滞留继发感染而导致大气道的支气管扩张。病变区域长期慢性缺氧可使该区域肺血管容积或数量减少。

BO的临床症状和体征轻重不一,可呈急性或亚急性起病,从轻微的哮喘样症状到快速进行性恶化及死亡。主要表现为反复咳嗽、喘息,活动后加剧,运动耐受性差,重者呈慢性持续症状。轻症患儿可无症状,呼吸道感染时出现咳嗽、气喘。病程数月或数年,支气管舒张剂不能明显改善上述症状,呼吸增快、肺部湿啰音及哮鸣音是最常见体征,可有吸气性三凹征,严重者出现胸廓畸形、杵状指、肺动脉高压。患儿易发生反复呼吸道感染,感染可加重BO病情,重者可在1~2年内死于呼吸衰竭。

HRCT在诊断小呼吸道病变中敏感性的提高,使早期诊断BO成为可能。BO患儿HRCT表现以马赛克灌注征、支气管壁增厚、支气管扩张及呼气相气体潴留为特征。马赛克灌注征表现为肺野内斑片样分布的含气不均匀征象,呈高通气与低通气区混合,称镶嵌形式。其中透亮度增高的区域是BO的病变区域,其内血管纹理减少;而周围透亮度减低的区域是对病变区域的代偿。这些特征特异性较高,但其诊断敏感性略显不足。

肺组织活检是诊断 PIBO 的金标准,但肺活检不一定能取到病变组织,且病理改变多为轻度炎症或纤维化,易致漏诊,临床诊断为 BO 的患儿中约 1/3 肺活检显示正常或无法确诊。因此肺活检并不总是具有诊断价值,但对于临床及 HRCT 表现不典型或病情迅速进展者,仍应早行肺活检。

BO 的诊断要点:①急性下呼吸道感染或明显诱因后出现持续喘息或咳嗽、气促、呼吸困难,症状持续达 6 周以上,支气管扩张剂治疗无效;②临床表现与 X 线胸片表现不符,临床症状重,X 线胸片多表现为过度通气,也可表现为单侧透明肺;③肺 HRCT 显示马赛克灌注征、支气管壁增厚、支气管扩张、肺不张等;④肺功能显示阻塞性通气功能障碍,支气管扩张试验阴性;⑤排除其他引起喘息的疾病,如支气管哮喘、原发性纤毛运动障碍、囊性纤维性变、异物吸入、先天性支气管发育异常、肺发育异常、肺结核、艾滋病和其他免疫功能缺陷等。

目前 BO 治疗困难,多采用糖皮质激素与支气管扩张剂合用,辅以大环内酯类药物口服治疗。长期使用糖皮质激素虽不能逆转已形成的气道阻塞,但可减轻气道高反应性和继发于病毒感染或过敏的支气管狭窄。糖皮质激素使用途径、剂量、疗程无统一标准。有学者推荐口服甲泼尼龙 $1\sim2mg/(kg\cdot d)$,足量用 $1\sim3$ 个月后依病情逐渐减量,总疗程 1 年,病重者治疗初期可给予甲泼尼龙 $1\sim2mg/(kg\cdot d)$ 静脉滴注,$3\sim5$ 天后改为口服甲泼尼龙治疗。在全身糖皮质激素治疗同期可辅以糖皮质激素吸入治疗。也有学者推荐静脉甲泼尼龙冲击疗法,$30mg/(kg\cdot d)$(最大不超过 1g),连用 3 天,每月重复 1 次,共 $3\sim6$ 个月,用于严重 BO 患儿,可减少长期全身用药的不良反应。

BO 患儿喘息加重时使用短效 $\beta_2$ 受体激动剂可部分缓解阻塞症状。长效 $\beta_2$ 受体激动剂不单独使用,常作为减少吸入性糖皮质激素用量的联合用药。BO 患儿易发生反复呼吸道感染,需根据病原选择相应抗生素。大环内酯类有基于抗菌活性之外的抗炎活性、免疫调节和改善肺功能作用。因此,大部分 BO 患儿同时口服大环内酯类药物治疗。

充分营养支持,预防呼吸道感染,避免被动吸烟对 BO 患儿亦很重要。对局部支气管扩张、慢性肺叶不张保守治疗不理想者可考虑外科手术治疗。持续严重的气流阻塞、肺功能逐渐恶化者可行肺移植。

BO 的预后不确定,与 BO 的病因及初期肺损伤严重程度有关。病情严重者常死于进行性呼吸衰竭,多数病例遗留肺过度充气、肺膨胀不全和支气管扩张等后遗症。症状反复或持续存在且伴反复呼吸道感染者,肺功能逐渐恶化。

**2. 肺曲霉菌病**　近年来,在儿童中随着广谱抗生素的广泛应用、各种导管的留置及呼吸机的普及等,侵袭性真菌感染受到了人们越来越多的关注。但由于患儿临床上缺乏特异性表现,易被原发疾病的症状、体征所掩盖,故漏诊率、病死率均较高。其中侵袭性曲霉菌感染尽管发生率低于白色念珠菌,但近年来病死率持续升高,位居真菌感染中第一位。目前被认识的曲霉菌有 175 余种,据报道人类疾病密切相关的有 19 种,最常见的致病曲霉菌包括烟曲霉菌、黄曲霉菌、黑曲霉菌、土曲霉菌、构巢曲霉菌,人类曲菌病 95% 以上由烟曲霉菌引起。

儿童真菌感染与多种因素有关,宿主和环境危险因素:①基础疾病:早产儿、低出生体重儿、先天发育异常、慢性疾病和重度营养不良等。②原发性免疫缺陷病：各类原发性免疫缺陷病，尤其是联合免疫缺陷病、细胞免疫缺陷病和慢性肉芽肿病（CGD）等。③继发性免疫功能低下：抗肿瘤药物导致外周血中性粒细胞减少；长期应用广谱抗菌药物、糖皮质激素以及其他免疫抑制剂；骨髓移植和器官移植后以及 HIV 感染和其他严重病毒感染等。④侵入性操作：包括血管内留置导管、留置导尿管、气管插管或气管切开、机械通气、腹膜透析、血液净化和胃肠外营养等。⑤环境危险因素：免疫功能基本正常的儿童，由于吸入大量真菌孢子，如空调污染、密切接触鸽类以及接触有真菌存在的环境，超过机体抵抗力而发病，多见于肺隐球菌病，其次是侵袭性肺曲霉病。

慢性肺部疾病合并侵袭性肺曲霉菌病的发病机制主要是肺结构性改变，黏液纤毛功能障碍，气道屏障作用减弱，以及肺表面活性蛋白 A、D 缺乏或异常。吸入空气中的曲霉菌后容易在气道定植，当免疫功能低下时导致肺部曲霉菌感染。相关研究表明，中性粒细胞可阻止曲霉菌菌丝的形成，而单核细胞则主要影响分生孢子，吞噬细胞和中性粒细胞功能的降低可增加曲霉菌感染的风险。糖皮质激素不仅有助于真菌的快速生长，而且还可改变吞噬细胞、中性粒细胞的吞噬功能，干扰杀死菌丝和孢子的过程。

侵袭性肺曲霉菌病的临床表现往往呈现非特异性，主要表现为咳嗽、发热、咳痰、咯血、呼吸困难、胸痛等呼吸道症状，查体可以有肺部湿啰音或干啰音，可出现胸腔积液。支气管镜下的表现可以正常，部分患者可见支气管腔内多发结节，结节样或息肉样新生物，气管外压性狭窄或气管内大量白色干酪样物质。有文献报道，对可疑侵袭性肺曲霉菌病的患儿应用纤维支气管镜获取支气管肺灌洗液进行病原学检测是安全和有用的方法，敏感性和特异性分别为 50% 和 97%。

影像学表现多样，但也缺乏特异性，侵袭性肺曲霉病的典型影像学征象：早期出现胸膜下密度增高的结节实变影和 / 或楔形实变影、团块状阴影，病灶周围可有晕轮征，数天后肺实变区液化、坏死，出现空腔阴影或新月形空气征。慢性气道疾病合并侵袭性肺曲霉菌病时的胸部影像学检查无特异性，但若经抗生素治疗后肺实变阴影不吸收，或者出现新的病灶，以及肺部出现单发或多发空洞阴影，在排除细菌、结核感染和肿瘤后需考虑合并侵袭性肺曲霉菌病的可能。

对于肺部真菌感染，有确诊意义的微生物学证据包括：①肺组织真菌培养阳性；②胸腔积液真菌培养阳性；③血液真菌培养阳性；④合格痰液或支气管肺泡灌洗液发现肺孢子菌包囊、滋养体或囊内小体；⑤胸腔积液和血液直接镜检发现新生隐球菌。组织病理学证据是：肺组织标本进行组织病理学检查发现真菌感染的病理改变以及菌丝或孢子等真菌成分。

根据中华医学会制定的《儿童侵袭性肺部真菌感染诊治指南》，肺部曲霉菌病的诊断标准分为确诊、临床诊断及拟诊三个层次，其中确诊是指：有宿主因素 + 临床证据 + 肺组织病理学和 / 或有确诊意义的微生物学证据。临床诊断是指：有宿主因素 + 临床证据 + 有临床诊断意义的微生物学证据。拟诊是指：宿主因素 + 临床证据。

肺曲霉病的治疗可选择伏立康唑、伊曲康唑、卡泊芬净、两性霉素 B，病情重者可联合两种抗真菌药物治疗。氟康唑对肺曲霉感染无效。可参考病情的轻重、原发病、免疫功能状态以及药物的安全性和价格等选择药物。两性霉素 B 是治疗侵袭性肺曲霉病的传统药物。

目前认为病情较重者,可首选伏立康唑。卡泊芬净适用于患者不能耐受其他药物或其他药物无效时的治疗。由于伏立康唑对侵袭性肺曲霉菌病有较好的疗效,且不良反应较小,目前已成为治疗侵袭性曲霉菌感染的一线药物。对于儿科患者,目前推荐的伏立康唑剂量为7mg/(kg·次),每 12 小时 1 次,静脉滴注;或第 1 天 6mg/(kg·次),每 12 小时 1 次,随后 4mg/(kg·次),每 12 小时 1 次,静脉滴注。口服剂量:体重<40kg,100mg/ 次,每 12 小时 1 次;体重 ≥40kg,200mg/ 次,每 12 小时 1 次。治疗的时间长短,因病情而异,给药时间不宜过短,一般 6~12 周,甚至更长,一般治疗至临床症状消失,影像学示病变基本吸收。总之,要对病情进行综合分析,要追踪观察,治疗应个体化。

(王天玥　尚云晓)

# 第三章

# 先天发育畸形

【病例介绍】

患儿,女,50 天。

**主诉:**反复喉部呼噜声伴呼吸困难 1 个月余,加重 5 天。

**现病史:**患儿生后即有轻微喉部呼噜声,生后 10 天出现呼吸困难及喉部呼噜声加重,不伴发热咳嗽及吐沫,就诊于当地医院,诊断肺炎,住院抗感染治疗 12 天(具体用药不详),呼吸困难缓解后出院。入院 5 天前再次出现呼吸困难,表现为张口呼吸、吸气费力及喉部呼噜声明显,无"嗞嗞"声,颜面无明显发绀,无发热咳嗽,家属为求进一步诊治来笔者医院。

生后精神状态尚可,人工喂养,平时奶量 60~80ml/ 次,近 5 天奶量 10~40ml/ 次,300ml/d,每次进乳时因呼吸不畅而拒绝继续进乳,尿量减少。

**既往史:**G1P1,足月剖宫产,出生体重 3.8kg,出生顺利,无窒息抢救史。生后体重增长 0.7kg,无反复呛奶病史,否认异物吸入。

**过敏及接触史:**否认食物及药物过敏史。

**个人及家族史:**无特殊呼吸系统疾病及过敏性疾病家族史。

**入院查体及相关检查:**体温 36.6℃;脉搏 138 次 /min;呼吸 45 次 /min;体重 4.5kg;未吸氧下经皮血氧饱和度 95%。状态尚可,皮肤略干燥,前囟平软,无凹陷,约 1.5cmx1.5cm,口周无发绀,鼻翼扇动及三凹征阳性;双肺听诊呼吸音粗,吸气相延长,未闻及干、湿啰音及喘鸣音,心、腹及神经系统查体无异常,CRT<3 秒。

## 【病情分析及诊治思路】

**1. 病例特点**　①婴幼儿；②生后即出现喉部呼噜声，间断出现呼吸困难；③查体可见三凹征，吸气相延长，但肺部未闻及啰音。

**2. 诊断思路**　患儿为婴儿，生后即出现症状，且呼吸困难及喉鸣症状反复，以吸气性呼吸困难为主，首先应注意先天性气道发育问题。优先考虑先天性喉性喘鸣，如喉软化症、喉闭锁、喉蹼、喉囊肿、声门下血管瘤、喉肌麻痹及腺瘤、声带息肉等；患儿面容发育正常，可暂时除外先天性咽性喘鸣，如小颌畸形综合征、巨大舌体性疾病、吞咽功能障碍等。另外，先天性气管支气管性喘鸣，如先天性气管软化症、血管环和悬带压迫症等也可在合并下呼吸道感染情况下会出现呼吸困难加重。此外，需考虑婴幼儿喘息性疾病或吸入性肺炎，如 RSV 感染性毛细支气管炎等。故目前需要一方面完善病原学及胸部影像学检查明确是否存在呼吸道感染，另一方面进行 CT 及支气管镜检查明确是否合并气道发育畸形。

## 【诊治经过及反应】

入院后给予对症支持治疗：低流量吸氧，心电及血氧饱和度监护，支气管扩张剂雾化吸入。各项检查结果：血常规、CRP 基本正常。TORCH、肺炎支原体抗体、肺炎衣原体抗体等病原学检查均为阴性；肝肾功能心肌酶均处于正常范围，以上不支持急性呼吸道感染。为明确是否存在气管畸形，完善肺 CT 平扫＋气管三维重建检查正常，不支持气管异物、支气管囊肿、先天性肺及纵隔的肿瘤压迫等疾病。考虑到患儿喉鸣症状持续，且呼吸困难反复出现，此前检查并未明确病因，因此予进一步行纤维支气管镜检查。支气管镜经鼻咽部进入，镜下观察发现会厌上方囊性肿物，压迫会厌。声带无水肿，主气管黏膜光滑，双肺各级支气管开口通畅，黏膜略充血水肿，无气管软化及狭窄（图 3-1-1）可能是由于会厌上方囊性肿物所致上气道梗阻表现。而电子鼻咽喉镜进一步探查，也明确该肿物为先天性舌根囊肿。

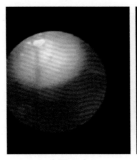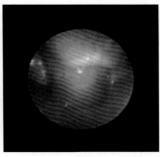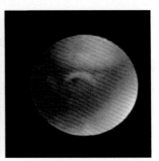

会厌上方　　　　　　　会厌　　　　　　会厌和囊肿位置

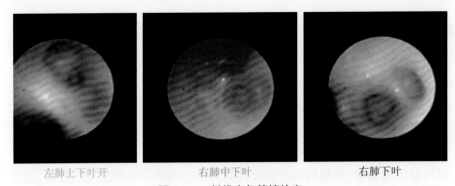

左肺上下叶开　　　　　　　右肺中下叶　　　　　　　右肺下叶

图 3-1-1　纤维支气管镜检查

镜下表现：支气管镜经鼻咽部进入，镜下观察发现会厌上方囊性肿物，压迫会厌，声带无水肿，
主气管黏膜光滑，双肺各级支气管开口通畅，黏膜略充血水肿，无气管软化及狭窄

因此，该患儿转入外科行喉镜下囊肿囊壁大部分切除术（图 3-1-2），术后 3 天喉鸣及呼
吸困难症状明显缓解。术后 2 周回访，患儿无呼吸道症状，奶量明显增加。术后 3 个月回
访，患儿未再次出现喉鸣症状，体重增长良好。

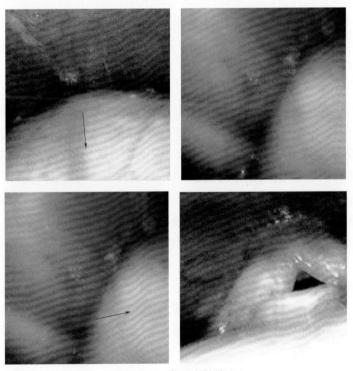

图 3-1-2　鼻咽喉镜检查

镜下表现：先天性舌根囊肿

【确定诊断】

先天性舌根囊肿。

诊断依据:①患儿生后即出现喉鸣及反复呼吸困难表现,喂养困难;②经支气管镜及喉镜检查确诊;③除外气道发育畸形等疾病。

【诊治体会】

**1. 对呼吸困难患者,重视起病时间及症状特点** 该例患儿新生儿期起病,因此首先考虑先天性气道或心血管发育畸形,及婴幼儿期特有的吸入性肺炎。若年龄较大儿童,则考虑急性感染或气管异物等其他因素。该患儿呼吸困难时症状主要为吸气性呼吸困难,提示可能存在上气道梗阻的情况。若为呼气性呼吸困难,则提示可能存在喘息性疾病或胸内下气道梗阻。根据这个思路,该病例存在上气道发育畸形所致呼吸困难可能性大,故重点完善呼吸道影像学检查或咽喉镜、支气管镜检查明确诊断。对于镜下可疑心血管畸形者,应进一步行心脏超声检查。

**2. 影像学正常的呼吸困难患儿,应尽早行支气管镜检查** 本病例中患儿年龄小,根据无创到有创、从简至繁的原则,首先行肺 CT 检查结果正常,此时支气管镜检查才发现囊肿,避免了漏诊。此外,反复咳喘呼吸困难患儿,经实验室检测及胸部影像学检查发现与临床病情不符者,也有必要支气管镜探查,排除气管异物、气道局部病灶及隐匿感染等。

【关于本病】

新生儿先天性舌根囊肿与成人因炎症或机械刺激使黏液腺管阻塞导致黏液潴留而形成的舌根囊肿不一样,其临床表现为:以吸气性呼吸困难、喉鸣为主要首发症状,伴喂养困难,有的病例囊肿较大出生后立即出现窒息而被发现;大多数患儿体重不增,人工喂养者每次进食奶量明显较正常同龄婴儿少,部分每次 20~30ml;易被误诊为重症肺炎、先天性喉软化、败血症等;有多例患儿被误诊为新生儿先天性喉软化;部分新生儿伴肺炎,因为吃奶时易发生呛奶而出现吸入性肺炎。新生儿舌根囊肿易被误诊及漏诊,因此对于喉喘鸣、呼吸困难的新生儿,必须提高警惕,进行相应的检查,分别可以依赖鼻咽纤维喉镜、颈部 B 超或 CT 检查而确诊。

新生儿舌根囊肿诊断明确之后应尽早解决梗阻及手术切除囊肿,囊肿如只进行穿刺不易抽除干净,且极易复发。新生儿喉腔小,黏膜易水肿,全身麻醉风险大,通常全身麻醉手术前进行囊肿穿刺,抽出部分囊液,以便麻醉插管安全、顺利。

(刘 芬　尚云晓)

**病例 2　　先天性膈膨升**

【病例介绍】

患儿,女,5 个月。

**主诉:** 咳嗽伴喘息 4 天,发热 1 天。

**现病史:** 4 天前出现咳嗽,有痰咳不出,伴有流涕、喘息,表现为呼吸频率增快,喉部可闻及 "呼呼" 声,予当地医院就诊,给予抗生素、止咳等药物治疗,具体治疗药物不详,咳嗽及喘息症状无好转,入院前一天患儿出现发热,体温最高 38.0℃,再次就诊于当地医院,并行胸片检查提示 "双肺透过度不均,膈膨升?" 为求进一步诊治入笔者科室。患儿病来精神状态尚可,无呕吐及腹泻,大、小便正常,睡眠可。

**既往史:** 无心脏病、异物吸入等其他疾病史。无湿疹史。

**过敏及接触史:** 无食物及药物过敏史。无肝炎、结核等传染病接触史。

**个人及家族史:** G2P2,足月顺产生长发育同同龄儿,按时进行预防接种,父母及一、二级亲属无过敏性及遗传疾病史,肝炎、结核等传染疾病家族史。

**入院查体及相关检查:** 体温 37.8℃;脉搏 140 次 /min;呼吸 50 次 /min;体重 10kg。神志清楚,状态可,前囟平,颈软,口周轻度发绀,鼻翼扇动及三凹征(+),呼吸急促,双侧胸廓对称,桶状胸,双肺听诊呼气相明显延长,散在哮鸣,未闻及明显湿啰音,心音有力、律齐,各瓣膜听诊区未及杂音,腹平软,肺肝界约在右侧锁中线 3~4 肋间,肝脾肋下未触及,肠鸣音良好,四肢末梢温,CRT<3 秒,肢体活动正常,无水肿,神经系统查体无阳性体征。

【病情分析及诊断思路】

1. **病例特点**　5 个月婴儿,4 天前出现咳嗽,伴有流涕,喘息,呼吸频率增快,喉部可闻及 "呼呼" 声,入院前一天发热,体温最高 38.0℃。查体:轻度发绀,鼻翼扇动及三凹征(+),呼吸急促,双侧胸廓对称,桶状胸,叩诊过清音,双肺听诊呼气相明显延长,散在哮鸣音。外院胸部 DR 检查提示 "双肺透过度不均,膈膨升?"

2. **诊断思路**　5 个月婴儿,发热、咳嗽急性起病感染病史,同时伴有喘息,首先考虑到毛细支气管炎的诊断,应按儿童哮喘预测指数,再行追问病史、过敏性疾病家族史及个人史,注意有无特应性体质,需警惕有无婴幼儿哮喘的高危因素。该患儿除此次喘息外暂无特应性皮炎、过敏史及家族史其他儿童哮喘高危因素,暂不考虑哮喘诊断。患儿 5 月龄人工喂养,尚未添加辅食,暂可除外气管异物。对于该年龄段患儿最常见的病原为病毒,感染后可引起毛细支气管炎,其次为肺炎链球菌,肺炎支原体、肺炎衣原体近年来也不少见。所以应该完善相关的病原学检测,另外小婴儿喘息尚需注意有无先天性心脏疾病,可结合查体及辅助检查除外;应进一步完善呼吸道病毒检测及影像学检查,以明确诊断。

## 【诊治经过及反应】

入院后完善相关检查：血气离子分析正常，血常规、CRP 正常；尿常规正常；便常规正常，潜血阴性；肝肾功能正常，血清胆红素正常。总 IgE 17.2U/ml，ASO＜25.0（0~200U/ml）。ESR 正常。病原学检测：直接免疫荧光法呼吸道病毒检测 RSV 病毒抗原阳性，肺炎支原体抗体（MPAb）、肺炎支原体抗体 -IgM 阴性，咽拭子肺炎支原体 DNA 测定阴性，肺炎衣原体抗体 -IgM、结核抗体（TBAb）及肝炎病毒检测均阴性，血细菌培养未见细菌生长。心电图正常，心脏、肝胆脾肾未发现异常。胸部正位 DR（图 3-2-1）：双肺纹理增强，肺野透过度良好，右侧膈肌膨升，双肋膈角锐利。提示患儿有先天性膈肌膨升，应进一步完善消化道造影，明确有无膈疝。立位上消化道造影，造影前一般检查，胸部：右侧膈肌抬高，深呼吸时两侧横膈移动同步，右侧横膈移动略减弱；腹部：胃肠道内气体量正常，分布无异常。吞服钡液后（图 3-2-2）：食管通过良好，管径与形态无异常，未见胃食管反流；胃食管交界部位于左膈下；胃的胃形、大小、蠕动无异常。窦部、幽门及十二指肠、上部空肠皆无异常。诊断右侧膈膨升。

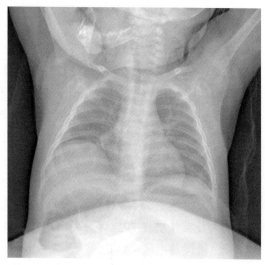

图 3-2-1　胸部正位 DR

双肺纹理增强，肺野透过度良好，右侧膈肌膨升，双肋膈角锐利

患儿存在 RSV 病毒感染，结合临床表现毛细支气管炎诊断成立，给予对症支持治疗：①低流量吸氧，少食多餐、静脉补液等一般对症治疗。②轻度发热，清热解毒中药、氨溴索口服。雾化吸入高渗盐水，每天 2 次。③入院次日咳嗽及喘息开始逐渐减轻。5 天后，康复出院。

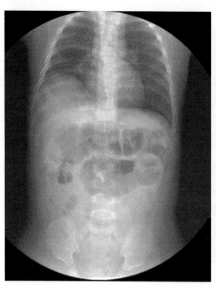
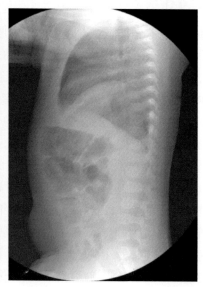

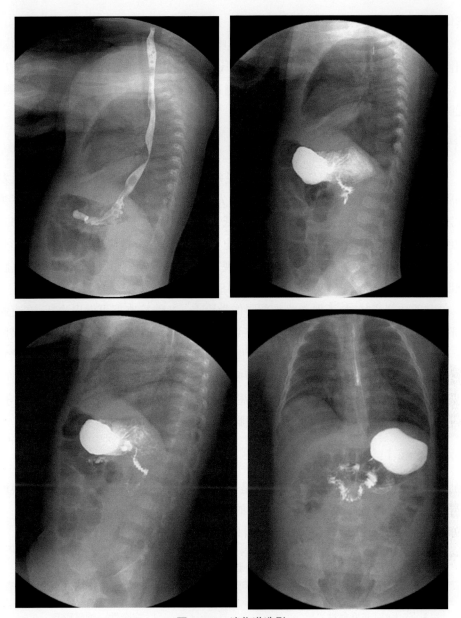

图 3-2-2 消化道造影

造影前一般检查,胸部:右侧膈肌抬高,深呼吸时两侧横膈移动同步,右侧横膈移动略减弱。腹部:胃肠道内气体量正常,分布无异常。吞服钡液后,食管通过良好,管径与形态无异常,未见胃食管反流。胃食管交界部位于左膈下。胃:胃形、大小、蠕动无异常。窦部、幽门及十二指肠、上部空肠皆无异常。诊断为右侧膈膨升

## 【确定诊断】

根据病史特点、查体及辅助检查诊断。

1. **先天性膈膨升** 诊断依据:①患儿行胸片检查时偶然发现异常,否认产伤、外伤等病史。②查体:肝肋下未触及,肺肝界约在右侧锁中线 3~4 肋间;③胸部正位 DR、立位上消化

道造影均符合右侧膈膨升诊断。

**2. 急性毛细支气管炎** ①5个月婴儿,咳嗽、喘息、发热病史。②查体见鼻翼扇动及三凹征阳性,呼吸急促,双侧胸廓对称,桶状胸,叩诊过清音,双肺听诊呼气相明显延长,广泛哮鸣音。③辅助检查免疫荧光法呼吸道病毒检测:RSV病毒抗原阳性;其他病原学检测阴性。胸片无肺炎征象。

**【诊治体会】**

1. 本例患儿因"咳嗽喘息"毛细支气管炎病史,行胸片检查偶然发现存在膈肌发育异常。膈膨升通常可分为先天性和获得性两种:先天性膈膨升是以横膈肌肉发育低下为特点的异常发育。先天性膈膨升除横膈肌肉发育低下外还可伴有其他畸形,获得性膈膨升常常因膈神经受损伤所致。本例患儿无产伤等病史,故诊断为先天性膈膨升。右侧膈膨升由于有肝脏,所以往往呼吸困难不明显,多偶然发现,也无需特殊处理。发生在左侧的膈膨升常可出现明显的呼吸困难,甚至反常横膈运动,而危及生命。

2. 在出现肺部症状时,不要忽略胸部影像学检查。X线检查即可做出诊断:在直站立位胸、腹部平片可见到抬高的横膈。仅仅凭X线片难以区分其他如腹腔肿块等病变。横膈的位置取决于临床上是在呼气还是吸气。X线片中横膈位置抬高的程度并不与临床症状严重程度相一致。每例膈膨升的不管是否出现反常呼吸运动,均要做X线透视检查。没有反常呼吸运动,不完全膈神经麻痹或中度肌肉发育低下患儿除了明显横膈抬高外,一般均可做保守治疗。有反常呼吸运动提示完全性麻痹或有严重横膈发育低下,是外科手术重要指征之一。

**【关于本病】**

膈膨升(eventration of the diaphragm)是指因先天性横膈发育异常因膈神经麻痹所引起的横膈抬高,临床表现为以呼吸道症状为主的综合征。

1989年,Rodgers和Mcgahren把膈膨升以病因、解剖学细化分类(表3-2-1)。

表3-2-1 膈膨升病因、解剖学细化分类

| 病因学 | 解剖学 |
|---|---|
| 1. 先天性(非麻痹性) | 1. 完全性一侧膈膨升 |
| 2. 后天获得性(麻痹性) | 2. 部分膈膨升 |
| (1)产伤 | (1)前部 |
| (2)手术创伤 | (2)后部 |
| (3)感染 | (3)中间部 |
| (4)炎症 | 3. 双侧膈膨升 |
| (5)新生物 | |

先天性膈膨升是以横膈肌肉发育低下为特点的异常发育。男婴多余女婴,约为2:1。发育低下大多限于一侧,双侧膈膨升罕见。先天性膈膨升除横膈肌肉发育低下外还可合并

有其他畸形,如肺发育低下或不发育、肋骨缺损、心脏缺陷、异位肾、脑积水和脐膨出等。获得性膈膨升常常是因膈神经损伤所致,多见于臀位产,也可发生于神经直接受压所致膈神经麻痹,如难产胎儿颈部被产钳夹所致,由于直接受压损伤引起麻痹比牵拉损伤引起的麻痹愈合预后满意,一般属于部分恢复,右侧比左侧多见。

先天性横膈肌肉发育低下可以是部分性的也可以是全部的。如果肌肉被结缔组织所替代仅仅在横膈某一节段,这样在 X 线检查上可见到弓状隆起,且不能移动。有时可见到横膈中央宽广、变薄。如果横膈 1/2 受累,可以发生因不同程度的肌层发育低下而导致的形态上的各种改变,也可发展到整个肌纤维缺失,横膈呈现一张薄状透明纸样物的结缔组织膜。

严重肌肉发育低下病例与完全膈神经麻痹病例,横膈因新生儿呼吸、肠管充气、纵隔心脏位置偏移而出现膈明显抬高。在这些严重病例,横膈运动可以随每次呼吸气出现矛盾性运动。如右侧膈膨升,当吸气时腹内压增高,病变侧膈上升,纵隔偏向左侧,影响了肺的扩张,这样吸气时肺容量较正常减少。而在呼气阶段因左侧横膈抬高纵隔又回复到右侧,右侧横膈随腹内压下降也下降,同时右侧肺得到由健侧呼气经支气管分流而来的多余气量。在呼吸循环间气体由一侧肺到另外一侧肺的运动术语称之为反常膈运动。少数中度发育低下或仅有部分膈神经麻痹的病例,横膈仅保持在抬高水平,而没有 X 线荧屏上所见的病理性反常呼吸运动,临床上症状相对轻甚至无症状。

膈膨升的临床症状与体征常与肌肉发育程度和病因有关。获得性膈膨升:轻度膈神经麻痹往往因临床表现轻微而被忽略,而症状严重者可表现为一系列呼吸系统症状,如呼吸急促、呼吸困难、发绀,甚至发生于呼吸窘迫综合征。肌肉发育低下:往往在出生后第 1 天至几周内出现呼吸困难,甚至有时发生急、危重情况,需手术治疗。除上外,可发生反复呼吸道感染。

X 线检查可判断,在站立位胸、腹部平片可见到抬高的横膈。然而,单纯 X 线片不能区分是否有腹腔肿块等其他因素。而且横膈的位置取决于吸气还是呼气,X 线片中横膈的位置抬高程度并不与临床症状严重程度一致。应该行 X 线透视检查,确认是否存在反常呼吸运动至关重要。没有反常呼吸运动,不完全膈神经麻痹或中度肌肉发育低下患儿除了明显横膈抬高外,一般均可保守治疗。有反常呼吸运动提示完全性麻痹或严重横膈发育低下,是外科手术的重要指征之一。

(单丽沈 蔡栩栩)

## 病例 3 先天性膈疝

【病例介绍】

患儿,女,1 岁 9 个月。

**主诉:**间断呼吸急促 1 年余,加重伴咳嗽、发热 2 天。

**现病史：**患儿生后即出现间断呼吸急促，家属述患儿吸气时胸骨上窝及锁骨上窝凹陷明显，每次可持续 3~5 分钟，多为卧位时出现，抱起安抚后可缓解。2 天前因着凉后呼吸急促发作频繁，出现声咳，无痰，同时伴有发热，热峰 38.7℃，无寒战、抽搐，每天发热 3 次左右，口服退热药后热退，就诊于外院，予患儿静脉滴注氨曲南、盐酸氨溴索 1 天，咳嗽及呼吸急促未见缓解，外院胸部 DR 检查提示右肺"实变"，为求进一步诊治入我科。患儿病来精神状态尚可，无呕吐及腹泻，大、小便正常，睡眠可。

**既往史：**无心脏病、异物吸入等其他疾病史。无湿疹史。

**过敏及接触史：**无食物及药物过敏史。无肝炎、结核等传染病接触史。

**个人及家族史：**G2P2，足月顺产生长发育同同龄儿，按时进行预防接种，父母及一、二级亲属无遗传疾病史，肝炎、结核等传染疾病家族史。

**入院查体及相关检查：**体温 36.1℃；脉搏 108 次 /min；呼吸 24 次 /min；体重 10kg。神志清楚，状态可，呼吸平稳，双侧胸廓不对称，右侧胸廓饱满，双肺听诊呼吸音粗糙，右肺上叶可闻及支气管呼吸音，右肺下叶听诊呼吸音弱，未闻及明显湿啰音，偶可闻及肠鸣音，心音有力、律齐，各瓣膜听诊区未及杂音。腹平软，肝脾肋下未触及。肠鸣音良好。四肢末梢温。肢体活动正常，无水肿。神经系统查体无阳性体征。

### 【病情分析及诊断思路】

**1. 病例特点**　①1 岁 9 个月幼儿，生后即出现间断呼吸急促持续至今，表现为吸气性呼吸急促，与体位相关：多为卧位时出现，抱起安抚后可缓解，即改变体位可缓解呼吸急促，此症状在此次"着凉"后频繁出现。②查体双侧胸廓不对称，右侧胸廓饱满，双肺听诊呼吸音粗糙，右肺上叶可闻及支气管呼吸音，右肺下叶听诊呼吸音弱无明显湿啰音，左肺底散在细湿啰音。③仅仅发热咳嗽 2 天外院胸部 DR 检查提示右肺"实变"。

**2. 诊断思路**　患儿年龄较小，生后开始出现间断呼吸急促，首先要想到是否存在呼吸及循环系统的先天性发育异常。肺部查体：偶可闻及肠鸣音，给了重要的提示——胸腔内可能有肠管疝入，高度怀疑膈疝。2 天的病史，胸片提示大片"实变"，急性大叶性肺炎多为年长儿急性起病，进行性高热、咳嗽病史，与本例临床所表现的感染中毒症状不重并不相符，因此，应尽早进一步完善胸部三维重建 CT，明确肺部病变及有无气管狭窄等气管畸形。患儿有呼吸急促，不能除外先天发育异常，还应完善全身其他系统的检查，如心脏超声、腹腔超声、头部磁共振检查，注意有无心脏的先天发育问题、中枢神经系统及其他器官的发育异常。本例为年幼儿，无呼吸道异物吸入史，无明确的过敏史及哮喘等过敏性疾病家族史，反复发作的呼吸急促，伴有吸气性的呼吸困难，无喉中"咝咝"声，查体未闻及双肺呼气相哮鸣音，暂不符合气管异物和哮喘诊断。

### 【诊治经过及反应】

入院后予以半卧位、少量进食、静脉补液等一般对症治疗，完善相关辅助检查。血常规：白细胞计数 17.9 × 10⁹/L，中性粒细胞百分比 76.0%，淋巴细胞百分比 20.8%，血红蛋白、血小板计数正常，CRP 40.1mg/L，血气分析、尿便常规、肝肾功能、心肌酶谱、总 IgE、

ESR、免疫球蛋白、淋巴细胞亚群均正常。病原学检测肺炎支原体抗体（MPAb）、肺炎支原体抗体-IgM（MPAbIgM）阴性，咽拭子肺炎支原体 DNA 测定阴性，肺炎衣原体抗体-IgM、结核抗体（TBAb）阴性，常见呼吸道、肠道病毒及肝炎病毒检测均阴性，血细菌培养未见细菌生长，结核菌素试验阴性，无结核等其他感染。以上实验室检查提示患儿近期细菌感染，因此予以头孢呋辛钠抗感染，退热、祛痰止咳等对症治疗。入院次日热退，咳嗽逐渐减轻，无呼吸急促发作。

心电图、心脏超声正常，除外先天性心脏病，头磁共振平扫未见异常，除外中枢神经系统畸形。腹腔彩超：肝位置大体在右上及中上腹腔，右肝下缘在右髂窝。右膈上见大量肠管回声，并在肝右叶后方与腹腔相通，通道约 1.3cm。肝内胆管未见扩张。胆囊、脾、胰腺未见异常，右肾位置正常，大小约 8.1cm×4.0cm×3.9cm，皮髓质界限清晰，集合系统未见分离。右肾区未见正常影像。超声提示：①右膈疝；②右肾缺如。彩超明确了膈疝的诊断，而且发现了肾脏的发育异常。

为了进一步明确膈疝情况以及有无气管、血管发育畸形，行胸部增强+三维 CT：右侧肺组织明显受压、膨胀不良，胸腔内见大量肠管影充填；右肺各叶支气管受压移位，部分显示不清。左肺野透过度不均匀，右肺尖及左下肺叶后基底段存在粗条索影。扫描范围内右侧未见肾脏影，左肾肥大增强；右侧胸腔肠管间见肠系膜血管显影，肝脏后部略受推挤向前移位。右肺叶实变影均匀强化。放射诊断：①符合右膈肌缺如，并腹腔肠管疝入右侧胸腔；右侧肺组织明显受压、膨胀不良。②左肺野透过度不均匀；伴左肺下叶后底段局灶炎症。③右肺上叶不张。④右肾缺如（图 3-3-1）。

为了动态观察有无气管食管瘘等畸形、有无胃食管反流，行上消化道造影，造影前胸腹部检查：右胸中下密布充气肠袢影，部分肠管内可见粪块。吞服钡液后，食管：通过良好，形态无异常，未见胃食管反流。胃食管交界部位于左膈下。胃：胃窦部、幽门及十二指肠球位于右侧，但十二指肠下部、空肠按顺序依次进入位于右膈后部的裂孔进入胸腔。钡剂逐渐充盈右胸部原来充气的部分肠袢，复查前部肠管仍未见造影剂充盈，考虑可能为结肠。此项检查更精确地定位了疝的位置：右侧胸腹裂孔疝（图 3-3-2）。

先天性膈疝诊断明确，患儿感染控制，无发热，暂无呼吸急促发作，建议转至小儿外科手术治疗，但因手术风险大，费用高，家属拒绝外科手术，出院。

【确定诊断】

**1. 先天性膈疝（胸腹裂孔疝）** 诊断依据：①临床表现：患儿生后间断呼吸急促多为卧位时出现，抱起安抚后可缓解。②查体右侧胸廓饱满，叩诊为实音，双肺听诊呼吸音粗糙，右肺上叶可闻及支气管呼吸音，右肺下叶听诊呼吸音弱无明显湿啰音，偶可闻及肠鸣音，左肺底散在细湿啰音。③胸部增强+三维 CT、上消化道造影支持诊断右侧胸腹裂孔疝。④除外其他易致呼吸急促的疾病：大叶性肺炎、儿童哮喘、肺结核、支气管异物等。

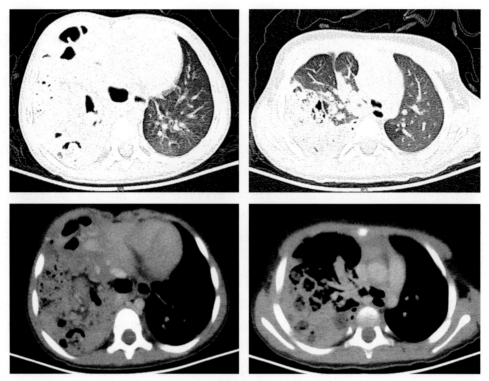

图 3-3-1　胸部增强 + 三维 CT

右侧肺组织明显受压、膨胀不良,胸腔内见大量肠管影充填;右肺各叶支气管受压移位,部分显示不清。左肺野透过度不均匀,右肺尖及左下肺叶后基底段存在粗条索影。扫描范围内右侧未见肾脏影,左肾肥大增强;右侧胸腔肠管间见肠系膜血管显影,肝脏后部略受推挤向前移位。右肺叶实变影均匀强化

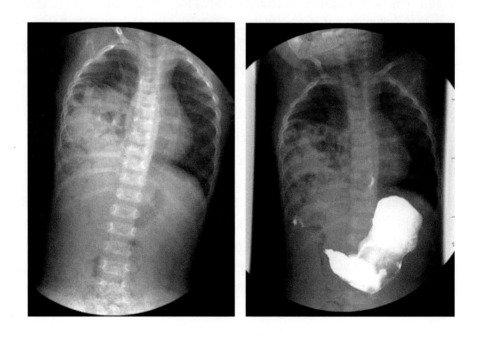

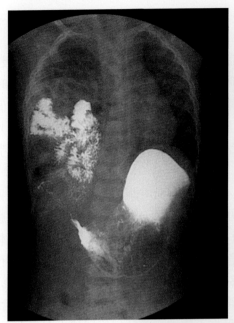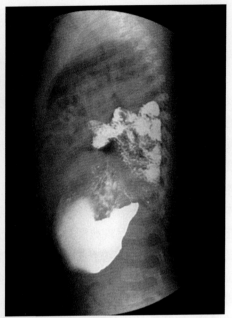

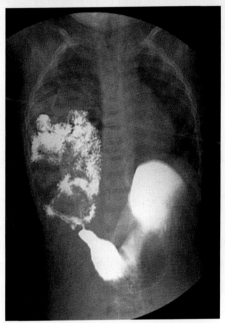

图 3-3-2　上消化道造影

造影前胸腹部检查：右胸中下密布充气肠袢影，部分肠管内可见粪块。吞服钡液后，食管通过良好，形态无异常，未见胃食管反流。胃食管交界部位于左膈下。胃：胃窦部、幽门及十二指肠球位于右侧，但十二指肠下部、空肠按顺序依次进入位于右膈后部的裂孔进入胸腔

2. **急性支气管肺炎**　诊断依据：①咳嗽发热症状；②听诊左肺散在细湿啰音；③血常规、CRP 提示有急性感染；④胸部 CT 见肺下叶散在模糊斑片影；⑤除外结核等特殊感染。

3. **右肾缺如**　诊断：腹腔超声及 CT 扫描均未见右肾影像。

## 【诊治体会】

典型的先天性膈疝主要表现为呼吸系统症状,严重者出生后数小时内即出现呼吸急促,并有明显青紫,发作往往是阵发性的,多在哭闹、进乳、变换体位时加重。生后 24 小时内出现呼吸窘迫者,预后差。所以遇有呼吸系统症状,影像学的检查必不可少。膈疝患者偶尔可出现消化系统症状,如呕吐多因为纳入胸腔内肠管嵌闭或伴发肠旋转不良引起,此患儿无此症状发生。本例患儿仅间歇出现呼吸急促,无青紫发作,又无消化系统症状,所以未引起家长重视,一直未就诊。

体格检查时,患侧胸部呼吸运动明显减低,心尖搏动移向对侧;胸壁叩诊呈浊音,如胃肠充满液体并有肝、脾、胃肠充气较多时呈鼓音,如听到肠鸣音,对诊断的意义更大。如较多腹腔内脏器进入胸腔内,腹腔可呈现典型舟状腹。疑似本病的病例,应仔细查体,注意有无上述体征。

疑诊本病,应行检查:患儿如生后有呼吸急促,经常发生青紫,最好是置入胃管后行直立前后位及侧位平片,可见到心脏纵隔向对侧移位,患侧胸腔内有透亮的肠段充气阴影,如此时有胃疝入胸腔可见胃管阴影在患侧胸腔内弯曲向上。腹部充气的肠管明显较正常减少。右侧的膈疝,如肝脏是疝的唯一内容,平片可见右下胸腔有一软组织团块出现于右上腹部,小于正常肝脏的阴影。胸部 CT 也是一种无创检查,可清晰地了解疝的情况,行肺部增强CT 可发现肺血管发育异常,三维重建可进一步查看气管、支气管发育状况;小儿上消化道造影胃肠疝入胸腔清晰可见,并可明确有无胃食管反流。此类患儿可同时合并其他畸形,所以建议完善其他器官的辅助检查。

## 【关于本病】

先天性膈疝中最常见严重的是后外侧类型,即 Bochdalek 孔疝,又称胸腹裂孔疝,发病率为 1:(2 200~5 000)。

胎儿于妊娠期第 8~9 周体腔完成分隔,两层膜之间间质逐步发育成横膈,但在膈的两侧后外侧腰肋三角位置还有一薄弱区,此即原胸腹膜管处。在同一期原始肺芽亦发育,肠管迅速生长进入体腔,且于妊娠第 9~10 周回到腹部。Harrison 曾提出经典理论推测:由于肠管未成熟回到腹腔或者横膈胸腹膜管发育延迟导致肠管阻碍了胸腹腔管的关闭,在胸腔内肠管压迫了肺的发育。胎羊实验模型亦证实了类似情况导致肺发育低下。

此类型膈疝 80%~85% 在左侧,<10% 有疝形成,囊壁为含薄层的间胚叶膜,缺陷大小不一,偶尔可发生双侧缺陷。左侧疝最常见于胃、小肠、结肠、脾和肝左叶等腹腔脏器,胰、肾、肾上腺等脏器少见。右侧疝较少见肠管在胸腔,而是见肝脏嵌在缺陷处,肝也可在胸腔内。往往膈疝可伴发肠旋转不良。

患胎在宫内生长期,胸腔内腹部内容物压迫一侧肺脏,由于纵隔的移动,也可以影响到对侧肺。出生后短时间内即出现症状的患儿常可有不同程度的双肺发育低下,肺支气管支减少,正常新生儿分支达 15 个,而患侧肺仅有 6~8 个分支。同时肺泡表面积比健康者减小。

患儿出生后即开始呼吸,吞入空气进入胃肠道,加重了对肺脏的压迫,使 $PaO_2$ 降低,$PaCO_2$ 升高而出现呼吸性酸中毒,由于膈疝患儿均有不同程度肺发育不全,肺血管腔径减小,整个肌化的血管树收缩导致了血管阻力增加。研究证明,在经手术矫正后死亡的膈疝的患婴有持续的低氧血症,肺泡前和肺泡间动脉外径减小,中膜厚度增加是导致动脉管腔容积下降的主要原因。患儿肺血管阻力增高,产生肺动脉高压,导致经动脉导管及卵圆孔右向左分流量增多。

如将膈疝及早复位,使被压迫的肺叶扩张,情况可能好转,但发育不全的肺组织仍不足以进行最低的氧合作用,膈疝虽已复位,其呼吸功能仍欠佳。患儿肺顺应性和肺血流量均较低,缺氧、高碳酸血症和酸中毒依然严重。因氧合作用减低,动脉血 pH<7.3,则可引起肺血管痉挛,血管阻力增加,经动脉导管、卵圆孔和肺内血管的向左分流量加大,进一步加重低氧血症和酸血症,成为恶性循环,新生儿将因心肌缺血缺氧而死亡。缺损范围小,带疝囊膈疝突入胸腔内的脏器较少,右侧病损因有肝脏挡住中肠进入胸腔等情况时,往往肺脏受压小,发育较好,病情也较轻。

近期开展先天性膈疝病理生理研究越来越深入。特别强调了细胞因子在病理生理变化中的作用,认为胎儿窘迫和缺氧能导致正常肺泡上皮和平滑肌细胞产生一些细胞因子,细胞因子相互作用促成了肺动脉肌层的增生和肺动脉高压。这些因子有胃泌素释放多肽、铃蟾肽、钙调素基因相关多肽、血管内皮生长因子及依赖内皮细胞的因子等。

正确的产前诊断非常重要,可给医务人员及家长提供参考信息。一般采用无损伤的超声波检查,可在妊娠早期 15 周检测到。超声可发现胎儿胸腔内有肿物,表现为肝、肠或胃时即诊断为先天性膈疝,同时可发现心脏移位到对侧,腹腔内容物减少。但应与先天性肺叶气肿、囊性腺瘤样畸形、支气管源性、神经源性或胸腺肿物相鉴别。产前诊断发现有肝或胃疝入胸腔的先天性膈疝患婴成活率低,在妊娠 9 个月即出现羊水过多成活率低。

在产前诊断中对预后评估的研究集中在肺脏大小。Filly 提出超声测量胎儿右肺区与胎儿头围之比,在妊娠期的各个不同阶段均有一定大小的肺范围,如果此比率<0.6,则婴儿预后差,比率在 0.6~1.35 成活率在 61%,比率>1.35 成活率高达 100%。

心脏两个心室不对称也是预后差的指标之一,心室不对称表现在右心室内径与左心室内径比率增加,往往是因膈肌缺损腹腔内容物疝入胸腔内影响到血流动力学改变所致。这些发现是出生后预后及治疗方法重要的判断依据之一,通过超声产前诊断还可进一步了解有无其他器官畸形。

(单丽沈　蔡栩栩)

## 病例 4　先天性食管裂孔疝

### 【病例介绍】

患儿,男,3 岁。

**主诉:**咳嗽 8 天,加重伴发热 5 天。

**现病史**：患儿8天前无明显诱因出现咳嗽，偶有声咳，有痰咳不出，无喘息及呼吸困难。5天前患儿咳嗽逐渐加重为阵咳，有痰，偶可咳出白色黏痰，无咯血，咳嗽剧烈时伴呼吸急促，同时出现发热，发热峰值38.5℃，无寒战、抽搐，口服布洛芬颗粒后热退，每天发热1~2次。于当地医院诊断为"大叶肺炎"，予静脉滴注红霉素、头孢替安3天，症状无明显缓解，为求进一步诊治入笔者科室。患儿病来精神状态可，无流涕喷嚏，食、睡可，偶有恶心及呕吐，以剧烈咳嗽后为主，无腹痛，尿便正常。

**既往史**：患儿平时偶有呕吐，活动后明显，无贫血病史，无心脏病、异物吸入等其他疾病史。无湿疹史。

**过敏及接触史**：无食物及药物过敏史。无肝炎、结核等传染病接触史。

**个人及家族史**：G4P2，足月顺产，出生体重3kg，生长发育同同龄儿，按时进行预防接种，肝炎、结核等家族史。

**入院查体及相关检查**：神志清楚，状态可，咽红，颈软。呼吸平稳，无鼻翼扇动及三凹征。右肺下野叩诊浊音，听诊右肺散在中水泡音及痰鸣音，右肺下叶听诊呼吸音明显减弱，心音有力、律齐，各瓣膜听诊区未及杂音。腹软，肝脾肋下未触及。肠鸣音良好。四肢末梢温，肌张力正常，CRT<3秒，神经系统查体无阳性体征。

**辅助检查**：胸片(图3-4-1)：右肺中下野高密度片状影，边界清晰，密度均匀，可见疑似气液平面，余肺纹理增强，肺野良好。

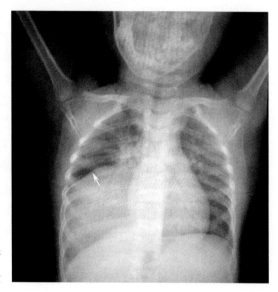

图3-4-1　入院前胸片结果

## 【病情分析及诊断思路】

**1. 病例特点**　①患儿为3岁年幼儿；②发热、咳嗽病史，查体听诊右肺下叶听诊呼吸音明显减弱；③胸片：右肺中下野高密度片状影，边界清晰，密度均匀，可见疑似气液平面；④抗感染治疗3天，效果不佳；⑤既往患儿偶有呕吐，活动后明显。

**2. 诊断思路**　患儿本次发病主要表现为发热、咳嗽，首先考虑呼吸道感染性疾病。但患儿经抗感染治疗效果不佳，同时胸片提示右肺中下野高密度片状影，边界清晰，密度均匀，可见疑似气液平面，不似肺部实变。在考虑肺部感染性疾病外，需考虑是否有先天性占位性病变，结合既往患儿偶有呕吐，考虑食管裂孔疝不除外，需完善上消化道造影检查。此外，对于年幼儿临床医生也要注意一些临床少见疾病，如注意除外先天性肺囊肿、肺隔离症、肺脓肿、肺部肿瘤性占位等疾病，完善肺部增强CT检查，明确肺部病变情况及性质。

## 【诊治经过及反应】

入院后因诊断尚不明确，根据病情分析完善相关检查，同时给予对症支持治疗：入院后给予头孢呋辛钠联合阿奇霉素控制感染,给予祛痰止咳药物。完善各项检查,血常规:WBC $8.2 \times 10^9$/L,NE%87.4;RBC $3.74 \times 10^{12}$/L,HGB 106g/L,HCT 28%,MCV 82fL,MCH 26pg,MCHC 320g/L,PLT $376 \times 10^9$/L。肝肾功能及心肌酶正常,血气离子分析正常。CRP 3.5mg/L(0~8mg/L);ASO<30;病原学检测除肺炎支原体抗体(MPAb)阴性 1:80,肺炎支原体抗体-IgM(MPAbIgM)阴性、咽拭子肺炎支原体 DNA 测定阴性,肺炎衣原体抗体-IgM、结核抗体(TBAb)、常见呼吸道、肠道病毒及肝炎病毒检测均阴性,血细菌培养未见细菌生长,结核菌素试验阴性。免疫球蛋白及淋巴细胞亚群均正常。入院后做肺部增强 CT(图 3-4-2),提示右侧食管裂孔开大,胃及周围脂肪组织进入右侧胸腔,邻近肺组织受压膨胀不良,肺门影不大,气管及各支气管通畅,各层面未见重大淋巴结影,心脏及大血管未见异常。增强:未见异常强化。上消化道造影(图 3-4-3),造影前胸腹部检查:右膈上见有气腔。吞服稀钡液后的表现:食管,通过良好,可见明显胃食管反流,其下部向右倾斜进入完全位于右膈上的胃内,幽门通过良好;十二指肠球越过膈肌的食管裂孔进入膈下,膈上未见明显肠袢影。十二指肠、空肠未及异常。

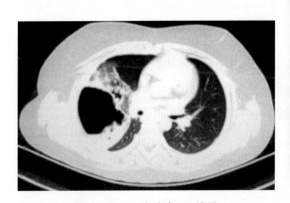

图 3-4-2 入院后肺 CT 结果

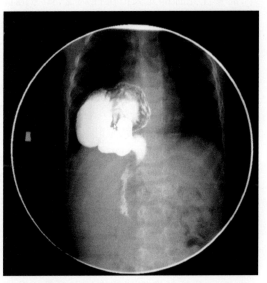

图 3-4-3 入院后上消化道造影结果

根据以上辅助检查结果提示"食管裂孔疝",转入小儿胸外科治疗。转入小儿胸外科后给予患儿行食管裂孔疝修补术 + 胃底折叠术。手术经过顺利,术后予患儿复查上消化道造影,胸部透视正常,腹部透视正常,钡餐所见食管未见异常,无胃食管反流,胃腔形态正常,食管胃角呈锐角,未见胃黏膜皱襞跨越膈肌及膈上疝囊,胃内容物造影剂顺利通过幽门。恢复良好。

【确定诊断】

先天性食管裂孔疝。

诊断依据:①上消化道造影,造影前胸腹部检查:右膈上见有气腔。吞服稀钡液后的表现：食管通过良好，可见明显胃食管反流，其下部向右倾斜进入完全位于右膈上的胃内，幽门通过良好。②肺部增强 CT 提示右侧食管裂孔开大，胃及周围脂肪组织进入右侧胸腔，邻近肺组织受压膨胀不良，肺门影不大，气管及各支气管通畅，各层面未见重大淋巴结影，心脏及大血管未见异常。增强：未见异常强化。

## 【诊治体会】

1. 典型的食管裂孔疝往往有嗳气、呃逆、打嗝、恶心与呕吐、胸骨后疼痛、腹痛、反酸、呕血、气短、黑便、胸闷等临床症状，其临床表现因不同类型、移位腹腔脏器性质、空腔内脏是否并发扭曲或狭窄的严重程度而表现各异。本例患儿平时仅表现为活动后偶有呕吐，而无呕血、黑便、反酸等症状，也没有出现反复呼吸道感染，同时患儿出现发热，更容易联想到感染疾病，所以我们临床医生需要对本病增加认识和警惕性。

2. 本例患儿有明确的发热、咳嗽病史，我们往往首先考虑为呼吸道感染性疾病，但抗感染治疗效果不佳。对于胸片上表现为密度均匀的圆形影患者，我们在考虑呼吸道感染因素外，需要注意肺部先天占位性病变，如考虑食管裂孔疝、先天性肺囊肿、肺隔离症、膈膨升、先天性心脏病、先天性气道发育异常、肺部肿瘤性疾病等。食管裂孔疝在 X 线检查下可表现为密度均匀的圆形影、纵隔下部阴影增宽、心脏后区异位阴影、气液平面影等。本例患儿有明确的发热、咳嗽病史，我们容易忽视既往患儿偶有呕吐的病史，如忽略可能引起诊治困难。所以我们在诊疗过程中应当注意，首先应对患者的临床症状进行观察，既往病史进行询问，不要忽略细节，在肺部疾病问诊时不能忽略其他系统症状，要重视既往史的询问，如餐后剑突下痛、胸骨后痛、反酸、呕吐、吞咽困难等。

3. 食管裂孔疝有时可出血，主要是食管炎和疝囊炎所致，多为慢性少量渗血可致贫血。本例患儿完善血常规检查提示有轻度小细胞低色素贫血。缺铁性贫血为婴幼儿常见病及多发病，我们诊断时需重视缺铁性贫血的病因诊断，在考虑营养因素外，要注意是否存在一些先天性胃肠道畸形，如食管裂孔疝等。

## 【关于本病】

目前公认的食管裂孔疝的定义是指除了食管以外的任何腹腔结构通过扩大的膈肌食管裂孔疝入胸腔均称之为食管裂孔疝。食管裂孔疝一共分为 4 种亚型：Ⅰ型，滑动型食管裂孔疝；Ⅱ型，单纯型食管裂孔旁疝；Ⅲ型，混合型食管裂孔旁疝；Ⅳ型，包括胃、网膜、小肠等多种器官组成的食管裂孔旁疝。每一型都有不同的症状及并发症。食管裂孔疝的诊断方法主要包括胸片、上消化道造影、胸或腹部 CT、胃镜以及食管测压等。

食管裂孔疝的发病机制尚不完全清楚，目前公认的机制主要有以下几种：①腹内压增加使得胃食管连接上移至胸腔；②各种原因（先天或后天）导致食管短缩使胃食管连接上移至胸腔；③由于年龄或遗传因素相关的肌肉或结缔组织成分改变导致膈肌食管裂孔扩大引起胃食管连接的迁移。由于尚无一种理论可以完全了解食管裂孔疝的形成原因。其发病机制可能是多因素的。

胃食管反流可引起咳嗽、咳痰、喘息等呼吸道症状，食管裂孔疝能增加胃食管反流所致的呼吸道症状的发生风险。据报道,食管裂孔疝中胃食管反流的合并率为 23.9%~64.0%。胃食管反流的发生与抗反流功能下降有关,包括下食管括约肌(LES)松弛、LES 压力降低以及胃食管连接处结构异常(膈肌脚、膈食管韧带、食管和胃之间的 His 角结构异常)。在食管裂孔疝患者中,由于食管胃连接部疝入胸腔,使得 His 角由正常的锐角变为钝角,贲门口黏膜失去活瓣的抗反流屏障作用,加之腹段食管变短,均导致 LES 压力减低,成为胃食管反流的病理解剖基础。但由于食管裂孔疝特殊的形成特点,其治疗时间更长、难度更大。在一般治疗、药物治疗无好转的情况下,需手术修复治疗。

食管裂孔疝的合并症状往往是患者就诊的主要原因,如进食后上腹不适感、腹胀、胃灼热、胸痛、反酸和吞咽困难等,症状缺乏特异性,在儿童更缺乏特异性;体格检查往往无明显的阳性体征。因此,食管裂孔疝的最终诊断仍需依赖 X 线、CT、内镜等医学检查手段。

食管裂孔疝的治疗:I 型食管裂孔疝无症状者无需任何治疗,有症状者约 95% 以上应用保守治疗都能得到症状的缓解。除了注意平时生活习惯,降低腹压、防止反流以外,还应长期坚持药物治疗:质子泵抑制剂能快速有效地抑制胃酸分泌,另外 $H_2$ 受体拮抗剂也可减少胃酸分泌,降低反流液的酸度,利于反流性食管炎的愈合。抗酸药不但能减轻胃灼热症状,对胸骨后闷胀疼痛亦能缓解。值得注意的是,以上药物仅能降低反流液酸度,并不能从机制上解决 LES 蠕动功能弱的问题,故应合用促胃肠动力药,或者使用 GABA-β 受体拮抗剂巴氯芬,可增加 LES 压力,提高食管动力,促进胃排空,以减少胃内容物反流。手术适应证为:①经内科治疗症状无好转者;②伴并发症,如严重的食管炎、溃疡、出血、狭窄、幽门梗阻、十二指肠溃疡、胆石症及出现疝内容物嵌顿、绞窄或扭转者;③巨大 I 型食管裂孔疝和 II 型食管裂孔疝,引起呼吸循环障碍;④不能排除恶性病变者。儿童先天性食管裂孔疝病因多为先天性膈裂孔发育不全,随着儿童腹腔镜技术的不断发展,腹腔镜下食管裂疝修补和胃底折叠术已成为外科治疗儿童食管裂孔疝的主要方法。手术的目的是:将疝内容物还纳并缝合缩窄食管裂孔,延长腹腔段食管并建立一个远端生理性高压区而阻止反流。

(姚慧生　韩晓华)

## 病例 5　先天性气管食管瘘

【病例介绍】

患儿,男,3 岁。

**主诉:**间断咳嗽 3 年,加重伴发热 17 天。

**现病史:**患儿于生后即出现间断咳嗽,有痰不易咳出,无喘憋,无呼吸困难,多于进流食或"感冒"后加重。17 天前因"感冒"咳嗽再次加重,并出现发热,体温最高 40℃,无寒战、抽搐,家属自行予患儿口服退热药物后体温可退至正常,每天发热 1 次,并于当地医院住院治疗 9 天,予静脉滴注头孢类抗生素及雾化治疗(药物及剂量不详),发热及咳嗽症状好转出院;出院次日,患儿再次出现发热,体温最高 40℃,无寒战、抽搐,每天发热 1 次左右,咳嗽再次加重,为阵发性咳嗽,有痰不易咳出,为求进一步诊治转诊至笔者医院,入院治疗。患儿病来精神状态尚可,有流涕,无喘息,平时进食后易呛咳,无呕吐及腹泻,大、小便正常,睡眠可。

**既往史:** 出生时因"新生儿吸入性肺炎"住院治疗 20 余天,鼻饲管喂养 1 个月余,此后每年患肺炎 6~7 次。

**过敏及接触史:** 无食物及药物过敏史。无肝炎、结核等传染病接触史。

**个人及家族史:** G2P2,足月顺产,生长发育同同龄儿,按时进行预防接种,父母及一、二级亲属无类似呼吸困难疾病史,肝炎、结核等传染疾病家族史。

**入院查体及相关检查:** 神志清楚,精神可,面色红润,呼吸略促,约 30 次/min,无鼻翼扇动及三凹征,口周无发绀,咽红,咽后壁无血迹;双肺叩诊清音,听诊双肺密集中小水泡音、较多痰鸣,腹软不胀,无压痛、反跳痛及肌紧张,肝脾未触及,未及包块,肠鸣音活跃 5 次/min;心脏及神经系统查体未见阳性体征。

### 【病情分析及诊断思路】

1. **病例特点** 3 岁男孩,出生后即开始间断咳嗽 3 年,平时易发生呛咳,每年患肺炎 6~7 次。出生时因"吸入性肺炎"住院治疗 20 余天,鼻饲管喂养 1 个月余,本次因间断发热 17 天,咳嗽加重住院,查体肺部可闻及密集中小水泡音、较多痰鸣,无喘鸣。

2. **诊断思路** 患儿长年慢性咳嗽,且为湿咳,首先注意有无气管、肺部的慢性感染,如亚急性细菌性细支气管炎、真菌等特殊病原体感染所致的肺部慢性炎症。该病例否认结核患者接触史,病来无乏力、食欲缺乏、盗汗、体重下降等结核感染的表现,暂不考虑结核。无鼻窦炎、中耳炎病史,且湿性咳嗽与进食相关,暂不符合纤毛不动综合征。

因每年患 6~7 次肺炎,符合"反复肺炎"的诊断,应注意查找反复肺炎的原因,患儿出生后即患"吸入性肺炎",此后反复肺炎,要注意先天发育方面的问题:先天性食管闭锁患儿出生后即有"新生儿吸入性肺炎"病史,在生后第一、二天就可鉴别,如在第一次喂奶后小儿即有呛咳,随即乳汁从鼻孔或口腔反流溢出,伴有呼吸困难、面色发绀等较严重的症状,一般先考虑先天性食管闭锁;平时易呛咳,尤其是进流食后加重,胃食管反流亦可引起长期慢性间断的咳嗽,咳嗽多伴有呕吐或调整喂养体位,调整饮食或进行相应的药物治疗,咳嗽症状可缓解,因此胃食管反流所致的吸入性肺炎的诊断不能除外;并应考虑到先天性气管食管瘘(congenital tracheoesophageal fistula)的可能,先天性气管食管瘘相对先天性食管闭锁症状轻。行食管(泛影葡胺)造影可鉴别,所以应积极行上消化道造影、胸部 HRCT,有条件时需进行纤维支气管镜检查。

### 【诊治经过及反应】

进一步检查及结果分析:血常规 WBC $14.4 \times 10^9$/L,NE 63.3%;C 反应蛋白 28.9mg/L 提示患儿近期感染;尿、便常规正常;便潜血阴性;肝肾功能正常,血清胆红素正常。血气分析正常。总 IgE、ASO、ESR 正常;免疫球蛋白、淋巴细胞亚群正常;病原学检查肺炎支原体抗

体 -IgM（MPAbIgM）阴性，咽拭子肺炎支原体 DNA 测定阴性，肺炎衣原体抗体 -IgM、结核抗体（TBAb）阴性，常见呼吸道、肠道病毒及肝炎病毒检测均阴性，血细菌培养未见细菌生长，结核菌素试验阴性，无结核等其他感染。心电图正常，心脏、肝胆脾及肾脏彩超未发现异常。

肺 CT：双肺野透过度不均，下叶显著，散在模糊斑片影。气管中段（约胸 2~3 椎间隙水平）后壁见线状透亮影，似与后方食管管腔相连通。余各气管通畅（图 3-5-1）。纤维支气管镜检查：各支气管开口位置正常，黏膜充血、较多黄白色分泌物附着，各支通气可。进入声门下约 10cm 处，气管后壁可见一瘘口，纤维支气管镜无法进入。BALF 检查：一般细菌、结核菌及真菌涂片检查均未找到相应的阳性菌。细胞学检查：分叶核细胞 62%，淋巴细胞 12%，杆状核细胞 22%，巨噬细胞 4%；细菌培养未见细菌生长。由此，基本确定气管食管瘘诊断。

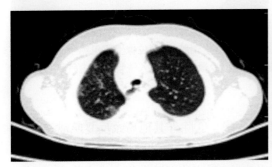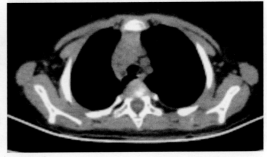

图 3-5-1　入院后肺 CT

双肺野透过度不均，下叶显著，散在模糊斑片影。气管中段（约平胸 2~3 椎间隙水平）后壁见线状透亮影，似与后方食管管腔相连通。余各气管通畅

上消化道造影：胃肠道内气体量正常，分布未见异常。口服少量复方泛影葡胺，斜位像上约平胸 3 椎体下缘水平部位可见食管与气管间有一斜行窦道、自食管斜向前上通向气管，少量造影剂进入气管和右主气管。胃腔轮廓、形态未见异常。确诊 H 型气管食管瘘（图 3-5-2）。

入院后给予对症支持治疗：①卧床休息、少量进食较黏稠食物、静脉补液等一般对症治疗；②发热伴有咳嗽，头孢呋辛抗感染，盐酸氨溴索祛痰，给予退热、气道清洁系统促排痰等对症治疗；③入院后 2 天热退，未再出现发热，咳嗽逐渐减轻。感染控制 1 周后，应转至小儿外科手术治疗，但家属拒绝外科手术并退院。

此后患儿因相似症状于笔者科室治疗数次。

【确定诊断】

1. **先天性气管食管瘘**　诊断依据：①患儿于生后开奶即出现咳嗽，诊断"新生儿吸入性肺炎"，住院治疗 20 余天，鼻饲管喂养 1 个月余，平时易发生呛咳，有反复肺炎多次病史。②听诊双肺密集中小水泡音、较多痰鸣。③肺 CT：气管中段（约胸 2~3 椎间隙水平）后壁见线状透亮影，似与后方食管管腔相连通。④上消化道造影：口服少量复方泛影葡胺，斜位像上可见约平胸 3 椎体下缘水平食管与气管间有一斜行窦道、自食管斜向前上通向气管，少量

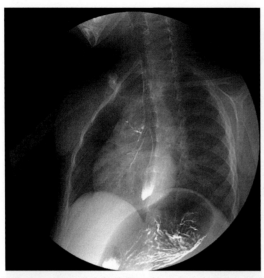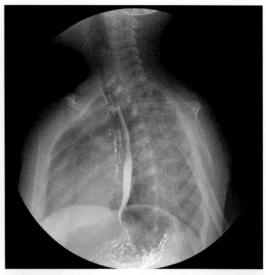

图 3-5-2 胃肠道内气体量正常,分布未见异常。口服少量复方泛影葡胺,在斜位像上可见约平胸 3 椎体下缘水平食管与气管间有一斜行窦道,自食管斜向前上通向气管,少量造影剂进入气管和右主气管。胃腔轮廓、形态未见异常。诊断 H 型气管食管瘘

造影剂进入气管和右主气管。诊断为 H 型气管食管瘘。⑤除外其他易致反复咳嗽、肺炎的疾病,如胃食管反流、儿童哮喘、肺结核、支气管异物和先天性免疫缺陷病等。

**2. 急性支气管肺炎** 诊断依据:①发热咳嗽症状;②听诊双肺密集中小水泡音、较多痰鸣。③血常规 WBC $14.4 \times 10^9$/L,NE 63.3%;C 反应蛋白 28.9mg/L 提示患儿近期感染;胸部 CT 显示双肺野透过度不均,下叶显著,散在模糊斑片影。

**【诊治体会】**

先天性气管食管瘘畸形程度轻重不一,临床表现有轻有重。重症患儿往往表现为喂奶或进水后出现呛咳,水或奶可从口腔、鼻腔反溢,同时可有发绀、呼吸困难,甚至窒息。每次进食后症状可反复出现。如此反复很容易引起化学性肺炎、肺不张,继发感染后反复出现肺炎。大量的气体可经过瘘管进入胃肠道,可出现腹部膨胀。轻者仅可表现为慢性咳嗽,多为湿咳,有痰,多于进流食后加重。轻症患者更易被漏诊,因此反复湿咳要注意有无此病。本例患儿确诊时 3 岁,确诊时间相对较晚,由于畸形程度相对较轻,没有呼吸困难、窒息等危及生命的情况发生,仅表现为反复发作的肺炎,而且经过抗感染治疗后能够缓解,未予以重视,未能完善有针对性的辅助检查。

本病的诊断至关重要,应争取早确诊,因此临床医师应提高对此病的认识,有如下情况应该考虑先天性气管食管瘘的可能:①患儿进奶、水等流食后即可出现呛咳,可伴有口腔和咽部涌出黏稠泡沫,不断向口鼻外溢出,严重者第一次喂奶吸吮后即出现剧烈呛咳,奶汁从口腔及鼻孔反溢,同时伴有发绀及呼吸困难,甚至窒息,吸引后恢复,但进食后可反复出现该症状;②酸性的胃液经过瘘管反流入气管、支气管,容易引起肺炎或肺不张,继发细菌感染,继而出现咳嗽、发热、肺部湿啰音;③ X 线片可反复表现为肺炎,伴或不伴有肺不张。

高度疑诊本病时,应及时做进一步检查:①胸部 CT 是一种无创检查,可以提供矢状面、冠状面和三维重建的图像,有助于发现瘘管、判断瘘管的位置、肺部炎症情况以及有无其他气道畸形;②小儿上消化道造影可明确瘘管的情况;③电子纤维支气管镜有助于判断瘘管的位置、有无其他气道畸形以及气管内部炎症情况。

一旦确诊,手术是唯一治疗方法。

【关于本病】

先天性气管食管瘘与食管闭锁是一种严重的先天畸形,发病率为 1/3 000。

食管的形成在胚胎第 5 周,食管是咽与胃之间很短的管道,伴随着胚体颈部的伸长和心肺的下降,食管迅速增长,约在胚胎发育第 7 周时,食管已经达到最终的相对长度。在胚胎 4~5 周,食管形成初期,管腔很小,管壁由复层柱状上皮和外围的间充质组成。随后上皮细胞增殖迅速,几乎使管腔闭塞。直到胚胎第 8 周时,管腔才又重新出现。

目前的研究认为食管起源于前肠,故初级前肠的异常发育是导致食管气管畸形的根本原因。在对鸡胚的研究中证实增生纵嵴的异常会导致气管与食管分离障碍,从而发生气管食管畸形。

由于气管与食管之间的瘘管,呼吸道与消化道之间存在一个交通,高酸度的胃液反流进入气管、支气管和肺,发生严重的化学刺激性肺炎。50% 患儿伴有其他畸形,从而增加了治疗的复杂性。大多为并发畸形,如 VACTER 综合征(V,vertebral anomaly,脊柱畸形;A,anal atresia,肛门畸形;C,cardiac anomaly,心脏畸形;T,trachea anomaly,气管;E,esophageal anomaly,食管瘘;R,renal anomaly,肾脏畸形),且在伴发畸形的病例中,25% 的畸形是危及生命或需急诊处理的,如肛门闭锁、肠旋转不良、肠闭锁等。单发畸形死亡率约 56%,多发畸形死亡率约 85.7%。随着目前临床对早期围产儿围手术期治疗水平的明显提高,大大提高了气管食管瘘患儿的存活率。

(单丽沈　蔡栩栩)

## 病例 6　先天性气管发育畸形

【病例介绍】

患儿,女,11 岁。

**主诉:**活动后气短 11 年。

**现病史:**生后 6 个月即出现活动后气短,表现为呼吸促,不伴口唇及面部发绀,不伴咳嗽及声音嘶哑,喉部无明显"咝咝"声,无活动受限,无呼吸困难。活动后气短症状反复出现,呼吸道感染后加重。家属诉患儿频繁呼吸道感染,每年因呼吸道感染静脉用药次数为 3~5 次／年。5 岁时因反复气短,当地医院诊断为儿童哮喘,间断吸入丙酸氟替卡松吸入气雾剂及硫酸沙丁胺醇吸入气雾剂,用药后症状略有缓解,未坚持规律治疗。近 2 年家属自觉患儿活动后气短症状较前略减轻,但仍间断出现,为进一步明确诊断来诊。

病来精神状态可,近来无发热、咳嗽,无心悸、胸闷,夜眠无打鼾,无盗汗及体重下降,无皮疹,无吐、泻,饮食及睡眠可,大、小便正常。

**既往史:**否认异物吸入,无湿疹及鼻炎病史。

**过敏及接触史:**无食物及药物过敏史。无肝炎、结核等传染病接触史。

**个人及家族史:**生长发育同同龄儿,按时进行预防接种,无月经初潮,学习成绩不佳。独生子女,父母及一、二级亲属无喘息及哮喘病史,肝炎、结核等家族史。

**入院查体及相关检查:**神志清楚,精神状态好,下颌稍小,发际线低,呼吸平稳,无鼻翼扇动及三凹征,颈软,胸廓对称,双肺叩诊清音,双肺呼吸音粗糙,听诊偶可闻及呼气相干鸣音,不伴呼气相延长;心、腹及神经系统查体未见明显异常。

## 【病情分析及诊断思路】

**1. 病例特点**　① 11 岁大女孩;②生后 6 个月即反复出现气短呼吸急促表现;③查体未闻及哮鸣音;④无过敏性疾病病史及家族史。

**2. 诊治思路**　年长儿,反复出现活动后气短气促,首先考虑儿童哮喘,但由于患儿症状不典型,未见明显咳喘表现,入院查体仅闻及呼气相干鸣,不伴随呼气相延长,且曾吸入糖皮质激素及 $\beta_2$ 受体激动剂,但治疗反应并不确切,故需进一步完善过敏原检测、肺功能检查及支气管反应性检测,评估其气道高反应性及可逆性气流受限情况以协助诊断。其次,患儿病程较长,从婴幼儿时期发病,需警惕先天性气道发育畸形,应完善鼻咽喉部及气管影像学检查,如 CT 三维重建或支气管镜检查。此外,心血管发育异常亦可引起反复咳喘或气促等呼吸道症状,如肺动脉吊带等,应予心脏超声检查以排除。最后,先天性免疫缺陷也可引起反复感染而出现呼吸道症状,应注意鉴别。

## 【诊治经过及反应】

由于患儿气促病因不明,且入院时生命体征平稳,无呼吸窘迫及发绀,故入院后未予特殊治疗,仅予完善相关化验检查。

患儿血常规、CRP、肝肾功能心肌酶谱、ESR 均正常;体液免疫及细胞免疫指标正常。各项病原学检查肺炎衣原体抗体、结核抗体、呼吸道病毒抗体检测均为阴性;肺炎支原体 IgM 抗体阴性,IgG 抗体阳性。患儿各项生化及病原学检查提示既往支原体感染,无近期感染证据。

为进一步明确哮喘诊断,患儿过敏原及 IgE 检测均正常;FeNO 值在正常范围,行肺通气功能检查提示存在轻度阻塞小通气功能障碍,进一步行支气管舒张试验为阴性,提示该患儿存在气流受限,但经过应用支气管扩张剂后气流受限并未得到改善,因此该患儿表现不符合儿童哮喘的特点。

　　予患儿行喉镜及喉部 CT 检查正常,睡眠监测正常,故可除外鼻咽喉部结构异常。肺部 CT+ 三维重建检查提示右肺气管中下段气管狭窄(图 3-6-1)。因可疑气管狭窄,进而予患儿行局麻下纤维支气管镜检查,术中发现,患儿左肺下叶 B6 开口缺如,右肺上叶 B3 及右肺下叶 B7 开口形成盲端,右侧气管中下段气管轻度狭窄(图 3-6-2)。因此诊断明确,患儿反复气促为先天性气管发育畸形所致。

　　此外,心脏三维超声检查未见心血管发育畸形。

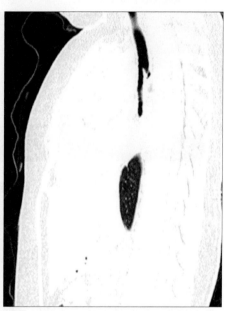

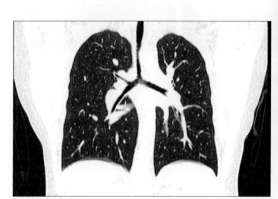

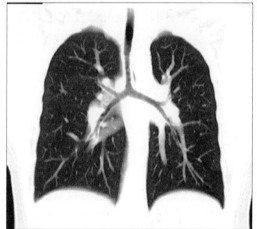

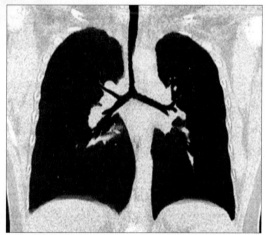

图 3-6-1　肺部 CT+ 三维重建检查
提示右肺气管中下段气管狭窄

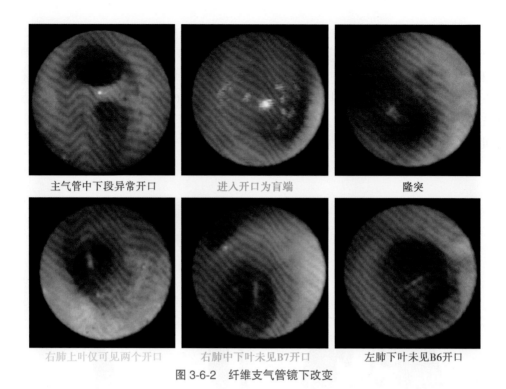

主气管中下段异常开口　　　　进入开口为盲端　　　　　　　隆突

右肺上叶仅可见两个开口　　　右肺中下叶未见B7开口　　　左肺下叶未见B6开口

图 3-6-2　纤维支气管镜下改变

**【确定诊断】**

先天性气管发育畸形。

诊断依据：有反复发作的活动后气促症状；发作时肺部查体闻及呼气相干鸣；肺 CT 三维重建提示右侧气管狭窄，纤维支气管镜检查明确气管狭窄，同时发现气管发育异常，左肺 B6 开口缺如，右肺上叶 B3 及右肺下叶 B7 开口形成盲端；已除外其他心血管疾病、喉部发育异常等。

**【诊治体会】**

1. 早期出现呼吸道症状，应高度警惕先天性气道发育异常。5 岁以下儿童咳嗽喘息气促等呼吸道症状很多是由于非哮喘因素引起的，如反复呼吸道感染、慢性鼻炎、结核、气管软化、肺囊性纤维化、支气管肺发育不良等。对于婴幼儿期即起病，呼吸道症状反复者，更应重视先天性气道发育异常，本例患儿生后 6 个月即反复出现气短气促表现，合并反复呼吸道感染，尽早行高分辨率 CT 三维重建或纤维支气管镜探查，可早期发现支气管发育异常，避免误诊为哮喘而接受过度治疗。

2. 气道畸形患儿容易被误诊为哮喘，需要仔细鉴别。本例患儿因反复气促而误诊为哮喘，从而接受吸入性糖皮质激素的治疗，对于类似的病例需要从两方面鉴别：一方面，对于临床表现不典型但疑诊哮喘的患儿，如无明显喘息或哮鸣音，应行支气管舒张试验、支气管激发试验或最大呼气峰流速日间变异率监测，以证实患儿存在可逆性气流受限或气道高反应性。另一方面,给予哮喘药物试验性治疗期间,应密切观察治疗反应,予吸入糖皮质激素或抗白三烯药物治疗 4~8 周,评估其呼吸道症状及活动耐受的改善情况。若疗效不理想,应积极查找其他病因。此例气道发育畸形的患儿,若仔细鉴别会发现其气道反应性不高,且对于哮喘药物治疗反应差,从而可避免误诊。

3. 对于反复咳嗽或喘息发作按哮喘治疗不理想者,及时行纤维支气管镜探查。对于疑诊哮喘病例,经试验性治疗呼吸道症状控制不佳者,常见气道异物或先天性结构异常,也可能存在气道局灶性病变,如气道内膜结核或气道内肿物。本例患儿吸入糖皮质激素治疗后,仍有反复气促发作,应考虑应用 CT 三维重建及纤维支气管镜重新除外器质性病因。且需注意不能单纯依赖影像学检查,部分异物或气道畸形患儿 CT 显示正常,而在支气管镜下才得以诊断,因而纤维支气管镜在诊断气道畸形中具有优势。此外,疑诊难治性哮喘患者,在诊断前也应考虑行支气管镜排除气道的发育畸形,避免过度治疗。

## 【关于本病】

先天性气管狭窄(congenital tracheal stenosis,CTS)在临床上并不常见,是指由构成气管后壁的完全性气管环和缺少正常结构的膜性气管导致的气管管腔狭窄。其发生可随气管黏膜下层腺体和结缔组织的增生形成管腔,进一步导致阻塞或因血管环压迫以及气管软化等其他原因造成阻塞。

关于 CTS 的分型有多种分型方法,目前以 Cantrell 分型和 Anton-Pacheco 分型应用最为广泛。Cantrell 分型依据气管狭窄长度分为弥漫型、漏斗型及节段型。Anton-Pacheco 分型依据临床表现:轻,偶有或无临床表现;中,有临床表现,但无呼吸窘迫;重,有呼吸窘迫;A,合并其他畸形;B,无其他畸形。

治疗方面主要以手术治疗为主。1980 年前临床医生普遍认为手术治疗 CTS 极为困难、预后差,通常仅会在抢救时采取气管切开术这样的姑息疗法,只有期望气管自身生长克服先天狭窄以期痊愈,主要以保守治疗为主。随后出现了节段型气管狭窄切除后吻合手术,通常,未超过气管全长 1/3 的狭窄气管可被安全地切除,而切除超过 1/3 的狭窄气管,并发症会明显增多,如术后再狭窄、吻合口瘘等。目前所常用的是 Slide 气管成形术,该术式大大改善了长段以及弥漫型气管狭窄的预后,因为它是完全由自身气管组织扩大管径,不需要其他组织作为补片修补,因此成形术后管壁内有正常气道纤毛及上皮细胞,减少了术后肉芽形成的风险,最终减少了术后再狭窄的概率且术后不需要用气管插管支撑,可以更早拔管,撤离呼吸机,患儿可更早建立自主呼吸。

(刘　芬　尚云晓)

## 病例 7 支气管桥伴支气管软化

【病例介绍】

患儿,男,20 个月。

**主诉:**呼吸困难 3 个月。

**现病史:**3 个月前患儿无明显诱因出现咳喘伴呼吸困难,咳嗽有痰,不易咳出,可以闻及喉鸣及喉部"咝咝"声,伴气促。病初发热,峰值 39.1℃,于当地诊所肌注退热药后体温恢复正常。随后就诊于当地医院,先后静脉滴注头孢、红霉素 11 天,氨茶碱 3 天,病情稍有好转,咳喘减轻,仍可闻及喉鸣。停药 6 天后患儿再次因咳喘、发热于当地医院静脉滴注头孢抗感染治疗 5 天,病情无好转,转诊至上级医院,先后静脉滴注头孢及红霉素抗感染治疗 15 天,甲基强的松龙 5 天,病情好转出院。出院后患儿未再发热,但仍有咳嗽及活动后气促,症状持续 1 个月余至今。近 3 天呼吸困难加重,呼吸时张口抬肩,口周发青,入院前夜于外院吸氧、镇静,静脉滴注甲泼尼龙、氨茶碱平喘治疗,以"肺炎"门诊入院。病来精神欠佳,无恶心、呕吐,无抽搐,食欲可,睡眠差,大、小便正常。

**既往史:**出生后发现患儿有肛门闭锁,2011 年 8 月 11 日于笔者医院行手术治疗,2013 年 2 月因"六指"于当地医院行手术治疗。

**个人及家族史:**生长发育同同龄儿,按时进行预防接种,父母及一、二级亲属无类似呼吸困难病史,无遗传性疾病家族史,患儿母亲有过敏性鼻炎史。

**过敏及接触史:**无食物及药物过敏史。无肝炎、结核等传染病接触史。

**入院查体及相关检查:**神志清楚,精神状态差,时有烦躁。面色苍白,呼吸促,48 次/min,口周发绀,鼻翼扇动及三凹征阳性,胸廓对称,呼吸动度一致。双肺听诊呼吸音粗,未闻及明显水泡音,心音有力、律齐,各瓣膜听诊区未闻及杂音。腹软,肝肋下 1cm,脾未及,四肢活动可,末梢发绀,CRT 3 秒,神经系统查体无异常。

**辅助检查:**门诊血常规:白细胞 $10.4 \times 10^9/L$;中性粒细胞百分比 67.6%。血气离子分析:酸碱度 7.344;二氧化碳分压 51.7mmHg;氧分压 42.5mmHg;钾离子 3.7mmol/L;钠离子 134mmol/L;氯离子 104mmol/L。

【病情分析及诊断思路】

1. **病例特点** ①患儿为 20 个月幼儿;②近 3 个月咳喘伴呼吸困难,病程长;③出生后发现患儿有肛门闭锁、"六指"畸形;④本次发病伴呼吸困难,口周发绀,三凹征阳性,双肺听诊呼吸粗,未闻及明显水泡音。

2. **诊断思路** 患儿为 20 个月婴幼儿,此次发病表现为咳嗽、喘息伴呼吸急促,病程长,病程中有发热,首先应考虑到感染、哮喘、异物吸入、先天畸形等疾病。患儿肺部感染经多种抗生素治疗无好转,不能单纯用社区获得性肺炎解释,应积极查找病原,并完善肺部影像学检查,明确肺部病变情况及性质。患儿咳喘及呼吸困难时间长,应注意是否存在儿童哮喘,注意仔细询问有无哮喘家族史,完善过敏原 IgE 检查,明确是否存在过敏体质,并注意随访监测是否再次喘息。患儿年龄小,虽无明确异物吸入病史,但不能除外支气管异物合并感染引起反复咳喘,应积极完善支气管镜检查。患儿出生时伴肛门闭锁及六指畸形,本次发病咳喘及呼吸困难时间长,应考虑先天性肺部畸形的可能,应积极完善肺 HRCT 及三维重建检查,有条件进行纤维支气管镜检查,同时注意是否合并心血管畸形。

【治疗经过及反应】

入院后予患儿心电、血氧监护,低流量鼻导管吸氧,泵吸布地奈德及复方异丙托溴铵平喘、静脉滴注盐酸氨溴索化痰、头孢孟多酯钠抗感染,完善相关检查,血常规:白细胞 $11.68 \times 10^9$/L;中性粒细胞百分比 36.05%;红细胞 $4.68 \times 10^{12}$/L;血红蛋白 134.4g/L;血小板 $480.4 \times 10^9$/L;尿、便常规正常,便潜血阴性;肝肾功能及心肌酶谱正常。血气离子分析:酸碱度 7.344;二氧化碳分压 51.7mmHg;氧分压 42.5mmHg;钾离子 3.7mmol/L;钠离子 134mmol/L;氯离子 104mmol/L。肺炎支原体抗体:1:320;肺炎支原体抗体 -IgM、肺炎衣原体抗体 -IgM 阳性;结核抗体阴性;呼吸道病毒抗体阴性。过敏原阴性。予加用静脉滴注阿奇霉素抗感染。完善肺部 HRCT 增强 + 三维:右肺上叶支气管直接开口于气管。合并右肺上、中叶气肿,伴肺大疱形成。纵隔及右侧胸壁积气(图 3-7-1)。考虑存在先天性气道畸形合并肺内感染。经抗感染治疗后体温逐渐恢复平稳,咳喘及呼吸困难症状缓解。入院第 5 天患儿未再发热,呼吸困难症状基本消失,行局麻下支气管镜肺泡灌洗术,示右主支气管开口软化,吸气时气管塌陷闭合,呼气时由于气流压力增加扩张。右肺上叶前段支气管开口呈三角形改变,黏膜充血,略红肿。右肺下叶 B6 开口有痰液涌出,黏膜略呈皱褶样改变。入院第 14 天,患儿病情平稳,无发热,咳喘减轻,无明显呼吸困难,准予出院观察。

【确定诊断】

1. **气管性支气管:支气管桥**　诊断依据:患儿咳喘伴呼吸困难 3 个月,查体:呼吸 48 次 /min,鼻翼扇动及三凹征阳性,口周发绀,双肺听诊呼吸粗,未及明显水泡音。肺部 HRCT 增强 + 三维:右肺上叶支气管直接开口于气管。纤维支气管镜检查示右肺上叶前段支气管开口呈三角形改变,黏膜充血,略红肿。

2. **右肺上叶支气管软化**　诊断依据:患儿咳喘伴呼吸困难 3 个月,纤维支气管镜检查可见右主支气管开口软化,吸气时气管塌陷闭合,呼气时由于气流压力增加扩张。

【诊治体会】

1. 本例患者年龄小,呼吸困难时间长,首次住院时并未考虑本病,单纯抗炎对症治疗,症状缓解出院后仍有反复咳喘伴呼吸困难。因此,对不明原因慢性咳喘伴呼吸困难的患者,

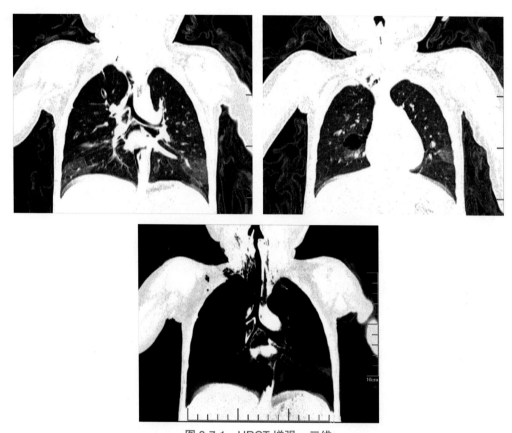

**图 3-7-1 HRCT 增强 + 三维**

右肺上叶支气管直接开口于气管。合并右肺上、中叶气肿,伴肺大疱形成。纵隔及右侧胸壁积气

尤其是婴幼儿、抗感染治疗后效果不佳仍有反复咳喘者,除感染外还应考虑是否存在先天畸形、气道异物及哮喘等疾病。除常规胸部 DR 及病原学检查外,还应完善胸部 HRCT+ 三维重建检查,必要时完善纤维支气管镜检查。

2. 早期行肺部 HRCT 增强 + 三维可显示支气管狭窄及起源异常,对先天性支气管狭窄也有一定诊断价值。本例患者肺部 HRCT 增强 + 三维示:右肺上叶支气管直接开口于气管,对早期诊断有很大帮助。支气管镜检查是诊断先天性气管狭窄的金标准,能准确测量狭窄的长度及最小内径。但感染后支气管黏膜水肿,分泌物增多,狭窄部位梗阻加重,感染急性期气管镜插管常不能到达正常深度。且该有创方法可能导致轻微的黏膜损伤,出现黏膜出血、水肿,进一步加重气道狭窄,一般在炎症及呼吸困难症状控制后行支气管镜检直接观察狭窄程度及具体分型。

**【关于本病】**

先天性气管及支气管畸形是一组气管和支气管先天发育不良所致的疾病。畸形常常是复合的、多发的。本例患者为气管性支气管:支气管桥、支气管软化复合畸形。气管性支气管通常起源于气管右侧壁上的高于气管隆突的异位或多余支气管分支。支气管桥

(bridging bronchus)是少见的分支异常,是右肺中叶和下叶由起源于左主支气管中段跨过纵隔向中央延伸的一个支气管供应,起源于气管隆突以下大约 $T_5$ 或 $T_6$ 水平,这样供应右上叶的右主支气管常被看成是一个 TB。它常与左肺动脉吊带及其他畸形伴随发生,但也可为单发。

支气管软化为气管软骨发育异常所致,有时软骨组织无异常,但软骨中有异常软组织,有时有软骨缺损。可能与某些遗传因素有关。支气管软化症特点为生后不久即出现喘鸣和反复咳嗽,并常因伴发感染而加重,且对 R 类激动剂无明显效果。查体多表现为中心性单音性喘鸣,喘鸣多偏于左侧。患儿在激动或运动时症状加重。由于病变涉及支气管和较小的支气管,其表现常与小气道疾病相混淆,造成误诊。其诊断较气管软化难,可为原发或继发于肿块、先天性异常(如扩大的左房或左室、血管环等)压迫或支气管囊肿等,左主支气管比右主支气管更易受累。胸片可示患侧有轻度气体阻塞,很多 CT 研究显示受累主支气管前壁变平。

综上所述,对于婴幼儿,临床上反复喘息,尤其生后有喉喘鸣史,呼吸困难明显、发绀、三凹征严重的患儿,经普通抗感染治疗甚至机械通气治疗效果不佳,二氧化碳潴留或伴低氧改善不理想,均需警惕气管畸形的可能。怀疑气管畸形的患儿,需及时行胸部 HRCT+ 三维重建,条件允许时可行支气管镜检查明确诊断。先天性气管畸形可伴多发脏器畸形,以心血管畸形多见,应完善心血管方面的相关检查。

(周倩兰　程云威)

## 病例 8　左主支气管软化

### 【病例介绍】

患儿,男,6 个月。

**主诉:**喘憋 5 个月余,间断咳嗽 45 天,加重 2 天。

**现病史:**患儿 5 个月前无诱因出现喘憋,哭闹及活动后喘憋加重。喉中可闻及"呲呲"声,家长未予重视。45 天前,患儿出现咳嗽,早期为干咳,渐以清晨、夜间为重,不成串,无回声,仍有喘憋。家长给予口服"氨溴特罗、硫酸特布他林片、头孢类抗炎药"2 周,咳嗽、喘憋未见好转,且逐渐加重。患儿出现口唇发绀,遂于当地医院门诊治疗,静脉滴注"头孢、甲泼尼龙"(具体剂量不详)4 天,未见明显好转。遂住院治疗,给予静脉滴注青霉素类抗炎药 7 天(具体剂量不详),甲泼尼龙 3 天。患儿咳嗽症状好转,但仍喘憋。患儿出院后,继续口服"孟鲁司特钠、硫酸特布他林片、头孢克肟",泵吸"布地奈德 + 盐水"至入院前。入院前 2 天,患儿再次出现咳嗽,喘憋加重。家属为明确诊治来院,门诊以"毛细支气管炎"收入笔者科室。

病来患儿精神状态尚可,无发热,无皮疹,无意识障碍及抽搐,无腹痛及吐泻,无盗汗及体重下降,食、睡可,大、小便正常。

**既往史：**否认结核、手足口病、麻疹、病毒性感染等传染病接触史。否认外伤及输血史。否认异物吸入史。否认热惊厥病史。

**过敏及接触史：**否认明确食物、药物过敏史。

**个人及家族史：**G2P2，足月剖宫产，出生体重 3.7kg，出生史正常，无湿疹史，生长发育与同龄儿相似，按时接种疫苗。否认家族遗传代谢性疾病史。其父与其兄均有喘憋病史。

**入院查体及相关检查：**体温 36.5℃；脉搏 126 次 /min；呼吸 26 次 /min。神志清楚，一般状态可。呼吸平稳，口周无发绀，叩诊清音，肺下界正常，双肺听诊呼吸音粗，可闻及固定中湿啰音痰鸣音及喘鸣音。心、腹及神经系统查体无阳性体征。

### 【病情分析及诊断思路】

1. **病例特点**　①患儿 6 个月，喘息 5 个月，哭闹及活动后喘憋加重；②双肺听诊呼吸音粗，可闻及固定中湿啰音、痰鸣音及喘鸣音；③抗感染及平喘治疗效果不理想。

2. **诊断思路**　患儿 6 个月，反复喘憋 5 个月，无发热，应用头孢类药物及糖皮质激素，有所好转，但咳喘持续存在。考虑非感染性疾病可能性大，对于反复喘息性疾病，婴幼儿主要考虑以下疾病：①支气管肺发育不良（BPD），患儿生后即反复喘憋，但患儿为足月出生，支气管肺发育不良可能性不大；②气管支气管发育异常，患儿发病时间早，喘憋时间长，可能存在气管支气管发育异常，应予患儿完善肺部影像学检查及纤维支气管镜检查；③儿童哮喘，患儿反复喘息，不能排除婴幼儿哮喘发作，应注意完善过敏源检查，询问过敏史及家族史，必要时完善婴幼儿肺功能检查；④胃食管反流及先天性心血管疾病，需完善 24 小时食管 pH 检测及心脏彩超等检查。另外，患儿病程长，虽无明确结核接触史，但不能排除气管支气管结核的可能，应完善 PPD 及 T-spot 检查。

### 【诊治经过及反应】

入院后予患儿完善各项检查。血常规：白细胞 $16.45 \times 10^9$/L，中性粒细胞百分比 38.2%，淋巴细胞百分比 51.9%，血红蛋白 108g/L，血小板 $497 \times 10^9$/L，CRP 2.72mg/L（0~8mg/L）。尿便常规及肝肾功心肌酶正常。血气分析正常。病原学检查均为阴性。免疫球蛋白正常。总 IgE 8.79U/ml 正常。肺 CT 提示左肺上叶少许炎症。予红霉素抗感染治疗、布地奈德联合复方异丙托溴铵泵吸止喘，盐酸氨溴索静脉滴注化痰。入院第 2 天完善纤维支气管镜后提示左主支气管开口随呼吸收缩明显（图 3-8-1），呼气时管腔内陷，同时右主支气管未见收缩，左肺及右肺各叶段支气管管腔开口通畅，偶见少量白色絮状痰。入院第 5 天，患儿喘息好转，出院。

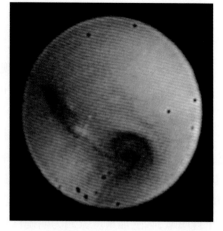

图 3-8-1　呼气相可见左主支气管开口内陷

【确定诊断】

1. 左主支气管软化。
2. 急性支气管肺炎。

【诊治体会】

气管支气管软化是婴幼儿和儿童顽固性咳嗽和喘息的主要病因之一,临床表现多样,有呼气性喘鸣和咳嗽,多在生后不久即出现。本例患儿发病早,虽肺 CT 提示肺部少量炎症,但不能解释反复咳嗽喘息,应考虑是否存在其他因素导致的喘息。因此对于存在反复或持续咳嗽或喘息、难治性哮喘等,且对常规治疗无效或效果不佳者,应做支气管镜检查。一般来说,对于持续反复的气道症状(持续反复的湿性咳嗽、呼气相喘鸣、喘息、呼吸困难或呼气不畅等),持续时间超过 2~3 个月,应高度怀疑存在气管支气管软化。

目前认为纤维支气管镜检查是确诊小儿气管支气管软化的金标准。本例患儿入院时已完善肺 CT 检查,但未发现气管塌陷或管腔狭窄,提示胸部 X 线不能清楚显示气道管径变化。所以对于肺部影像学检查正常的反复喘息的患儿,不能轻易排除气管支气管软化,避免漏诊。

1. 患儿年龄小,喘息出现早,治疗效果不佳,应高度怀疑气管支气管软化。气管支气管软化最常见的症状为咳嗽、喘息、呼吸困难、反复呼吸道感染,临床表现缺乏特异性,临床易出现误诊。本例患儿出生 1 个月即出现喘息,治疗效果不理想,应考虑先天性发育异常。一般来说,对于持续反复的气道症状(持续反复的湿性咳嗽、呼气相喘鸣、喘息、呼吸困难或呼气不畅等),持续时间超过 3 个月,应高度怀疑存在气管支气管软化。

2. 支气管镜作为一种气道侵入性检查,可直观地观察到气道病变。支气管镜在呼吸系统疾病中应用广泛,目前认为支气管镜检查是气管支气管软化诊断金标准。对于难治性喘息、反复喘息的患儿,应完善支气管检查,排除先天性发育异常。

3. 肺 CT 正常,不能排除气管支气管软化。由于婴幼儿完善 CT 检查时,无法根据指令完成呼吸动作,如 CT 扫描时患儿处于吸气相,可能出现漏诊。本例患儿肺 CT 未提示气管支气管软化,所以,对于持续反复的气道症状(持续反复的湿性咳嗽、呼气相喘鸣、喘息、呼吸困难或呼气不畅等)的患儿,即使肺 CT 正常,不能轻易排除气管支气管软化。

【关于本病】

1. 气管软化是指气管壁因软骨环异常及肌弹性张力减退而致的软化,若同时有主支气管受累,则称之为气管支气管软化,若软化仅累及主支气管,称为支气管软化。相对气管软化或支气管软化而言,支气管软化较为罕见。作为小儿慢性咳嗽、反复喘息、反复呼吸道感染的病因之一,该病临床表现缺乏特异性,因此易被误诊而延误了正规治疗。

2. 气管支气管软化症根据病因可分为原发性和继发性。原发性气管支气管软化症是由于气管软骨先天发育不成熟或软骨缺少所致,因此在早产儿中多见。继发性气管支气管软化症多与长期插管、气管切开术、严重的气管支气管炎、管外压迫(包括心血管畸形、淋巴结肿大、胸腺增大等)相关。

3. 气管支气管软化症是婴幼儿和儿童顽固性咳嗽和喘息的主要病因之一,临床症状往往因感染而加重。最常见的症状为咳嗽、喘息、呼吸困难、反复下呼吸道感染、运动不耐受,与哮喘、慢性支气管炎等其他肺部疾病难以鉴别。反射性呼吸暂停是气管支气管软化症最严重的临床症状。临床症状也可随呼吸力度的加大而加剧,如咳嗽、哭闹、进食。近期有研究表明约95%的原发性气管支气管软化症患儿其首发呼吸道症状在出生时即出现,呼气性喘鸣和犬吠样咳嗽是最常见的症状。小婴儿多有喘息,而大龄儿童则表现为慢性咳嗽,轻中度软化以咳嗽和喘息为主,而重度软化则以反复感染、肺不张、呼吸困难为主要表现。

4. 目前认为纤维支气管镜检查是诊断小儿气管支气管软化症的金标准,它可直观地反映气道动力性塌陷。目前国内关于纤维支气管镜诊断小儿气管支气管软化症的分度标准如下:呼气相气管直径内陷 ≥1/3 为轻度;至 ≥1/2 为中度;至 ≥4/5 接近闭合,看不到圆形管腔为重度。国外以气道内径内陷 ≥ 1/2 作为诊断标准。

5. 治疗方面,体位引流有助于分泌物排出,如无哮喘,β 受体激动剂应避免应用,它可使气管管腔进一步减小,雾化吸入溴化异丙托溴铵可能有帮助。气管内支架可用于症状严重患儿,但出现并发症可能性较大,如肉芽组织增生引起气管阻塞、支架引起周围组织糜烂等。绝大多数原发性气管支气管软化症患儿不需特殊治疗,随着年龄增长,气管软骨亦变得坚固,大多数患儿在 2 岁左右时症状消失,因此合并肺部感染时,选择保守治疗为主,给予控制感染、吸氧、促进排痰等治疗。对于继发性气管支气管软化患儿,应针对病因治疗,解除气管支气管受压因素或炎症及时控制,软化程度即得以改善。

(柳 新 尚云晓)

---

## 病例 9　支气管桥畸形

### 【病例介绍】

患儿,女,1 岁 10 个月。

**主诉:**咳嗽 10 天,喘息 5 天。

**现病史:**患儿 10 天前出现咳嗽,初为声咳,伴流涕,后咳嗽渐加重,夜间及晨起为主。5 天前出现喘息,喉部可闻及 "咝咝" 声,于笔者医院门诊就诊,给予布地奈德及沙丁胺醇雾化吸入治疗,略有好转,但喘息仍较明显,精神状态差,为求进一步诊治入院。患儿无发热,无恶心及呕吐,无腹痛及腹泻,睡眠差,大、小便正常。

**既往史:**2013 年 8 月于外院诊断为儿童哮喘,规律雾化吸入治疗,喘息次数及程度有所减轻,但不能完全控制,时有发作。无湿疹史。动脉导管未闭封堵术后。

**过敏及接触史:**有牛奶、鸡蛋过敏史。无肝炎、结核等传染病接触史。

**个人及家族史**:G3P1,足月剖宫产,出生体重2.6kg,生长发育同同龄儿,按时进行预防接种。患儿外祖父的兄长及姐姐均为哮喘患者。

**入院查体及相关检查**:神志清楚,呼吸略促,约36次/min,口周无发绀,鼻翼扇动阴性,轻度三凹征。咽红,双侧胸廓对称,叩诊清音,双肺听诊呼吸音粗,可闻及广泛哮鸣音,伴有呼气相延长。心、腹及神经系统查体未见阳性体征。

## 【病情分析及诊治思路】

**1. 病例特点** ①1岁10个月幼儿,反复喘息既往于外院诊断为儿童哮喘,规律雾化吸入治疗,喘息次数及程度有所减轻,但不能完全控制,时有发作;②肺部听诊可闻及广泛哮鸣音,伴有呼气相延长。

**2. 诊断思路** 本例患儿既往于外院诊断为儿童哮喘,给予规律雾化吸入治疗,但控制不理想,故我们产生疑问,患儿的喘息为何反复发作? 是患儿的哮喘诊断不正确,还是患儿依从性差导致吸入药物的效果大打折扣,还是本患儿为难治性哮喘,还是存在其他疾病? 带着这些疑问我们进一步观察临床治疗效果并完善相关检查以便于查证。

## 【诊治经过及反应】

入院后详细询问病史,患儿喘息发作次数>3次,查体双肺可闻及哮鸣音,呼气相延长,上述症状和体征经抗哮喘治疗有效,且患儿存在牛奶、鸡蛋过敏及亲属中有哮喘患者。结合患儿年龄特点及家属提供的病史,儿童哮喘的诊断我们放在首位考虑。入院后给予对症支持治疗,立即氧气驱动雾化泵吸入布地奈德联合复方异丙托溴铵雾化吸入,雾化过程中患儿依从性良好,过程顺利,且雾化后患儿喘息症状确有所缓解,查体双肺哮鸣音减轻。但患儿既往诊断儿童哮喘,给予规律雾化吸入治疗,喘息为何还反复发作呢? 所以对于本例患儿哮喘的诊断我们要慎之又慎,全面完善检查,广泛鉴别。入院后的血常规:白细胞计数$7.81 \times 10^9$/L,嗜酸性细胞百分比7.9%;血总IgE 304.85U/ml;血常规中嗜酸性细胞百分比偏高,血总IgE偏高,均提示存在过敏状态。呼吸及食物过敏原检测提示牛奶、鸡蛋阳性。病原学检查均为阴性。体液及细胞免疫功能正常。既往患儿与外院性胸部DR检查未见异常,结合本例患儿的年龄特点,气道畸形是本年龄段的高发疾病,故本次我们选择完善肺部CT及三维重建(图3-9-1),结果提示双肺野透过度略不均匀,小气道病变? 气管及双肺支气管管腔较细,右肺上叶支气管未发育,右主支气管远端直接分出中叶支气管及下叶上段支气管。气管下段明显(受压?)向左移位。我们又进一步完善纤维支气管镜检查提示右主支气管缺如,呈盲端表现。左主支气管出现异常分支到右肺各叶段。诊断先天性气管支气管发育畸形;右肺上叶支气管缺如;不完全性桥气管;气管支气管狭窄;急性气管、支气管内膜炎症。综合

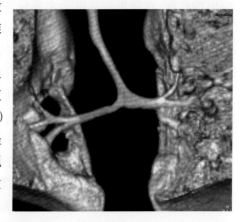

图3-9-1 入院后肺部CT及三维重建结果

以上辅助检查结果考虑患儿的儿童哮喘的诊断是成立的,同时合并支气管桥畸形。治疗上继续给予雾化吸入治疗,1周后患儿好转出院,嘱其门诊随诊。

【确定诊断】

**1. 儿童哮喘** 诊断依据:①反复发作的喘息;②发作时双肺可闻及广泛的哮鸣音,呼气相延长;③应用支气管扩张剂后喘息得到缓解;④过敏原检测阳性;⑤外周血嗜酸性粒细胞百分比明显升高。

**2. 支气管桥畸形** 诊断依据:支气管镜检查提示不完全性桥支气管。

【诊治体会】

1. 药物治疗有效但反复的喘息不一定是单纯的哮喘。本例患儿既往于外院诊断儿童哮喘后规律雾化吸入治疗,喘息次数及程度有所减轻,但控制不理想,喘息时有发作,这时我们应重新进行评估。首先我们要确定患儿的哮喘诊断是否成立,经过详细的病史询问、查体及对药物的治疗反应,我们看到其符合儿童哮喘的表现。那么为什么应用药物后控制不是很理想呢?我们先从以下三点评估:①患儿病情重、异质性严重;②患儿依从性差、对激素的恐惧心理、装置使用不正确;③一直接触引发疾病的相关过敏原。本例患儿我们进行了详细的评估,并未存在以上问题。那么我们就要进一步进行鉴别,排除导致难治性哮喘的其他并存疾病,例如胃食管反流、鼻窦炎性疾病、潜在的肺部感染、平喘药的"耐药"、抗$\beta_2$受体自身抗体的存在、抗糖皮质激素自身抗体的存在、免疫缺陷等。还应排除非哮喘引起的"难治性哮喘",例如变应性肺曲霉菌病、声带功能异常、气管软化及气管支气管软化、心源性哮喘、支气管异物、囊性纤维化、闭塞性细支气管炎、气道畸形等。结合患儿1岁10个月的年龄特点,我们首先要想到除外是否伴有气道畸形。所以在既往行胸部DR未见异常的情况下,我们选择进一步完善。本例患儿经过肺部CT及三维重建检查和纤维支气管镜检查明确患儿存在气道畸形,至此考虑本患儿为哮喘合并畸形,导致患儿喘息有所减轻但仍不能完全控制。所以,对于婴幼儿的哮喘的诊断我们一定要做到非常谨慎,特别是年龄较小的患儿,在喘息治疗有效但控制不理想时,我们一定要首先除外气道畸形的存在,在常规胸片提示未见异常的情况下,要及时行全面检查肺部CT及三维重建明确诊断。

2. 哮喘与先天气道或肺发育异常的疾病引起的喘息不同。哮喘主要为感染后、运动后或接触过敏原后突然发生喘息,双肺可闻及散在或弥漫性以呼气相为主的哮鸣音,呼气相延长,应用支气管舒张剂有显著疗效,各年龄段皆可。先天气道或肺发育异常的疾病有很多种类。例如先天性喉、气管缺乏软骨支架,造成吸气性喉喘鸣,即先天性喉喘鸣。先天性喉蹼、气管食管瘘使大气道受压也可出现哮鸣。支气管软化是小儿时期气道发育异常的首要原因,临床多表现为生后不久出现持续的喘鸣音,用常规的止喘治疗无效,确诊要靠纤维支气管镜。气管、支气管狭窄也是小儿时期常见的气道发育畸形,可表现为生活不久出现持续性的喘鸣音或反复喘鸣音、呼吸困难,对$\beta_2$受体激动剂、激素及氨茶碱治疗无效。支气管肺发育不良的患儿50%可出现反复喘息、肺内可闻及喘鸣音。本例患儿的支气管桥畸形是一种少见的气管分支异常,患者通常无症状,部分病例出现反复咳喘及呼吸困难而被发现。本例患儿在气道畸形的基础上患有哮喘,故哮喘急性发作时支气管舒张剂治疗有效,但因气道畸形的持续存在,喘息后续控制不佳。因此,我们要注意在婴幼儿喘息患儿可能不是单纯地存在哮喘,要注意排查先天气道或肺发育异常疾病。

【关于本病】

支气管桥畸形是一种罕见的气管分支异常,1976 年由 Gonzalez 等首次报道,右侧多见。起自气管的右主支气管仅连接右上叶;由左支气管中段发出一支支气管跨越纵隔向右延伸,分布到右肺中叶和下叶,即右肺中下叶支气管来源于左主支气管。气管隆突一般位于 $T_5$、$T_6$ 水平,低于正常隆突水平。左主支气管至桥支气管分出前距离长,一般超过 2cm,支气管桥的左主支气管一般向左倾斜,并易伴先天性均一的气道狭窄,右肺上叶的右主支气管常被误认为是右侧气管性支气管。而桥支气管自左主支气管中段发生的位置常被误认为气管隆突。本病患者通常无症状,部分病例出现反复咳喘及呼吸困难而被发现。伴支气管狭窄时,可出现上叶肺气肿或肺过度膨胀。临床上喘鸣是最常见的先天性气道异常的显性症状,易合并感染,且并发症可能严重,有生命危险。常常合并有肺动脉吊带畸形、先天性心脏病、先天性气管环、肛门闭锁及胆道缺如等畸形。本病初诊多为先天性喉喘鸣、气管异物、肺炎、哮喘等,漏诊、误诊率高。影像学检查对早期诊断至关重要。64 排螺旋 CT+ 三维重建后处理技术的结合应用使病变的检出率和诊断正确率大大提高,易于观察和理解病变部位,是目前广泛运用的较好的技术手段。支气管镜在先天性气道发育异常支气管桥的诊断中具有重要的价值,不仅可明确狭窄病变的部位,还可以更直观地了解狭窄的程度。该病患儿部分无症状,合并有先行性心脏病,或者是肺动脉吊带畸形者,大部分患儿手术治疗其他疾病后,咳喘甚至呼吸困难症状均能缓解,随着年龄增长,患儿的气道直径增大,呼吸道症状均能缓解。气道狭窄程度较重者需要接受气道成形术。在临床上对于反复呼吸道感染,尤其是喘息治疗效果不佳的患儿,以及合并先天性心脏病等畸形存在时应考虑到有支气管桥畸形或其他类型气道发育异常的可能,支气管桥畸形应根据临床情况决定是否需要手术来治疗。

(李 想 尚云晓)

## 病例 10 先天性肺囊性腺瘤样畸形

【病例介绍】

患儿,男,6 岁。

**主诉:**间断发热伴咳嗽 20 天,加重 3 天。

**现病史:** 20 天前无明显诱因出现咳嗽,为轻咳,无痰,伴有反复发热,最高体温 38.2℃,每天 3~4 次,不伴有寒战及抽搐,口服退热药后体温降至正常。就诊于当地诊所静脉滴注阿奇霉素 3 天,磷霉素钠 6 天,未见好转,继续就诊于当地医院,诊断为"肺炎",静脉滴注氨曲南,盐酸氨溴索 8 天,体温平稳 6 天后,于入院前 3 天咳嗽加重,痰量显著增多,为黄色黏痰,并再次发热,最高体温达 39℃,转诊至医院。患儿病来无喘息,无呕吐,精神状态可,进食可,睡眠可,大、小便正常。

**既往史:** 无反复呼吸道感染病史,无肝炎、结核及异物吸入等其他疾病史。

**过敏及接触史:** 无食物及药物过敏史。无肝炎、结核等传染病接触史。

**个人及家族史:** G2P2,足月顺产,生长发育同同龄儿,按时进行预防接种,父母及一、二级亲属无过敏性及遗传疾病史,无肝炎、结核等传染疾病家族史。

**入院查体及相关检查:** 神志清楚,状态可。呼吸略促,26 次 /min,无鼻翼扇动及三凹征,双侧胸廓对称,叩诊左肺清音,右肺中下叩诊浊音,双肺听诊密集中小湿啰音,右肺显著。心、腹及神经系统查体未见异常。

## 【病情分析及诊断思路】

**1. 病例特点**　①6 岁男孩;②20 天病史,反复出现咳嗽,伴有发热,入院前 3 天咳嗽及发热加重,痰量显著增多,为黄色黏痰;③查体:呼吸略促,肺部体征明显,叩诊左肺清音,右肺中下叩诊浊音,双肺听诊密集中小湿啰音,右肺显著,提示双肺部存在感染,右肺为重。

**2. 诊断思路**　该患儿有近 20 天的发热、咳嗽,首先考虑到患儿患有急性肺部感染。该年龄段最常见的社区获得性肺炎病原为肺炎支原体,此外肺炎链球菌、流感嗜血杆菌、卡他莫拉菌、病毒感染亦时常可见。近 20 天的感染,应积极进行病原检查,并应行肺部 CT 检查以明确肺部情况。

## 【诊治经过及反应】

入院后完善各项检查:血气离子分析正常,血常规正常,CRP 33.5mg/L;病原学检测肺炎支原体抗体(MPAb)1:640、肺炎支原体抗体 -IgM(MPAbIgM)(+),咽拭子肺炎支原体 DNA 测定(+),肺炎衣原体抗体 -IgM、结核抗体(TBAb)及肝炎病毒检测均阴性,血细菌培养未见细菌生长,结核菌素试验阴性,肝肾功能正常。总 IgE、ASO、ESR 正常;尿常规、便常规正常。心电图正常,心脏、肝胆脾肾未发现异常。

胸部 CT(图 3-10-1A)发现异常:右肺上叶前段及右肺中叶内侧段透过度不均,散在类圆形透光灶,右肺中叶内侧段散在斑片状模糊影,见大小不等囊腔,部分囊腔内见液平。患儿血象正常,无细菌感染的征象及依据,暂不符合金黄色葡萄球菌、肺炎链球菌等细菌感染所引起的肺部坏死性空洞。患儿有肺炎支原体感染,部分重症支原体感染可引起肺部多发空洞样病变,且支原体引起的肺部空洞多数预后好,抗支原体治疗后可完全吸收。此患儿应抗肺炎支原体治疗后再复查肺部 CT 观察空洞吸收情况。另外,肺部空洞还要除外结核病变,患儿无结核接触史,无结核感染的证据,暂可除外。依据此胸部影像注意先天性肺部发育异常不除外,给予退热、静脉补液等一般对症治疗;阿奇霉素抗支原体感染,盐酸氨溴索祛痰。入院次日咳嗽及发热开始逐渐减轻，7 天后康复出院，嘱避免感染，定期复查肺部 CT，观察肺部病变吸收的情况。

患儿出院后 3 个月内反复发作同一部位肺炎入院治疗 3 次，空洞大小无明显变化，出院后 3 个月再次以相似症状入院，胸部 CT 片见图 3-10-1B。6 个月后复查肺 CT 炎症较前显著吸收（图 3-10-2），并于本院小儿外科手术治疗，术后复查肺 CT（图 3-10-3）示：右侧胸腔内见大量气体密度影，右肺膨胀不良，右侧胸腔背侧见引流管影，余肺野透过度良好，肺纹理清晰，走行正常。诊断：符合右肺上叶术后改变，右侧胸腔积液积气（胸腔引流中）。切除肺部病变（图 3-10-4A），病理证实为先天性肺囊性腺瘤样畸形（图 3-10-4B）。

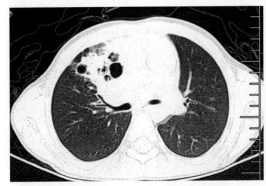
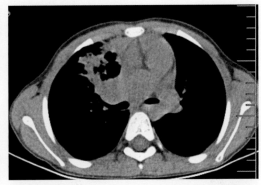

图 3-10-1A　入院时肺 CT

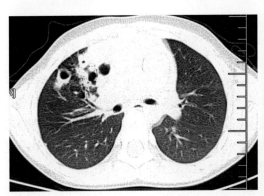
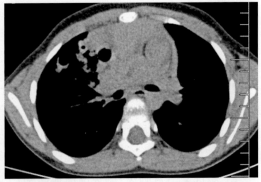

图 3-10-1B　出院 3 个月复查肺 CT

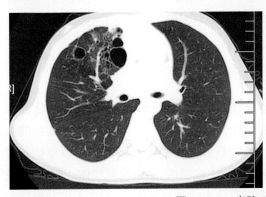
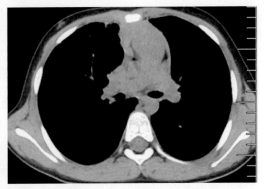

图 3-10-2　出院 6 个月后复查肺 CT

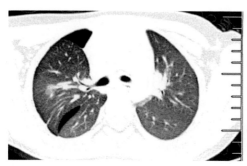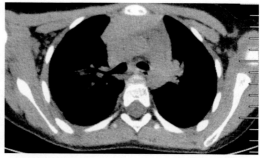

图 3-10-3　术后复查肺 CT

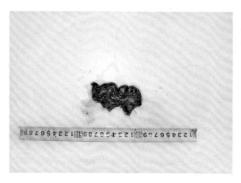

图 3-10-4A　手术切除的肺组织标本

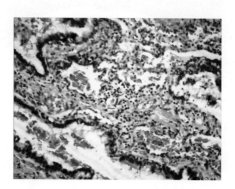

图 3-10-4B　切除肺组织病理结果

## 【确定诊断】

根据病史特点、查体及辅助检查诊断。

**1. 先天性肺囊性病**　诊断依据：①反复出现的同一部位的肺部感染，治疗后的囊泡并无明显吸收或消失；②胸部 CT：右肺上叶前段及右肺中叶内侧段透过度不均，散在类圆形透光灶，右肺中叶内侧段散在斑片状模糊影，见大小不等囊腔，部分囊腔内见液平。多次复查，囊腔部位固定，抗感染治疗后囊壁变薄、清晰，囊性结构无变化，囊腔无明显缩小。

**2. 急性支气管肺炎（肺炎支原体感染）**　诊断依据：①咳嗽发热病史，右肺叩诊浊音，肺部密集湿啰音；②肺 CT：右肺中叶内侧段散在斑片状模糊影；③肺炎支原体感染：病原学检测肺炎支原体抗体（MPAb）1∶640、肺炎支原体抗体 -IgM（MPAbIgM）（+），咽拭子肺炎支原体 DNA 测定（+），其他病原学检测阴性。

## 【诊治体会】

本例患儿因"咳嗽发热"行胸部 CT 检查发现肺部有空洞病变。肺炎治疗同其他肺部感染病变一样应选用敏感有效抗菌药物及对症治疗，关键问题在于对空洞性肺部疾病的鉴别诊断：①肺炎后肺大疱：属于后天性肺囊肿，多见于金黄色葡萄球菌等肺炎，以婴幼儿多见，其特点为肺内形成囊性病变，囊壁由肺泡扁平鳞状上皮组成，囊内含有气体，空腔大小及形状短期内多变，出现及消失均较迅速，感染控制后肺大疱常自行消失，与先天性肺囊肿长期存在截然不同。②脓气胸：先有发热、咳嗽等肺部炎症病史，治疗过程中好转又恶化，可突然出现高热、呼吸困难等症状。化验检查多提示血象增高等细菌感染征象，X 线显示胸腔内有液平，肺组织被压缩推向肺门。胸腔闭式引流后肺复张，空腔可消失。③先天性膈疝：患儿多伴有呼吸困难、阵发性哭闹、呕吐等消化道症状，听诊胸内可闻及肠鸣音，X 线显示胸腔内有多个液气泡影，上消化道造影可见造影剂进入胸腔。④肺脓肿：症状与肺囊肿继发感染相同，肺脓肿壁较厚，边界不清，周围肺组织多有浸润和纤维性变，经抗生素治疗可逐渐缩小。⑤肺内球形病灶：肺部转移瘤、肺结核球、错构瘤、动静脉瘘等应与肺囊肿鉴别，胸部 X 线检查、血管造影等可鉴别，有时需通过手术后病理学检查才能确诊。⑥张力性气胸：一般张力性肺囊肿主体在肺内，仔细观察肋膈角和肺尖，可见受压肺组织，而张力性气胸常常将肺压向肺门。⑦大叶性肺气肿：见于新生儿，多急性呼吸窘迫起病，亦可起病缓慢，于生后 2~3 个月症状明显，和巨大张力性含气囊肿不易区分，两者均需手术切除。⑧肺隔离症：多在左侧，位于后肋膈角和纵隔旁，界限分明。X 线显示光滑圆形肿块，与支气管不相通。无症状，少数压迫下叶肺而出现压迫症状。主动脉造影可见进入阴影的异常动脉支。

肺囊性病多因肺部感染而就诊，少数在肺部炎症控制后方可确诊。所以随诊观察十分重要，一般遇有恢复缓慢的肺部空洞病变，应定期复查肺部 CT，观察空洞变化。本例手术后经病理诊断为先天性囊性腺瘤样畸形。

该病不能自愈，日久可出现感染、张力性肺囊肿、脓气胸，增加手术复杂性，故确诊应该早日手术。无症状的肺囊肿可择期手术，并发感染的肺囊肿，应先控制感染后再手术。张力性囊肿或并发张力性气胸均为急诊手术指征。本例患儿诊断明确，反复出现感染，即手术切除病变。

## 【关于本病】

先天性肺囊性病（congenital pulmonary cystoid disease）是由于先天性肺部疾病所形成的肺内各种囊性病变的统称。葡萄球菌肺炎后肺大疱和支气管囊状扩张症等称为获得性肺囊肿。根据胚胎发育畸形的来源不同，先天性肺囊性病分为两大类：支气管源性囊肿和肺实质性囊肿。肺实质性囊肿按病理类型分为：真性先天性肺囊肿、先天性囊性腺瘤样畸形。

1. 先天性肺囊肿（congenital cyst of lung）是较为常见的肺发育异常疾病，但目前在儿科仍为少见病，先天性肺囊肿亦称真性先天性肺囊肿，其中 90% 为单发，约 10% 合并其他畸形。文献分类方法繁多，名称各异，常见的有：①以囊肿的来源分为支气管源性、肺泡源性和混合性；②以囊肿数目分为单发和多发性肺囊肿；③以囊肿分布分类，如普遍出现于一个肺叶、一侧肺或双侧各叶者，称为囊肿肺、蜂窝肺或多囊肺。

支气管囊肿在胚胎早期支气管树发育障碍，肺芽远端管化，近端与支气管不相通，形成一关闭囊肿。这种囊肿多呈圆形，囊肿壁厚薄不等，内层由柱状或假复层上皮细胞组成，如有继发感染则可为扁平上皮覆盖，部分可为肉芽组织。外层为结缔组织，内有弹力纤维、平滑肌纤维、黏液腺和软骨。由于支气管囊肿不参与呼吸活动，囊肿壁无炭末色素沉着，是先天性肺囊肿的特点。囊肿内容物为黏液，如从未与支气管相通，称为液囊肿；与支气管相通，囊内黏液排出，空气进入囊腔称为气囊肿，有时形成张力性囊腔，有时液体和空气同时存在，胸片上可出现液平面。气管囊肿多为单发，多发性肺囊肿少见。

先天性肺囊肿可发生于肺的任何部位,多见于下叶,多个肺叶均有囊肿者多见于同侧,分布两侧肺的较少。囊肿位于肺叶外周肺实质内,呈单房或多房性囊,内含液体或气体,内壁衬以高柱状纤毛内皮细胞,有软骨细胞和少量平滑肌,有些囊肿可伴有异常上皮细胞和其他错构组织。先天性肺囊肿常伴有其他先天性异常,如左侧三叶肺,来自降主动脉或胸主动脉的异常分支血管长入受侵肺叶周围等。体循环分支进入肺组织产生左向右分流,使肺动静脉因失用而萎缩。

无症状的肺囊肿可择期手术,并发感染的肺囊肿,应先控制感染后再手术,术前控制感染为一般原则,个别需视具体情况提前手术,张力性肺囊肿或并发张力性气胸均为急诊手术指征,呼吸困难严重者可先插入引流管到囊肿行闭式引流,待呼吸平稳后再麻醉和手术。

2. 先天性肺囊性腺瘤样畸形(congenial cystic adenomatoid malformation of lung)是一种罕见的肺发育异常。在1949年首次作为独特的病理病种由Chin和Tang报道。过去认为是一种错构瘤,现在认为是局限性肺发育不良或异常,因囊肿壁可含有骨骼肌。为囊肿与腺瘤样畸形以不同比例混合发生,也可全部为腺瘤样畸形。本病可累及所有肺叶,以右下肺多见。一侧肺的一叶扩大常呈囊状,压迫同侧肺的其余部分,并常引起纵隔移位而压迫对侧肺。由于占位性病损的结果,同侧其余的肺组织可发育不良。男性发病率稍高。发病可能起因于胚胎受损,通常在妊娠的前50天内,似乎累及终末细支气管组织发育不良。囊肿常见,软骨罕见。软骨的出现可以表明胚胎受损害在稍晚一些的时候,或许推延至第10~24周。

胚胎学基础与肺囊肿相似,即部分囊肿其呼吸上皮或黏液腺出现异常增殖,有时还可呈乳头状向囊腔内突出,很像腺瘤或错构瘤,因此称囊性腺瘤样畸形。肉眼观察整个肺叶或同侧多个肺叶呈肿块状,病肺可显著增大,质硬紫色,胸膜下散在粉红色充气区。切面有3种形态:①单个大囊腔,囊壁有小梁和深入到实质的憩室;②含有大小不同的多个小囊;③实质性小叶,与周围正常肺组织有明显的轮廓。少数囊肿与支气管相通,常有异常血管由肺门进入病肺。其组织学特点:呼吸道末端呈不同程度囊状扩张,内壁覆以立方上皮和假复层纤毛柱状上皮细胞;囊壁含有息肉样黏膜及弹力纤维增生;缺乏软骨板,有少量软骨和平滑肌组织;囊壁有黏液细胞覆盖。

本病确诊后应手术治疗,双侧广泛病变禁忌手术,只能保守治疗。

(单丽沈 蔡栩栩)

## 病例 11　先天性大叶性肺气肿

【病例介绍】

患儿,男,1岁4个月。

**主诉:**咳嗽1周,喘息4天。

**现病史：**患儿 1 周前无诱因出现咳嗽，阵咳，有痰不易咳出，4 天前患儿出现喘息，喉部可闻及"呲呲"声，逐渐加重，无发绀，无呼吸困难，就诊于个体诊所，给予阿奇霉素抗炎及抗病毒药物（具体药物不详）治疗 2 天，病情无明显好转，为求进一步诊治，就诊笔者医院。门诊给予布地奈德联合异丙托溴铵雾化吸入 1 次，做肺部 CT 提示左上肺气肿，左肺上叶支气管内异物可能性大，双肺多发渗出，以"肺气肿"收住院。患儿病来精神及食欲欠佳，睡眠不实，尿、便正常。

**既往史：**患儿半年前曾因发热、咳嗽、喘息就诊当地医院，诊断"毛细支气管炎""轮状病毒肠炎"，给予抗感染治疗 4 天，住院 1 天体温降至正常，因咳嗽、腹泻无明显好转，就诊上级医院继续抗炎补液治疗，查肺 CT 示左肺气肿，外科建议手术治疗，家人拒绝，于门诊输液 4 天，后回当地医院继续抗炎补液治疗 1 周出院。

**过敏及接触史：**否认食物过敏史，2 天前发现头孢皮试过敏，具体药物不详。

**个人及家族史：**G4P1，足月顺产，出生体重 2.4kg，就诊时体重 9.5kg，出生时无窒息史。患儿母亲第 1 胎因有药物应用史，人工流产；第 2 胎距离第 1 胎较近，行药物流产；第 3 胎因无胎芽人工流产。否认家族遗传代谢性疾病史。

**入院查体及相关检查：**未吸氧下血氧饱和度 98%。神志清楚，呼吸急促，56 次/min，鼻翼扇动及三凹征阴性，口周无发绀。左肺呼吸音较弱，双肺可闻及散在喘鸣音、痰鸣音，心、腹及神经系统查体未及异常。

## 【病情分析及诊断思路】

**1. 本病例临床特点** ①年幼儿；②反复喘息 2 次；③查体时听诊单侧呼吸音较弱。

**2. 诊断思路** 反复喘息是儿科呼吸常见疾病，近期有感染病史的病例通常考虑毛细支气管炎或肺炎。若有反复喘息，结合过敏史、家族史及对支气管扩张剂治疗反应的观察，考虑是否存在儿童哮喘的可能性。所以，该患儿此次发病我们首先考虑感染引发的喘息发作，给予相应的治疗。但是我们在查体的时候发现该患儿的左肺明显较对侧呼吸音弱，提示我们应注意阻塞性肺疾病、气胸等疾病的存在。此时，我们应考虑这种病症是什么造成的？是此次感染所造成痰液堵塞或是气胸，还是有异物堵塞？或者是患儿肺部有发育的异常？结合该患儿为年幼儿，已经添加固体辅食，近期又有感染症状，以上情况我们都应考虑。建议完善三维肺 CT、纤维支气管镜检查，必要时也应完善心血管方面的检查。

## 【诊治经过及反应】

入院后完善各项检查。血常规、CRP 等检查均正常，肺炎支原体抗体及 DNA 检测均为阳性，提示有肺炎支原体感染。肺部增强 CT+ 三维重建（图 3-11-1）提示左肺上叶支气管起始部狭窄，考虑为左肺下叶肺动脉及左心房压迫所致（先天性肺气肿？）。纤维支气管镜检查：①急性气管、支气管内膜炎症；②左肺上叶支气管开口狭窄。给予患儿红霉素抗感染治疗，盐酸氨溴索化痰，布地奈德联合复方异丙托溴铵平喘治疗，经过 1 周治疗患儿咳喘好转，建议其转入外科手术治疗，家属拒绝，出院。

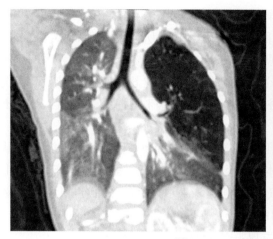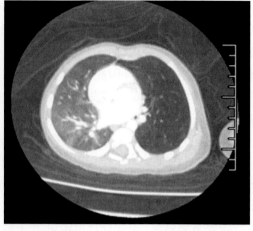

图 3-11-1　肺部增强 CT+ 三维重建

【确定诊断】

**1. 先天性大叶性肺气肿**　诊断依据：① 1 岁左右男性婴儿，反复咳喘病史；②查体：左肺呼吸音较弱，肺部 CT 示左肺上叶支气管起始部狭窄，考虑为左肺下叶肺动脉及左心房压迫所致（先天性肺气肿？）。

**2. 肺炎支原体肺炎**　诊断依据：①咳嗽 1 周，喘息 4 天；②查体双肺可闻及散在喘鸣音、痰鸣音，肺 CT 显示双肺多发渗出或炎症；③肺炎支原体抗体及 DNA 检测均为阳性。

【诊治体会】

1. 本病例患儿感染后反复喘息，是儿科呼吸系统常见症状，若门诊查体及检查不够详细很容易误诊，尤其合并肺炎感染时，由于肺部渗出影与气肿部位相重叠，一般 X 线片不易区分，应进一步行肺部 CT 等检查。

2. 本病例为较少见的先天性肺囊性疾病，临床上应与阻塞、压迫气管或支气管等疾病相鉴别，以免误诊。此类症状的疾病应从两方面考虑，首先是非感染性疾病：①自发性气胸：空气在胸膜腔内，X 线片显示肺组织被推向肺门；②巨大含气囊腔：肺囊肿含气在肺实质内，肺尖和肋膈角仍可有含气或萎陷的肺组织，囊肿的透光区可见少数模糊扭曲的肺纹理；③肺大疱：X 线征象表现为空腔大小及形态短期内多变，疱壁较囊肿的厚，大疱出现及消失均较迅速。以上疾病通过肺 CT 检查可以排除。另外，对于感染性疾病，肺结核、肺脓肿等疾病的感染中毒症状均很明显，但本病例患儿的一般情况良好，而且两者的空洞囊壁较厚，囊腔多且规则，亦不支持。

【关于本病】

先天性肺囊性疾病是较少见的先天性肺发育异常，包括囊性腺瘤样畸形、支气管源性囊肿、先天性大叶性肺气肿、肺隔离症等四种疾病。

先天性大叶性肺气肿（congenital lobar emphysema，CLE）又称为婴儿大叶性肺气肿。

目前发病机制尚不清楚,目前普遍认为是支气管软骨的发育不良或缺如、黏膜增生、分泌物阻塞等因素,形成活瓣样结构,使吸气顺利,呼气受限,导致气肿形成。也可能与异常血管和肿瘤压迫甚至气管内阻塞有关,支气管阻塞占 40%~60%,但约半数病例病因不明。病理学上分为肺泡增多型、过度充气型、发育不全型、肺泡结构不良型。该畸形多于婴儿早期发病,好发于男性。多累及一个肺叶,以左肺上叶最多见,其次多见于右肺上叶和中叶,下叶受累罕见。少数多叶或双侧分布。先天性大叶性肺气肿常合并其他先天性畸形,如心血管畸形、漏斗胸、前纵隔缺损、膈疝、食管裂孔疝、软骨发育不良、肾发育不全等。支气管受压性病变包括心肺血管异常如动脉导管未闭、肺动脉吊索、异常肺静脉回流、纵隔囊肿、畸胎瘤等。支气管内阻塞性病变包括支气管异物、肿瘤等。

该疾病的患儿出生后随着呼吸活动,病变气道的活瓣作用导致患肺叶肺泡阻塞性气肿,过度的膨胀肺叶压迫邻近正常肺叶,导致呼吸困难症状,表现为进行性呼吸困难、气促、发绀、咳嗽、喘息及患侧呼吸音降低。50% 在新生儿时期发病,体征可不明显,于生后数月症状变为显著,可出现病侧胸廓饱满、隆起及呼吸音减低,气管移位,严重者出现青紫发绀,心尖波动移位。该病一般通过 X 线胸片可明确诊断,X 线片有如下特点:①病变多位于一侧肺上叶;②肺透明度明显增强,但其间仍可见稀疏的肺纹理;③纵隔向健侧移位,并形成纵隔肺疝;④严重时呈全肺萎陷不张,多位于心膈角或纵隔内;⑤患侧肋间隙增宽,患侧膈肌影位置偏低下,更容易发现透明度增强和胸腔内稀疏的肺纹理。

新生儿早期,由于病肺部分的肺液清除障碍,呈一过性不透光的肿块样阴影,此改变由于支气管阻塞严重而持续较久。相邻正常的肺组织明显受压,容积缩小而密度增高。纵隔移向健侧,甚至误认为健侧肺发育不全。CT 可清晰显示按大叶分布的肺气肿病变以及病变内纤细、拉长且稀疏分布的肺血管,可进一步明确诊断和发现病因。CT 特别是 MSCT 能够清晰显示大叶性肺气肿范围、程度以及气肿肺叶或肺段内有稀疏肺纹理存在,而与先天性支气管肺囊肿(含气型)、巨大肺大疱及张力性气胸等鉴别。MSCT 除可以显示上述 CT 检查的优点外,其后处理技术 MPR 及 VRT 等可在冠状、矢状、斜面、曲面重组及三维立体成像很好地显示 CLE 支气管狭窄长度及程度、气肿的肺组织及纵隔疝。在胸片检查或临床怀疑有先天性支气管病变或气管支气管异物引起的肺气肿及肺感染时,行 MSCT 薄层扫描并进行多维重组,对于诊断及鉴别诊断具有重要指导意义。

儿童先天性肺囊性疾病的治疗主要以外科手术为主,一经确诊,应及早手术,不受年龄限制,手术时机应视病情轻重及是否继发感染而定,囊肿并肺部感染而病情一般者,宜先行抗感染治疗,待体温和外周血白细胞计数正常后再行手术。一般认为 3 岁以内儿童手术切除囊肿后较年长儿恢复快,肺扩张好,后遗症少;7 岁以上患儿因病程长,反复感染,胸腔内广泛粘连,术后出血多,恢复慢,因此早期诊断早期手术,既能解除囊肿对肺组织挤压导致的对患儿发育的影响,也有利于肺泡的再生和呼吸功能的代偿。婴幼儿能较好地承受肺叶切除术,肺发育可持续到 14 岁,随着年龄增大,肺泡数量和大小亦会增长,不影响儿童生长发育和活动。国外有研究表明,儿童先天性肺囊性疾病有恶化风险,尤其是胸膜肺胚细胞瘤往往伴有包括肺囊性疾病、肾脏肿瘤、卵巢肿瘤及肠息肉等家族史,故先天性肺囊性疾病可能为一种多基因遗传病。虽未明确,但已开始积极研究。另外,肺成纤维细胞因子、表皮生长因子对肺的发育也起重要作用。研究表明,产前影像学诊断有助于研究疾病自然史和诊疗策略,对于产前及产后疾病管理有积极意义。在对已患病的患儿早诊断早治疗的基础上,积极探索发病风险,做到早期预防同等重要。随着研究的深入,发挥基因水平检测产前诊断早期筛查的前瞻性作用,运用多种行之有效的诊疗手段,可降低先天性肺囊性疾病发病风险,提高患儿生活质量。

(冯 晶 尚云晓)

## 病例 12 先天性多发性肺囊肿

### 【病例介绍】

患儿,女,4 岁。

**主诉:**反复发热咳嗽 6 个月,加重 1 周。

**现病史:**患儿近 6 个月前无明显诱因出现发热咳嗽,平均每周发热 1~2 天,每天发热 1~2 次,热峰 38.5℃,热可自退。患儿咳嗽,声咳无痰,无喘息,家属间断予患儿口服止咳中药及头孢类抗生素,患儿症状缓解即停药,未就医。近 1 周来发热加重,患儿热峰升至 39.4℃,每天发热 2 次左右,家属予口服退热药,热可退至正常。发热时有四肢发凉,无寒战、抽搐,入院前 1 天家属就诊于当地儿童医院,完善胸部 DR 提示肺炎伴肺内多发圆形阴影。为求系统诊治来笔者医院门诊就诊,门诊以"肺炎"为诊断收入我科。

患儿病来发热,乏力,无盗汗,体重可见减轻,精神状态一般,食欲可,睡眠可,大、小便正常。

**既往史:**平时健康,否认手术、外伤、输血史。

**过敏及接触史:**否认药物及食物过敏史,否认结核及肝炎等传染性疾病史及密切接触史。

**个人及家族史:**G1P1,足月顺产,生后无缺氧窒息史;按时进行预防接种;生长发育同同龄儿。否认家族遗传代谢性疾病史。

**入院查体及相关检查:**神志清楚,一般状态良好,口周无发绀,鼻翼扇动及三凹征阴性;呼吸平稳,双肺听诊呼吸音粗,右肺呼吸音减弱,未闻及明显干、湿啰音;心、腹及神经系统查体未见阳性体征。

**辅助检查:**(外院胸片)肺内多发圆形阴影,建议进一步完善肺 CT 检查。

### 【病情分析及诊断思路】

**1. 病例特点** ①反复咳嗽、发热,近 6 个月反复发作,病程长;②查体双肺听诊呼吸音粗,右肺呼吸音减弱;③外院胸部 DR 提示肺炎伴肺内多发圆形阴影。

**2. 诊断思路** 该患儿为学龄前女孩,既往健康,是近 6 个月开始发病。反复咳嗽、发热,首先考虑感染性疾病,应完善各项感染性指标,血培养、病毒及支原体和衣原体抗体检测,必要时完善支气管镜检查,积极寻找病原,患儿外院胸部 DR 提示肺内有多发圆形阴影,应该进一步完善胸部 CT 影像学检查,明确肺部病变情况及性质。对于该年龄段患儿最常见的病原为肺炎链球菌、病毒、肺炎支原体、肺炎衣原体。该患儿虽然接种卡介苗,但因为病程迁延,特别要警惕有无结核感染,应该完善结核菌素试验、结核抗体及结核斑点试验检查。此外,患儿病程长,亦需注意深部真菌感染的可能。同时儿童的反复呼吸道感染应注意有无先天性免疫功能缺陷等。完善风湿免疫系列检查,除外结缔组织病。因为患儿肺部有多发的圆形阴影,还要除外支气管扩张、膈疝、肿瘤占位、肺隔离症及先天性肺囊肿等疾病。

## 【诊治经过及反应】

入院后予以患儿完善相关检查。血常规血象升高,以中性粒升高为主(白细胞 $14.6 \times 10^9$/L;中性粒细胞百分比 80.0%;淋巴细胞百分比 14.7%;血红蛋白 109g/L;血小板 $479 \times 10^9$/L);CRP 24.80mg/L;ASO 及血沉正常。尿便常规均正常。血气分析基本正常。肝肾功能心肌酶基本正常。肺炎支原体及衣原体抗体 IgM 为阴性,肺炎支原体抗体为阳性(1:320);结核抗体为阴性,结核菌素试验为阴性,血培养结果阴性。完善肺 CT 提示(图 3-12-1)双肺多发气肿伴感染可能性大。纵隔淋巴结增大。右位主动脉弓。

患儿肺 CT 示(图 3-12-1)有多发的圆形气肿伴多发实变,病程长,且患儿高热不退,考虑社区性肺炎则肺炎链球菌为主要病原,同时也不能排除金黄色葡萄球菌感染引起的坏死性肺炎。另外某些先天性肺部畸形并发感染也可以呈现次影像学特点,需要抗感染后复查影像学检查以鉴别。治疗上予患儿静脉滴注利奈唑胺联合阿奇霉素抗感染、盐酸氨溴索静脉滴注化痰、布地奈德联合复方异丙托溴铵泵吸止咳等治疗。并予患儿行支气管镜探查术,镜下各叶段支气管开口通畅,黏膜光滑,未见明显异常。肺泡灌洗液常规检查,回报结果提示无异常;患儿入院第 4 天,体温恢复正常,仍有咳嗽,少痰,体温平稳 2 天后,患儿再次出现发热症状,予患儿加用静脉滴注头孢哌酮钠舒巴坦钠抗感染,同时复查血常规、CRP 检测感染指标变化,长期发热咳嗽,抗生素治疗后再次发热需完善 1,3-β-D 葡聚糖定量检测及痰真菌培养及鉴定、痰真菌涂片除外真菌感染、完善淋巴细胞绝对计数查患儿细胞免疫功能、检查等化验。结果为血象基本正常,CRP52.80mg/L;淋巴细胞绝对计数提示总 B 细胞绝对计数升高。真菌等化验检查结果均阴性。患儿入院第 11 天,仍有发热,考虑患儿感染重,加用静脉滴注丙种球蛋白提高免疫力、单磷酸阿糖腺苷抗感染等治疗;患儿入院 PPD、结核抗体及结核斑点试验均为阴性,且患儿无结核接触史暂不考虑结核。根据患儿病史、查体及辅助检查回报结果,特别是肺部 CT 提示双肺多发气肿,不能除外肺部先天畸形,请小儿外科会诊,会诊意见:目前患儿肺部还有实变,建议抗感染对症治疗,观察实变是否吸收,定期复查胸片或胸部 CT 以鉴别。患儿入院第 14 天发热症状仍不见好转,予患儿完善血常规、CRP、类风湿因子、降钙素原、ANCA、抗核抗体系列等化验;回报结果提示 C 反应蛋白 64.20mg/L,余未见异常。继续予患儿抗感染治疗,入院第 16 天患儿体温平稳。患儿入院 21 天,患儿基本无咳嗽,查体无阳性体征,复查胸部 CT 提示(图 3-12-2)胸部病变较前未见明显改变。患儿临床症状明显好转,但肺部影像学表现未见好转,考虑先天性多发性肺囊肿诊断,后患儿自行于北京医院儿外手术,术后病理支持先天性多发性肺囊肿的诊断。

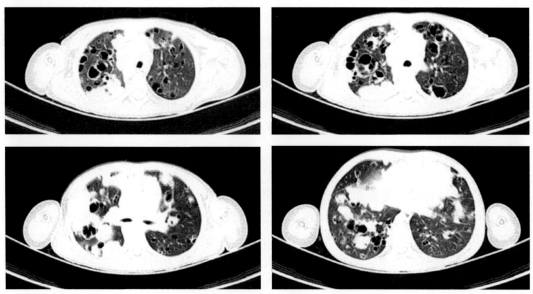

图 3-12-1　肺 CT

提示:双肺多发气肿伴感染可能性大。纵隔淋巴结增大。右位主动脉弓

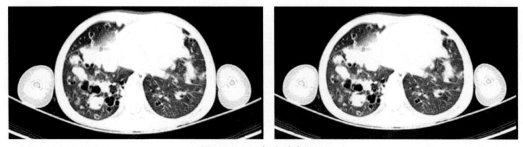

图 3-12-2　复查胸部 CT

提示:胸部病变较前未见明显改变

【确定诊断】

先天性多发性肺囊肿。

诊断依据:①临床表现:反复发作的肺部感染的病史,右肺呼吸音减弱。②胸部 DR 提示肺炎伴肺内多发圆形阴影,肺 CT 提示双肺多发气肿伴感染;纵隔淋巴结增大。③经过规范足疗程抗感染治疗病灶长期存在不消失。④术后病理支持先天性多发性肺囊肿的诊断。

【诊治体会】

1. 对于长期反复发热咳嗽的患儿应该尽早完善肺部 CT 以明确病变的范围及性质,以免误诊漏诊延误诊治。此患儿反复发热咳嗽 6 个月,家属未予就诊,症状加重才予患儿完善

X线检查,此时感染已经严重不易控制,抗感染治疗难度大,花费多。

2. 肺部提示单发或多发圆形阴影的患儿,首先考虑感染,应完善病原学及肺部CT,要考虑相关鉴别诊断,如肺脓肿、肺大疱、坏死性肺炎、肺结核、肺隔离症、膈疝、肿瘤占位及支气管扩张等诊断。仔细阅片,先天性肺囊肿常伴有肺门淋巴结肿大,且肺囊肿的囊壁比坏死性肺炎的薄,且经过规范足疗程抗感染治疗病灶长期存在不消失。

3. 当肺炎为固定一个部位长期反复发作时,应该考虑肺部先天结构发育畸形。因为此病的临床症状非特异,所以诊断较为困难,容易误诊漏诊,特别是合并感染时需要与其他肺部疾病相鉴别。如本病例,前期考虑囊肿为重症细菌性肺炎导致,经过治疗发现病变固定不消失,影像学无好转,从而考虑本病,进一步诊断。

4. 此病不能自愈,明确诊断后应该尽早手术治疗,如果囊肿合并感染,一般先使用抗生素治疗,待感染控制后择期手术。年龄幼小不是手术的绝对禁忌证,即使新生儿也不例外。

## 【关于本病】

先天性肺囊肿(congenital pulmonary cyst)是一种较为常见的肺发育异常症。病变的肺组织出现单个或多个囊肿,可累及一个或数个肺叶。若一侧或一叶肺组织大部或全部为多发的囊性组织所占据,则称为多囊肺。其临床表现颇不一致,有的可完全无症状,有的可因囊肿内出现张力性积气而引起严重的压迫症状。先天性肺囊肿在小儿并不少见,也可见于新生儿。病因尚未完全清楚,有人认为是由于在胚胎期肺芽发育过程中出现异常的分支,其远端形成上皮细胞巢,再逐渐分化而形成囊肿,囊肿的管腔呈条索状,与支气管不通或仅有部分沟通。另一种解释认为肺囊肿的形成是在先天性肺不张的基础上,使胚胎期正常的肺结构和上皮细胞的排列发生紊乱而造成。

先天性肺囊肿可为单发或多发。可发生于一个肺叶或数个肺叶,肉眼观察,囊腔的大小不等,可为单房性或多房性。囊肿的表面光滑,壁薄,内含黏液或气黏液。组织学观察,囊腔的外层由结缔组织、弹力组织及平滑肌纤维所构成,其管腔含有稀疏的软骨组织,囊壁的内层主要由柱状上皮细胞或假复层纤毛上皮细胞所构成,其间也含有黏液腺组织,经常分泌黏液注入囊腔。肺囊肿的血液供应与正常的肺组织相同,系来自肺动脉与支气管动脉,此点与肺隔离症不同。此外,由于肺囊肿不参与呼吸活动,故囊肿壁看不到炭末色素沉着。当囊肿内黏液潴留过多,或继发化脓性感染时,囊腔易与支气管穿透,常形成单向性活瓣样通气,从而导致囊腔内压力不断升高,形成张力性气囊肿。

先天性肺囊肿的临床表现可十分悬殊,依其囊肿的大小、数目,对邻近脏器的影响程度,有无感染及破裂等并发症的存在而表现各异,主要为压迫和感染症状。小的囊肿可没有任何症状,只有在X线检查时才被发现,较大囊肿多于继发感染或突然胀大压迫周围组织时才出现不同症状。如压迫支气管可产生喘鸣、干咳和不同程度的呼吸困难,甚至发绀。压迫食管可致吞咽困难,并发感染时可出现发热、咳嗽、咳痰,甚至咯血。体格检查时较小囊肿可无异常体征,较大者则叩诊局部浊音或实音,呼吸音减弱或消失。张力性含气囊肿多见于新生儿及婴儿,有呼吸及心率加快、呼吸窘迫、喘鸣及发绀,叩诊过清音或鼓音,呼吸音消失,伴纵隔与心脏移位,容易合并张力性气胸。慢性感染时表现为反复咳嗽、咳痰及低热等。

治疗上应在控制感染及准备输血的情况下做手术治疗,不论年龄大小,均可做手术。明确诊断后,应注意预防感染和积极治疗。病情迁延、反复感染者,易产生并发症,如胸膜粘连、张力性气囊肿等,重症可发生呼吸、心力衰竭而危及小儿生命。成功手术后,预后良好。

(刘 思 尚云晓)

## 病例13 肺隔离症

### 【病例介绍】

患儿,男,4个月。

**主诉**:咳嗽伴咳痰2周余。

**现病史**:患儿2周余前无明显诱因出现流涕,打喷嚏,伴咳嗽,为声咳,有痰不易咳出,患儿于当地医院就诊治疗。外院胸部CT显示(图3-13-1)左肺下叶大片实变,左肺下叶多发囊状影,考虑先天发育异常(肺内支气管囊肿或先天性肺囊性腺瘤样畸形)? 当地医院诊断"①肺炎;②肺部先天发育异常?"在当地医院静脉滴注"头孢西丁、氨溴索、抗病毒等"药物治疗5天,患儿流涕及咳嗽症状好转出院。患儿回家之后当日再次出现打喷嚏及咳嗽、咳痰症状,返当地医院继续住院治疗10天,复查肺部CT提示(图3-13-2)左肺下叶大片实变大致同前,不除外肺隔离症等病变可能。家属为求进一步明确诊断,遂入笔者医院进一步诊治。患儿病来精神状态可,无发热,饮食、睡眠可,无恶心、呕吐,无呛奶,大便略稀,小便正常。

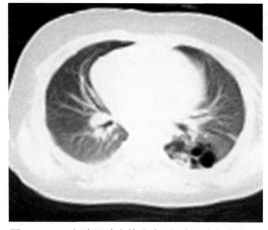 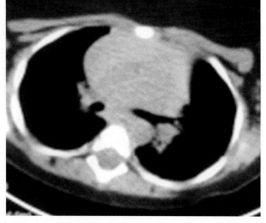

图3-13-1 左肺下叶大片实变,左肺下叶多发囊状影,考虑先天发育异常(肺内支气管囊肿或先天性肺囊性腺瘤样畸形)?

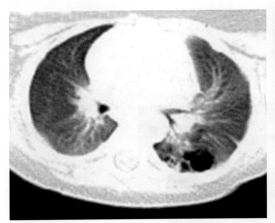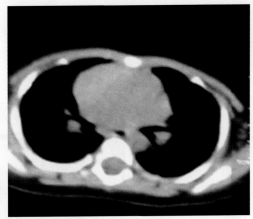

图 3-13-2　左肺下叶大片实变大致同前,不除外肺隔离症等病变可能

**既往史**:既往体健,无异物呛咳史。否认其他手术、外伤及输血史。

**过敏及接触史**:否认明确食物过敏史及药物过敏史。否认明确传染病(麻疹、结核、肝炎、手足口病)接触史。

**个人及家族史**:G2P2,足月剖宫产,出生史正常,无湿疹史,按时接种疫苗,生长发育与正常同龄儿,有一姐姐,身体健康。否认家族遗传代谢性疾病史。

**入院查体及相关检查**:神志清楚,一般状态可。前囟未闭合,平软,2cm×2cm。口周无发绀,无鼻翼扇动及三凹征,呼吸平稳。双肺听诊呼吸音粗,左肺呼吸音较弱,双肺可闻及少许痰鸣音及湿啰音,心、腹及神经系统查体未见明显异常。

【**病情分析及诊断思路**】

**1. 病例特点**　4个月婴幼儿,生后反复呼吸道感染,两次胸部CT显示一次怀疑肺内支气管囊肿或先天性肺囊性腺瘤样畸形? 抗感染治疗后第二次胸部CT显示不除外肺隔离症等病变可能。

**2. 诊断思路**　患儿两次肺部CT不一致,但可以证明患儿左肺下叶病变考虑为先天发育畸形。无法具体判断有无先天气道或者血管发育异常。为明确诊断,需进一步完善肺部增强CT及支气管镜检查。

【**诊治经过及反应**】

患儿入院后血常规提示WBC明显升高,提示细菌感染,静脉滴注头孢呋辛抗感染治疗,静脉滴注沐舒坦止咳化痰治疗。行胸部增强CT(图3-13-3A、B):左肺下叶高密度影,其内可见囊状透光区,增强扫描期明显强化,其供血动脉起源于降主动脉,肺隔离症可能性大,左肺下叶炎症。行支气管镜检查提示(图3-13-4):未见气管支气管发育异常,气管、支气管内膜炎症。新生儿外科意见:暂不予特殊处理,继续抗感染治疗,定期复查。患儿入院第5天,患儿体温平稳,无明显咳嗽咳痰,双肺听诊未闻及明显干、湿啰音及痰鸣音,复查血常规WBC基本恢复正常。

【确定诊断】

1. 肺隔离症。

2. 急性支气管肺炎。

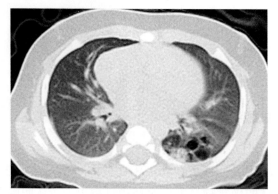

图 3-13-3A　左肺下叶高密度影,其内可见囊状透光区

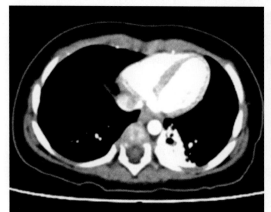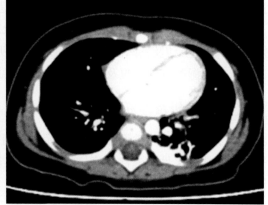

图 3-13-3B　纵膈窗增强扫描期明显强化,其供血动脉起源于降主动脉

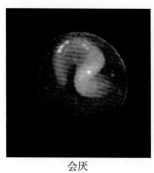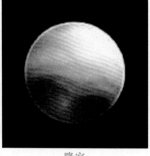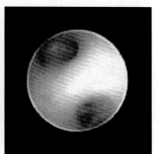

会厌　　　　　　　　　隆突　　　　　　　　左肺上舌叶

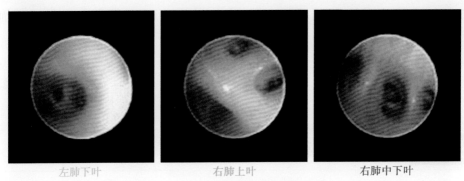

| 左肺下叶 | 右肺上叶 | 右肺中下叶 |

图 3-13-4　未见气管支气管发育异常

**【诊治体会】**

对于婴幼儿出现反复肺部感染,一定要考虑到是否存在气道或者肺部先天发育畸形,但该畸形种类很多,例如肺内支气管囊肿、先天性肺囊性腺瘤样畸形、肺隔离症、先天性高透亮肺叶等,需要完善肺部 CT 平扫,进行明确肺部病变情况。若肺部平扫亦分辨不清,需要进行肺部增强 CT 明确有无肺血管发育异常。有时候 DR 片有可能会漏诊,如果经反复抗炎以后肺部实变不吸收,需要进一步做支气管镜检查来整体评价其气道以及肺部发育问题。

**【关于本病】**

1. 该症系先天性肺发育畸形,其特点是异常体循环动脉供血的胚胎性肺组织。为胚胎时期部分肺组织与肺主体分离,独立发育,形成囊性包块,并接受体循环动脉供血,虽有自己的支气管。但无呼吸功能。该病的异常供血动脉通常 1 支。少数患者多支供血。根据病灶与正常肺组织是否被同一脏层胸膜所包裹,分为叶内型和叶外型,但前者多见,可达 75%。

2. 肺隔离症的临床表现取决于病灶的类型和继发性改变,叶内型因与支气管有正常或病理性通道,局部易反复发生感染,表现为咳嗽、咳痰、发热、咯血、胸痛等;病灶较大,压迫邻近正常肺组织时,则出现胸闷、气短,咯血除与感染相关外,还可能因体循环系统压力较高所致。叶外型一般无支气管相通,可长期无症状。有文献报道可以合并肺曲霉菌病。

3. 胸部 X 线平片为简单、可行的最基本的检查方法,但不能确诊。凡遇到位于左、右肺下叶后基底段的不规则阴影者,可有囊性表现 . 也可有液平,尤其在其与膈肌、主动脉有索状影相连时,均应考虑到肺隔离症。增强 CT＋三维重建相对于其他影像诊断方法对肺隔离症的诊断具有极高的临床应用价值。有文献报道胎儿可经超声和 MRI 进行产前诊断。

4. 治疗上,外科手术切除是肺隔离症首选的治疗方式。由于叶内型肺隔离症多与支气管相通,容易引起局部反复感染,甚至大咯血,且较大的左向右分流引起血流动力学、血液氧合异常,并随年龄的增长而加重;叶外型多无明显影响。因此,一般认为确诊或拟诊的叶内型。

5. 肺隔离症应在控制感染的基础上(1~2 周)尽快手术,叶外型则可随访观察,出现压迫等症状时手术切除。叶内型主要采用肺叶切除术,叶外型可仅切除病灶。对于有咯血症状的患者可以进行介入栓塞治疗。

(张 晗 尚云晓)

## 病例 14 肺动脉吊带

### 【病例介绍】

患儿,女,20 个月。

**主诉:**喉鸣 11 天,加重伴发热、咳嗽 3 天。

**现病史:**患儿 11 天前于感冒着凉后出现喉鸣,喉部可闻及呼噜声,无声嘶及呼吸困难,伴鼻塞流涕,就诊于当地医院,予患儿阿莫西林治疗 4 天,喉鸣无缓解。家属就诊于笔者医院门诊,静脉滴注"磺苄西林钠、沙多力卡、盐酸溴己新及地塞米松"治疗 7 天,喉鸣症状无明显好转,入院 3 天前患儿开始出现发热,热峰 39.0℃,不伴寒战及抽搐,予退热药后热可退,间隔 5~6 小时后体温复升,伴咳嗽,有痰不易咳出,喉鸣症状进一步加重,现家长为求系统诊治入院治疗。患儿病来精神状态可,无吐泻,饮食、睡眠及大小便正常。

**既往史:**患儿生后 16 天就因"先天性喉喘鸣"于当地医院住院治疗,主要表现为吸气性喉鸣,睡眠、吃奶及俯卧位时明显,伴呼吸困难,上述症状经抗感染治疗后缓解。此后,患儿分别在 1 岁和 17 个月时反复因"喉喘鸣,呼吸困难"住院治疗,并且在患儿 1 岁时,喉喘鸣发作过程中,由于严重的呼吸困难,甚至入住重症监护室治疗。两次住院期间陆续完善了喉部及胸部三维 CT、电子鼻咽喉镜等检查,并未发现确切异常,症状缓解后出院。

**过敏及接触史:**否认食物及药物过敏史。否认肝炎、结核等传染病接触史。

**个人及家族史:**生长发育同同龄儿,按时进行预防接种。否认家族遗传代谢性疾病史。否认哮喘或过敏相关性疾病家族史。

**入院查体及相关检查:**神志清楚,精神状态良。呼吸略促,约 35 次 /min,无鼻翼扇动,有轻度三凹征,有吸气性喉鸣,口周无发绀。咽红,扁桃体无肿大,胸廓对称。双肺听诊可闻及散在痰鸣音及喘鸣音,心音有力、律齐,心前区未闻及杂音。腹软不胀,肝脾肋下未触及,四肢温,CRT<3 秒,神经系统查体未见异常。

### 【病情分析及诊断思路】

**1. 病例特点** ①患儿为 20 个月婴幼儿;②生后 16 天初始出现喉鸣表现,基层医院基于症状诊断为"喉软骨软化病";③喉鸣症状没有随着年龄的增长而减轻,相反却越来越重,生后至今反复因"喉喘鸣,呼吸困难"住院治疗 3 次,并且曾因重度呼吸困难入住重症监护室治疗,病程长,病情迁延不愈;④本次"感冒"之后再次出现喉鸣表现,于当地医院抗感染治疗喉鸣症状始终无缓解。

**2. 诊断思路** 患儿此次病程 10 余天,表现为反复咳嗽发热,并且再次出现喉鸣症状,首先考虑感染性疾病,应完善各项感染性指标,积极寻找病原,并完善胸部影像学检查,明确肺部病变情况及性质。患儿自生后 16 天开始,于感染后反复出现发作性喉喘鸣,并且症状进行性加重。在患儿 1 岁时,喉喘鸣发作过程中,由于严重的呼吸困难,甚至入住重症监护室治疗。此次患儿于"感冒"之后再次出现喉鸣表现,喉部可闻及呼噜声,伴轻咳,无声嘶及呼吸困难表现,除考虑感染原因之外,尚须注意有无喉或气管支气管软骨软化病,或先天性心脏血管的发育异常。

**【诊治经过及反应】**

入院后予患儿心电、血氧监护,低流量吸氧,雾化吸入布地奈德、复方异丙托溴铵平喘止咳,并行退热等对症支持治疗。完善相关检查,血常规:WBC $4.8 \times 10^9$/L;NE 42.2%;LE 45.4%;RBC $4.9 \times 10^{12}$/L;HB 134g/L;PLT $164 \times 10^9$/L,C 反应蛋白正常,血气分析、肝肾功、心肌酶谱、血钙等生化指标正常。病原学检查方面,肺炎支原体抗体(MPAb)1:320,肺炎支原体抗体 -IgM(MPAb-IgM)阳性,考虑存在肺炎支原体感染,给予静脉输注阿奇霉素控制感染,盐酸氨溴索祛痰止咳。经上述抗感染及对症支持治疗之后,患儿体温逐渐平稳,咳嗽、喘息及呼吸困难的表现较前改善,但依然有间断喉鸣发作。考虑到患儿反复发作喉喘鸣,并且症状进行性加重,为进一步明确有无喉或气管支气管软骨软化病,进一步行电子鼻咽喉镜、喉部三维 CT 检查,结果均为正常,喉部先天发育异常暂不作考虑。但与此同时完善胸部三维 CT,提示存在双肺下叶炎症,并发现气管下段变窄、气管分叉开大。为进一步寻找导致喉喘鸣的原因,并明确是否存在气道发育及结构的异常,予患儿行局部麻醉下支气管镜检查。支气管镜下发现该患儿主支气管管腔明显狭窄、变形,狭窄程度约为正常管腔的 1/3 左右(图 3-14-1)。为除外血管环压迫所致的气道狭窄,进一步完善心脏超声,提示存在左肺动脉的发育异常(缺如?),且右肺动脉向左肺动脉方向发出分支走行伴限局血管瘤形成,高度怀疑肺动脉吊带可能。进一步行心脏增强 CT,结果显示左肺动脉经气管右侧绕行进入左肺,并包绕气管下段,气管下段狭窄、扭曲,最终确诊为肺动脉吊带(图 3-14-2)。后转入心脏外科,胸骨切开及体外循环下行肺动脉吊带矫治术。

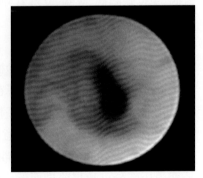

图 3-14-1 支气管镜下见主支气管管腔明显狭窄、变形

**【确定诊断】**

肺动脉吊带。

诊断依据:①反复发作性喉喘鸣,伴反复感染及气道梗阻表现;②心脏彩超提示左肺动脉的发育异常;③心脏 CTA 提示左肺动脉经气管右侧绕行进入左肺,并包绕气管下段,气管

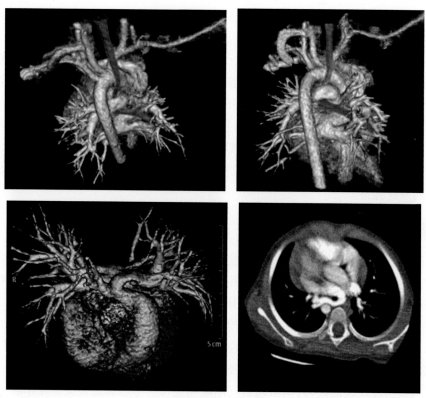

图 3-14-2 CTA

左肺动脉经气管右侧绕行进入左肺,并包绕气管下段,气管下段狭窄、扭曲

下段狭窄、扭曲,最终确诊为肺动脉吊带;④同时除外其他疾病,如喉软骨软化病、胃食管反流病、免疫缺陷病、哮喘、支气管异物等。

## 【诊治体会】

**1. 充分认识本病,降低漏诊概率** 肺动脉吊带的男女比例是 3∶2,绝大多数患者有症状(约 90%),这些症状 90% 出现在生后的第 1 年,主要包括呼吸道和消化道症状。其中呼吸道症状最为常见,并且以呼气相延长的哮鸣和喘鸣为特征。主要的症状有咳喘气促发绀等,严重者可出现呼吸困难、意识障碍、抽搐等表现,危及生命。由于异常形成的左肺动脉绕行于气管后面所形成的吊带压迫气管,且婴幼儿气管发育不够完善,支撑能力较差,长期受压部分可致塌陷进而形成狭窄,发生气道梗阻,造成组织缺氧加之易合并呼吸道感染,从而容易出现上述症状。本病又多合并其他先天性心脏畸形且易发生呼吸道感染,这些疾病相对容易诊断而又能解释上述临床表现,且目前大多临床医师对本病认识不足,从而也容易发生漏诊。因此本病的诊断关键在于对肺动脉吊带畸形要有充分认识,对于出现反复咳喘、呼吸道感染、气道梗阻等表现,并且予一般抗感染平喘等治疗效果不佳的患儿,应考虑此病。

**2. 详尽询问病史,理清诊断线索** 本例患儿就诊前即有长达 1 年余的反复呼吸道感染喉喘鸣及呼吸困难表现。患儿生后 16 天就因"先天性喉喘鸣"于当地医院住院治疗,主要表现为吸气性喉鸣,睡眠、吃奶及俯卧位时明显,伴呼吸困难,上述症状经抗感染治疗后缓解,因此并未引起家人和当地医生的重视,告知患儿家长无需特殊治疗,常规补充钙剂,长大后能够自愈。但与一般的先天性喉喘鸣不同,患儿的病情并没有随着年龄的增长而减轻,相反却越来越重。此后,患儿分别在 1 岁和 17 个月时反复因"喉喘鸣,呼吸困难"住院治疗,并且在患儿 1 岁时,喉喘鸣发作过程中,由于严重的呼吸困难,甚至入住重症监护室治疗。两次住院期间陆续完善了喉部及胸部三维 CT、电子鼻咽喉镜等检查,并未发现确切的异常,症状缓解后出院。此次入院后我们进行了详细的病史询问,全面完善各项检查,包括食管 24 小时 pH 监测、过敏原检查,并且再次进行了电子鼻咽喉镜、喉部及胸部三维 CT 检查,除外了胃食管反流病、哮喘、喉软骨软化症等同样能够引起反复喉鸣或反复咳喘的疾病,并且经由胸部 CT 发现的气道异常狭窄情况,进一步完善支气管镜检查,以至于发现气道狭窄,进而考虑到可能存在血管环压迫问题,最终通过心脏超声及心脏增强 CT 检查确诊肺动脉吊带,逐层深入,理清了诊断思路。

## 【关于本病】

肺动脉吊带(pulmonary artery sling,PAS)是一种罕见的先天性心血管畸形,又称先天性迷走左肺动脉(congenital aberrant left pulmonary artery,CALPA),即左肺动脉起源于右肺动脉,经气管与食管之间,并环绕右侧主支气管和气管远段,到达左侧肺门(图 3-14-3)。在其走行过程中,动脉包绕气管酷似吊带,往往合并心内结构的畸形和气管、支气管狭窄,导致患儿出现严重的气急、喘鸣、呼吸困难等,如不及时诊断及治疗,病死率可高达 90%。这种畸形最早于 1897 年由 Glaevecke 和 Doehle 在 1 例 7 个月患有严重呼吸衰竭的婴儿尸检中首先发现的。"血管吊带"这一名词最早是由 Contro 等在 1958 年描述这一畸形时提出的,主要是为了区分于"血管环"。Berdon 在 1984 年提出了"环 - 吊带综合征"这一名词,来强调肺动脉吊带经常和完全性气管环形畸形同时存在。既往本病报道极少,至 2001 年全世界仅有 150 例报告,早期大部分病例是在尸检或手术中被发现,国内亦罕见报道。一方面与 PAS 发病率低有关;另一方面,由于临床医师往往缺乏对其认识,而传统检查中的胸片及 CT 横断面图像表现无法帮助确诊 PAS,诊断常止步于肺部感染或气管狭窄,存在漏诊可能。

### 1. 发病机制

(1)左肺动脉异常:右肺动脉正常起自肺动脉主干,而左肺动脉自右肺动脉后上方发出,先向后向上越过右主支气管,然后向左自气管食管间经过,一般相当于气管分叉水平或略高于气管隆突,最终进入左侧肺门,形成部分性血管环,在气管远端和主支气管近端形成吊带,易造成对气管和食管的压迫而出现相应的症状。一般来说,左侧肺门较正常肺动脉主干位置偏低,左肺动脉发育也较正常小。当肺动脉吊带患者伴有动脉导管或动脉韧带,其一端位于肺动脉主干与右肺动脉连接部,另一端向上经左支气管和左肺动脉后方与降主动脉相连时,则构成完全性血管环,但这一血管环仅造成气管压迫,而很少伴有食管压迫。文献报道约 50% 肺动脉吊带患者常合并心内畸形,常见的类型包括动脉导管未闭、房间隔缺损、室间隔缺损和永存左上腔静脉,较少数病例可合并法洛四联症。

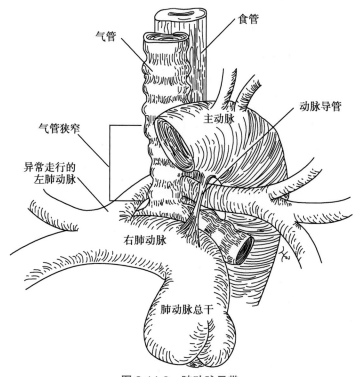

图 3-14-3　肺动脉吊带

（2）气管狭窄及发育异常：由于起源及行走异常的左肺动脉压迫气管后壁，肺动脉吊带的患者常伴有气管狭窄，尤其是在隆突上和右主支气管起始部。约 50% 的肺动脉吊带病例气管狭窄的原因是存在完全性气管环，表现为气管后壁膜性组织缺如，以及气管软骨失去正常的 U 形而变成 O 形，气管和包括完全软骨环的主支气管壁的软骨分布异常，形成真正的狭窄。因此气管狭窄不仅可发生于肺动脉吊带压迫的区域，还可延及整个气管，此时形成所谓的"环 - 吊带综合征"。其他的气管发育异常还包括异常气管分支，如气管性支气管等。

**2. 肺动脉吊带的主要症状**　肺动脉吊带的男女比例是 3∶2，绝大多数患者有症状（约90%），这些症状 90% 出现在生后的第 1 年，无症状的肺动脉吊带患者在青春期或成年后被偶然发现。

（1）呼吸道症状：最为常见，并且以呼气相延长的哮鸣和喘鸣为特征。主要的症状有咳喘、气促、发绀等，严重者可出现呼吸困难、意识障碍、抽搐等表现，危及生命。由于异常形成的左肺动脉绕行于气管后面所形成的吊带压迫气管，且婴幼儿气管发育不够完善，支撑能力较差，长期受压部分可致塌陷进而形成狭窄，发生气道梗阻，造成组织缺氧加之易合并呼吸道感染，从而容易出现上述症状。本病又多合并其他先天性心脏畸形且易发生呼吸道感染，这些疾病相对容易诊断而又能解释上述临床表现，且目前大多临床医师对本病认识不足，从而也容易发生漏诊。

（2）消化道症状：由于本病异常形成的左肺动脉绕行于气管和食管之间，不仅对气管有压迫而且对食管也有压迫作用，从而使小婴儿可出现呛奶，年龄较大儿童出现吞咽困难等。

3. **并发症** 如前所述本病患儿又多合并其他先天性心脏畸形,相对肺血较多,兼之小婴儿各项免疫功能及气道屏障功能发育不够完善,且存在气道梗阻容易发生下呼吸道感染,而易合并充血性心力衰竭、中毒性脑病、呼吸衰竭等严重并发症。文献报道如无外科治疗,本病死亡率可达 90%。

4. **关于本病的诊断思路** 本病的诊断关键在于对肺动脉吊带畸形要有充分认识,对于出现反复咳喘、呼吸道感染、气道梗阻等表现及予一般抗感染平喘等治疗效果不佳的患儿应考虑此病,结合超声心动图和多层螺旋 CT 增强扫描可以确诊本病。诊断本病心电图及胸片检查缺乏特异性,而超声心动图和多层螺旋 CT 增强扫描却有重要的价值。应用超声心动图检查,在左肺动脉显示不清时,应仔细反复探查剑突下肺动脉长轴切面、大动脉根部短轴切面、胸骨上窝右肺动脉长轴切面这 3 个切面,寻找左肺动脉的起源,基本能诊断此病,但是,由于超声的局限性,不能显示左肺动脉对气管的压迫情况,而多层螺旋 CT 能够弥补这一缺陷,可以清楚地显示左肺动脉和气管的关系,支气管受压情况及狭窄程度,并且能够有效地衡量气管狭窄的长度和程度,为以后有效的手术治疗做好准备。

5. **治疗** PAS 的内科治疗包括抗感染物理治疗及营养支持等,一般作为术前准备的部分。对于有症状的 PAS 病例,一经确诊应早期手术以矫治左肺动脉异常及气道梗阻。传统上矫治单纯性 PAS 可在非体外循环进行。体外循环下 PAS 矫治术适用于合并气管狭窄或心内畸形的病例,也有单纯 PAS 应用体外循环手术,手术时间充足,相对比较安全,进一步保证吻合口通畅,手术效果好,术后发生肺动脉狭窄较少。

因此,手术方法上目前多主张胸骨切开及体外循环下做肺动脉吊带矫治术,术中切断异常走行的左肺动脉,将其自气管与食管之间取出,在气管前方主肺动脉之上的左肺动脉正常起源部位行端侧吻合左肺动脉;术中同时处理合并的气道及心脏畸形。

总之,对临床出现慢性喘息、气促、呼吸困难或/和吞咽困难、进食缓慢的患儿,尤其是内科治疗效果不佳者应想到肺动脉吊带的可能,以免延误诊治。超声心动图联合心脏增强 CT 检查是肺动脉吊带术前诊断、评估的最佳辅助检查,早期正确诊断和及时手术治疗是生存的关键。

(代 冰 蔡栩栩)

## 病例 15 支气管动脉 - 肺动脉瘘

【**病例介绍**】

患儿,男,11 岁。

**主诉:**间断咯血 3 天,呕血 1 次。

**现病史:**患儿3天前无明显诱因出现咯血,表现为咳嗽2声后咯血1次,为鲜红色伴有泡沫,每次5~8ml,约10余次,无发热,无鼻出血,无胸痛、腹痛,就诊于当地医院,给予静脉滴注消炎药(具体不详)治疗1天未再咯血出院。入院前1天患儿再次出现咯血症状,症状同前,速来笔者医院,途中患儿再次出现咯血3次,量同前,晕车后出现呕吐,呕吐物为咖啡样物,量40~50ml,就诊于笔者医院急诊,门诊以"咯血原因待查"收入笔者科室。患儿病来一般状态可,无发热,无头晕,无面色苍白,无呼吸困难,无胸痛、腹痛,无抽搐,无意识障碍,饮食、睡眠略差,饮食正常,无血尿,大便呈黑色。

**既往史:**约3年前出现第1次咯血,当地医院诊断为支气管扩张,咯血量较少(具体叙述不清),经抗感染治疗后症状消失出院。6个月前第2次咯血,症状同前,经抗感染治疗后症状消失出院。否认外伤及输血史。平日活动不受限,无胸痛、腹痛,无呼吸困难,无咳嗽、咳痰。

**过敏及接触史:**否认药物及食物过敏史。否认肝炎及肺结核、手足口病等传染病接触史。

**个人史及家族史:**G1P1,足月顺产第1胎,出生体重3.0kg,无牧区居住史,按时接种疫苗。否认家族遗传代谢性疾病史。否认血液系统疾病家族史。

**入院查体及相关检查:**神志清楚,一般状态可,呼吸平稳,周身无皮疹及出血点。面色无苍白,无鼻翼扇动及三凹征,咽略红,扁桃体Ⅱ度肿大,表面无脓苔,双肺触觉语颤正常,双肺叩诊清音,肺下界正常,双肺听诊呼吸音粗糙,未闻及干、湿啰音。心、腹及神经系统查体未见异常。

**辅助检查:**胸片显示(外院)双肺纹理增强。血常规:(外院)白细胞8.72×10⁹/L;淋巴细胞百分比23.7%;中性粒细胞百分比70.4%;血红蛋白115g/L;血小板204×10⁹/L。

## 【病例特点及诊断思路】

1. **临床特点** ①11岁年长儿,既往健康;②近3年有反复、间断,无前驱感染等明显诱因的咯血史,咯血量中等,未经特殊治疗可自行缓解;③查体无贫血等明显阳性体征,无其他系统受累的症状和体征。

2. **诊断思路** 对于年长儿咯血首先应注意与鼻出血鉴别,此患儿自诉有明确的咳嗽后出现咯血的现象,但入院查体咽后壁未见血性结痂及血块,可除外鼻出血。其次应根据儿童咯血的诊断流程逐一排查,最常见的是感染引起的咯血,此患儿咯血前无感染史,无结核中毒症状和结核接触史,但患儿既往因反复咯血于当地医院经抗感染治疗后咯血好转,不能除外非典型菌引起的隐性感染,如肺炎支原体、结核分枝杆菌等,应积极寻找病原,通过诱导痰、胃液等方法查找结核分枝杆菌,同时应做PPD等检查。此外,患儿既往咯血3次病史,不能除外既往因反复肺部感染后引起的气道病理性改变,如支气管扩张等气道异常,但此患儿无长期咳黄痰及痰中带血病史,应完善肺部CT检查以明确是否有气道异常。另外,应注意一些少见原因引起的咯血,如心源性和肺血管发育异常引起的咯血,但详细询问病史既往无心脏病史,入院时查体心前区未闻及杂音,应完善心电图及心脏彩超等相关检查以除外先天性心脏病。患儿平日无活动后气短呼吸困难表现,虽然既往曾有咯血但是无进行性贫血表现,待完善肺部 CT,必要时做心脏增强 CT 观察肺部是否有磨玻璃样斑片影及纤维支气管镜检查,肺部灌洗液查找含铁血黄素巨噬细胞后进一步除外肺含铁血黄素沉着症并进一步除外肺血管发育异常。

**【治疗经过及反应】**

入院后急检血常规白细胞正常范围,予患儿头孢甲肟预防感染,同时完善病原学及相关常规检查。次日回报 TB-Ab 阴性;结核抗体阴性,肺炎衣原体抗体 -IgM 阴性;肺炎支原体抗体 -IgM 阴性,暂无结核、肺炎支原体及衣原体感染的证据;血红蛋白 92g/L,提示轻度贫血。抗核抗体、抗 nRNP 抗体、抗 Sm 抗体、抗 SS-A 抗体、抗 dsDNA 抗体均阴性;抗线粒体抗体均为阴性;抗心磷脂抗体(ACA)、抗中性粒细胞胞质抗体测定(ANCA)及抗核抗体系列(ANA)均阴性,暂不支持系统性红斑狼疮等结缔组织病和 ANCA 相关性血管炎等引起的肺部损害。心电图正常,心脏超声正常不支持心源性咯血。入院第 2 天患儿再次咯血,量同前,检查血常规提示血红蛋白进行性下降提示肺部进行性出血,立即予患儿行支气管镜检查以明确出血部位,术中发现右肺下叶基底段可见鲜血涌出(图 3-15-1),予 1/10 000 盐酸肾上腺素局部止血。因患儿出血量较大并急行肺部增强 CT 扫描提示:右肺中下叶见磨玻璃密

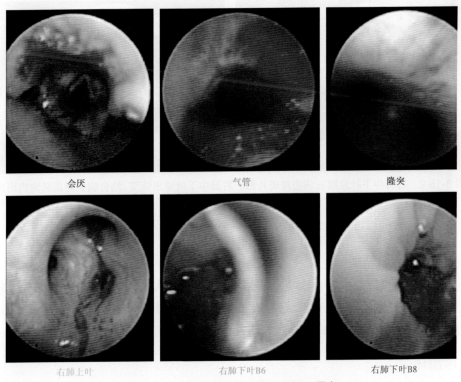

会厌 气管 隆突

右肺上叶 右肺下叶B6 右肺下叶B8

图 3-15-1 右肺下叶基底段可见鲜血涌出

度斑片影(图 3-15-2),不除外肺血管异常导致出血,立即请介入科会诊,予患儿行支气管动脉造影术,术中发现血管略增粗扭曲,另见血管瘘(图 3-15-3),予明胶海绵填塞后支气管动脉栓塞良好(图 3-15-4)。夜间患儿再次出现呕血 1 次,约为 50ml 鲜血,患儿血氧饱和度下降,予患儿低流量吸氧,并予患儿垂体后叶素持续静脉滴注,联合凝血酶及酚磺乙胺止血并积极补液输血纠正贫血治疗。肺灌洗液结核菌涂片阴性,PPD 阴性,结合支气管镜下的改变可除外肺结核;肺泡灌洗液未查到含铁血黄素细胞不支持肺含铁血黄素沉着症。患儿共住院治疗 1 周,无发热,未再次咯血及活动性出血表现出院观察。出院后电话随诊,患儿出院后无再次咯血,无反复感染及咳嗽史。

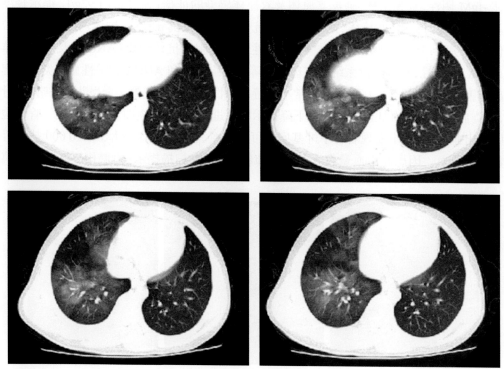

图 3-15-2 右肺中下叶见磨玻璃密度斑片影。右肺中下叶渗出病变,结合病史考虑肺泡内出血

【确定诊断】

支气管动脉 - 肺动脉瘘。

诊断依据:①反复间断咯血病史;②发作时咯血量较大;③纤维支气管镜术中发现右肺下叶基底段可见鲜血涌出;④肺部增强 CT 扫描提示右肺中下叶见磨玻璃密度斑片影;⑤行支气管动脉造影术,术中发现血管略增粗扭曲,可见血管瘘。

【诊治体会】

1. 对于平时健康,间断反复咯血的患儿突然出现大咯血绝不能忽视肺血管发育异常,如支气管动脉瘘引起的咯血。肺血管发育畸形引起的咯血多见于年龄较小患儿,但此患儿

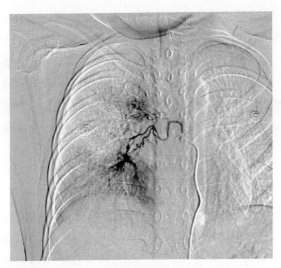

图 3-15-3 支气管动脉造影示血管略增粗扭曲，
另见血管瘘

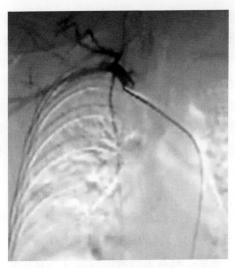

图 3-15-4 透视下缓慢注入明胶海绵与少
量造影剂的混悬液，再次造影见该支气管动
脉栓塞良好

年龄较大，既往多次咯血容易漏诊或误诊为其他疾病，如支气管扩张等，因此，要求临床儿科医生应认识支气管动脉瘘。支气管动脉 - 肺动脉瘘在临床上属罕见病，是一种血管异常疾病，临床多以咯血为主要症状，分为先天性和后天性两种。正常情况下，支气管动脉与肺动脉之间就存在大量毛细血管的吻合支。这些吻合支主要位于支气管壁内，且多在支气管树的第 2~6 级分支处。后天性的支气管动脉 - 肺动脉瘘是在外界因素，如精神紧张、咳嗽、劳累等，多种因素影响下，肺动脉灌注减低，潜在的体 - 肺循环交通支重新开放，形成支气管动脉 - 肺动脉瘘。而先天性支气管动脉 - 肺动脉瘘可能是由于先天性的吻合支异常，在支气管动脉与肺动脉的压力差持续作用下［支气管动脉属于体循环，平均动脉压为 100mmHg（1mmHg=0.133kPa）；肺动脉属于肺循环，毛细血管平均动脉压为 7mmHg］，吻合支增粗扩张，达到一定程度后形成支气管动脉 - 肺动脉瘘；瘘口若位于支气管壁内，就可以破裂入支气管腔内，造成咯血。本例患儿引起咯血的原因并非先天性血管异常而是在生后肺部因反复感染后引起支气管动脉瘘导致大咯血。因此，在成人咯血患者中也有部分患者因支气管动脉瘘导致大咯血。

2. 纤维支气管镜检查在肺咯血的诊断中占有重要地位。纤维支气管镜检查能及时发现肺出血部位，出血量不是很大的情况下于镜下可以迅速给予止血，因此纤维支气管镜是协助诊断及治疗肺出血良好的工具，打破了以往认为肺出血是纤维支气管镜检查的禁忌证的传统观念。文献报道，应用纤维支气管镜可以早期发现肺出血并可以治疗新生儿肺出血的病例，小儿纤维支气管镜可以替代气管插管作为肺出血早期诊断及直接注药的首选。

3. 支气管动脉造影是诊断支气管动脉 - 肺动脉瘘的有效手段。通过支气管动脉造影可以在肺出血急性期捕捉到支气管动脉出血的位置，并通过支气管动脉栓塞术起到封堵止血的作用。支气管动脉 - 肺动脉瘘的内科治疗效果差，外科手术对于出血部位广泛或出血灶不明确以及不能耐受手术者则为禁忌，因此支气管动脉栓塞成为治疗支气管动脉 - 肺动脉瘘的重要手段。有文献报道支气管动脉栓塞术后的患者有再次出现咯血的可能，后天性支气管动脉 - 肺动脉瘘栓塞后咯血复发率偏高，可能是因为虽然支气管动脉被栓塞，但引起咯血的肺内基础病变还持续存在；随着病变的进展，其他侧支开放，达到一定程度还会引起咯血。而先天性支气管动脉 - 肺动脉瘘患者肺内无基础病变，其本身就是由血管发育异常等原因造成的，栓塞了异常血管也就从病因上治疗该病，肺动脉瘘栓塞治疗后咯血复发率应该很低。因此，本例患儿应进行术后随访，不除外再次咯血的可能。

## 【关于本病】

大咯血是指 24 小时内咯血量在 300~600ml。大咯血是呼吸道疾病中突然死亡的原因之一，只有 5% 的咯血是巨大的，一些研究报告有 80% 的死亡率，死亡原因主要是由于出血后窒息。最常见的病因包括支气管扩张、囊性纤维化、肿瘤、结节病、肺结核等其他感染和支气管动脉瘘所致。支气管动脉瘘患者往往具有以下特点：①发病年龄较轻，反复发生咯血，咯血量通常较大；②临床、支气管镜和 CT 检查均不能明确咯血的原因；③ DSA 检查可发现扭曲、增粗、分支增多或粗细不均的支气管动脉，并显示单发或多发的支气管动脉、肺动脉瘘。经过数十年的临床研究，支气管动脉栓塞术（BAE）已成为治疗大咯血的有效手段。

支气管动脉瘘根据引流血管的回流方向不同，可分为 3 种类型：①支气管动脉 - 肺动脉瘘（bronchial artery to pulmonary artery shunt，AAS）；②支气管动脉 - 肺静脉瘘（bronchial artery to pulmonary vein shunt，AVS）；③肋间动脉 - 肺动（静）脉瘘（intercostal artery to pulmonary circulation shunt，IPCS）。根据造影表现，支气管动脉 - 肺动脉瘘分为 4 型：①肺动脉主干型：表现为增粗的支气管动脉发出分支，由其毛细血管与肺门或肺动脉主干沟通，肺动脉显示清晰，大面积肺实质染色；②肺动脉毛细血管型：表现为增粗的支气管动脉发出分支，由其毛细血管与肺动脉多支毛细血管交通，形成多个瘘口，呈现"瀑布"状；③枯枝型：表现为支气管动脉增粗不明显，肺动脉显示局限；④膈动脉型：表现为异常增粗的膈动脉分支毛细血管与肺底毛细血管沟通，延迟期可见肺动脉干或左心房显影。本例进行支气管动脉造影后，发现右下肺异常染色。远端呈现"瀑布"状，考虑属于肺动脉毛细血管型。

因支气管动脉瘘患者症状不典型容易误诊为支气管 Dieulafoy 病，又称恒径动脉综合征，是一种以黏膜下畸形动脉破裂出血为特征的疾病。1898 年，法国医生 Dieulafoy 首先描述该病。1995 年 Sweerts 等第 1 次报道了支气管 Dieulafoy 病。本病多发生于成年人，既往健康或曾有咯血病史，男性似多于女性，右肺发生率高于左肺。增强 CT 可见支气管壁不均匀增厚，管壁有点状强化影，边界清楚，并稍向腔内膨隆；支气管镜检查镜下常见突向管腔的结节状病灶，多数搏动并不明显，易误认为肿瘤，有时因管腔内积血或血块堵塞又易漏诊。最终主要确诊手段是支气管动脉造影和手术或尸检标本病理检查，可见支气管黏膜下扩张或畸形的动脉与支气管管腔相通。

（李　淼　尚云晓）

## 病例 16 肺血管畸形致反复肺炎

【病例介绍】

患儿,女,10岁。

**主诉:** 间断发热、咳嗽、胸痛4~5年,咯血2周。

**现病史:** 患儿4~5年前开始间断出现发热、咳嗽、胸痛。于外院间断住院治疗多次,未明确病因,对症治疗后可好转。2个月前再次出现发热,且咳嗽加重,家属予患儿口服"阿奇霉素、鱼腥草、止咳糖浆"等药物,发热及咳嗽逐渐减轻。2周前患儿咳嗽再次加重,出现咳嗽后咯血,鲜红,量每次5~50ml不等,每天1~4次。病初咯血量较大,入当地医院住院,予静脉应用"头孢吡肟、维生素$K_1$、酚磺乙胺、溴己新、阿奇霉素"治疗,患儿咳嗽及咯血逐渐减轻,1周后咯血消失。住院期间专家会诊:考虑患儿左肺发育不良可能大,左肺间质成分增多,考虑可能系淋巴回流受阻或者淋巴系统发育异常所致,建议必要时行穿刺活检,或者多学科会诊。现为求进一步诊治前来笔者医院。患儿病来神志清楚,精神尚可,进食、睡眠可,大、小便正常。

**既往史:** 患儿既往有反复喉炎病史(具体时间不详),7年前肺炎后心肌酶高,诊断心肌损伤。2013年6月以"反复发热、咳嗽、胸痛18个月"入北京某医院住院治疗1个月,予抗感染治疗后略好转,出院诊断"慢性肺炎,肺血管发育不良",2013年6月21日胸部超声提示左侧胸腔胸膜回声增强,极少量积液。2013年7月3日肺CT(图3-16-1)提示左肺体积减小,左侧胸膜增厚伴左侧少量胸腔积液。左肺动脉纤细,左肺静脉均起源于左下肺静脉,左上肺静脉未显示,左下肺静脉起始部重度狭窄,考虑先天发育异常可能性大,建议进一步检查。前纵隔软组织密度灶,考虑正常胸腺,其内低强化灶,性质待定,良性可能性大,建议复查或进一步检查。纵隔内及左肺门多发肿大淋巴结。2013年7月9日心脏彩超提示:左肺动脉狭窄,左肺静脉缺如?二尖瓣赘生物?左室轻度扩大,二尖瓣少量反流。2013年11月以"间断发热、咳嗽、胸痛23个月",入当地医院住院治疗2个月,出院诊断"左肺阴影左侧胸腔积液性质待查(结核可能性大),左肺支气管病变(考虑结核可能性大)"。

**过敏史:** 有"头孢曲松钠"过敏史,表现为静脉滴注后周身皮疹;接种水痘疫苗后有不良反应病史。

**个人及家族史:** G2P1,40周$^{+3}$顺产,母亲孕期静脉滴注"青霉素、利巴韦林",口服感冒类药物,后觉察怀孕,患儿出生史无异常,3岁前患儿体重增长较好,3岁后患儿体重增长缓慢,身高增长明显。疫苗按时接种。无月经初潮。独生子女,父母及一、二级亲属无类似咯血及出血性疾病史。母亲于2000年确诊"肺结核",痰涂片找到结核菌阳性,抗结核治疗9个月后停药,复查正常。

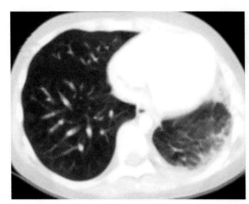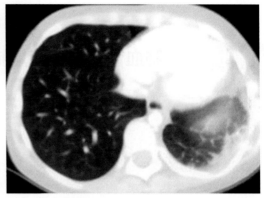

图 3-16-1　2013 年 7 月 3 日肺 CT

左肺体积减小,左侧胸膜增厚伴左侧少量胸腔积液。左肺动脉纤细,左肺静脉均起源于左下肺静脉,左上肺静脉未显示,左下肺静脉起始部重度狭窄,考虑先天发育异常可能性大,建议进一步检查。前纵隔软组织密度灶,考虑正常胸腺,其内低强化灶,性质待定,良性可能性大,建议复查或进一步检查。纵隔内及左肺门多发肿大淋巴结

**入院查体及相关检查:** 神志清楚,一般状态可,无贫血貌。周身无疹,周身浅表淋巴结无肿大。无鼻翼扇动或三凹征,口周无发绀,呼吸略促,约 28 次 /min,胸式呼吸。左肺叩诊轻度浊音,双肺听诊呼吸音粗,左肺呼吸音较右侧明显减低,未及明显干、湿啰音。心音有力,心律齐,各瓣膜听诊区未闻及杂音,心尖搏动右移,在胸骨左缘 3cm 第 5 肋间。腹部及神经系统查体无阳性体征,无杵状指。

**辅助检查:** (2015 年 10 月 11 日外院) 血常规: 白细胞 $7.4 \times 10^9$/L; 中性粒细胞百分比 47.3%; 淋巴细胞百分比 42.6%; 血红蛋白 129g/L; 血小板 $244 \times 10^9$/L; CRP 0.1mg/L,肝肾功心肌酶离子均正常。肺炎支原体活跃。(2015 年 10 月 21 日) 心脏彩超: 左室增大,左肺动脉轻度狭窄,血流反向,二尖瓣关闭不全(轻度)。

## 【病情分析及诊断思路】

**1. 病例特点** ① 10 岁大女孩;②反复发热、咳嗽、胸痛病史,病程长,病情迁延不愈,近期出现少量咯血;③左肺叩诊轻度浊音,听诊左肺呼吸音较右侧明显减低;④既往完善肺 CT 示左肺体积减小,定期复查心脏超声提示左肺血管发育异常。

**2. 诊断思路** 本例患儿就诊前有长达 4~5 年反复肺部感染病史,反复肺炎的发生是由于肺局部防御机制缺陷或患某些基础疾病削弱了肺部的防御机制,导致这些患儿肺部分泌物引流障碍或感染难以清除引起。需考虑免疫缺陷病、心血管结构异常、呼吸系统基础疾病、呼吸系统解剖异常等。其中,呼吸系统解剖结构异常是引起反复肺部感染最常见的原因,如气管支气管软化症、支气管狭窄或变异、肺发育不良、肺隔离症和先天性肺囊肿。其次为支气管异物、先天性心脏病、哮喘、免疫缺陷病、原发纤毛不动综合征、胃食管反流和肺含铁血黄素沉着症等。总之,对于反复发生肺炎的患儿的诊断,要在仔细评估患儿病史、症状、体征后,再选择适当的辅助检查,这是基础疾病诊断的基本思路。

患儿此次发热、咳嗽症状好转后不明原因出现咯血,结合患儿病史及既往影像学

检查,考虑患儿左肺血管发育不良引起咯血及反复发生肺炎的可能性大。但咯血的原因又需与以下疾病鉴别:①肺结核:患儿病史较长,母亲既往确诊肺结核,患儿有结核接触史,但患儿多次完善痰涂片、细菌培养、PPD 等相关结核检查,未明确结核感染,且无盗汗、食欲缺乏、乏力、消瘦等症状,必要时应完善血沉、结核斑点试验,反复完善肺CT,注意肺部影像学的改变,粟粒型肺结核结节影分布较均匀,形态密度较一致,部分可见钙化,可鉴别;②支气管扩张:患儿病史较长,反复肺部感染,但患儿无明显咳痰,肺 CT 未见"双轨征"等特异性改变,应进一步完善支气管镜后明确;③特发性肺含铁血黄素沉着症:患儿为年长儿,有咯血,但无明显贫血及弥漫性高密度及磨玻璃密度斑片影之肺部浸润的特点,必要时应积极查找痰、胃液及肺泡灌洗液中是否含有铁血黄素巨噬细胞;④其他原因所致肺泡出血,结缔组织病,如系统性红斑狼疮所致肺部病变、系统性血管炎、韦格纳肉芽肿、过敏性紫癜,都可引起肺泡出血,常规进行风湿系列及抗核抗体系列等检查,同时应询问有无特殊药物,如抗凝药、溶栓药、丙基硫尿嘧啶、苯妥英钠、细胞毒等药物的使用等。

**【诊治经过及反应】**

患儿为进一步明确咯血病因入院,入院后患儿无发热及咯血症状,无明显咳嗽,根据病情分析完善相关检查,暂予患儿完善支气管镜术前相关检查及输血前准备。未应用静脉药物。

检查及结果分析:

1. **入院后完善各项检查** 血常规:WBC $5.7 \times 10^9$/L,NE% 39.5,RBC $4.0 \times 10^{12}$/L,HGB 123g/L,HCT 38.1%,MCV 95fL,MCH 30.5pg,MCHC 322g/L,PLT $260 \times 10^9$/L;尿、便常规正常;DIC 常规正常;肝肾功能正常;血清胆红素正常。

2. **纤维支气管镜检查** 右肺主支气管黏膜光滑,略充血水肿,各叶段支气管管腔开口通畅,黏膜光滑,略充血水肿,各支气管管腔可见少量白色絮状痰,管腔通畅,各支气管管腔未见痰栓堵塞、狭窄及异物征象。左肺左主支气管黏膜光滑,略充血水肿,左肺气管和支气管开口偏小。左肺上叶(B1、B2、B3)、舌叶(B4、B5)、下叶(B6、B8、B9、B10)各叶段支气管管腔开口通畅,黏膜光滑,略充血水肿,各支气管管腔可见少量白色絮状痰液,管腔通畅,其中舌叶开口略小。各支气管管腔未见痰栓堵塞、狭窄及异物。BALF 检查:一般细菌、结核菌及真菌涂片检查均未找到相应阳性菌,未查到肺含铁血黄素巨噬细胞。细胞学检查:分叶核细胞 2.0%,淋巴细胞 13.0%,巨噬细胞 53.0%,上皮细胞 32.0%;细菌、真菌培养及 PCRTB 均未见相应菌生长。

3. **心电图** 正常。

4. **心脏彩超(图 3-16-2)** 左肺动脉内径变小,其内血流反向,不除外主动脉 - 左肺动脉分流,主动脉弓内缘至左肺动脉周围多条迂曲侧支血管,左上肺静脉入口处狭窄?静息状态下左室整体收缩功能正常。

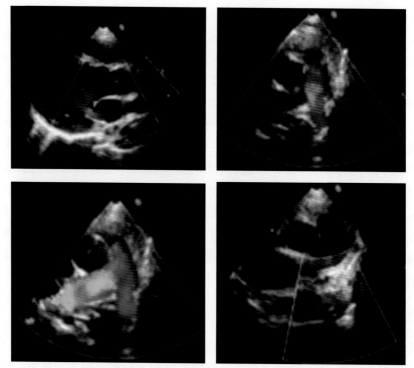

**图 3-16-2 2015 年 11 月 3 日心脏彩超**

左肺动脉内径变小,其内血流反向,不除外主动脉-左肺动脉分流,主动脉弓内缘至左肺动脉
周围多条迂曲侧支血管,左上肺静脉入口处狭窄? 静息状态下左室整体收缩功能正常

**5. 肺部血管 CT 增强 + 三维(图 3-16-3)** 左肺下叶基底段部分动静脉畸形可能性大。
左肺静脉汇入心房部明显狭窄,考虑先天畸形。左侧胸壁及纵隔多发迂曲血管,考虑侧支循
环形成可能性大。左肺上叶支气管起始部略狭窄;左肺体积减小、左肺动脉干略狭窄。左肺
散在炎症,左肺小叶间隔增厚。

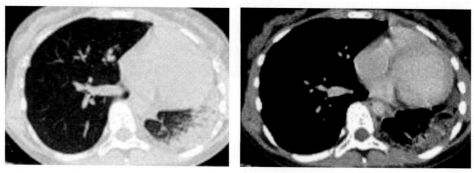

**图 3-16-3 2015 年 10 月 31 日肺部血管 CT 增强 + 三维**

左肺下叶基底段部分动静脉畸形可能大。左肺静脉汇入心房部明显狭窄,考虑先天畸形。左侧
胸壁及纵隔多发纡曲血管,考虑侧支循环形成可能性大。左肺上叶支气管起始部略狭窄;左肺
体积减小、左肺动脉干略狭窄。左肺散在炎症,左肺小叶间隔增厚

根据以上辅助检查结果,结合患儿症状及转归,并经介入科、心外科、小儿普外科会诊,高度怀疑患儿反复肺炎及咯血为左肺血管畸形所致,但目前无手术治疗指征,建议定期复查肺 CT 及心脏超声,必要时进一步至专科医院随诊。患儿在院期间病情稳定,未再发热及咯血,共住院 9 天出院。

患儿出院后至今无咯血,仍间断有轻度发热、咳嗽,抗感染治疗好转,定期复查心脏超声较前无变化,患儿活动、呼吸未受限,目前观察随访中。

【确定诊断】

肺血管畸形(左肺动、静脉狭窄)。

诊断依据:①有反复发作性发热、咳嗽 4~5 年病史,肺 CT 提示有炎症改变,左肺体积减小;②肺血管增强 CT 及心脏彩超均明确提示左肺血管畸形;③除外其他肺出血性疾病,如血管炎、风湿性疾病、免疫缺陷病、肺结核、支气管异物、特发性肺含铁血黄素沉着症等。

【诊治体会】

1. **本病易合并反复肺炎,应与其他疾病鉴别** 对于反复肺炎患儿的诊断,要在仔细评估患儿病史、症状、体征后,再选择适当的辅助检查是基础疾病诊断的基本思路。比如异物吸入患儿应进行纤维支气管镜检查;先天性心脏病应做心脏彩超检查;某些哮喘临床表现不典型,应做过敏原及肺功能检测;原发免疫缺陷病应进一步完善免疫功能检查,如免疫球蛋白、补体水平淋巴细胞亚群,或行呼吸爆发实验;反复同一部位肺炎,间歇期无临床症状而胸片仍有异常,要考虑先天支气管和肺发育异常,如肺血管畸形或先天性肺囊肿等,应进行纤维支气管镜检查及血管造影;病史中有咯血、贫血,胸片表现为云絮状影,短期内有较大变化,应进行痰液、胃液或支气管肺泡灌洗液找含铁血黄素细胞。对于本例患儿,反复肺炎发作频繁,家属就诊积极,曾于北京某医院住院诊治,完善系统检查,除外其他基础疾病,反复完善肺 CT 及心脏彩超考虑先天肺发育异常可能性大。患儿入笔者医院后,先后完善支气管镜检查、肺血管增强三维重建明确肺血管畸形,可认为其是导致患儿多年反复下呼吸道感染的病因。

2. **治疗的关键在于尽可能减少肺炎的发生和及时处理咯血** 该患儿经完善系统检查确诊为血管畸形,此为先天发育异常,无手术指征,应积极改善生活质量,首先需尽可能减少肺炎的发生。避免感染,早期积极抗炎,有效排痰是处理的关键。另外,小儿咯血是一组异质性疾病,属急症,需准确诊断与及时治疗。在非感染性病因中,特发性肺含铁血黄素沉着症仍是最常见的病因,其次就是肺血管畸形和肺动静脉瘘。该患儿于病程中出现过严重的咯血,治疗上应保持呼吸道通畅,及时应用止血药物,防止了失血性休克的发生。

3. **纤维支气管镜检查的应用价值高** 对于反复肺炎及咯血的检查方法,胸部 CT 分辨率高,在肺部疾病的诊断中具有举足轻重的价值。增强 CT 及血管造影,还可了解纵隔淋巴结及有无血管畸形等。而纤维支气管镜检查是了解气道最直观的方法,该患儿有反复发作的肺炎,支气管镜可直接观察气管发育有无畸形,该患儿除左肺舌叶开口略小,余各气管及支气管管腔均未见痰栓堵塞、狭窄及异物征象。另外经纤维支气管镜还能直接吸出支气管内的血块或痰栓,促使炎症吸收,术中可进行止血,同时对病变进行局部给药治疗。

**4. 对于反复发作性疾病的患儿应重视获取详细资料及观察随访** 该患儿此次入笔者医院的目的在于行支气管镜除外气道畸形,进一步明确诊治及提供后续随访意见。对于如本例患儿反复肺炎及病程中出现咯血的诊断首先应该获得准确而完整的病史资料,包括咯血的量、性质及发作形式,有无发热、咳嗽、咳痰,有无乏力、消瘦等伴随症状,有无异物吸入史,既往有无结核接触史等。对于该患儿目前随访观察中,随着年龄的增长,肺部感染发生频率减低,未再出现严重咯血,患儿目前10岁,肺部血管畸形未合并心脏疾病,血液流入形成的异常交通或已耐受,未予特殊处置,如再次由此导致严重的下呼吸道感染,甚至大咯血,需要行血管栓塞术或外科手术纠正血管异常。

## 【关于本病】

肺血管发育过程中任何环节的异常,均可引起肺血管畸形。肺血管畸形是一种比较少见的疾病,它的主要危险是破裂出血引起猝死,也是引起不同程度咯血的主要原因之一。肺血管发育畸形分为大血管畸形和小血管畸形。大血管畸形包括肺动脉狭窄、肺动脉缺如、肺动脉闭锁、肺动脉吊带、肺静脉狭窄及闭锁、肺静脉异位引流、肺动静脉瘘及肺隔离症等;小血管畸形包括肺毛细血管瘤、肺毛细血管瘤样增生症、肺小动脉纤维肌性结构发育不良等。临床表现为咯血,吸气性呼吸困难,反复喘息、呼吸道感染等。引起咯血症状是因为生理情况下支气管动脉压力远远高于肺动脉压及肺静脉压,在形成异常交通时血液由高压的支气管动脉流向低压的肺动脉或肺静脉。增强肺CT、血管重建及血管造影的应用,使肺血管发育畸形的诊断水平大为提高。血管造影可较精确地显示支气管动脉、非支气管动脉、体循环动脉供血以及肺动脉疾病等影像,其优点是无创,操作简单,可以用于肺血管发育畸形病例的筛选。

**1. 肺动脉狭窄** 以单纯肺动脉瓣狭窄最为常见,约占90%;其次为漏斗部狭窄,脉动脉干及其分支狭窄则很少见。它可单独存在或作为其他心脏畸形的组成部分,如法洛四联症、卵圆孔未闭等。

若跨瓣压差<30%mmHg,一般不会出现明显的临床症状。随着年龄的增大症状逐渐显现,主要表现为劳动耐力差、乏力和劳累后心悸、气急等症状。重度狭窄者可有头晕或剧烈运动后昏厥发作,晚期病例出现颈静脉怒张、肝大和下肢水肿等右心衰竭的症状,如并存房间隔缺损或卵圆窝未闭,可见口唇或末梢指/趾端发绀和杵状指/趾。

轻度肺动脉狭窄患者临床上无症状,可正常生长发育并适应正常的生活能力,可不需特殊治疗。中度肺动脉狭窄患者,一般在20岁左右出现活动后心悸气急状态,如不采取手术治疗,随着年龄的增长必然会导致右心室负荷过重出现右心衰竭症状,从而丧失生活和劳动能力。对极重度肺动脉狭窄患者常在婴幼儿期出现明显症状,如不及时治疗常死亡。治疗方法有经皮球囊肺动脉瓣膜成形术及外科手术行肺动脉瓣切开术。

**2. 单侧肺动脉缺如**(unilateral absence of pulmonary artery,UAPA) 又称单侧肺动脉不发育,是一种罕见的肺血管先天性畸形,多数与法洛四联症等先天性心脏病合并存在,单独发生(单纯性)者少见。UAPA的解剖特点是主肺动脉与肺内肺动脉之间的连接段单侧缺如。主肺动脉及左右肺动脉近侧部共同组成中央肺动脉,当左右肺动脉发育不完全或过早闭塞,或衔接不当,未能与肺内肺动脉正常相连,则形成了先天畸形。正常肺为双重血供,而 UAPA 患者的患侧肺缺失了最重要的肺循环血流,仅由支气管动脉及其他代偿的体 - 肺侧支血管供血,血供比对侧差,影响肺的发育,这可能是造成患侧肺容积缩小的主要原因。而代偿的侧支血管往往发育得不好,易导致肺部感染和咯血。UAPA 合并的其他心血管畸形最多见的是法洛四联症,其他心血管畸形包括右位主动脉弓、单心室等。

单纯性 UAPA 与合并其他心血管病畸形的 UAPA 患者的临床表现有所不同。后者的临床表现往往被合并的其他心血管病畸形的临床表现所掩盖,如法洛四联症患者的发绀、蹲踞等。单纯性 UAPA 患者症状缺乏特异性,可表现为反复的呼吸道感染史、呼吸困难、咯血、活动受限、胸痛、乏力、高原肺水肿等。单从患者的症状和体征很难诊断 UAPA,但是如果出现上述症状外加胸廓畸形、患侧呼吸音减低、心脏杂音和肺动脉高压等体征时,要想到 UAPU。右心室和 / 或肺动脉造影是目前诊断 UAPA 的金指标。不仅能精确定位缺如的肺动脉,反映侧支血管的来源和分布,而且能反映是否并存心血管畸形。因此对有反复肺部感染、咯血等症状的患者,应该及时行肺动脉造影,以利 UAPA 的诊断。

3. **肺动脉吊带**(pulmonary artery sling,PAS) 又称迷走左肺动脉,是一种罕见的先天性心血管畸形,是左肺动脉异常起源于右肺动脉的后方,呈半环形跨过右主支气管向左穿行于食管前和气管后到达左肺门。由于起源及走行异常,左肺动脉会压迫气管后壁及食管,造成气管狭窄,尤其是隆突上方右主支气管起始部。此外,动脉导管或韧带向左后方与降主动脉相连,此结构和异常的左肺动脉一起形成的血管环可压迫左主支气管。50% 的患儿还合并其他先天性心脏病,如房间隔缺损、动脉导管未闭、室间隔缺损。极少数患儿可合并肛门闭锁、先天性巨结肠、胆道闭锁等其他器官畸形。

气道不全梗阻引起的通气障碍是本病患儿最突出的临床表现,气管内分泌物的滞留可引起肺不张和肺炎,阵发性呼吸困难和反复肺部感染是患儿就诊的最常见原因。如无外科治疗,本病病死率达 90%。

诊断 PAS 主要包括彩色多普勒超声、CT 影像学检查、支气管镜等检查。其中 CTA 可以清晰显示狭窄段气管直径、狭窄范围和程度、异常结构及血管异常走行,具有较高的安全性,且方便、快捷,是目前最佳的检查方法。支气管镜可以直视气管内腔,并且可以看到血管环所致的气管内腔狭窄处随血管搏动,可以明确狭窄气管段的长度、直径及有无气管支气管畸形。外科手术治疗的主要内容包括左肺动脉(LPA)的重建及气管狭窄的纠治两个方面。

4. **先天性肺静脉狭窄**(congenital pulmonary venous stenosis,CPVS) 指一支或多支肺静脉先天性狭窄,多发生在肺静脉与左心房的开口处。CPVS 可在肺静脉开口、肺外肺静脉、肺内肺静脉等部位出现节段性或弥漫性内膜过度增生、中层增厚、管壁纤维化,但以肺静脉开口处狭窄多见,从而造成肺静脉血流受阻,同时肺动脉也会出现增生性改变。

患儿可出现反复呼吸道感染、运动耐量下降、呼吸困难、端坐呼吸等表现,最终出现右心室衰竭。超声心动图检查是发现肺静脉狭窄的首选检查手段,血管造影能够观察肺静脉走行,明确肺静脉狭窄程度和范围。严重的肺静脉狭窄需外科手术治疗。

5. **先天性肺静脉闭锁** 为另一种罕见的肺血管畸形,在婴儿期、儿童期多因反复肺炎或咯血就诊。因多数先天性肺静脉闭锁患儿合并先天性心脏病，临床表现通常无特异性，易认为其与左向右分流型先天性心脏病肺血多有关，未能进一步检查而导致漏诊，如不能早期诊断，可能因突然咯血危及生命。影像学检查，尤其肺 CT 及纤维支气管镜检查可发现肺静脉闭锁一些间接特征性改变，注射造影剂后心血管增强 CT 三维重建可进一步明确诊断。

**6. 肺动静脉瘘**（pulmonary arteriovenous fistula，PAF）　这种畸形是由各种不同大小和不等数目的肺动脉和静脉直接连接，表现为血管扩大纡曲或形成海绵状血管瘤，肺动脉血液不经过肺泡直接流入肺静脉，肺动脉与静脉直接相通形成短路。本病约 6% 伴有 Rendu Osler Weber 综合征（多发性动静脉瘘，支气管扩张或其他畸形，右肺下叶缺如和先天性心脏病）。该病文献命名较多，如肺动静脉瘤、肺血管扩张症（haemagiectasis of the lung）、毛细血管扩张症伴肺动脉瘤（haemonreac telangiectasia with pulmonary artery aneurysm）。主要后果有低氧血症、中枢神经系统异位栓塞和咯血。

肺动静脉瘘的主要临床表现为大量咯血，重者可出现失血性休克及窒息，严重危害患儿健康。分流量大者可出现活动后呼吸急促、发绀、杵状指 / 趾及红细胞增多症。咯血是由于毛细血管扩张性病变位于支气管黏膜的病损或肺动静脉瘘的破裂而引起。胸痛可因病变破裂出血位于肺脏层胸膜下或血胸所致。约 25% 的病例出现神经系统症状，如抽搐、语言障碍、复视、暂时性麻木等，这可因红细胞增多、低氧血症、血管栓塞、脑脓肿和大脑毛细血管扩张病变出血而引起。

肺动静脉瘘的诊断依靠心血管造影，可显示动静脉瘘的部位和大小，可见扩张、伸长、扭曲的血管。在与肺内转移瘤、肺结核、支气管扩张等疾病的鉴别诊断上，如果有以下几个特点，都应考虑肺动静脉瘘：①胸片上可见一个或多个圆形或卵圆形密度均匀的肿块，边界清楚，可有分叶征象，有时在肿块的近心端可见两个条索状阴影与肺门相连，即是肺动静脉瘘的流入和流出血管；②透视下可见肺门血管搏动，作 Valsalva 操作法时胸内压升高，流入胸腔的血液减少，可见圆形阴影显著缩小；③确诊可行肺动脉造影，可以看到瘘的大小、部位及血管数等特征。

肺动静脉瘘的治疗方法　凡有症状且病变局限的患者均需手术治疗。即使无明显症状，但因该病可发生破裂、出血、细菌性心内膜炎、脑脓肿、栓塞等致死性并发症，因此均应手术治疗，轻型病例可在儿童期手术。

**7. 肺隔离症**（pulmonary sequestration，PS）　是罕见的先天性肺发育畸形，属于先天性肺囊性病变的一种。胚胎时期，部分肺组织单独发育形成无肺功能的独立囊性肿块，并接受异常体循环动脉供血，与正常肺组织隔离。这部分肺组织可与支气管相通，造成反复发作的局限性感染，不相通时则不会出现任何呼吸道症状，又称为支气管肺隔离症。本病可分为叶内型和叶外型。叶内型与正常肺组织包裹在同一胸膜下，解剖关系密切，与支气管相通，有症状；叶外型单独包裹在其自身的异常胸膜下，与正常肺相对独立，无症状，但 50% 可合并其他畸形，如膈疝、心血管畸形、肺发育不全、脊柱畸形、食管畸形等。临床上以叶内型常见。

肺隔离症的临床症状分三类：①呼吸道症状主要发生在叶内型肺隔离症，临床表现为反复发作的肺部感染、咳嗽、咳痰、咯血；②无症状主要在叶外型隔离症，仅在胸片上表现为肺内肿块影;③心血管症状极少见,主要是为隔离症供血的血管对血液分流导致的心力衰竭。

PS 的检查可通过胸部 X 线,表现为密度增强而不均匀的阴影,边界清楚,呈分叶状,或可伴有单个或多个囊状扩张影,位于下叶后基底段且与膈相连。合并肺炎者,在隔离肺组织和邻近正常肺组织的同时,出现肺部炎症浸润影,待炎症控制后,邻近肺组织恢复正常,而隔离肺组织阴影仍持续存在。胸部增强 CT 和磁共振成像(MRI)可清晰显示异常供血动脉进入隔离症区域,动脉造影可确诊本病。本病应与支气管扩张症、肺炎、肺脓肿、肺肿瘤等鉴别,发现异常血管通向病变部分有助于临床诊断。

肺隔离症的治疗方法主要是手术切除病变肺组织。叶内型隔离症反复出现呼吸道感染者,应考虑手术治疗。由于合并感染,导致粘连严重和血管纡曲,一般不行单纯局部切除,需要做肺叶切除,在分离血管时相对困难。叶外型隔离症患者需要手术切除病变肺、安全结扎异常动静脉。但若无任何症状,可暂不行手术。本病手术切除预后良好。

**8. 肺血管瘤** 此类肺血管畸形极为罕见。临床表现与呼吸系统常见疾病相似,表现为喘息、气促、咯血等,部分患儿病灶破裂引起大出血危及生命,需要及时诊治。肺血管瘤的影像学无特异性表现,诊断需要依靠病理检查。

(王 浩 尚云晓)

# 4

## 第四章

# 慢性咳嗽

## 病例 1　咳嗽变异性哮喘

【病例介绍】

患儿,男,5岁。

**主诉:**反复咳嗽4年余。

**现病史:**患儿4年前无明显诱因出现间断咳嗽,干咳,无痰,夜内咳嗽明显加重,影响睡眠,运动及进食甜食咳嗽加重,咳嗽反复发作,间隔时间1~2个月,偶伴有发热、打喷嚏及流鼻涕症状,有呼吸道感染症状时咳嗽加重,并出现湿咳。家属曾携患儿就诊于当地医院,考虑呼吸道感染,予患儿间断应用抗生素治疗,效果不理想。13天前患儿再次出现咳嗽,性质同前,咳嗽严重时伴有憋气、颜面部憋红。再次就诊于当地医院,予患儿静滴头孢甲肟5天,患儿皮肤出现皮疹,停用头孢甲肟改为红霉素静滴5天,患儿咳嗽无明显好转。遂就诊于笔者医院门诊,予患儿布地奈德联合沙丁胺醇泵吸后,咳嗽有所缓解,门诊以"慢性咳嗽原因待查"为诊断收入笔者科室。

患儿来就诊时精神状态可,近期无发热,无头晕头痛,无呕吐,无腹痛、腹泻,食、睡可,大、小便正常。

**既往史:**患儿既往已于外院确诊过敏性鼻炎,已经过规律治疗好转。否认肝炎、结核等传染疾病史,否认手术、外伤、输血史。

**过敏及接触史:**笔者医院门诊化验结果提示户尘螨,牛奶,狗毛皮屑,点青、分枝、烟曲、黑曲、交链霉过敏,部分头孢试敏(+)。否认传染病接触史。

**个人及家族史:**G1P1,足月剖宫产,出生体重3.65kg,出生史正常,有湿疹史,按时接种疫苗,生长发育与同龄儿相似。患儿母亲为过敏性鼻炎患者,否认家族遗传代谢性疾病史。平时喜欢揉鼻子、揉眼睛、打喷嚏。

**入院查体及相关检查**：体温 36.9℃；心率 100 次/min；呼吸 20 次/min；血压 88/52mmHg。神志清楚，状态可。胸廓对称。双肺听诊呼吸音粗，未及干、湿啰音。心音有力，心律齐，各瓣膜听诊区未及病理性杂音。腹平软，全腹无压痛、反跳痛、肌紧张，肝脾肋下未及，未触及异常包块。四肢活动可，神经系统查体未见异常。

【病情分析及诊断思路】

**1. 病例特点** ① 5 岁幼儿，病程长，病情迁延；②咳嗽反复出现，干咳为主，感染时出现湿性咳嗽；③抗生素治疗效果不佳；④肺部查体无异常；⑤有明显过敏性体质；⑥抗哮喘药治疗有效。

**2. 诊断思路** 患儿为学龄前儿童，有反复咳嗽病史，首先考虑感染性疾病，需完善相关感染指标，积极寻找病原体，并完善肺部影像学检查明确有无感染。其中，该患儿感染时出现湿性咳嗽，需格外注意迁延性细菌性支气管炎，但该病是以抗生素治疗有效为特征的湿性咳嗽。而本病例中患儿主要为干性咳嗽，抗生素治疗效果不佳，故不支持该病。必要时可完善支气管镜检查，注意镜下表现，收集肺泡灌洗液标本进行细菌培养，同时可通过完善支气管镜检查，除外由于先天性气道畸形或支气管异物所致的慢性咳嗽。除感染因素外，儿童慢性咳嗽常见原因需考虑上气道咳嗽综合征。患儿既往确有鼻炎病史，但经规律治疗后已好转，现无鼻塞、鼻后滴漏等症状，故暂不考虑该病。该患儿咳嗽夜间加重，与进食无关，无反酸、嗳气、胸骨后烧灼感等症状，故可基本除外胃食管反流性咳嗽，必要时可完善 24 小时胃酸监测以除外该诊断。另外，需注意除外感染后咳嗽，感染后咳嗽为抗哮喘治疗无效的自限性疾病。而该患儿抗哮喘药物试验性治疗有效，病程长且迁延，故暂不支持该病，但仍需在治疗中遵循观察、等待、随访、再评估的过程。本病例中，结合患儿病例特点：学龄前儿童，反复咳嗽病史，干性咳嗽为主，抗生素治疗效果不佳，抗哮喘试验性治疗有效，且患儿存在明显过敏性体质，我们需格外警惕咳嗽变异性哮喘，需进行呼出气一氧化氮检测、肺功能及支气管舒张试验以进一步明确诊断。并注意除外可引起慢性咳嗽的其他少见原因，如心因性咳嗽、嗜酸性粒细胞支气管炎和药物诱发性咳嗽等。

【诊治经过及反应】

入院后予患儿完善相关检查。血常规：白细胞 $12.0 \times 10^9$/L；中性粒细胞百分比 34.5%；淋巴细胞百分比 53.3%；血红蛋白 116g/L；血小板 $265 \times 10^9$/L。肺炎衣原体抗体 -IgM、肺炎支原体抗体 -IgM、结核抗体均为阴性。肺炎支原体抗体 1 : 40。总 IgE 测定：304.04U/ml。食物 + 呼吸过敏原：户尘螨，牛奶，狗毛皮屑，点青、分枝、烟曲、黑曲、交链霉，以及食物过敏原（不耐受）未见异常。肝肾功、心肌酶、钙磷镁、钾钠氯、肝炎病毒、DIC、ASO、免疫球蛋白等大致正常。肺功能检查：呼出气一氧化氮 13ppb。肺功能：肺容量正常，肺通气功能正常。支气管舒张试验阴性，但吸入 $\beta_2$ 受体激动剂后咳嗽明显缓解。影像特点：胸部 CT 未见确切异常。

以上结果基本可除外近期感染，暂不予抗生素治疗。患儿虽支气管舒张试验阴性，但吸入 $\beta_2$ 受体激动剂后咳嗽明显缓解，临床试验性治疗有效。基于安全因素考虑，目前无条件予患儿完善支气管激发试验，先予患儿试验性治疗：给予布地奈德联合沙丁胺醇泵吸缓解支气管痉挛,口服孟鲁司特钠降低气道反应性。

患儿住院治疗 5 天,体温平稳,咳嗽明显好转,无喘息,查体:呼吸平稳,双肺听诊未闻及啰音,准予出院。出院医嘱:①布地奈德 0.5mg + 生理盐水 1ml,每天 2 次,泵吸;②加强护理,预防感染;③1 个月后于笔者医院儿童呼吸门诊随诊。

随诊 1 年,未再出现咳嗽症状。

**【确定诊断】**

咳嗽变异性哮喘(cough variant asthma,CVA)。

诊断依据:①有长期咳嗽症状(时间 > 4 周),干咳为主;②临床上无感染征象,且经较长时间抗生素治疗无效;③抗哮喘药物诊断性治疗有效;④个人及母亲为特应性体质。

**【诊治体会】**

1. 以长期慢性咳嗽为主因就诊不可盲目考虑感染,需警惕 CVA。咳嗽变异性哮喘为慢性咳嗽常见的病因之一,以慢性咳嗽为主要表现,其病理生理过程与典型哮喘并无本质区别,一部分 CVA 者可以发展成为典型哮喘。因 CVA 在临床上仅表现为慢性咳嗽,导致误诊误治者较多。本例患儿咳嗽病史已 4 年余,既往就诊时均考虑为感染所致,应用多种抗生素治疗效果不佳,但未引起家人及当地医生重视,延误了诊断。辗转至笔者医院,予患儿糖皮质激素联合 β₂ 受体激动剂泵吸治疗后好转。临床上慢咳应结合病史及辅助检查,全面考虑,明确诊断。

2. 临床证据不足时,抗生素应用需慎重。CVA 在临床生化检验及影像学检查中多数既没有细胞学上表现的白细胞升高、粒细胞及淋巴细胞分数改变,也没有胸部 DR 或 CT 提示肺炎等器质性病变征象。但因其症状,多数患者及部分医生易先入为主,应用抗生素,不但效果不佳,且长时间应用易造成耐药及菌群失调。提示在临床工作中,注意咳嗽的非感染因素,避免滥用抗生素。且抗生素效果不佳时,应变换思路,考虑其他原因造成的咳嗽。

3. CVA 诊断应尽早试验性治疗。咳嗽变异性哮喘可以逐渐发展为典型哮喘,对患儿造成终生影响。因此,对不明原因长期咳嗽患者,我们应该提高对 CVA 诊断与鉴别诊断能力。当考虑 CVA 且证据不足时,应系统检查,可尽早行试验性治疗,以增加证据,明确诊断。

4. 不是所有的哮喘都有喘息症状。CVA 是哮喘的一种特殊类型,咳嗽是这类哮喘患者的唯一或主要的临床表现,咳嗽常常发生在夜间。此类型的哮喘并不伴有哮喘其他胸闷、喘息等症状,故在临床诊断中极易误诊。CVA 患者的临床特点是咳嗽、气道嗜酸性粒细胞性炎症水平增高和具有气道高反应性。单纯依赖临床表现来诊断 CVA 的特异性和敏感性只有 60%~80%。因此,诊断该疾病时应询问病史,全面查体,并联合肺功能、支气管舒张及激发试验等多种检测手段,除外其他病因,以降低误诊率。且诊断后仍需在治疗中观察、等待、随访、再评估。

**【关于本病】**

咳嗽变异性哮喘为一种特殊类型的哮喘,咳嗽是其唯一或主要的临床表现,无明显喘息、气促等症状或体征,但有气道高反应。其主要临床表现为刺激性干咳,通常咳嗽比较剧烈,夜间咳嗽是其重要特征。感冒、冷空气、灰尘、油烟等容易诱发或加重咳嗽。

CVA 同样具有典型哮喘的病理生理过程,CVA 患者同样存在痰液嗜酸性粒细胞和炎症介质增加、气道平滑肌的肥大细胞湿润性炎症、气道黏膜上皮下增厚以及气道重塑等典型哮喘的特征。但其发病机制也有其特殊性,主要是:气道炎症导致黏膜显著水肿,上皮下神经末梢裸露较明显黏膜下咳嗽感受器易受刺激,因此,容易引起强烈的咳嗽反射。咳嗽变异性哮喘患者气道炎症以大中气道为主,这些区域的咳嗽感受器远比小气道丰富,而喘息阈则高于典型哮喘,因此该病患者咳嗽强烈,而无喘息发作。炎症显著的大中气道壁有软骨环支撑,平滑肌相对较少,导致气道痉挛、缩窄较轻,喘息症状不突出。

CVA 的诊断尚无统一标准,中国《儿童支气管哮喘诊断与防治指南》2014 版诊断依据(1~4 项为基本诊断条件):

1. 咳嗽>4 周,常在夜间和 / 或清晨发作或加重,以干咳为主。
2. 临床上无感染征象或经过较长时间抗生素治疗无效。
3. 抗哮喘药物诊断性治疗有效。
4. 排除其他原因引起的慢性咳嗽。
5. 支气管激发试验阳性,和 / 或 PEF 每日变异率(连续监测 1~2 周)≥20%。
6. 个人或一、二级亲属特应性疾病史,或变应原检测阳性。

CVA 的诊断标准中,最主要的确诊方法是根据对治疗的反应,治疗反应被认为是确诊 CVA 的必要条件。在慢性咳嗽病因中,支气管扩张剂仅对 CVA 所致的干咳有效,对胃食管反流性咳嗽、鼻炎和变应性咳嗽等都无明显效果。因此,应用支气管扩张剂可以将 CVA 与其他病因所致干咳鉴别开来。如果疑为 CVA,而没有条件进行气道反应性测试,可先予经验性治疗。

对于咳嗽变异性哮喘的治疗,目前认为,初始治疗方案应为吸入支气管扩张剂和糖皮质激素的联合治疗。支气管扩张剂可以有效减轻咳嗽症状,并有利于诊断 CVA;确诊 CVA 后应给予吸入糖皮质激素治疗以控制 CVA 气道炎症,有利于 CVA 长期控制。如果 CVA 患者出现严重的或顽固性的咳嗽,应给予 1~2 周口服糖皮质激素治疗,之后再予以吸入糖皮质激素序贯治疗。有研究证明,白三烯调节剂可以减轻 CVA 患者咳嗽症状,甚至对一部分吸入支气管扩张剂和激素疗效不佳的 CVA 患者也同样有效,其机制目前尚不明确。目前也不能确定单独应用白三烯调节剂治疗 CVA 是否充分。比较一致的观点认为,对于吸入支气管扩张剂和激素治疗效果不佳者,在除外患者依从性差及其他影响治疗效果的情况后,在应用全身激素治疗前可考虑加用白三烯调节剂。

CVA 患者与典型哮喘患者相似,皆存在气道高反应性、气道炎症及气道重塑。有人认为 CVA 是典型哮喘稍前的一种亚型。但 CVA 并非全部会转变成典型哮喘,未经治疗的 CVA 约 30% 会发展成为典型哮喘。CVA 治疗为影响 CVA 愈后重要因素。也有人认为可能存在两种不同类型的 CVA,一种是不发展为典型哮喘的 CVA,另一种是可发展为典型哮喘的 CVA,后者较前者有更长的咳嗽病程,但两种 CVA 的气道反应性、咳嗽受体敏感性无明显差异,提示 CVA 患者咳嗽病程长短也是影响 CVA 预后的因素之一。由于目前缺乏大样本、随机、对照的 CVA 病例研究,影响 CVA 预后的因素尚需进一步明确。

(刘 欣 尚云晓)

## 病例 2　上气道咳嗽综合征

### 【病例介绍】

患儿,女,9 岁。

**主诉:**确诊银屑病 6 年,咳嗽 2 年,加重 1 个月。

**现病史:**患儿 6 年前无明显诱因出现周身红斑,头部及四肢为重,伴有多层银白色银屑,于笔者医院皮肤科就诊,确诊为"银屑病",外涂糖皮质激素治疗,皮疹好转后停药,每年春秋季复发。2 年余前无明显诱因反复咳嗽,有少许痰,时有流涕、打喷嚏,晨起明显,运动后、进食甜食或咸食后咳嗽加重,不伴喘息,睡眠时打鼾,咳嗽重时皮疹加重,曾反复转诊于北京、沈阳、青岛等多家医院,既往肺 CT 未见异常,诊断"咳嗽变异性哮喘""咽炎"。曾口服孟鲁司特钠 6 个月,无好转,仍有咳嗽;14 个月前使用"丙酸氟替卡松储雾罐吸入"治疗至今,咳嗽略见减轻。现表现为以干咳为主,清嗓,咽部异物感,晨起明显,季节变化时有加重,近 1 个月患儿出现咽痛,咳嗽加重,呈"碴碴"样频咳,无痰,无喘息,头面部及四肢皮疹加重,于当地静脉滴注红霉素 8 天,阿奇霉素 2 天,"头孢"3 天,咳嗽及皮疹未见好转。家属为求进一步诊治,门诊以"咳嗽变异性哮喘?"收入笔者医科。患儿病来精神状态好,食欲好,无恶心、呕吐,无腹痛、腹泻,大、小便正常。

**既往史:**婴儿期患湿疹史;否认异物吸入史。

**过敏及接触史:**对尘螨及花粉过敏,春季好揉鼻子、揉眼睛。

**个人及家族史:**G1P1,生长发育同正常同龄儿。上课注意力不集中。否认过敏性鼻炎、哮喘等家族史。有湿疹史。

**入院查体及相关检查:**神志清楚,一般状态可,呼吸平稳。头部、躯干及四肢均可见边界清晰,大小不一的红斑,表面覆盖多层银白色鳞屑,周围有红晕。咽部充血,扁桃体 Ⅲ 度肿大,充血,表面无脓苔,可见滤泡,口腔黏膜光滑。胸廓对称,叩诊清音,双肺听诊呼吸音粗,未闻及明显干、湿啰音,无呼吸相延长,无胸膜摩擦音。心、腹及神经系统查体无阳性体征。

**入院前辅助检查:**2 年前外院肺功能检查:肺容量正常,通气功能正常;2 年前外院肺CT(32 排平扫)未见明显异常。6 个月前外院过敏原特异性 IgE:花粉(+++),狗毛、猫毛(+~++),尘螨(++);芒果、鸡蛋、牛奶(+)。

### 【病情分析及诊断思路】

**1. 病例特点**　①9 岁学龄期儿童;②6 年银屑病史;③反复咳嗽 2 年余,伴有过敏体质,曾就诊于多家医院,诊断为咳嗽变异性哮喘(CVA);④经规则抗哮喘治疗后无效,仍有咳嗽;⑤咳嗽特点为干咳,晨起清嗓,咽部异物感,夜间打鼾,肺部体征不明显。

**2. 诊断思路** 该患儿咳嗽超过 4 周,符合慢性咳嗽。但慢性咳嗽病因很多,根据其临床特点,首先考虑咳嗽变异性哮喘,但经过 14 个月规则哮喘治疗仍有咳嗽,应注意是否存在依从性不良,吸入装置使用是否规范,重新评估肺功能,若不存在以上问题,治疗效果仍不理想需要我们对诊断的重新判断,应注意除外其他特异性咳嗽。

患儿清嗓,咽部有异物感,夜间有打鼾的症状,扁桃体 Ⅱ～Ⅲ 度肿大,充血,咽后壁有滤泡,注意慢性扁桃体炎所致上气道咳嗽综合征,应完善鼻咽喉镜检查。此患儿还有一个特殊伴随症状是银屑病,咳嗽重时皮疹加重,慢性咳嗽与银屑病应该是存在一定关系的。咳嗽及银屑病同时存在的疾病应注意嗜酸性粒细胞增多综合征,但多伴有喘息,主要表现为难治性哮喘,肺部影像学显示为非固定的肺部浸润,外周血嗜酸性粒细胞明显增加( $>1.5 \times 10^9/L$ ),并持续 6 个月以上。而该患儿既往血常规结果中嗜酸性粒细胞绝对计数及百分比均在正常范围内,可暂不考虑,同时可完善肺泡灌洗液(BALF)嗜酸性粒细胞计数。银屑病与链球菌感染相关,链球菌定植及反复感染可导致持续性呼吸道症状,应完善抗链球菌溶血素 O 检查。此外,声门下异物亦可出现咽痛,咽部异物感,清嗓样咳嗽,该病大部分异物在影像学上可显影,但亦有不显影的异物,需要引起我们注意,应尽早完善支气管镜检查。该患儿多项过敏原阳性,而肺通气功能基本正常,支气管舒张试验阴性,还需注意过敏性咳嗽,但其咳嗽特点无突发突止,因此应复查总 IgE 及特异性 IgE 水平。患儿咳嗽偶可伴有痰液,虽然患儿 2 年前肺 CT(32 排平扫)未见异常,但时间较长,若为慢性迁延细菌性支气管炎,肺部影像学上会出现新的改变,因此复查高分辨率肺 CT(64 排平扫)十分必要,同时应完善经纤维支气管镜肺泡灌洗液的细菌学检查。最后,本例患儿为 9 岁女孩,以日间咳嗽为主,夜间睡眠时很少有咳嗽症状,亦存在心因性咳嗽的可能,但该病为除外诊断,必须除外其他原因引起的慢性咳嗽,最后才能考虑该病。

## 【诊治经过及反应】

入院后停止丙酸氟替卡松储雾罐吸入,改为布地奈德 1mg 每天 2 次雾化吸入。完善相关检查,血常规基本正常,嗜酸细胞百分比 3.3%;CRP 正常;总 IgE 31.35U/ml;不支持嗜酸细胞增多症及过敏性咳嗽;呼出气一氧化氮测定 13bbp,肺通气功能正常,支气管舒张试验阴性,且布地奈德吸入治疗 1 周后咳嗽未见缓解,不存在依从性差及吸入装置使用不当,因此 CVA 诊断不成立。患儿肺部 HRCT(图 4-2-1)未见异常,支气管镜下未见异常,BALF 中无异常化验结果,可除外声门下异物及迁延性细菌性支气管炎。患儿的阳性结果为抗链球菌溶血素 O 2 510U/ml,痰培养:化脓性链球菌,明确提示链球菌感染,给予头孢呋辛抗感染。鼻咽侧位片(图 4-2-2)提示腺样体肥大。电子鼻咽喉镜:腺样体肥大,扁桃体Ⅲ度肿大(图4-2-3)。链球菌感染可以导致慢性扁桃体炎及银屑病,因此此例患儿慢性咳嗽原因可能合并了反复链球菌感染引起慢性扁桃体炎,导致上气道咳嗽综合征,因此给予患儿头孢呋辛静脉滴注 1 周后出院,嘱院外继续口服头孢类抗生素 1 周,症状缓解后建议于耳鼻喉科门诊就诊择期摘除扁桃体。

2 周后患儿咳嗽好转,2 个月后于当地医院耳鼻喉科行扁桃体摘除术,术后 1 周咳嗽症状完全缓解,术后约 1 个月,周身皮疹消退。6 个月后电话随访患儿,未再出现慢性咳嗽。

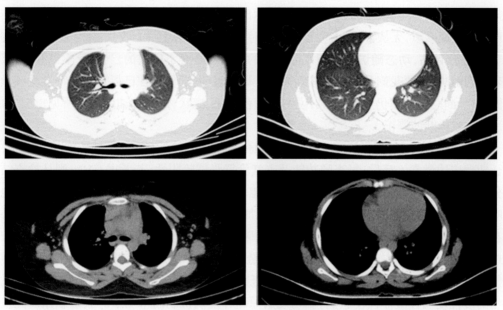

图 4-2-1 入院后肺 CT 结果

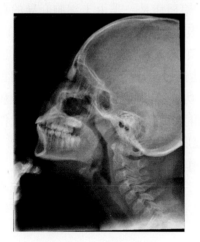

图 4-2-2 鼻咽侧位像

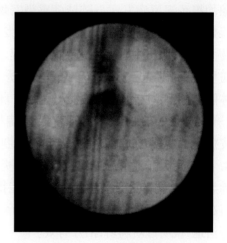

图 4-2-3 电子鼻咽喉镜

## 【确定诊断】

1. 上气道咳嗽综合征(慢性扁桃体炎)。
2. 链球菌感染。
3. 银屑病。

## 【诊治体会】

**1. 慢性咳嗽,难在鉴别** 咳嗽是儿童呼吸系统最常见的症状之一,造成慢性咳嗽的病因很多,从上呼吸道乃至下呼吸道任何一个部位出现问题,均可导致迁延不愈的慢性咳嗽,而儿童表达能力有限,很多时候不能自主表达出不适之处,在家长看来只能看到唯一的临床表现——长期咳嗽,无从下手,十分焦虑。此时,需要儿科医生耐心收集材料进行明确诊断。

2. **治疗评估,动态随访** 诊断及治疗后的随访也是必不可缺的,当治疗不见好转,咳嗽仍未得到解决,需要我们及时进行诊断修正。研究表明,即便是在已界定为非特异性咳嗽的病例中,诊断总修正率仍达 18.83%,说明病情在变化,症状、体征和辅助检查所见也在变化,这一切导致诊断的修正。

3. **抓住特点,"一元"解释** 患儿 2 年前出现反复咳嗽、喘息,反复转诊多家医院,经过长期糖皮质激素治疗后,复查肺功能及支气管舒张试验阴性,若考虑 CVA,则从检查结果上分析 CVA 已得到控制,但仍存在咳嗽,不能从"一元论"解释,仍需考虑患儿存在其他慢性咳嗽的病因。此外,患儿伴有银屑病,咳嗽加重时皮疹加重,银屑病与慢性咳嗽之间必然存在关系。因此我们在检查中发现,ASO 显著升高及口鼻腔分泌物中细菌培养为化脓性链球菌,提示患儿存在链球菌感染。患儿的链球菌感染导致慢性扁桃体炎反复发作,导致上气道咳嗽综合征的表现,是目前慢性咳嗽迁延不愈的主要原因。银屑病是一种表皮过度增生的慢性复发性炎症性皮肤病,确切发病原因和发病机制尚未明了。大量临床研究发现银屑病发病的上呼吸道感染病史、咽拭子培养链球菌以及控制链球菌感染治疗银屑病的临床现象均提示银屑病发病与链球菌感染密切相关。银屑病是一类由 T 细胞介导的自身免疫性疾病,链球菌抗原可在易感人群中诱发或加重银屑病和使银屑病慢性持续存在,HLA的遗传多态性可能与此有关。已有研究提示,链球菌感染不仅能引发滴状银屑病,也可使慢性斑块性银屑病持续存在,还可加重和诱发脓疱性银屑病。而本患者链球菌长期积存于扁桃体隐窝内,可引起释放免疫因子,造成自身免疫功能紊乱,导致了银屑病发病和病程迁延,银屑病与反复链球菌感染所致的慢性扁桃体炎相关。所以慢性扁桃体炎急性发作时银屑病皮疹也加重。因此,链球菌感染为慢性咳嗽及银屑病之间的桥梁。

4. **迁出病因,斩草除根** 慢性扁桃体炎急性发作时咳嗽加重,银屑病皮疹加重。扁桃体摘除后阻断了链球菌感染途径,免疫功能得到恢复,可提高银屑病近期及远期治愈率。因此,建议患儿于耳鼻喉科随诊行扁桃体摘除术。患儿行扁桃体摘除术后慢性咳嗽好转及周身皮疹消退,说明诊断确切,治疗有效。

## 【关于本病】

咳嗽为主要或唯一的临床表现,病程>4 周、胸部 X 线片未见明显异常者,可诊断为慢性咳嗽。不同年龄儿童常见的慢性咳嗽病因不同,咳嗽变异性哮喘、上气道咳嗽综合征、呼吸道感染及感染后咳嗽是中国儿童慢性咳嗽最常见的三大因素。根据 2012 年中国儿童慢性咳嗽病因构成比研究协作组对全国 19 个省、自治区、直辖市共 29 所医院前瞻性入组慢性咳嗽病例并完成 3 个月的随访,发现咳嗽变异性哮喘占 41.95%、上气道咳嗽综合征占24.71%、呼吸道感染和感染后咳嗽占 21.73%,胃食管反流占 0.62%,其他因素占 11%,其中多病因者占 8.54%,而首位是上气道咳嗽综合征合并咳嗽变异性哮喘,占 50.13%。

上气道咳嗽综合征(upper airway cough syndrome,UACS)是临床上常见的慢性咳嗽原因之一,由于多种因素,容易跟其他慢性咳嗽原因相混淆,在诊断慢性咳嗽原因时,要重视分步诊断的程序和观察、等待和随访的过程。UACS 继发于各种鼻炎（变应性及非变应性）、鼻窦炎、慢性咽炎、慢性扁桃体炎、鼻息肉、腺样体肥大等上气道疾病相关的慢性咳嗽。UACS 的咳嗽发作以清晨和白天明显，占 65.42%。UACS 过去被称为"鼻后滴漏综合征"。但实际上，导致慢性咳嗽的耳鼻咽喉基础疾病并非仅仅是鼻和鼻窦疾病，咽喉部的疾病也不在少数。因此，2006 年美国胸科医师协会修订慢性咳嗽指南时，将其更名为"UACS"。而英国胸科学会将这类导致慢性咳嗽的病因称为"上气道疾病"。

UACS 引起咳嗽的病理机制：①黏膜损伤导致上皮下咳嗽感受器暴露，微小刺激即可激惹感受器引起咳嗽。②持续存在的炎症，可降低咳嗽感受器感受刺激产生神经冲动的阈值，对正常不引起咳嗽的较弱刺激发生反应或对一般咳嗽刺激产生过强反应，咳嗽反射比正常人更敏感。③咳嗽受体的炎症反应使神经末梢对各种物理、化学刺激的敏感性增高；现在有观点认为咳嗽高敏感性是所有慢性咳嗽患者的共同特征，包括 UACS 在内所有病因引起的咳嗽可以统称为咳嗽高敏感性综合征或慢性咳嗽高敏感性综合征；相当部分的研究也证实慢性咳嗽患者的咳嗽敏感性确实高于正常人，气道上皮细胞之间的神经纤维表达对辣椒素敏感的类香草素受体也增多，支持咳嗽高敏感性综合征的概念。④炎症使气管平滑肌痉挛，小气道收缩进一步刺激末梢咳嗽感受器，引起咳嗽反射。⑤鼻腔和鼻窦黏膜感觉神经末梢富含神经肽和神经递质，神经源性炎症反应导致上下气道黏膜的高反应性。⑥炎性介质、细胞因子和嗜酸性粒细胞所产生的颗粒蛋白等经血液循环进入下呼吸道加重黏膜炎症。分泌物后流直接刺激喉、会厌、声门的黏膜下咳嗽感受器引起咳嗽；刺激分布于鼻、鼻窦 - 三叉神经和迷走神经，通过鼻 - 肺反射和鼻 - 心肺反射引起咳嗽。

典型的 UACS 患儿描述有液体滴流至咽喉的感觉，咽部有鼻涕的感觉，或有频繁"清嗓"的感觉。鼻咽部和口咽部检查显示有黏液或黏脓性分泌物附着或黏膜有鹅卵石样改变。由于鼻后滴流和清嗓动作在人群中较常见，故就诊断而言，这些表现的特异性和敏感性不强。而且有些患儿的慢性咳嗽可能是 UACS 的唯一症状，即所谓的隐匿性 UACS，他们并无滴流的感觉，也未能意识到影响他人的反复清嗓动作的重要性。因此，UACS 的诊断必须依赖于全面的综合评估，通常是根据患儿对 UACS 经验性试验治疗的反应而定。如抗组胺药、白三烯受体拮抗剂和鼻用糖皮质激素对过敏性鼻炎引起的慢性咳嗽有效，化脓性鼻窦炎引起的慢性咳嗽需要抗菌药物治疗 2~4 周；鼻咽喉镜检查或头颈部侧位片、鼻窦 X 线片或 CT 片可有助于诊断。

（程　琪　尚云晓）

## 病例 3　胃食管反流性咳嗽

### 【病例介绍】

患儿，女，10 岁。

**主诉**：咳嗽 1 个月余，夜间憋醒 10 天。

**现病史**：1 个多月前患儿无明显诱因出现咳嗽，可咳出白色黏痰，以晨起为重，在家中自行口服止咳药(具体药名不详)未见好转。2 周前于当地医院就诊，静脉滴注阿奇霉素 5 天后，患儿咳嗽较前略好转。10 天前患儿于夜间睡眠状态出现憋醒，表现为突然坐起，憋气，剧烈咳嗽，伴咳痰，偶有呕吐，持续约 1 分钟后好转，发作时意识清醒，每天夜间发作 3~4 次，家属携患儿再次就诊于当地医院，于门诊雾化吸入布地奈德和特布他林 3 天，未见好转，遂住院治疗，静脉滴注氨曲南 1 天，氨溴索 5 天，二羟丙茶碱 2 天，继续雾化治疗 5 天，仍未见好转，夜间仍有憋醒发作及咳嗽症状，家属为求进一步诊治来笔者医院，门诊以"慢性咳嗽原因待查，憋气原因待查"收住笔者科室。患儿病来，精神状态好，无发热，无喘息，无流涕，无反酸，无胃灼热，无流涕，无腹痛、腹泻，饮食正常，大、小便正常。

**既往史**：2 岁时于当地医院门诊行舌系带切断，否认其他外伤、输血史，否认喘息病史。

**过敏及接触史**：对青霉素、头孢过敏，化验过敏原对鸡蛋、牛奶、鱼虾类食物过敏。

**个人及家族史**：G1P1，足月剖宫产，出生体重 3.8kg，出生时无缺血缺氧窒息史，有湿疹史，按时接种疫苗，生长发育与同龄儿相似。否认家族遗传代谢性疾病史。

**入院查体及相关检查**：神志清楚，一般状态可。呼吸平稳，叩诊清音，肺肝界正常，双肺听诊未闻及干、湿啰音。心音有力，心律齐，各瓣膜听诊区未及明显病理性杂音。腹软不胀，未见胃肠型及蠕动波，无明显压痛及反跳痛，肝脾肋下未触及，肠鸣音良好。四肢末梢温，CRT<3 秒，四肢活动正常，神经系统查体无阳性体征。

**辅助检查**：(入院前 3 天)家属自诉血常规、CRP、甲状腺功能、心肌酶谱均正常，肺炎支原体抗体 1∶40，心电图无异常，胸部 CT 未见异常。

## 【病情分析及诊断思路】

**1. 病例特点**　①学龄期，大女孩；②以咳嗽及夜间憋气为主要临床表现；③咳嗽病程超过 4 周，经抗炎、止咳及雾化治疗效果不佳；④肺部影像学未见明显异常。

**2. 诊断思路**　该患儿咳嗽病程超过 4 周，肺部影像学未见明显异常，属于儿童慢性非特异性咳嗽。根据我国《儿童慢性咳嗽诊断与治疗指南》，我们首先考虑的四种常见的慢性非特异性咳嗽的疾病，分别为咳嗽变异性哮喘、感染后咳嗽、上气道咳嗽综合征以及胃食管反流性咳嗽。此外，对于一个 10 岁女孩，我们也应该同时注意心因性咳嗽。因此，为了明确慢性咳嗽的病因，我们首先要详细询问病史，了解患儿咳嗽的性质及特点，明确是否有其他的伴随症状，尚需进一步完善肺炎支原体抗体、结核抗体等与感染相关的化验，完善肺功能、支气管舒张试验、鼻窦 CT 及睡眠呼吸监测等相关检查，必要时完善 24 小时食管 pH 监测以及支气管镜等相关检查。

而对于患儿近 10 天反复出现夜间睡眠过程中的憋醒症状，我们应考虑患儿夜间憋醒症状与咳嗽是否相关，能否用"一元论"解释，是否还存在其他共存疾病，如神经及精神系统疾病、循环系统疾病等，必要时完善动态脑电图、心电图、心肌酶谱等化验检查，同时也要结合患儿年龄及临床特点进一步分析可能的病因，常见引起儿童夜间憋醒的病因主要包括：儿童夜间哮喘发作、阵发性睡眠呼吸暂停综合征、胃食管反流病等。

**【诊治经过及反应】**

入院后为进一步明确诊断,完善血常规、CRP、心肌酶谱等化验未见明显异常,病原学肺炎支原体抗体、病毒抗体均为阴性,患儿咳嗽症状无明显好转,夜间仍有憋醒,给予患儿完善呼吸睡眠监测未见异常,完善肺功能检查:$FEV_1$ 101%。吸入沙丁胺醇 15 分钟后 $FEV_1$ 改善率 2%,支气管舒张试验阴性,结合患儿吸入 $\beta_2$ 受体激动剂无明显效果,排除儿童哮喘诊断,完善鼻咽电子喉镜示:鼻咽黏膜光滑,见腺样组织增生,占后鼻孔余约 1/5,鼻窦 CT 未见明显异常(图 4-3-1),排除上气道咳嗽综合征的诊断。进一步追问病史,家属诉患儿夜间憋醒时常伴有呕吐,呕吐物为胃内容物,给予患儿完善 24 小时食管 pH 监测,Boix-Ochoa 得分>11.99,24 小时食管 pH 监测阳性,提示存在病理性胃食管反流,按胃食管反流治疗:①患儿体位疗法,上体抬高左侧卧位;②稠厚饮

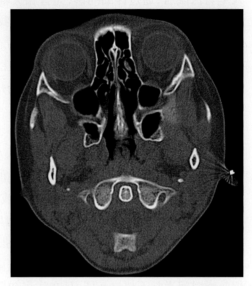

图 4-3-1 鼻窦 CT 未见明显异常

食,晚上睡觉前不进食;③药物治疗:多潘立酮 10ml 日 3 次口服,奥美拉唑 10mg,每天次口服。2 天后患儿未再出现夜间憋醒症状,咳嗽症状也较前明显好转。

出院医嘱:继续体位疗法,上体抬高左侧卧位;稠厚饮食,晚上睡觉前不进食;药物治疗,多潘立酮 10ml,每天 3 次口服,奥美拉唑 10mg,每天 2 次口服,1 个月后小儿消化门诊复诊。

**【确定诊断】**

胃食管反流性咳嗽。

**【诊治体会】**

1. 高度关注临床症状不典型的胃食管反流病。

胃食管反流病临床上常表现为呕吐、喂养困难、拒乳等,常见于婴幼儿,而年长儿临床表现多不典型,可仅表现为反复呼吸道感染或慢性咳嗽等症状,是年长儿慢性咳嗽的病因之一,由于症状不典型,在临床中极易误诊为其他慢性咳嗽的病因,需要引起临床儿科医生的高度关注。患儿在存在剧烈咳嗽的同时,如伴有呕吐等症状,应高度怀疑胃食管反流性咳嗽,尽早完善食管 24 小时 pH 测定等相关检查。

2. 明确慢性咳嗽病因,才是有效治疗的关键。

儿童慢性非特异性咳嗽病因复杂,且不同年龄段病因也有所不同。本例患儿有咳嗽 4 周病史,肺 CT 提示未见明显异常,属于儿童慢性非特异性咳嗽。对于一个年长儿来说,常见病因分别为:咳嗽变异性哮喘、上气道咳嗽综合征、心因性咳嗽等。该患儿在当地医院就

诊时,因不能完善相关检查明确病因,所以根据我国《儿童慢性咳嗽诊断与治疗指南》的推荐,结合患儿年龄及咳嗽性质,首先按照咳嗽变异性哮喘进行试验性治疗,但治疗效果不佳。入笔者医院后,通过详细问诊,完善相关辅助检查,最终发现引起该患儿出现慢性咳嗽及夜间喘憋症状的原因为胃食管反流。由此我们看出,对于慢性咳嗽的患儿,明确病因,才能进行有效的个体化治疗。在病因不明的情况下,可先按照临床经验及指南推荐进行试验性治疗,试验性治疗的顺序依次为咳嗽变异性哮喘、上气道咳嗽综合征及感染后咳嗽。当试验性治疗有效时,考虑疾病诊断明确;当治疗无效时,需要尽快完善相关辅助检查,以免延误病情。

3. 详细问诊,发掘线索,寻找病因。

儿童慢性咳嗽虽病因复杂,但临床医生通过详细问诊,通常可以从咳嗽的性质、好发时相等信息来发掘线索,从而进行有针对性的检查及治疗。根据笔者以往经验,对于有过敏性疾病病史,既往有喘息发作病史、湿疹史或过敏性鼻炎病史的患儿,当运动、进食甜食或遇冷空气咳嗽加重时,要考虑到咳嗽变异性哮喘的可能,咳嗽变异性哮喘多为干咳,夜间及晨起加重,经抗感染治疗无效,吸入支气管扩张剂咳嗽可缓解;对于呼吸道感染所引起的感染后咳嗽,多为湿咳,有痰,临床中常见的致病菌为肺炎支原体及肺炎衣原体等不典型菌的感染,但咳嗽时间通常不超过 8 周,且在病程初期多有发热等其他感染征象;对于咳嗽同时伴有流黄涕或存在夜间睡眠障碍时,要完善鼻窦 CT、鼻咽正侧位片等相关检查,明确是否存在鼻窦炎、腺样体肥大等原因引起的上气道咳嗽综合征;对于进食后咳嗽加重,夜间咳嗽剧烈的患儿,要考虑胃食管反流性咳嗽的可能,必要时需完善 24 小时食管 pH 监测进一步明确诊断;对于学龄期及青春期儿童也应注意心因性咳嗽,此类患儿的咳嗽多在白天较重,夜间睡眠或专注于某事时咳嗽消失,同时可以伴有焦虑情绪,此外,在诊断心因性咳嗽前应除外器质性病变及多发性抽动症等疾病。

## 【关于本病】

1. 胃食管反流性咳嗽的定义  胃食管反流性咳嗽(gastroesophageal reflux cough,GERC)是指与胃食管反流病相关的以咳嗽为主要表现的呼吸道综合征。

2. 胃食管反流病与肺部疾病  胃食管反流病是肺部疾病的病因或促发因素,而肺部疾病又可以加重胃食管反流,两者互为因果,形成恶性循环。

3. 许多肺部疾病患者存在胃食管反流病,胃食管反流性咳嗽的可能的发病机制:

(1)气道微量吸入:反流物被误吸入气道而引起气道炎症及咳嗽敏感性升高,引发急性或慢性的咳嗽。

(2)食管 - 支气管神经反射:胃酸反流到食管下段,通过迷走神经或其他神经介导的反射引起气道神经源性炎症,诱发咳嗽症状。

(3)气道高反应性:误吸物刺激咽部或气道产生黏膜损伤和炎症反应,及食管 - 支气管神经反射引发的肺部神经源性炎症,这些因素相互作用可以促成气道高反应性,使其更易被有害的环境刺激所激发而引起咳嗽。

4. 胃食管反流性咳嗽的诊断  2009 年我国《咳嗽的诊断与治疗指南》中 GERC 的诊

断标准为：①慢性咳嗽，以白天咳嗽为主；② 24 小时食管 pH 监测 Demeester 积分 ≥12.7 和 / 或反流与咳嗽症状的相关概率 >75%；③排除咳嗽变异性哮喘、嗜酸性粒细胞性支气管炎、上呼吸道咳嗽综合征等疾病；④抗反流治疗后咳嗽明显减轻或消失。对于没有食管 pH 监测的单位或经济条件有限的慢性咳嗽患儿：①患儿有明显的进食相关的咳嗽，如餐后咳嗽；②患儿伴有 GER 症状，如反酸、嗳气、胸骨后烧灼感等；③排除咳嗽变异性哮喘、嗜酸性粒细胞性支气管炎、上呼吸道咳嗽综合征等疾病，或按这些疾病治疗效果不佳，而在抗反流治疗后咳嗽消失或显著缓解，可以临床诊断胃食管反流性咳嗽。

5. 胃食管反流性咳嗽的治疗　改变体位，取半卧位或俯卧，前倾 30°，改变食物性状，少量多餐，主张使用 H2 受体拮抗剂（如西咪替丁）和促胃动力药（多潘立酮）等进行治疗。

（杨　男　程云威）

## 病例 4　类百日咳综合征

### 【病例介绍】

患儿，女，2 个月。

**主诉**：咳嗽 10 天，加重 5 天。

**现病史**：患儿于 10 天前接触感冒家人后出现咳嗽，阵发性，有少量痰不易咳出，伴鸡鸣样吸气回声，家属未予重视，口服抗生素，症状未见好转。近 5 天咳嗽加重，夜间明显，呈阵发性痉挛样咳嗽，成串，每次连续 10 声左右，面部憋红数秒。家属就诊于营口市某医院住院治疗，其间应用"头孢二代、红霉素、甲泼尼龙及雾化吸入药物"治疗 3 天，无好转，入住笔者科室。

患儿病来精神状态可，偶有低热，有打喷嚏、流涕、流泪。偶有咳嗽后呕吐，呕吐物为黏液及奶液，吸乳尚可，尿便无明显改变。

**既往史**：生后体健，无喘息、异物吸入等其他疾病史。无湿疹史。

**过敏及接触史**：无食物及药物过敏史。无肝炎、结核等传染病接触史。

**个人及家族史**：G1P1，足月儿，剖宫产，出生体重 3.2kg，无窒息史。生后混合喂养，生长发育同同龄儿，按时进行预防接种。独生子女，父母及一、二级亲属无明显咳嗽病史，无肝炎、结核等家族史。

**入院查体及相关检查**：神志清楚，状态可，面色红润，呼吸略急促，65 次 /min，无鼻翼扇动及三凹征，口周无发绀。前囟平，1.0cm×1.0cm，双眼睑轻度水肿，球结膜略充血。胸廓对称，双肺听诊呼吸音粗，右肺可闻及少量细小水泡音。心界不大，心音有力、律齐，心率 128 次 /min，各瓣膜听诊区未及病理性杂音。腹平软，全腹无压痛、反跳痛肌紧张，肝肋下 2cm，脾未触及，未触及异常包块，肠鸣音活跃 5 次 /min。四肢活动可，无杵状指 / 趾，肢端温暖,双下肢无水肿,CRT<3 秒,神经系统查体未见阳性体征。

**辅助检查:**(入院 2 天前笔者医院门诊)血常规:白细胞计数 22.6×10⁹/L,中心粒细胞百分比 23.5%,血红蛋白 103g/L,血小板 449×10⁹/L,C 反应蛋白 4.08mg/L。免疫球蛋白:IgG 3.7g/L,IgA<0.066 7g/L,IgM 0.241g/L,ASO 正常范围。肌钙蛋白正常。DIC 正常。肝功能及血清钙磷镁大致正常。肝炎病毒检测未见明确异常。病毒八项及 TORCH、EB 病毒检测均阴性。肺炎支原体抗体阴性;肺炎支原体抗体 -IgM 阳性。肺炎衣原体抗体 -IgM 阴性。胸片显示双肺纹理增强。

## 【病情分析及诊断思路】

**1. 病例特点** ①2 个月小婴儿;②病程 10 天,主要表现为咳嗽、咳憋,夜间明显,呈阵发性痉挛样,成串,每次连续咳 10 声左右,面部憋红数秒,伴有鸡鸣样回声;③无明显感染中毒症状,无高热,无喘息,无呼吸困难;④血常规提示白细胞总数及淋巴细胞分类明显增高,病原学提示支原体抗体阳性,鼻咽拭子肺炎支原体 DNA 测定阳性,胸片无明显斑片影。

**2. 诊断思路** 该患儿表现为反复咳嗽,无喘息,有典型的痉咳及回声,咳嗽尤以夜间为甚,结合此病例特点,考虑呼吸道感染所致的喉炎、肺炎、类百日咳综合征等。但患儿无声嘶,咳嗽为痉咳非"碎碎"样咳嗽,可除外喉炎,患儿无发热,又无明显肺部体征,胸片无斑片影,可除外肺炎。而百日咳与类百日咳的区别主要在于百日咳一般病初症状较重,且细菌培养中有百日咳杆菌,患儿的病原检测出支原体,符合类百日咳的病原特点。此外,类百日咳综合征也易与气道发育不良如血管环畸形、气管软化等混淆,通过影像学检查不难鉴别。另外,该患儿咳嗽时间长,抗生素治疗效果不佳,仍要警惕有无结核感染,结核可引起支气管旁淋巴结肿大、胸腺肥大等,均可压迫气管、支气管而引起阵咳,可根据结核菌素试验加以鉴别。反复咳嗽也应考虑支气管异物,但异物呛咳的患儿一般无前驱卡他症状而突然发生阵咳,与本例特点不符,且该患儿无异物吸入史,可排除。当确诊为类百日咳综合征时,仍需注意有无合并肺部感染,并密切观察是否并发类百日咳脑病,可通过临床症状、体征及相应检查及时对症处理。

## 【诊治经过及反应】

入院后因诊断尚不明确,根据病情分析完善相关检查,同时给予对症支持治疗:①保持环境安静、空气新鲜,以减少痉咳发生的诱因;②入院时低热伴有咳嗽,给予祛痰止咳药物,痰多时予拍背、吸痰以防窒息;③应用抗生素治疗,静脉应用红霉素每天 30mg/kg,每天 2次,痉咳严重期间给予布地奈德混悬液雾化吸入。

入院后完善各项检查。血常规:白细胞计数 19.2×10⁹/L,中性粒细胞百分比 27.1%,淋巴细胞百分比 64.7%,红细胞计数 3.1×10¹²/L,血红蛋白 99g/L,血细胞比容 30.5%,平均红细胞体积 99fl,平均血红蛋白含量 32.3pg,平均血红蛋白浓度 326g/L,血小板 422×10⁹/L,C 反应蛋白 1.29mg/L。尿常规正常;便常规正常,潜血阴性;肝肾功能正常,血清胆红素正常。血气分析正常。血沉 2mm/h。鼻咽拭子肺炎支原体 DNA 测定阳性。结核抗体(TBAb)阴性。常见呼吸道、肠道病毒及肝炎病毒检测均阴性。血细菌培养未见细菌生长。结核菌素试验阴性。

治疗 5 天后复查血常规：白细胞计数 $14.0 \times 10^9/L$，中性粒细胞百分比 17.8%，淋巴细胞百分比 62.2%，红细胞计数 $3.0 \times 10^{12}/L$，血红蛋白 96g/L，血细胞比容 29%，平均红细胞体积 99fl，平均血红蛋白含量 32.5pg，平均血红蛋白浓度 329g/L，血小板 $349 \times 10^9/L$。进一步查胸部 CT（图 4-4-1）：肺窗：双肺多叶段散在点片状高密度影，沿支气管走行分布。肺纹理增强，走行正常。肺门影不大。气管及各支气管通畅。纵隔窗：胸廓对称，胸壁光滑。双肺野内未见异常病灶影，各层面未见肿大淋巴结影。心脏及大血管未见异常（图 4-4-1）。

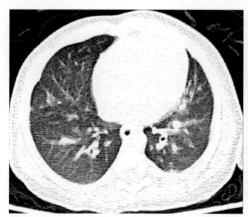
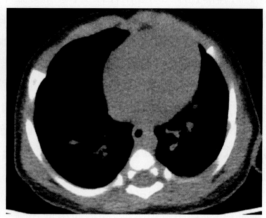

图 4-4-1　入院后肺部 CT

治疗 1 周后患儿仍有频繁痉挛性咳嗽，突然出现抽搐，表现为意识丧失、大发作，立即镇静，并于氧气吸入下转入小儿重症监护室。入抢救室后患儿呼吸表浅、不规则，继而无自主呼吸，出现血氧饱和度及心率下降，考虑急性呼吸衰竭，立即予气管插管，连接呼吸机辅助通气。因轻微刺激后颜面发绀、血氧及心率下降明显，予咪达唑仑持续镇静，并应用红霉素抗感染，小牛血清去蛋白营养脑细胞，甘露醇及呋塞米降颅压，盐酸氨溴索化痰治疗。患儿呼吸逐渐平稳，逐渐无明显咳嗽及颜面发绀。呼吸机治疗 9 天，出现 CRP 增高至 42.3mg/L，予加用拉氧头孢抗感染，动态监测 CRP 降至 12.10mg/L。期间监测痰细菌培养示葱头假单胞菌生长，但临床无发热，查体无改变，呼吸机参数无增高，胸片无加重，予加强气道管理后恢复正常。入院第 17 天，监测血常规发现血红蛋白降至 68g/L，予输注红细胞纠正贫血。入院第 18 天动态监测肝功能提示白蛋白降至 28.3g/L，查体见四肢水肿，考虑低白蛋白血症，予静脉滴注白蛋白支持治疗后恢复正常，水肿消退。共经有创呼吸机治疗 11 天，无创呼吸机治疗 1 天，患儿自主呼吸平稳，予撤机改为低流量吸氧。入院第 20 天，患儿无抽搐，血氧饱和度维持正常，痉挛样咳嗽好转，转至笔者科室继续治疗。转入笔者科室后患儿仍有咳嗽，予静脉滴注丙种球蛋白增强机体免疫力，连用 3 天，并继续予拉氧头孢抗感染，泵吸布地奈德、硫酸特布他林止咳平喘，患儿咳喘逐渐减轻。入院第 22 天，患儿无发热及喘息，偶有轻咳，精神状态好，肺部听诊未闻及干、湿啰音，病情好转出院。

出院后医嘱继续口服红霉素同原剂量治疗 1 周。1 个月后门诊随诊，患儿无发热，未再抽搐，无呼吸困难，仍有咳嗽症状，较前明显减轻，为夜间偶有咳嗽，鸡鸣样回声消失，无面部潮红，眼睑无水肿,球结膜无充血。复查血常规:白细胞计数 $12.0 \times 10^9/L$,中性粒细胞百分比 21.8%,淋巴细胞百分比 58.2%,红细胞计数 $3.30 \times 10^{12}/L$,血红蛋白 102g/L;血细胞比容 31%,平均红细胞体积 99fl,平均血红蛋白含量 32.5pg,平均血红蛋白浓度 329g/L,血小板 $340 \times 10^9/L$。

## 【确定诊断】

1. **类百日咳综合征**　诊断依据:①发病年龄为 2 个月,患儿有明显阵发性痉挛样咳嗽,伴鸡鸣样吸气回声,有少量痰不易咳出,病初口服止咳药物及抗生素未见好转;②病初无呼吸困难,肺部查体无明显阳性体征;③外周血计数白细胞及淋巴细胞分类均明显增高;④病原检查示支原体抗体阳性,细菌培养未检测到百日咳杆菌,且通过病史、查体及影像学检查除外其他肺部疾病,如肺结核、急性支气管炎、肺炎、喘息性支气管炎、支气管异物、气道发育异常等。

2. **急性呼吸衰竭**　诊断依据:患儿入院 1 周突发抽搐后呼吸表浅不规则,痉挛性咳嗽加重继而无自主呼吸,出现血氧饱和度及心率下降。血气离子分析:pH 7.32;$PCO_2$ 58mmHg;$PO_2$ 42mmHg。立即予患儿紧急气管插管纯氧抱球,连接呼吸机辅助通气,初调参数:PIP/PEEP 20/2mmHg;RR 30 次/min;$FiO_2$ 0.6。经治疗患儿逐渐恢复自主呼吸,检测血气分析恢复正常。

3. **类百日咳脑病可能性大**　诊断依据:①治疗过程中,患儿在痉挛性咳嗽发作时突然出现抽搐,表现为意识丧失、面部肌肉抽动,后出现双眼上视,全身肌肉强直抽搐,继而镇静及营养神经治疗好转;②抽搐时无高热,完善腰穿脑脊液检查无明显异常,完善脑干视听觉诱发电位正常,完善头 MRI 无明显异常。

4. **低白蛋白血症**　诊断依据:患儿病情重时监测肝功能示白蛋白最低 28.3g/L,总蛋白 48.9g/L,输注白蛋白后肝功能白蛋白升至 38.1g/L,总蛋白 59.5g/L。

## 【诊治体会】

1. **鉴别百日咳与类百日咳综合征**　百日咳一般病初症状较重,且细菌培养中有百日咳杆菌,且会随着病情进展加重。本例患儿发病年龄为 2 个月,虽入院时即出现痉挛期表现:明显的痉挛性阵发性咳嗽,伴鸡鸣样吸气回声,院外口服止咳药物及抗生素咳嗽未见好转,但患儿无感染中毒症状,无呼吸困难,病情相对不重,细菌培养阴性,可除外百日咳的感染,再结合化验特点:血常规表现为外周血计数白细胞及淋巴细胞分类均明显增高,支原体抗体阳性,诊断为呼吸道感染所致的类百日咳综合征。

2. **该病易并发脑病,应高度重视**　患儿在治疗期间出现类百日咳患儿少有的重症表现,即合并脑病,表现为惊厥,为严重痉挛性咳嗽时缺氧引起脑血管痉挛。小婴儿呼吸中枢调节功能差,可同时出现呼吸衰竭。治疗要点是积极管理呼吸道,改善微循环,镇静大脑皮层,并给予一定的脱水剂。患儿经在重症监护室 2 周的呼吸、循环支持治疗,病情得到控制,得益于对严重并发症的正确判断及及时治疗。

3. **白细胞升高不要一味升级抗生素**　患儿虽在卡他期末及痉咳期的血象表现为白细胞升高,最高时达 $22.6 \times 10^9/L$,但治疗上我们并未应用头孢类抗生素,事实上类百日咳综合征多由病毒感染引起,血象以淋巴细胞为主,病原提示支原体感染,治疗上采用镇静、吸痰等对症处理,抗生素认可选用大环内酯类药物如小剂量红霉素,该患儿的血象随着治疗逐渐下降,患儿也并无明显的感染中毒症状,因此对此类患者一味升级头孢类抗生素一般无效。

**4. 对症处理是关键,避免过度治疗**　类百日咳综合征是婴儿时期常见的呼吸道感染性疾病,其临床特征与一般呼吸道感染明显不同。早期识别、正确评估、规范处理、避免过度治疗是治疗成功的关键。该患儿有效治疗的关键是选用如静滴止咳化痰药物及雾化吸入药物等对症支持治疗,因严重痉咳时患儿抵抗力差,易合并感染;当并发肺炎时,可应用丙种球蛋白提升免疫力清除毒素;并发脑病时,除给予有效抗生素治疗外,应用镇静剂;有脑水肿者应用甘露醇,必要时全身应用皮质激素有减轻脑水肿的作用。

## 【关于本病】

类百日咳综合征(pertussis-like syndrome)是一种发病表现与百日咳非常相似的病症,但它是除外由百日咳杆菌感染引起,由腺病毒、呼吸道合胞病毒、肺炎支原体、副百日咳杆菌等引起的小儿急性呼吸道传染病,临床以咳嗽逐渐加重,呈典型的阵发性痉挛性咳嗽,在阵咳终末出现深长的高调鸡鸣样吸气性回吼声为其主要特征,小婴儿常不出现典型痉咳,多见数声咳嗽后即发生屏气、发绀,个别以致窒息、惊厥或心脏停搏。病程可长达2~3个月,重者可并发肺炎和脑病。近年来,由于广泛开展百日咳疫苗预防接种,百日咳发病率已大为下降,但类百日咳综合征却逐年增多。

本病的发病机制尚未明确,可能是由于腺病毒等病原侵入呼吸道后,先附着在呼吸道黏膜上皮细胞的纤毛上繁殖并释放内毒素,导致柱状纤毛上皮细胞变性,上皮细胞纤毛麻痹引起纤毛运动障碍和纤毛细胞的破坏。支气管黏膜广泛炎症,黏液分泌物增多,积聚的分泌物不断地刺激呼吸道末梢神经,通过咳嗽中枢引起痉挛性咳嗽。咳嗽本身是机体的一种保护性反射,其作用是清除呼吸道的分泌物、渗出物及侵入呼吸道的异物,消除呼吸道刺激因子。而类百日咳综合征患儿发生痉咳时,由于呼吸道上皮破坏致使黏膜上皮细胞纤毛运动失调、分泌物不能排出气管和支气管,并不断刺激呼吸道神经末梢反射性地引起痉挛性咳嗽,阵咳时声门痉挛并发出高调的鸡鸣样吼声,而婴儿由于声门狭窄极易因黏稠分泌物堵塞发生窒息、屏气、发绀、惊厥、肺不张。长期咳嗽刺激咳嗽中枢形成了持久兴奋灶,在恢复期或病愈数月后,由于哭闹等因素仍可诱发百日咳样咳嗽。

临床表现可分为三期:①前驱期(卡他期):可见咳嗽、喷嚏、低热等上呼吸道症状,3~4天后上述症状减轻,低热消失,咳嗽日见加剧。尤以夜间为重。此期传染性最强,可持续7~10天,若及时治疗,能有效地控制本病的发展。②痉咳期:一般为2~6周,也有长达2个月或以上。为卡他期未能控制,患者出现阵发性痉挛性咳嗽。其特点是频繁不间断的短咳10余声,如呼气状态,最后深长呼气,此时由于咳嗽而造成胸腔内负压,加之吸气时,声带仍处于紧张状态,空气气流快速地通过狭窄的声门而发出一种鸡鸣样高音调的吸气声,然后又是1次痉咳,如此反复多次,痉咳发作时表情痛苦。痉咳时由于胸腔内压力增加,上腔静脉回流受阻,颈静脉怒张,可有眼睑水肿、口唇发绀,如毛细血管破裂可引起球结膜下出血及鼻出血,重者可发生颅内出血。新生儿及婴儿病情多表现严重,因气管及支气管狭窄,痰不易咳出,易致堵塞而发生阵发性屏气、发绀、窒息,并易发生脑缺氧而惊厥。而呼吸肌和胸廓软弱无力咳嗽,多无吸气性吼声。③恢复期:咳嗽逐渐减轻,吼声消失至咳嗽停止,但遇烟、气味、急性上呼吸道感染痉咳可再次出现,但较轻。若有并发肺炎、肺不张等常迁延不愈,可长达数周之久。

本病的诊断要点如下:①流行病学了解发病年龄、当地流行情况、既往史、预防接种史、接触史等。②临床表现呈典型临床 3 期经过。③辅助检查:a. 血液在卡他期末及痉咳早期白细胞计数增高,以淋巴细胞比例增高为主;b. 细菌培养及血清学检查找到除外百日咳杆菌的病原体。

一些类百日咳患儿有重症表现,原因与以下解剖、病理生理特点有关:①咳嗽乏力、呼吸道相对狭窄、痰液不易排出;②呼吸中枢调节功能差,痉咳发作时,易出现呼吸暂停、低氧血症及二氧化碳潴留;③心血管调节功能差,低氧血症及二氧化碳潴留易使心脏正常节律、传导及心肌收缩力受抑,引起心动过缓甚至发生心室纤颤及心搏骤停。重症类百日咳综合征可发生呼吸衰竭、脑病、继发性肺动脉高压等并发症,严重者可出现心肺功能衰竭而死亡。类百日咳脑病有严重痉咳,缺氧时常有惊厥,其病理机制可能与脑微循环功能障碍有关,主要表现是脑血管痉挛。

治疗上应加强呼吸道管理,注意保持环境安静、空气新鲜,以减少痉咳发生的诱因,对婴幼儿要注意吸痰以防窒息。药物治疗包括:①病原治疗:病毒感染可给予更昔洛韦抗病毒,支原体或衣原体感染首选红霉素,连用 10~14 天,细菌感染根据痰培养药敏试验选用敏感抗生素治疗。②解痉止抽治疗:给予硫酸镁静脉滴注,若抽搐时给予苯巴比妥。③雾化吸入:痉咳期给予吸入布地奈德混悬剂,呼吸道分泌物较多时给予痰液稀释药物氨溴索超声雾化治疗。④支持治疗:对痉咳严重、严重营养不良患儿可静脉应用丙种球蛋白(0.4g/kg,共 5 天)、静脉营养等支持治疗。若有并发症应做相应处理,重症患者应短期应用糖皮质激素。⑤物理治疗:超短波理疗,促进炎症吸收,温热效应可降低神经兴奋性,缓解气管平滑肌痉挛。类百日咳脑病的治疗要点是改善微循环、镇静大脑皮层、兴奋呼吸等。反复发作性惊厥,由于脑细胞长时间缺氧,即使无脑水肿出现,也常规给予一定量脱水剂。有脑水肿时要积极降低颅内压,防止呼吸衰竭的发生。吸痰可诱发惊厥和痉咳,但在痰液黏稠阻塞气道严重时还是必要的。

顾名思义,类百日咳综合征患儿经治疗后咳嗽 2~3 个月可好转,该病的严重程度及预后与患者年龄、一般健康情况、有无并发症有关。红霉素、布地奈德是治疗百日咳的有效方法。布地奈德混悬液雾化吸入应用于重症类百日咳治疗中疗效确切、方便、不良反应小,是治疗婴儿类百日咳的主要药物之一。近年来,由于多能早期治疗,病死率显著降低,但新生儿和幼婴易并发肺炎和脑病,预后仍危重。尽早诊断、合理地运用药物治疗有助于改善预后。

(王 浩　程云威)

## 病例 5 迁延性细菌性支气管炎

【病例介绍】

患儿,男,2 岁 5 个月。

**主诉:**间断咳嗽 4 个月。

**现病史:**患儿 4 个月前无明显诱因出现咳嗽,为阵发性咳嗽,咳黄色黏痰,伴有喘息及颜面憋红,于早晚及活动后咳嗽剧烈。病来患儿曾就诊于当地医院,予静脉滴注头孢类抗生素后患儿咳嗽症状较前好转。近 4 个月来家长自行予患儿间断口服止咳药治疗。患儿病来无发热,否认异物呛咳史,无鼻塞、流涕、夜间呼噜、张口呼吸等症状。精神状态可,食欲可,睡眠可,大、小便正常。

**既往史:**既往体健,否认结核及肝炎等传染性疾病史及密切接触史;否认重大疾病史及外伤史。

**过敏及接触史:**无食物及药物过敏史。无肝炎、结核等传染病接触史。

**个人及家族史:**G5P5,足月剖宫产,出生体重 4.25kg,生后无缺氧窒息史;按时进行预防接种;有湿疹史。患儿姐姐有过敏性鼻炎;无哮喘阳性家族史。

**入院查体及相关检查:**神志清楚,一般状态良好,周身皮肤未见皮疹及出血点,浅表淋巴结未及肿大。颈软,胸廓对称,呼吸平稳,双肺听诊呼吸音粗,可闻及较多痰鸣音,未及喘鸣音。心、腹及神经系统查体未见阳性体征。

**辅助检查:**(笔者医院门诊)食物 + 呼吸过敏原未见明显异常。食物过敏原(不耐受):鸡蛋高度敏感;牛奶中度敏感;鳕鱼、大米、小麦轻度敏感。总 IgE:44.74U/ml。肺功能检查:总气道阻力正常,中心气道阻力正常,周边弹性阻力正常。肺 CT(图 4-5-1):双肺野透过度不均匀,注意小气道病变。

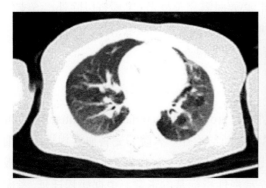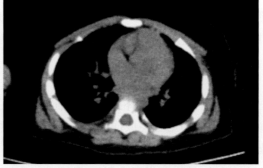

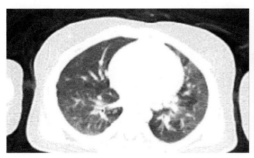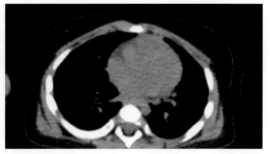

图 4-5-1　入院前门诊肺 CT

## 【病情分析及诊治思路】

**1. 病例特点**　①2 岁 5 个月患儿;②间断咳嗽 4 个月病史,伴有黄色黏痰,偶有喘息及颜面憋红,早晚及活动后咳嗽加剧;③曾经应用头孢类抗生素后有好转,病情反复;④间断服用止咳药物至今。

**2. 诊断思路**　患儿有反复咳嗽 4 个月病史,伴有黄色黏痰,经过头孢类抗生素后有好转,考虑患儿为慢性湿咳。患儿病情反复,迁延不愈,肺部 CT 提示双肺透过度不均,小气道病变不除外,无支气管扩张及其斑片状阴影,根据我国《儿童慢性咳嗽诊断与治疗指南》,初步诊断考虑慢咳,迁延性细菌性支气管炎可能性大。但是仍需要与一些其他疾病相鉴别:①慢性肺炎:也可以有长期咳嗽病史,经过抗感染治疗后有好转,但是肺部 CT 应有斑片影,暂时不支持该诊断。②肺结核:应详细询问患儿有无不规则发热、盗汗、食欲缺乏、乏力、消瘦等症状,有无结核接触史,需要做血沉、结核菌素(PPD)检查,必要时做结核斑点试验(T-spot)。肺部 CT暂时未见肿大淋巴结,亦无典型肺部结核表现影像。③儿童哮喘:本例患儿存在长期咳嗽,早晚咳嗽,运动后咳嗽加重,偶伴有喘息,有幼时湿疹、姐姐过敏性鼻炎家族史。过敏原不耐受提示:鸡蛋高度敏感;牛奶中度敏感;鳕鱼、大米、小麦轻度敏感,要与儿童哮喘相鉴别,但是哮喘一般痰液不多且多为白痰,尚需进一步完善 FENO 及震荡肺功能检查,及对雾化吸入糖皮质激素与支气管扩张剂的反应,同时应进一步观察患儿将来的咳喘情况等。④上气道咳嗽综合征:本例患儿长期咳嗽,有痰支持该诊断,但该患儿无鼻塞,无涕多,无夜间呼噜、张口呼吸等症状。查体未见咽后壁滤泡增生,不支持该诊断,必要时需完善鼻窦 CT 检查以除外。⑤支气管异物:本例患儿为 2 岁 5 个月幼儿,属于异物吸入高危人群,长期咳嗽,有痰支持该诊断,应再次询问家属有无异物呛咳病史,待进一步完善支气管镜检查以除外。

## 【诊治经过及反应】

入院后因病程长,怀疑迁延性细菌性支气管炎(protracted bacterial bronchilitis,PBB)可能性大,入院后第 2 天拟行支气管镜检查,以尽快诊断与治疗。入院后完善血常规提示白细胞计数 $5.8 \times 10^9/L$,中性粒细胞分数 30.5%,淋巴细胞分数 61.8%,血红蛋白 128g/L,血小板 $264 \times 10^9/L$,C 反应蛋白 2.24mg/L(0~8mg/L),提示炎性指标基本正常。根据病程迁延,考虑PBB,给予头孢曲松钠抗感染,同时对症止咳平喘化痰,予以布地奈德联合复方异丙托溴铵雾化平喘治疗。第 2 天完善支气管镜检查(图 4-5-2)提示支气管及各肺叶段结构未见明显异常,左肺黏膜明显水肿、皱缩,管腔略狭窄,可见较多白色絮状痰液。右肺上叶黏膜光滑,略水肿,右肺中叶 B4、B5 支气管开口通畅,黏膜光滑,充血水肿,可见较多白色絮状痰液,右肺下叶各支气管开口通畅,黏膜光滑,充血水肿,B6 支气管可见较多白色絮状痰液,提示诊断:气管及支气管内膜炎症。支气管肺泡灌洗液中化验回报:体液细胞学提示,巨噬细胞计数为 0.64,上皮细胞计数为 0.31,分叶核细胞分数为 0.03%,淋巴细胞分数为 0.01。一般细菌涂片提示革兰氏染色阴性,细菌培养提示奇异变形杆菌,肺炎支原体 DNA 提示建议复查。其余如结核涂片、真菌涂片、真菌培养、结核分枝杆菌 DNA 均为阴性,支持诊断 PBB。

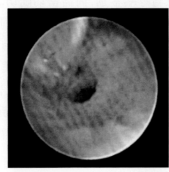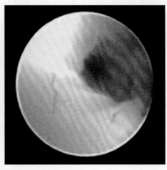

图 4-5-2 入院后纤维支气管镜镜下改变

根据以上辅助检查结果考虑迁延性细菌性支气管炎成立。根据肺泡灌洗液细菌培养及药敏结果提示头孢曲松钠敏感,继续应用头孢曲松钠抗感染治疗,共治疗 10 天,患儿咳嗽较前明显好转,双肺查体啰音消失,予以出院,院外继续应用阿莫西林克拉维酸钾治疗 2 周之后复诊。鉴于患儿有湿疹、姐姐过敏性鼻炎家族病史,病程中有喘息病史,且过敏原不耐受中有鸡蛋高度敏感,牛奶中度敏感,鳕鱼、大米、小麦轻度敏感,所以出院医嘱嘱其口服孟鲁司特钠 2 周,门诊定期复查。

【确定诊断】

迁延性细菌性支气管炎。

诊断依据:①持续咳嗽有痰超过 4 周;②肺泡灌洗液中查出革兰氏染色阴性,奇异变形杆菌生长;③经抗感染治疗后咳嗽好转;④除外其他引起咳痰的病因。

【诊治体会】

1. 充分认识与了解 PBB。PBB 是儿童慢性湿咳的常见病因,但很多儿科医生对其认识并不充分,临床上常将其误诊为支气管炎、肺炎及支气管哮喘等疾病,延误诊断及治疗。2012 年我国一项多中心慢性咳嗽构成比的调查研究发现,中国儿童慢性咳嗽病因中咳嗽变异性哮喘占 41.9%,上气道咳嗽综合征占 24.7%,感染后咳嗽占 21.7%。而在国外的一些文献报道中,慢性咳嗽占比最大的为 PBB。所以对于慢性湿咳的患者,要首先考虑到 PBB 的可能性。

2. 病因不明的长期湿咳患儿应积极行支气管镜检查。本例患儿有长期咳嗽病史,湿咳有痰,不易咳出,经过抗感染治疗有效,但仍迁延不愈,首先考虑迁延性细菌性支气管炎,入院即行支气管镜检查,以完善病原学的检查,提高病原学检出阳性率,并根据药敏试验给予应用敏感抗生素治疗。同时,对于该疾病,需要给予足量足疗程的敏感抗生素治疗。当我们遇到慢性湿咳的患者要积极寻找病原,及早完善支气管镜的检查,辅以化痰等对症治疗,对减轻患者的痛苦,缩短病程有一定的效果。同时,完善支气管镜检查可以明确支气管内部的结构与痰液的性质,对于排除支气管发育畸形,清理深部气管内的痰液、排除结核及真菌等病原学的检查有着非常重要的作用。

3. PBB 是儿童慢性湿咳的重要病因,注意与哮喘鉴别,尚需密切随访。PBB 的主要症状包括咳痰、喘息,且咳嗽无日夜不同的变化。在很多 PBB 病例中肺部体征可有湿啰音及 / 或哮鸣音,容易被误诊为支气管哮喘,但 PBB 患儿对吸入糖皮质激素治疗无效可以与哮喘相鉴别。此患儿在本病发病过程中曾有喘息病史,且患儿有湿疹体质,有家族过敏体质,过敏原不耐受中有阳性结果,入院后抗生素治疗的同时联合雾化吸入普米克与可必特治疗有好转,但该患儿年龄<3 岁,第一次喘息,且不重,尚不考虑哮喘诊断,在之后的生长发育过程中需要再与儿童哮喘相鉴别。嘱其院外口服孟鲁司特钠 2 周,尚需进一步门诊随访。

## 【关于本病】

下呼吸道细菌感染可分为两部分:第一部分为细菌性肺炎,影响肺的呼吸区,严重者具有潜在的致命性;第二部分则为传导性气道的感染,部分呈持续性,与肺部感染并不完全相同,现认为是一种慢性疾病即 PBB。英国胸科学会、澳大利亚及新西兰胸科学会已正式将 PBB 作为慢性咳嗽的主要病因。诊断标准:①持续湿性咳嗽(痰咳)超过 4 周;②气管 - 肺泡灌洗液细菌培养确认存在下呼吸道细菌感染的证据;③应用抗生素(阿莫西林 / 克拉维酸)治疗 2 周内咳嗽改善;④无引起痰咳的其他病因。

多数患儿在细菌培养前已使用抗生素,因疗程不够尚不足以治愈本病,却影响了肺泡灌洗液菌培养结果,此外还有一些其他不可预知的因素导致肺泡灌洗液阴性结果,因此诊断标准中气管 - 肺泡灌洗液细菌培养阳性,也可用中性粒细胞比例>3.5% 代替。高分辨率 CT 在本病未发展为支气管扩张前无特异性表现,胸片往往表现为支气管炎,因此肺部影像学检查对本病诊断价值不大。

有报道 PBB 主要发生在 3 岁以下的婴幼儿,以男性患儿多见,而且常伴随气道软化。未分型的流感嗜血杆菌、肺炎链球菌及卡他莫拉菌是本病最常见的 3 种病原菌。与急性感染不同,引发 PBB 的病原菌不易从呼吸道被清除,在气道中形成与慢性中耳炎类似的生物膜,其结构及病原菌低水平复制可保护其逃避宿主免疫防御及抗生素治疗,导致症状持续及间歇性加重。

气道软化是 PBB 的易感因素。喉软化影响吞咽功能,导致食物残留及微量误吸,气管塌陷降低了咳嗽的有效性,同时影响纤毛的头向摆动,气管软化将引起气管支气管分泌物的潴留,两者同时或单独存在均容易引发下呼吸道感染。

关于 PBB 的治疗,目前国际临床指南推荐应用抗生素。有学者报道,经过 2 周抗生素治疗,51% 患儿临床症状完全消失,仅 13% 患儿需要超过 6 周的抗生素治疗。如经过 2 周的抗生素治疗效果较好,用药可持续 4~6 周,以彻底清除定植的病原菌。部分治疗效果不佳者,可能与感染季节(如冬季)等因素有关,但伴气道软化者抗生素疗程宜适当延长。如经过 2 周抗生素治疗患儿咳嗽症状仍反复,可考虑加用理疗及静脉用药,大环内酯及头孢菌素类抗生素也可作为替代用药。

PBB 如未及时治疗,在部分患儿可能发展为慢性化脓性肺疾病(chronic suppurative lung disease,CSLD),甚至发展为支气管扩张。有学者将 PBB 定义为支气管扩张前病变,两者是否为同一疾病的不同阶段,以及具有哪些临床特点的 PBB 患儿容易发展为支气管扩张,目前尚无精准研究。关于疫苗接种是否有效尚未定论。

(刘立云　韩晓华)

## 病例6 慢性化脓性肺疾病

### 【病例介绍】

患儿,女,3 岁。

**主诉:** 反复咳嗽、喘息 1 年,加重 10 天。

**现病史:** 患儿 1 年前因剧烈咳嗽于当地医院住院治疗,经抗感染治疗后好转出院。近 1 年期间,患儿咳嗽反复发作,偶有喘息,经中药、雾化及抗生素治疗,每次均有好转,但未彻底治愈,活动后咳喘明显,早晨较重,咳痰后好转,为白色偏绿色略黏痰。10 天前患儿出现流涕、鼻塞,同时咳喘再次加重,晨起显著,有痰,咳痰后好转,予口服头孢泊肟、盐酸丙卡特罗治疗,症状稍好转。为求进一步诊治,门诊以"慢性咳嗽原因待查"收入院。病来患儿精神状态尚可,无发热,无皮疹,无腹泻,进食及睡眠正常,大、小便正常。

**既往史:** 生后 80 天曾患"重症肺炎",7 个月时再次患肺炎并住院治疗;婴儿期患湿疹;无异物吸入史。

**过敏及接触史:** 无食物及药物过敏史;无肝炎、结核等传染病接触史。

**个人及家族史:** G1P1,足月剖宫产,出生体重 3.3kg,出生史正常,生长发育同同龄儿,按时进行预防接种,患儿父亲有哮喘病史。

**入院查体及相关检查:** 体温 36.5℃,脉搏 120 次 /min,呼吸,血压 100/65mmHg,体重 15kg。神志清楚,状态好,呼吸略促,约 35 次 /min,轻度鼻翼扇动及三凹征,口周无发绀,咽红,扁桃体未见肿大。颈软,胸廓对称,双侧呼吸运动一致,听诊可闻及呼气末哮鸣音,伴有呼气相延长,同时可闻及小水泡音。心、腹及神经系统查体未见阳性体征。四肢活动自如,无杵状指 / 趾,肢端温,CRT<3 秒。

## 【病情分析及诊断思路】

**1. 病例特点**　①3岁女孩,反复发作性咳嗽,偶有喘息,常于晨起及运动后加重;②肺部听诊呼气末可闻及喘鸣音,伴有少许水泡音;③抗生素、支气管扩张剂等治疗有效,但不能彻底治愈;④有湿疹史、哮喘家族史。

**2. 诊断思路**　患儿咳嗽超过4周,属于慢性咳嗽范畴。咳嗽伴有喘息,肺部听诊可闻及哮鸣音,有湿疹史及哮喘家族史,故考虑不除外儿童支气管哮喘的可能。但本例患儿起病较早,GINA方案中着重强调了对于早期起病的咳嗽和喘息,应该注意鉴别诊断的问题。因此应积极完善过敏原检测,评价患儿过敏情况;完善血常规、CRP、PCT等炎症指标,评价感染情况;完善胸部及喉部影像学检查,明确结构及炎症情况。此外,该患儿咳嗽一直有痰,而且咳出痰液后症状好转,属于慢性湿性咳嗽范畴,应注意迁延性细菌性支气管炎(protracted bacterial bronchitis,PBB)的可能。

## 【诊治经过及反应】

入院后完善血常规:WBC $12.24 \times 10^9$/L;NE% 46.0%;LY% 43.7%;EO% 3.8%。CRP 6.89mg/L;PCT 0.035ng/ml;ESR 5mm/h。从炎症指标上来看,白细胞轻度增高,以中性粒细胞为主,嗜酸性粒细胞比例正常,其他炎症指标均正常,考虑不除外细菌感染,因此予患儿头孢甲肟抗感染治疗。病原学:CP-IgM阴性;MP-IgM阴性;MP-IgG阳性(1:320);MP-DNA阴性;病毒抗体八项阴性。考虑不除外支原体感染,加用阿奇霉素抗感染治疗。食物+呼吸过敏原:狗毛皮屑,牛奶;提示患儿存在过敏体质,明确了与呼吸相关的过敏物质。呼出气一氧化氮(FeNO)12ppb;根据FeNO水平分级标准,该值处于低水平,提示并无嗜酸性气道炎症。胸部CT+三维重建(图4-6-1):双肺野透过度不均匀;双肺散在炎症,右肺中叶、左肺上叶舌段显著;右肺中叶和下叶基底段支气管腔不清,痰栓?三维重建未见气道结构异常。喉部CT+三维重建(图4-6-2):双侧筛窦、上颌窦、蝶窦炎症;三维重建并未见结构异常。因患儿存在喘息,不除外哮喘,故治疗上同时应用ICS联合SABA雾化吸入止咳平喘。住院治疗4天后,患儿咳嗽喘息症状并无明显缓解。本次入院后予患儿支气管扩张剂及ICS治疗,咳嗽、喘息无明显好转,且既往使用雾化吸入治疗效果亦不理想,该患儿哮喘诊断并不充分。本病例尚有另外一个特点,患儿咳嗽时一直有痰,而且咳出痰液后症状好转,属于慢性湿性咳嗽范畴,因此要高度注意PBB,需要进一步完善支气管镜检查,明确诊断。

支气管镜检查(图4-6-3):主气管黏膜光滑,略充血水肿,可见黄白色脓性分泌物,予生理盐水冲洗,分泌物冲出,管腔通畅,未见软化、狭窄、异物及畸形;进入左右肺后,各支气管管腔及其亚段均可见大量黄白色脓性分泌物及痰栓堵塞,予生理盐水冲洗,分泌物及痰栓大部分被冲出,管腔较前通畅;各叶段支气管未见异物及狭窄征象。肺泡灌洗液检查提示中性粒细胞性炎症,一般细菌涂片提示革兰氏阴性菌,细菌培养确定为铜绿假单胞菌,药敏试验提示广泛耐药,但是对头孢吡肟敏感。此时再次回顾患儿的病例特点,3岁女孩,反复发作性湿性咳嗽、喘息,常于晨起及运动后加重;肺部听诊呼气末可闻及哮鸣音,伴有少许水泡音;抗生素等治疗有效,但不能彻底治愈;肺泡灌洗液呈现以中性粒细胞为主的炎症,且细菌培养阳性;根据 PBB 诊断标准,该患儿可以确诊为迁延性细菌性支气管炎。

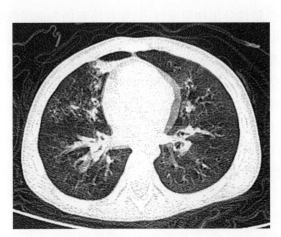

图 4-6-1 入院后肺 CT

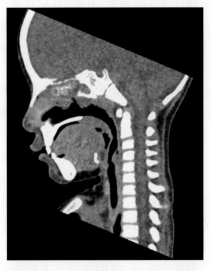

图 4-6-2 入院后喉部 CT+ 三维重建

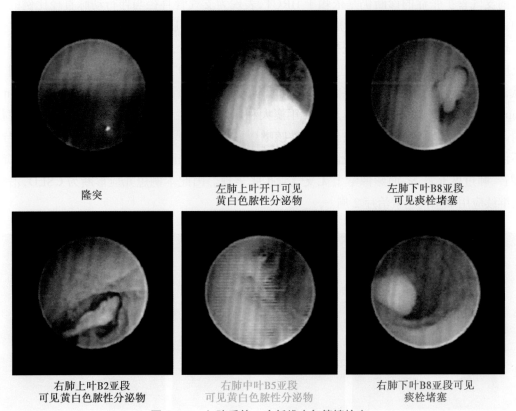

| 隆突 | 左肺上叶开口可见<br>黄白色脓性分泌物 | 左肺下叶B8亚段<br>可见痰栓堵塞 |
| 右肺上叶B2亚段<br>可见黄白色脓性分泌物 | 右肺中叶B5亚段<br>可见黄白色脓性分泌物 | 右肺下叶B8亚段可见<br>痰栓堵塞 |

图 4-6-3 入院后第 1 次纤维支气管镜检查

治疗上,停用 ICS 和 SABA 的雾化吸入治疗,停用阿奇霉素,调整抗生素为敏感的头孢吡肟静脉滴注。经过 10 天的住院治疗后,患儿咳嗽和喘息明显缓解。因抗生素疗程尚不足,而且考虑到长期住院治疗容易导致院内获得性感染,因此嘱患儿出院,并于当地医院继续静脉滴注头孢吡肟 10 天,其后再复诊,完善支气管镜检查。

10 天后患儿仍有咳嗽,有痰,无喘息,无呼吸困难表现,听诊肺部未闻及干、湿啰音。复查支气管镜(图 4-6-4),再次见到大量黄白色脓性分泌物阻塞气道,细菌培养仍为铜绿假单胞菌。此时敏感抗生素已经使用 3 周,患儿仍有咳嗽、咳痰,肺泡灌洗液中仍有细菌。当治疗效果欠佳时,首先要考虑的就是诊断是否正确。因此首先我们回顾患儿 PBB 的诊断,基于纤维支气管镜下的表现,PBB 的诊断并无问题。那么如果 PBB 经过有效抗生素治疗后仍不见缓解,我们要考虑到是否有合并疾病,如气道畸形、气管软化、囊性纤维化、原发性纤毛运动障碍、免疫功能缺陷等。首先,胸部 CT 及支气管镜下并未见气道结构上的异常。其次,患儿并无消化系统症状,也不支持肺囊性纤维化的诊断。我们注意到患儿有鼻窦炎,不能除外原发性纤毛运动障碍,因此完善了相关基因检查,结果并不支持诊断。最后,为了明确有无免疫功能缺陷,我们进行了体液免疫及细胞免疫功能检查,结果显示血清 IgA、IgG 及 IgM 均在正常范围,各淋巴细胞绝对计数及比例均在正常范围,因此该患儿并无确切的免疫功能缺陷。那么,我们注意到本病例的另外一个特点,其病原体铜绿假单胞菌并不是 PBB 的常见病原体,而常见于支气管扩张症,那么该患儿是不是发展成为了支气管扩张症呢?目前支气管扩张症的诊断仍是依赖于 HRCT,表现为支气管直径与伴行动脉直径比例的增加,大于(1~1.5):1,可表现为印戒征、轨道征等。回顾该患儿病程初期的胸部 CT,并无以上表现,因此也不符合支气管扩张症的诊断。但从总体上来看,该患儿的临床表现和对治疗的反应更倾向于支气管扩张症,但影像学上尚未达到支气管扩张症的诊断标准。经过查阅文献,发现尚有介于 PBB 和支气管扩张症之间的一种疾病诊断,即慢性化脓性肺疾病(chronic suppurative lung disease,CSLD)。2014 年澳大利亚及新西兰儿童 CSLD 及支气管扩张症指南,将儿童 CSLD 定义为反复发作的湿性咳嗽(每次超过 4 周,1 年内出现 3 次及以上),伴或不伴有其他症状,如活动后呼吸困难、气道高反应症状、生长困难、杵状指、胸廓畸形、肺部湿啰音、肺过度充气等,而影像学上无支气管扩张表现。因此本例患儿应诊断为 CSLD,治疗上继续应用敏感抗生素治疗 2 周。

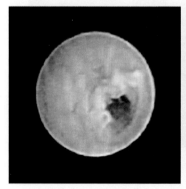 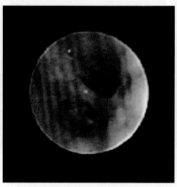 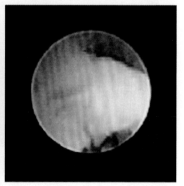

左肺舌叶B4亚段可见黄白色　　　　左肺下叶开口（B8、B9、B10）　　　左肺下叶B10亚段
　　　　脓性分泌物　　　　　　　　　　　略变形　　　　　　　　　　　可见痰栓

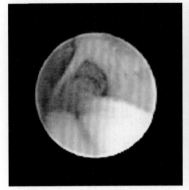
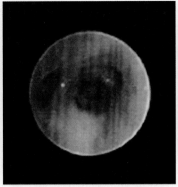
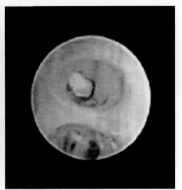

右肺上叶B3亚段黄白色
脓性分泌物

右肺中下叶开口（下叶开口可见
黄白色脓性分泌物）

右肺下叶B8亚段
可见痰栓

图 4-6-4　治疗 10 天后复查支气管镜检查

2 周后无咳嗽及咳痰，无喘息，无呼吸困难表现，听诊肺部未闻及干、湿啰音；纤维支气管镜检查：各气管支气管通畅，病原学检查均阴性；停用抗生素，密切随访。3 个月后复诊，患儿再次出现湿性咳嗽，但症状较轻，口服抗生素及化痰药物治疗 2 周后缓解。CSLD 并非病因学的诊断，而是一种临床诊断，其病因很多，有些尚不明确。而且 CSLD 可能是 PBB 向支气管扩张症发展的一个中间过程，其治疗并没有终点，应密切随访观察。

【确定诊断】

慢性化脓性肺疾病。

诊断依据：①反复发作的湿性咳嗽（每次超过 4 周，1 年内出现 3 次及以上）；②影像学上无支气管扩张表现。

【诊治体会】

1. 病因不明的长期咳嗽、喘息患儿应行支气管镜检查。支气管镜检查已经逐渐成为难治性咳嗽及喘息的重要鉴别诊断工具，本例患儿经过支气管镜检查发现气道内大量脓性分泌物，同时病原学检查确定了病因。支气管镜检查有助于发现气道结构异常，如气道畸形、软化、气道受压、气道肿物等均可引起喘息及长期咳嗽。另外，支气管镜检查有助于清理气道，缓解病情，本例患儿在第一次住院时病情的缓解一方面有赖于敏感抗生素的使用，另一方面也是因为支气管镜对气道的清理作用。因此，对于长期咳嗽及喘息的患儿，病因不明时，应该行支气管镜检查，有助于诊断及治疗。

2. PPB 是儿童慢性湿咳的重要病因，尤其是 6 岁以下者，注意与哮喘鉴别。PBB 除了慢性湿性咳嗽以外，还可有喘息表现，肺部体征可有湿啰音及 / 或哮鸣音，相当一部分 PBB 患儿出现哮鸣音，容易被误诊为支气管哮喘，但该部分患儿对吸入糖皮质激素治疗无效。本例患儿在整个病程中是以慢性湿性咳嗽为主要表现，时而有喘息出现，因有明确的哮喘家族史和个人过敏史，因此很容易被误诊为哮喘。但是在治疗过程中对 ICS 并不敏感，而且肺部听诊一直有湿啰音，因此我们考虑到是否诊断上存在问题。经过一系列检查后，确定了 PBB

的存在,最后确定了 CSLD 的诊断。因此,在治疗过程中需要不断回顾诊断,尤其是治疗效果不佳时,这在临床诊疗过程中尤为重要。

3. PBB、CSLD、支气管扩张症可能是同一疾病的不同发展阶段。本例患儿在治疗初期考虑为 PBB,从临床症状、体征、实验室检查及影像学上都支持其诊断,但是治疗上的反应并不理想,病程相对更为迁延,并不符合单纯的 PBB。PBB 曾被称为支气管扩张症前期,确有部分 PBB 最后发展成为支气管扩张症。但支气管扩张症是一个影像学诊断,HRCT 上表现为支气管与伴行动脉比值增高[成人>(1~1.5):1],伴有气道壁增厚,而没有气体潴留,本例患儿并不符合支气管扩张症的诊断,但又不符合单纯 PBB,因此在两者之间的 CSLD 更为合适。实际上 PBB、CSLD 及支气管扩张症三者可能是同一疾病的不同发展阶段,三者之间存在重叠,但又不全相同。三者可有相似的临床表现,如慢性湿性咳嗽、肺部湿啰音、中性粒细胞性气道炎症、病原体等,主要区别在于症状和体征的严重程度、对 2~4 周抗生素治疗的反应以及 HRCT 的表现。该患儿 CSLD 的诊断并非否定了 PBB 的存在,而是定义了一种特殊的 PBB,一种更容易向支气管扩张症发展的 PBB,旨在提示该患儿有向支气管扩张症发展的高危因素,需要积极寻找病因,并密切随访观察。

### 【关于本病】

CSLD 并非一个全新的概念,最初人们将囊性纤维化、原发性纤毛不动综合征、特发性肺脓肿、支气管扩张症等具有慢性持续性支气管内化脓性感染的疾病均纳入其中,但其应用意义并不是很大,只是表述了一类临床综合征,并未得到广泛的应用。而且,随着医疗水平的逐渐改善,儿童支气管扩张症的发病率在全球呈逐渐降低趋势,CSLD 的概念也逐渐淡去。但近年来,广泛抗生素应用所致的耐药菌持续感染,过度抗生素应用限制所致的细菌感染回升,以及部分地区仍未得到改善的低下医疗水平,均导致了儿童支气管扩张症发病率的回升,再次引起了临床医生们的重视。由于支气管扩张症是一个病理上和影像学上的概念,虽有一些典型的临床表现,但均无特异性。目前儿童支气管扩张症的影像学诊断方法仅能发现一部分患儿,尚有部分临床上有支气管扩张症表现,而影像学不能确诊者。鉴于此,临床儿科医生逐渐开始应用 CSLD 来定义这部分患儿,目的在于早期识别那些尚未发展成典型支气管扩张的患儿,以便早期予以重视和治疗,防止病情进展,改善预后。澳大利亚及新西兰胸科学会针对儿童 CSLD 及支气管扩张症成立了工作组,并制定了相关指南。根据最新的 2014 版儿童 CSLD 及支气管扩张症指南,将儿童 CSLD 定义为反复发作的湿性咳嗽(每次超过 4 周,1 年内出现 3 次及以上),伴或不伴有其他症状,如活动后呼吸困难、气道高反应症状、生长困难、杵状指、胸廓畸形、肺部湿啰音、肺过度充气等,而影像学上无支气管扩张表现。

CSLD 并非一种特殊的疾病,而是一组临床症状的综合表现,因此病因繁多。从全球范围来看,与支气管扩张症相似,儿童 CSLD 最主要的病因仍是儿童早期的重症下呼吸道感染,原发性免疫缺陷、异物吸入、黏液清除功能异常(纤毛运动障碍、先天气道畸形等)次之。地域和社会经济环境是影响儿童 CSLD 病因分布的主要因素。比如在发达国家和地区,原发性免疫缺陷及黏液清除功能障碍是主要诱发因素,而在发展中国家和地区,严重的下呼吸道感染是主要病因,如重症肺炎、麻疹、结核病、百日咳等。然而在相当一部分 CSLD 中并无特殊的诱发因素,也称为特发性 CSLD。一方面可能是由于 CSLD 诊断时距离起病间隔数年,对于初始表现的描述上不一定完全准确;另外一方面,部分 CSLD 患儿有特异性的诱因,可能由 PBB 反复发作发展而来。因此在 CSLD 的治疗上,需积极寻找病因,针对病因予以治疗。密切随访观察是 CSLD 诊治过程中的重点,要及时发现问题,解决问题,减少支气管扩张症的发生。

(冯 雍 尚云晓)

## 病例 7 支气管扩张症

### 【病例介绍】

患儿,女,13 岁。

**主诉:** 反复咳嗽、咳黄痰 6 年,加重伴发热、咳铁锈色痰 4 天。

**现病史:** 患儿 6 年前于着凉后出现发热、咳嗽,阵咳,咳黄痰,无回声,不伴喘息,无呼吸困难,当地医院诊断为"急性支气管肺炎",予阿奇霉素等药物治疗,因静滴阿奇霉素过程中出现过敏性休克,改用利福平及磷霉素钠抗感染治疗 7 天,好转出院。近 6 年,患儿无明显诱因反复出现咳嗽,咳黄痰,晨起明显,与季节、饮食及运动无关,无流涕,无发热,家属未予重视,于家中自服"罗红霉素""双黄连"及止咳药物治疗。入院前 4 天患儿发热,持续高热,热峰 39℃,口服退热药热可退,4~6 小时体温复升,每天发热 4~6 次,不伴寒战,咳嗽、咳痰加重,咳铁锈色痰,无咯血,无喘息,于当地医院拍摄胸部 DR 片提示肺内感染。予患儿利福平抗感染治疗 4 天,未见好转,家属为进一步诊治入笔者科室。

患儿病来精神状态尚可,无恶心、呕吐,无腹痛、腹泻,食欲稍差,睡眠可,大、小便正常。平时无低热、盗汗、乏力等。

**既往史:** 新生儿期健康,无心脏病、哮喘、异物吸入及胃内容物误吸史,无中耳炎史,无慢性上呼吸道感染史。无湿疹史。否认手术外伤及输血史。

**过敏及接触史:** 青霉素,阿奇霉素,红霉素及部分头孢试敏过敏,否认有具体食物过敏史。患儿奶奶及堂姐曾患肺结核,且与患儿有密切接触史,患儿已于当地结核病医院除外肺结核。

**个人及家族史:** 生长发育同同龄儿。生后接种卡介苗,其他疫苗按时进行预防接种。独生子女,父母及一、二级亲属无类似疾病家族史。

**入院查体及相关检查:** 体温 37.1℃,心率 98 次 /min,呼吸 26 次 /min,体重 24.5kg。神志清楚,呼吸平稳,体型消瘦,咽部稍红,扁桃体Ⅰ度大,胸廓对称。双肺叩诊清音,听诊呼吸音粗,双肺可闻及散在中小水泡音,肺底尤其显著,心、腹及神经系统查体未见明显异常。四肢活动正常,可见杵状指。

**辅助检查:**(入院前 4 天当地医院)胸部 DR 提示肺内感染。

## 【病情分析及诊断思路】

**1. 病例特点** ①13 岁大女孩。②慢性病史,近 6 年反复出现咳嗽,咳黄痰,晨起明显;近 4 天,发热,咳嗽咳痰加重,咳铁锈色痰。③查体有杵状指,双肺底可闻及中小水泡音。④胸部 DR 提示肺内感染。

**2. 诊断思路** 该患儿为年长儿,慢性、反复性咳嗽伴咳黄痰,晨起明显,同时双肺底可闻及湿啰音,有杵状指,胸部 DR 提示肺内感染。首先应考虑到患儿存在肺内感染,需积极完善病原学检查、高分辨肺 CT、肺功能、纤维支气管镜等检查明确病因,进一步明确诊断。此外,表现为咳嗽、咳痰的慢性感染中毒症状与结核中毒症状不易区别,且患儿有明确的结核密切接触史,因此,需注意完善血沉、结核菌素检查,查痰液结核菌或 DNA,干扰素试验等检查进一步鉴别。

## 【诊治经过及反应】

入院后给予患儿卧床休息,监测体温,完善相关检查。尽管血常规白细胞总数、分数正常(WBC $9.9 \times 10^9$/L),无贫血改变,但血 CRP(41.6mg/L)增高,结合患儿发热伴有咳嗽,考虑存在肺部感染,予患儿头孢呋辛钠控制感染。病原学检查:结核抗体、结核菌素试验、结核斑点试验及痰结核菌检查均阴性,除外了结核。肺炎支原体抗体-IgM 阳性,余呼吸道常见病毒和肺炎衣原体 IgM 抗体均阴性,血细菌培养未见细菌生长,提示除近期有肺炎支原体感染外无其他感染征象,予静脉滴注阿奇霉素治疗。免疫球蛋白、淋巴细胞亚群均正常,基本除外常见免疫缺陷病。其他检查,包括心电图、心脏彩超、肝肾功能亦正常。肺功能检查为轻度混合性通气功能障碍。肺高分辨率 CT(图 4-7-1):双肺下叶多发支气管明显扩张呈柱状,管壁明显增厚,周围可见斑片状渗出影,左肺上叶舌段见少许索条影;支持支气管扩张症诊断,除外了肺脓肿。纤维支气管镜检查:右 B9、B10 支气管开口可见大量黄白色黏稠分泌物,可见 B9 支气管宽大变形,左 B10 支气管宽大变形,未见异物。支气管肺泡灌洗液(BALF)细菌培养:铜绿假单胞菌(药敏试验结果头孢吡肟为敏感药物)。病理检查诊断:支气管黏膜炎。基因分析报告:基因变异位点在 *HYDIN* 基因上,关联疾病表型为原发性纤毛运动障碍 5 型;支持原发性纤毛运动障碍诊断,明确了患儿支气管扩张症的病因。原发性纤毛运动障碍为常染色体隐性遗传病,建议患儿父母完善基因检测,家属拒绝。患儿头孢呋辛钠用药 5 天仍有发热,根据药敏试验结果,给予敏感药物头孢吡肟抗感染 9 天。更换抗生素次日体温平稳,复查血常规,CRP 未见异常,血培养回报未见细菌生长,抗生素降级为头孢呋辛钠继续控制感染 3 天。并予患儿机械叩背、体位引流,盐酸氨溴索化痰,浓氯化钠雾化排痰,肺理疗促进炎症吸收。

患儿共住院治疗 19 天,偶有咳嗽,咳少量白痰,查体未见异常,准予出院,院外口服乙酰半胱氨酸颗粒,小儿呼吸门诊随访中,暂未再出现发热、咳脓痰症状。

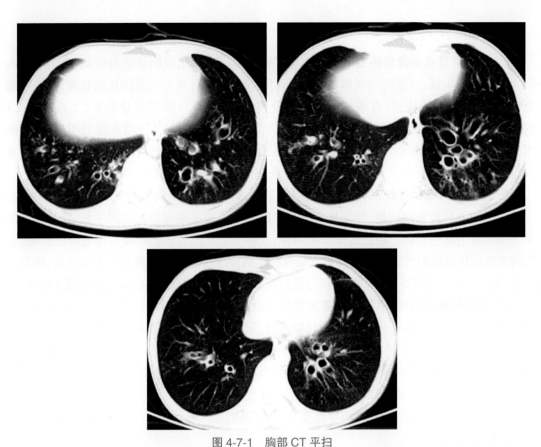

图 4-7-1 胸部 CT 平扫

提示双肺下叶多发支气管明显扩张呈柱状,管壁明显增厚,周围可见斑片状渗出影。左肺上叶舌段
见少许索条影

## 【确定诊断】

**1. 支气管扩张症**  诊断依据:①临床表现:有长期咳嗽、咳脓痰症状。②查体:双肺底可闻及湿啰音,肺底尤显著,杵状指。③肺高分辨率 CT:双肺下叶多发支气管明显扩张呈柱状,管壁明显增厚,周围可见斑片状渗出影。左肺上叶舌段见少许索条影。纤维支气管镜检查:右 B9、B10 支气管开口可见大量黄白色黏稠分泌物,可见 B9 支气管宽大、变形,左 B10 支气管宽大变形。④除外了其他反复咳嗽、咳脓痰疾病,如慢性支气管炎、肺结核、支气管异物、肺脓肿等。

**2. 肺内感染(肺炎支原体、铜绿假单胞菌混合感染)**  诊断依据:①咳嗽咳痰加重伴发热 4 天;②肺部查体可闻及固定性水泡音;③肺 HRCT 双肺下叶可见斑片状渗出影;④血清肺炎支原体抗体 -IgM 阳性,BALF 培养:铜绿假单胞菌。

**3. 原发性纤毛运动障碍**  诊断依据:①临床表现:有长期咳嗽、咳脓痰症状;②查体:双肺底可闻及湿啰音,肺底尤显著,杵状指;③肺 HRCT 及纤维支气管镜检查结果支持支气管扩张症;④基因分析报告:基因变异位点在 *HYDIN* 基因上,关联疾病表型为原发性纤毛运动障碍 5 型。

## 【诊治体会】

**1. 应高度重视影像学检查** 患儿咳嗽、咳脓痰 6 年，未出现明显咯血症状，未引起家人和当地医生的重视，口服药物缓解症状，延误了诊断。因此，对不明原因长期咳嗽，咳脓痰的患者，应常规做胸片检查，有条件的要做高分辨率 CT 检查。随着高分辨率 CT 或螺旋 CT 的应用，支气管扩张症诊断的敏感性达 90% 以上，可清楚地显示支气管扩张的类型、病变范围，还可显示肺实质和小气道的病变。因而是诊断支气管扩张症较好的诊断方法，应该在支气管扩张症患者的检查中大力推广，并用 X 线进行辅助诊断，以确保诊断结果的准确性。

**2. 需重视病原学诊断** 本例患儿起初经验性选用头孢呋辛钠，用药 5 天仍有持续发热。入院后予患儿积极查找病原，结果回报 BALF 细菌培养提示铜绿假单胞菌生长，药敏试验结果头孢吡肟为敏感药物。根据药敏试验结果，立即予患儿改为敏感药物头孢吡肟抗感染；根据肺炎支原体抗体阳性加用阿奇霉素。患儿根据病原学检查结果更换抗生素的次日，体温即平稳，及时地控制了感染，疗效显著，提示我们病原学诊断对于治疗疾病具有重大指导意义。

**3. 应积极查找病因，尽早进行基因检测** 患儿自 7 岁起 1 次"严重肺炎"后，反复呼吸道感染，发热、咳嗽、咳痰，因多种抗菌药物过敏，家属拒绝应用抗菌药物，导致抗感染治疗不及时、疗程不足，是其发展为支气管扩张症的重要原因，提示我们早期抗感染治疗的重要性及必要性。患儿诊断为支气管扩张症后，应积极查找病因，尽早完成基因检测。基因分析结果支持原发性纤毛运动障碍的诊断，明确了患儿支气管扩张症的病因。由于纤毛运动不良，引起分泌物潴留及反复感染，从而导致支气管扩张症。

## 【关于本病】

支气管扩张症（bronchiectasis）是指由支气管及其周围肺组织的慢性炎症所导致的支气管壁肌肉和弹性组织破坏，管腔形成不可逆性扩张、变形。临床症状有慢性咳嗽、咳大量脓痰和反复咯血。多种原因都可以引起支气管扩张。继发性支气管扩张的常见病因包括：①支气管肺感染，儿童时期麻疹、百日咳、流行性感冒等感染性疾病是引起支气管扩张的最重要原因；②支气管阻塞，如支气管异物；③免疫缺陷；④变态反应性支气管肺曲霉菌病；⑤其他因素。先天性支气管扩张的病因包括：原发性纤毛运动障碍、卡塔格内综合征、杨氏综合征、囊性纤维化病、肺隔离症、气管 - 支气管扩大病、黄甲综合征。支气管扩张发病机制中的关键环节为支气管感染和支气管阻塞，两者相互影响，形成恶性循环，最终导致支气管扩张。另外，支气管外部纤维的牵拉、先天性发育缺陷及遗传因素等也可引起支气管扩张。

支气管扩张症的治疗原则是：去除病因，促进排痰，控制感染，必要时手术切除。目标是减少急性加重次数并提高生活质量。除局限性支气管扩张及大咯血症状难以控制者，治疗以内科为主，内科治疗重点为控制感染和促进痰液引流；必要时应考虑外科手术切除。内科治疗包括：①治疗基础疾病：对活动性肺结核伴支气管扩张应积极抗结核治疗，若是低免疫球蛋白血症则可用免疫球蛋白替代治疗。②控制感染：是支气管扩张症急性感染期的主要治疗措施，出现痰量及其脓性成分增加等急性感染征象时需应用抗生素。仅有脓性痰液或仅痰培养阳性不是应用抗菌药物的指征。许多支气管扩张症患者频繁应用抗菌药物，易于造成细菌对抗菌药物耐药,且气道细菌定植部位易于形成生物被膜,阻止药物渗透,因此推荐对大多数患者进行痰培养,急性加重期开始抗菌药物治疗前应送痰培养,在等待培养结果时即应开始经验性抗菌药物治疗。目前认为急性加重由定植菌群所致。60%~80% 的稳定期支气管扩张症患者存在潜在致病菌的定植,最常分离出的细菌为流感嗜血杆菌和铜绿假单胞菌,其他革兰氏阳性菌如肺炎链球菌和金黄色葡萄球菌也可定植于患者的下呼吸道。急性加重期初始经验性治疗应针对这些定植菌,根据有无铜绿假单胞菌感染的危险因素及既往细菌培养结果选择抗菌药物。铜绿假单胞菌感染的危险因素须至少符合以下 4 条中的 2 条:a. 近期住院;b. 频繁(每年 4 次以上)或近期(3 个月以内)应用抗生素;c. 重度气流阻塞($FEV_1 < 30\%$);d. 口服糖皮质激素(最近每天口服泼尼松>2 周)。无铜绿假单胞菌感染高危因素的患者应立即经验性使用对流感嗜血杆菌有活性的抗菌药物,轻症者可选用口服氨苄西林或阿莫西林 0.5g,每天 4 次,或第一、二代头孢菌素;重症患者,常需静脉联合用药。对有铜绿假单胞菌感染高危因素的患者,应选择有抗铜绿假单胞菌活性的抗菌药物。如有厌氧菌混合感染,可加用甲硝唑(灭滴灵)或替硝唑。应及时根据病原体检测及药敏试验结果和治疗反应调整抗菌药物治疗方案,并尽可能应用支气管穿透性好且可降低细菌负荷的药物。若存在一种以上的病原菌,应尽可能选择能覆盖所有致病菌的抗菌药物。临床疗效欠佳时,需根据药敏试验结果调整抗菌药物,并即刻重新送检痰培养。若因耐药无法单用一种药物,可联合用药。急性加重期抗菌药物治疗的最佳疗程尚不确定,建议所有急性加重治疗疗程均应为 14 天左右。③祛除痰液:化痰药物,以及振动、拍背和体位引流等胸部物理治疗均有助于清除气道分泌物。为促进分泌物清除,应强调体位引流和雾化吸入。如果支气管扩张为局限性,且经充分的内科治疗仍顽固反复发作者,可考虑外科手术切除病变肺组织。如果大出血来自于增生的支气管动脉、经休息和抗生素等保守治疗不能缓解反复大咯血时,病变局限者可考虑外科手术。

支气管扩张症虽为良性疾病,但预后较差。积极防治呼吸道感染,尤其是幼年时期的麻疹、百日咳、鼻窦炎、支气管肺炎、肺脓肿等,积极预防、治疗肺结核,对预防支气管扩张症的发生具有重要意义。

(侯　萍　尚云晓)

## 病例 8　原发性纤毛运动障碍

### 【病例介绍】

患儿,男,6 岁。

**主诉:**间断咳嗽 6 年,加重 3 天。

**现病史:**出生后即有咳嗽,有痰,不易咳出,时常可闻及喉中"呼噜"声,每次"感冒、支气管炎"后加重。咳嗽无固定时间,与运动无关,不伴有喘息,多数发作时不伴有发热,每次自行口服或诊所输注"青霉素、红霉素"等抗生素可得到缓解,未在医院行肺部检查。反复发生"急性上、下呼吸道感染"每年 10 余次,平时鼻塞、鼻音重,少有鼻涕流出。3 岁时于外院耳鼻喉科确诊为"慢性鼻窦炎、中耳炎",此后反复发作,每年发作 10 余次,发作无季节性。3 天前鼻塞、咳嗽及喉中"呼噜"声再度加重,就诊于当地医院,发现胸部 CT 异常,为求进一步诊治来笔者医院,以"慢性咳嗽原因待查"入院。近 3 天无发热,无喘息,无胸痛、胸闷及呼吸困难。病来无乏力、无低热及盗汗,无明显消瘦;无腹痛、腹泻。精神佳,大、小便正常。

**既往史:**出生时,于当地因"新生儿吸入性肺炎"住院治疗 20 天,无异物吸入等其他疾病史。无湿疹史及荨麻疹病史。

**过敏及接触史:**无食物及药物过敏史。无肝炎、结核等传染病接触史。

**个人及家族史:**G1P1,足月剖宫产,出生体重 3.8kg,无湿疹史,按时接种疫苗,生长发育同同龄儿。否认遗传性疾病家族史,过敏性家族史,及肝炎、结核等密切接触史。

**入院查体及相关检查:**生长发育中等,营养状态可。神志清楚,精神状态好,面色红润,呼吸平稳。咽红,扁桃体 II 度。颈软,胸廓对称,双肺叩诊清音,听诊双肺散在痰鸣音,右肺可闻及散在中小水泡音,心尖搏动位于第 5 肋间右锁骨中线内 1.0cm 处,心前区无隆起,心界不大,位于胸骨右侧。心音有力、律齐,各瓣膜听诊区未及杂音。腹软不胀,无压痛、反跳痛及肌紧张,肝左肋下 1cm,质软,脾未触及,未及包块,肠鸣音活跃 5 次 /min;四肢活动自如,无杵状指 / 趾,神经系统查体未见阳性体征。

**辅助检查:**外院肺 CT(入院前 3 天):完全性内脏转位,左肺中叶不张,右肺下叶轻度支气管扩张合并肺内炎症。

## 【病情分析及诊断思路】

**1. 病例特点** ①病史长,生后即咳嗽已 6 年,有痰不易咳出,每次感染后加重,与运动无关,无喘息病史;②既往有反复发作鼻窦炎及上、下呼吸道感染病史;③查体肺部可闻及散在痰鸣音,右肺可闻及散在中小水泡音,心脏及肝脏查体与正常反位。

**2. 诊断思路** 从出生后即出现咳嗽,应首先注意有无支气管及肺部先天发育问题,肺 CT 检查可以对先天性肺部疾病提供准确和客观的支持依据,此患儿直至 6 岁才行肺 CT 检测并发现问题。儿童慢性咳嗽少有痰咳出,应考虑是否存在儿童咳嗽变异性哮喘,该患儿无过敏性疾病病史及家族史,咳嗽与运动、环境无关,暂不支持。患儿持续"喉中呼噜",证明气道中存在分泌物,且肺 CT 提示支气管扩张,还应注意亚急性细菌性细支气管炎,以及结核、真菌等特殊病原体感染所致的肺部慢性感染,因此还应积极完善支气管镜检查,帮助明确气道内膜、结构状况及提供病原学依据。

完善过敏原,总 IgE,烟曲霉变应原速发性皮肤试验,烟曲霉变应原沉淀抗体,血清抗曲霉特异性 IgE、IgG 抗体,以除外变应性肺曲霉菌病。合并慢性鼻窦炎、中耳炎,反复发作,应注意咳嗽与鼻窦炎反复发作所致上气道咳嗽综合征,但此患儿鼻窦炎反复治疗,咳嗽也并未得到控制,所以咳嗽及分泌物增多的原因不单纯由鼻窦炎所致。此患儿生后长期咳嗽、有痰不易咳出、慢性鼻窦炎、中耳炎反复发作,应该想到原发性纤毛运动障碍(primary ciliary dyskinesia,PCD),又称不动纤毛综合征(immotile cilia syndrome,ICS)的可能,尤其合并内脏转位,注意 Kartagener 综合征。行支气管镜检查,有条件时应行鼻黏膜及支气管黏膜活检。应该依据我国《儿童慢性咳嗽诊断与治疗指南》中的儿童慢性咳嗽诊断治疗流程,依据病史、查体、胸部放射线、肺功能、24 小时食管 pH 监测、血清总 IgE 和特异性 IgE 测定等辅助检查,以鉴别其他原因所致咳嗽。

## 【诊治经过及反应】

入院后完善各项检查:血、尿、便常规正常;C 反应蛋白 3.25g/L 正常;肝肾功能、心肌酶谱正常,血气离子分析正常。病原学检查:肺炎衣原体抗体 -IgM 阴性;肺炎支原体抗体 -IgM 阴性;肺炎支原体抗体 1:40;肺炎支原体 DNA 阴性;结核抗体(TBAb)、结核菌素检查及结核斑点试验均阴性;免疫球蛋白、淋巴细胞亚群免疫功能检查正常;血清总 IgE 和特异性 IgE 测定均正常;ESR 19mm/h,均正常;常见呼吸道、肠道病毒及肝炎病毒检测均阴性,血细菌培养未见细菌生长,痰培养未见细菌生长,提示无结核等其他明确病原体感染迹象。

心电图:右位心。左右手交换后心电图:窦性心律,心率 75 次 /min(图 4-8-1)。心脏、肝胆脾及肾脏彩超提示:心脏位于右侧胸腔,心尖指向右,心脏结构正常,胃泡位于右上腹腔,肝脏位于左上腹腔,完全性内脏转位。呼气一氧化氮 5ppb。肺通气功能:FVC 97.6%,$FEV_1$ 98.7%,$FEV_1/FVC$ 99.9%,$FEV_1/FVC$ MAX 99.8%,PEF 64.7%,MEF75 69.8%,MEF50 73.1%,MEF25 71.4%,MMEF75/25 74.5%,肺容量正常,肺通气功能正常。纤维支气管镜检查 + 支气管肺泡灌洗术(图 4-8-2):主气管黏膜光滑,可见较多白色痰液,镜下肺部结构转位,进入右肺见其结构为左肺结构表现,气管黏膜光滑,无充血

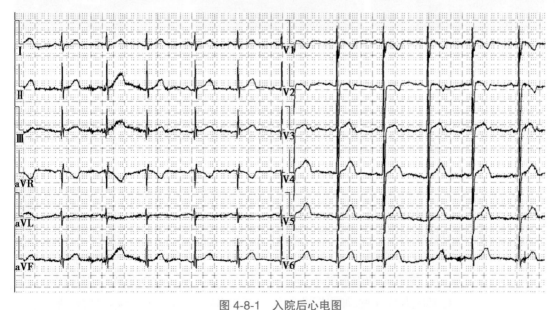

图 4-8-1　入院后心电图

右位心,左右手交换后心电图:窦性心律,心率 75 次 /min,正常心电图

水肿。右肺上舌叶开口通畅,黏膜光滑,充血水肿,可见黄色黏稠痰液涌出,左肺镜下为右肺镜下结构分上叶、中叶、下叶。上叶开口通畅,黏膜略水肿,下叶开口通畅,黏膜略水肿,中叶可见黄色黏稠痰液涌出,尤其 B4 明显,堵塞支气管开口冲洗后吸出痰液。于左主支气管二级隆突取活组织 4 块送检行病理及电镜检查,示薄层柱上皮,并见炎性渗出物。4 万倍放大电镜下所见:支气管黏膜大量浆细胞浸润,纤毛结构异常——内动力臂和部分外动力臂缺失。

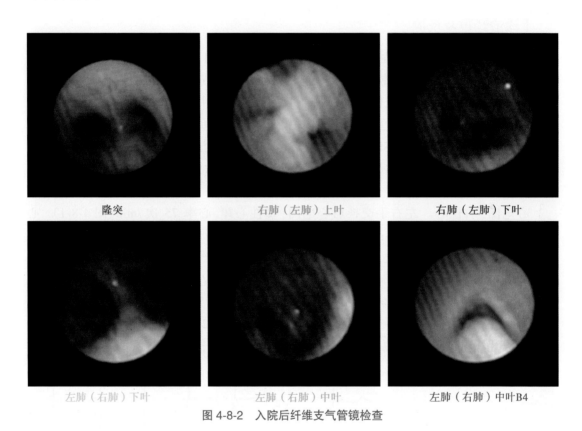

隆突　　　　　　　　右肺(左肺)上叶　　　　　　右肺(左肺)下叶

左肺(右肺)下叶　　　　　　左肺(右肺)中叶　　　　　　左肺(右肺)中叶B4

图 4-8-2　入院后纤维支气管镜检查

入院前外院肺 CT 提示(图 4-8-3):完全性内脏转位,左肺中叶不张,右肺下叶轻度支气管扩张合并肺内炎症。抗感染治疗后 1 周于笔者医院复查:双肺野透过度良好,左肺中叶不张较前改善,见多发扩张支气管影,右肺下叶多发模糊斑片及腺泡样小结节影,右肺下叶支气管多发管壁增厚。肺纹理清晰,走行正常,肺门影不大。气管及各支气管通畅。完全性内脏转位,左肺中叶不张及右肺下叶炎症。鼻窦 CT(图 4-8-4):鼻窦黏膜肥厚,脓性分泌物蓄积。炎症各项辅助检查结果完备,该患儿主要的问题是有痰无法咳出,因此,治疗以控制感染、加强呼吸道管理为主。入院后给予完善以上各项检查,头孢呋辛控制感染,给予雾化吸入及静脉盐酸氨溴索以促排痰,机械气道清洁系统辅助促进痰液排出,并加用肺部超短波理疗促进痰液吸收。支气管肺泡灌洗术,冲洗出大量黄色痰液。出院后嘱应用雾化及口服祛痰药物,详细对家长进行宣教,加强叩背及体位引流,避免感染。1 个月后复查,患儿无低热,偶尔咳嗽,可咳出少许白色痰,已正常上学。

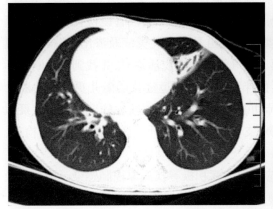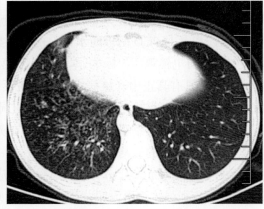

图 4-8-3 入院前外院肺 CT 结果

此后 3 年间,共发生感染加重情况 5 次,每次于笔者医院住院治疗,应用抗感染对症治疗,同时行纤维支气管镜支气管肺泡灌洗术治疗,症状可迅速缓解。

【确定诊断】

①慢性支气管炎;②支气管扩张症;③完全性内脏转位;④慢性鼻窦炎;⑤反复呼吸道感染;⑥原发性纤毛不动综合征(Kartagener 综合征)。

前五条诊断依据前述的病史以及辅助检查符合该病标准即可确诊。需注意原发性纤毛运动障碍的诊断:具有慢性或反复呼吸道感染,咳嗽症状,尤其是具有内脏转位,伴有鼻窦炎症、真正中耳疾病表现的,要考虑 PCD 的诊断。典型患者先天内脏转位称 Kartagener 综合征。

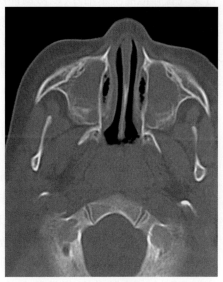

图 4-8-4 鼻窦 CT
鼻窦黏膜肥厚,脓性分泌物蓄积,鼻窦炎症

【诊治体会】

原发性纤毛运动障碍为一种少见疾病,许多临床医生缺乏对本病的认识,所以不易想到该病的诊断。本例患儿生后即有咳嗽的表现,诊断为"新生儿吸入性肺炎",此后患儿反复住院以"感冒""中耳炎""鼻窦炎"或"肺炎"为主要表现,查体及感染指标提示有不同程度的上、下呼吸道感染,但均没有想到此病。目前国内尚未制定统一诊断标准,综合国内外资料,具有慢性反复呼吸道感染症状,尤其是具有鼻窦炎、中耳炎、支气管扩张表现或伴有内脏反位的更要考虑 PCD 诊断。

辅助检查十分重要。胸部 X 线可表现为肺膨胀过度、支气管壁增厚和支气管周围渗出,也可表现为肺膨胀不全和肺实变。鼻窦 X 线平片、CT、肺部 CT 扫描可查出鼻窦炎、支气管扩张症和内脏反位。对长期慢性干咳患者,尤其是合并鼻窦、中耳病变,尤其合并有内脏转位的患者应常规完善鼻部、肺部 CT 检查,有条件的要行纤维支气管镜检查及气管黏膜上皮活检,提高对 PCD 的诊断水平。由于此类患儿气道黏膜慢性炎症及渗出,较难在黏膜活检时找到可电镜观察的标本,本例患儿于第 3 次气管黏膜上皮活检时,才找到可诊断的标本。尤其是具有真正中耳疾病表现的内脏反位伴有反复呼吸道症状的患儿更具有诊断价值,但仅 50% 的患儿具有上述组合。年长儿肺功能测试可表现为阻塞性病变。对高度疑似病例必须进行呼吸道黏膜超微结构检查。在鼻、支气管内随机取纤毛活检并在电镜下检查,可观察到纤毛结构的异常。

治疗主要是对症治疗。有呼吸道感染者应用抗生素积极寻找病原控制感染。重视呼吸道的管理,应加强体位引流叩背排痰,胸部理疗有助于黏液的清除。如感染所致症状加重,根据细菌培养和药敏试验的结果选择抗生素,肺炎球菌或非典型流感嗜血杆菌最为常见,并行支气管肺泡灌洗术治疗,以协助冲洗出无法自行排出的痰液,促进康复。支气管扩张剂可用于喘鸣或可逆性气道阻塞患者。患儿每年要检查数次,定期随访胸片和心电图。治疗无效的副鼻窦炎和中耳炎需五官科医生会诊。应按时接种麻疹、百日咳、流感和肺炎疫苗来预防肺部感染,并避免吸烟和其他气道刺激物。

## 【关于本病】

原发性纤毛运动障碍(primary ciliary dyskinesia,PCD),又称不动纤毛综合征(immotile cilia syndrome,ICS),最早由 Pederson(1956)所描述,在群体中发病率 1/30 000~1/15 000,属常染色体隐性遗传,是具有共同的气道纤毛功能障碍并因此形成了一组呼吸系统疾病。进一步研究显示,所谓"纤毛不动"并非真正的纤毛不运动,而是纤毛处于一种紊乱运动状态中,表现为纤毛摆动不协调,或纤毛无效摆动,因此又取名"纤毛运动障碍"。纤毛功能障碍是由于纤毛很多遗传结构缺陷所致,并可导致反复和慢性的肺部感染。但是这些疾病中纤毛功能障碍并非因反复肺部感染所致。1933 年,捷克学者 Kartagener 发现了一种"三联症"现象,包括内脏逆位、慢性鼻窦炎和支气管扩张,取名 Kartagener 综合征。半数患者伴有内脏反位,内脏反位的患者中 25% 存在 PCD,故目前认为 Kartagener 综合征是本征的一个类型。

**1. 临床表现**  往往在新生儿早期发病,胸部 X 线检查一般正常。该病常见于儿童和青年人,临床表现为病程长短不一,有的在新生儿期即发生呼吸衰竭,有的存活到成人时期也无明显的气道疾病表现。主要的表现为:①下呼吸道表现:慢性支气管炎、间质性肺炎、支气管扩张,出现咳嗽、咳黄脓痰、咯血及呼吸困难,可致体重下降、运动耐力减小。②上呼吸道表现:反复上呼吸道感染,患者常有慢性鼻炎、鼻窦炎和中耳炎,有时伴有鼻息肉,故有鼻塞、脓涕。③并发症:额窦异常或其他鼻窦发育不全等。慢性复发性中耳炎可致鼓膜穿孔。胚胎纤毛细胞的纤毛结构异常,可致内脏反位。男性通常精子缺乏或精子尾部纤毛结构异常时,精子失去摆动能力,导致不能生育。

Kartagener 综合征由下列三联症组成:①支气管扩张;②副鼻窦炎或鼻息肉;③内脏转

位（主要为右位心），有家族性。

**2. 发病机制** 为常染色体隐性遗传。初步的研究认为突变基因定位于16p12.1/12.2和15q13.1、15.1，而与PCD相关的基因有3个，即*DNAI1*、*DNAH5*和*DNAH11*。原发性纤毛运动障碍疾病具有明显的家族性，常见同胞发病，也有隔代遗传及散发，男女发病概率均等。近亲结婚后代发病概率明显增高。基因突变导致了纤毛结构的异常，而纤毛结构异常导致纤毛运动障碍，进而引起黏膜的黏液清除功能异常。由于纤毛广泛分布于人体呼吸道、副鼻窦、咽鼓管等处，其纤毛上皮活动丧失，引起纤毛运输功能障碍。

呼吸道黏膜的每个纤毛上皮表面约有200根长5~10μm，直径0.2μm的纤毛。现已证实纤毛轴丝含有100多种多肽，任何1种多肽缺陷，均可造成同样的后果。电子显微镜下，每根纤毛的横断面均以两个微小管为中心，外围9对微小管（"9+2"型结构），有动力臂、连接环和轮辐使之相互连接，保持正常的位置。胚胎发育过程中，若纤毛结构异常，由于缺乏正常的纤毛摆动，将随机地发生内脏旋转，在妊娠10~15天时，内脏发生左旋转代替正常的右旋转，将引起脏器转位。纤毛不动综合征时，纤毛结构异常，如动力臂缺失（单纯外侧或内侧臂缺失或双侧臂缺失）、轮辐缺陷、微管排列异常等，所有这些缺陷引起纤毛功能障碍表现为纤毛运动不良和气道分泌物清除功能障碍，从而引起黏液分泌物和细菌潴留，可引起呼吸道纤毛麻痹，纤毛黏液传输障碍，而形成慢性持续或反复呼吸道感染，副鼻窦炎，支气管炎，慢性复发性肺部炎症和支气管扩张。鼻窦内黏液和脓性分泌物潴留致鼻窦炎，中耳和耳咽管纤毛异常，可致慢性复发性中耳炎，男性精子尾部失去摆动能力可致不育。

**3. 诊断** 有典型的临床表现：慢性、反复呼吸道感染症状，尤其是具有鼻窦炎、中耳炎、支气管扩张表现，同时可有鼻窦炎、中耳炎、男性不育；伴有内脏转位时，应考虑Kartagener综合征。胸部X线可表现为肺膨胀过度、支气管壁增厚和支气管周围渗出，也可表现为肺膨胀不全和肺实变。鼻窦X线平片、肺部CT扫描可查出鼻窦炎、支气管扩张症和内脏反位。内脏反位伴有反复呼吸道症状的患儿具有诊断价值。年长儿肺功能测试表现为阻塞性病变。对高度疑似病例必须进行呼吸道黏膜超微结构检查。在鼻、支气管内随机取纤毛活检并在电镜下检查，可观察到纤毛结构的异常。

**4. 治疗** 预防感染至关重要，增强体质，提高机体免疫力，按时接种疫苗。治疗同一般支气管扩张，主要是对症治疗，以抗感染为主，雾化吸入祛痰及体位引流为辅，促进黏液分泌物的排出，支气管扩张剂缓解喘息及气道梗阻，五官科治疗鼻窦炎及中耳炎，同时预防其他感染，避免空气污染及吸烟。近年来，随着纤维支气管镜技术的发展成熟，在患儿并发下呼吸道感染时，可行支气管灌洗术，促进痰液排出。患儿每年要定期随访。

**5. 预后** 通常，PCD的肺部进展慢，通过适当的治疗，肺部疾病可在短期内得到控制。患者可能存活至正常寿命。

（单丽沈　蔡栩栩）

| 病例 9 | 囊性纤维化

【病例介绍】

患儿,男,9 岁。

**主诉:**反复咳嗽伴黄绿痰 1 年余,加重 6 个月。

**现病史:**患儿入院前 1 年起出现咳嗽,咳嗽时伴有黄绿色黏痰,晨起严重。病程中未曾出现咯血。患儿入院前 6 个月,因咳嗽加重伴痰多,在当地医院住院治疗 3 周,胸部 CT 检查发现支气管扩张伴感染,经积极抗感染治疗后,咳嗽咳痰好转,予以出院。出院后仍有咳嗽伴咳黄绿痰,至本院进一步就诊,门诊以"支气管扩张"收治入院。平时无腹痛,无腹胀、腹泻,大便正常。病来患儿精神状态尚可,进食及睡眠正常,小便正常。

**既往史:**既往有反复鼻窦炎病史。既往无重症肺炎病史。

**过敏及接触史:**无食物及药物过敏史;无麻疹、肝炎、结核等传染病接触史。

**个人及家族史:**G2P2,足月顺产,出生体重 3.2kg,出生史正常,生后母乳喂养,生长发育同正常同龄儿,按时进行预防接种。其他家族成员均体健。

**入院查体及相关检查:**体温 36.8 ℃,脉搏 100 次 /min,呼吸 20 次 /min,血压 100/65mmHg,体重 26.5kg(同龄儿 3%),身高 139cm(同龄儿 80%)。神志清楚,体态较瘦,呼吸平稳,无鼻翼扇动及三凹征,口周无发绀。颈软,气管居中,胸廓对称,双侧呼吸运动一致,听诊可闻及中细湿啰音。心、腹及神经系统查体未见明显异常。四肢活动自如,无杵状指 / 趾,肢端温,CRT<3 秒。

【病情分析及诊断思路】

1. **病例特点** ①9 岁男孩,反复咳嗽伴有咳黄绿色痰,晨起严重;②肺部听诊可及中细湿啰音;③既往有鼻窦炎病史;④经过积极抗生素抗感染治疗,临床症状好转,但易于反复;⑤外院胸部 CT 检查提示支气管扩张伴感染。

2. **诊断思路** 患儿为学龄期儿童,病程 1 年余,加重 6 个月。具有典型的支气管扩张的临床症状,包括持续或反复的咳嗽、咳痰,痰液可以是黏液性、黏液脓性或脓性,合并感染时咳嗽和咳痰明显增多,可呈黄绿色脓痰。听诊闻及湿啰音是支气管扩张症的特征性表现,以肺底部最为多见。同时患儿外院的胸部 CT 检查支持支气管扩张的诊断。支气管扩张是由多种疾病(原发病)引起的病理性改变。作为临床评估的一部分,寻找原发病因是重要的步骤。因此,需要积极完善鼻窦 CT、高分辨率胸部 CT、体液及细胞免疫功能检查、结核感染的检查、纤毛活检电镜检查及基因检查等原发病筛查;完善血常规、CRP、PCT 等炎症指标;痰培养和支气管肺泡灌洗液的病原学检查。

## 【诊治经过及反应】

入院后完善实验室检查。血常规:C 反应蛋白 14mg/L;WBC $13.0 \times 10^9$/L;LY% 20.2%;NE% 74.2%;HB 132.0g/L;BPC $303 \times 10^9$/L;ESR 49mm/h;PCT 0.12ng/ml。 炎症指标表明白细胞轻度增高,以中性粒细胞为主,血沉明显增快,结合患儿慢性长期咳脓痰病史,首先考虑细菌感染。结合痰培养及肺泡灌洗液培养均提示铜绿假单胞菌优势生长。胸部 CT 检查(图 4-9-1)提示两侧支扩伴感染、纤维灶形成,纵隔淋巴结增大,影像学证实存在支气管扩张表现。铜绿假单胞菌确实为支气管扩张合并感染的主要常见致病菌。根据药敏的结果,予以头孢他啶静滴抗感染治疗,同时予以乙酰半胱氨酸雾化吸入对症处理,辅以拍背、体位引流等物理治疗。同时完善鼻窦 CT 检查,提示存在全副鼻窦炎,根据耳鼻咽喉科会诊意见,予以局部用药对症处理。结核斑点试验结果阴性。肺功能:最大肺活量 1.93L,占预计值的 80.6%,正常。用力肺活量 1.93L,占预计值的 82.9%,正常。一秒量(FEV$_1$)1.25L,占预计值的 63.7%,轻度下降。一秒率(FEV$_1$/VC$_{MAX}$)64.44%,轻度下降。呼气流速各峰值(FEF25/50/75):轻至重度下降。气管镜下纤毛活检电镜检查提示纤毛结构正常。体液免疫检查发现 IgG 15.20g/L,IgA 4.38g/L,IgM 1.43g/L,

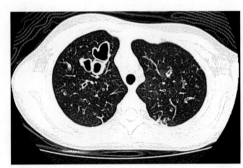

图 4-9-1 两侧支气管扩张伴感染、纤维灶形成,纵隔淋巴结增大

总 IgE 85.40U/ml,均正常;T 细胞亚群提示 NK 细胞 25.19%,CD3$^+$% 62.43%,CD3$^+$/CD4$^+$ 29.10%,CD3$^+$/CD8$^+$ 23.70%,CD3$^-$/CD19$^+$11.11%,CD4$^+$/CD8$^+$ 1.23,均在正常范围,常见的体液或细胞免疫功能缺陷依据不足。考虑患儿存在支气管扩张及慢性鼻窦炎,为鉴别 Kartagener 综合征,明确是否存在内脏反位,予以完善腹部 B 超检查。腹部 B 超检查提示存在肝脏弥漫性病变。进一步完善腹部 CT 提示脾脏稍大,肝脏表面不均匀,门静脉较宽,下腔静脉较宽。心脏超声及肝功能指标正常。综合上述检查及相关病史,患儿既往不存在重症肺炎的病史,无法用单纯的既往感染因素解释目前存在的弥漫性的支气管扩张;实验室检查排除常见的免疫缺陷;影像学检查排除支气管异物;纤毛活检排除原发性纤毛不动综合征;不存在内脏反位,Kartagener 综合征的诊断依据不足。但是患儿存在肝脏病变,考虑患儿的支气管扩张存在隐藏的基础疾病,现有的实验室检查无法探寻到病因。根据现有情况,与家长沟通后进行全基因测序检查以进一步明确诊断。经过抗感染治疗,入院第 4 天患儿咳嗽好转,入院第 6 天痰量明显减少,入院第 12 天咳嗽明显减少和肺部啰音消失,予以出院。予以小剂量红霉素,吸入用乙酰半胱氨酸及泛福舒免疫调节剂治疗并临床随访。

出院期间 3 个月患儿仍有晨起咳嗽伴咳黄脓痰,症状时轻时重,期间于当地医院住院抗感染治疗 1 周左右症状好转出院。期间全基因测序分析结果:CFTR 基因存在剪接位点变异 c.1766+5G>T(杂合),已有文献报道可导致"囊性纤维化"(图 4-9-2)和剪接位点变异 c.579+1_579+2insACAT(杂合)(图 4-9-3)。根据患儿的典型的临床表现:慢性咳嗽,支气管扩张,肝脏弥漫性病变需要考虑该患儿为囊性纤维化。*CFTR* 基因检测结果亦支持诊断。

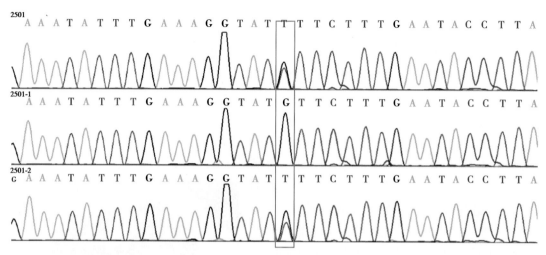

图 4-9-2 剪接位点变 c.1766+5G>T(杂合),由上至下分别为患儿、患儿父亲和患儿母亲基因测序结果

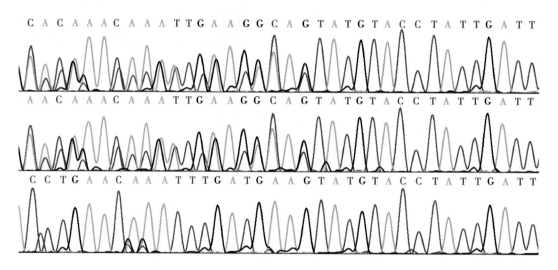

图 4-9-3 剪接位点变异 c.579+1_579+2insACAT(杂合),由上至下分别为患儿、患儿父亲和患儿母亲基因测序结果

　　出院 3 个月后,患儿由于咳嗽、咳痰加重伴气促 6 天,再次至笔者医院治疗。患儿入院时存在明显呼吸困难,鼻翼扇动及三凹征均阳性,未吸氧下 SPO$_2$ 为 78%,面罩吸氧下氧合为 92% 左右,予无创呼吸机辅助通气。痰培养仍提示铜绿假单胞菌,根据药敏予以头孢他啶抗感染,吸痰、雾化等对症处理,同时完善相关检查及脏器评估。入院后患儿有反复发热,予环丙沙星抗感染治疗,4 天后体温渐平稳。无创呼吸机通气下患儿呼吸困难渐减轻,入院第 7 天撤机予面罩吸氧,入院第 11 天予改用鼻导管吸氧。入院第 12 天转入呼吸科继续治疗,未吸氧下 SPO$_2$ 维持 95%,诉有咳嗽咳痰,双肺可及细湿啰音,活动后气促。患儿病程中定期监测血尿淀粉酶及血脂肪酶均升高,但患儿无腹痛,查体腹稍胀,腹部 CT 示胰腺饱满伴脂肪

浸润可能,加用奥曲肽、胰酶治疗,低脂高蛋白半流质饮食。入院第 22 天,患儿偶咳少痰,双肺可及少量细湿啰音,未吸氧下氧合可,活动后仍稍有气促,复查肺部 CT 示肺部炎症吸收,痰栓减少,肺部感染控制可,病情相对稳定,予以出院。出院前肺功能提示 FVC 占预计值 70.1%,轻度下降,$FEV_1$ 占预计值 48.8%,中度下降,一秒率 58.44%,中度下降。患儿通气功能异常,存在轻至中度以阻塞为主的混合性病变。

目前乙酰半胱氨酸吸入及肺部物理治疗中,病情较稳定,定期随访肺功能。囊性纤维化作为一种慢病,定期的随访、物理治疗和密切随访至关重要。

【确定诊断】

囊性纤维化。

诊断依据:①慢性咳嗽,支气管扩张;②肝脏弥漫性病变,胰酶增高;③ *CFTR* 基因存在剪接位点变异。

【诊治体会】

**1. 对支气管扩张的病因鉴别非常重要** 各种病因引起的支气管扩张的发生率文献报道不一。总体而言,多数儿童的支气管扩张症继发于肺炎或其他呼吸道感染(如结核)。免疫功能缺陷在儿童中常见,其他罕见的原因也不可忽略。常见原因包括:①呼吸道病原感染:是常见的病因,占 41%~69%,特别是细菌性肺炎、肺炎支原体及病毒感染(麻疹病毒、腺病毒等)。询问病史时,需要特别关注感染史,尤其是婴幼儿时期的反复呼吸道感染史。②特殊病原感染:比如结核分枝杆菌,也是支气管扩张的常见病因,尤其是右肺上叶支气管扩张,需要进行相关的实验室检查以鉴别。③异物和误吸:儿童下气道异物吸入是最常见的气道阻塞原因,导致支气管扩张。除此以外胃内容物的误吸后也会出现支气管扩张的情况,需要相关检查排除。④大气道先天异常:可见于先天性支气管软骨发育不全、巨大气管 - 支气管症、马方综合征和食管气管瘘。⑤免疫功能缺陷:支气管扩张症的患者均需要考虑是否存在免疫功能缺陷,尤其是抗体缺陷,最常见的疾病是 CVID、XLA 及 IgA 缺乏症。⑥纤毛功能异常:原发性纤毛不动综合征多伴有其他有纤毛部位的病变,几乎所有患者均合并上呼吸道症状(流涕、嗅觉消失、鼻窦炎、听力障碍、慢性扁桃体炎)等。可以进行纤毛活检及电镜检查以鉴别。⑦其他气道疾病包括囊性纤维化、结缔组织病、炎症性肠病和 $\alpha_1$ 抗胰蛋白酶缺乏等。对于儿童支气管扩张症的患者尤其需要注意原发性、先天性疾病的鉴别。

2. 囊性纤维化最常见于欧美白种人,亚洲人种较为罕见。查阅文献发现共有 46 例中国人被诊断为囊性纤维化,33 例来自中国大陆,9 例来自中国台湾,其余分别为新加坡、美国、澳大利亚等的华人。可见囊性纤维化在中国人中具有一定的发病率,既往对疾病的认识不足,可能造成漏诊或误诊,部分病例未明确诊断,所以具体发病率不详。这个病例告诉我们如果临床遇到支气管扩张伴反复感染的病例,合并有鼻窦炎、消化道表现包括慢性腹泻、肝脏增大,胰腺异常、黄疸和营养不良等临床表现的患儿需要警惕囊性纤维化的可能。由于目前国内开展汗液氯钠含量测定的单位有限,进行 *CFTR* 基因检测可以明确诊断。

3. 囊性纤维化的肺部表现主要与气道慢性感染相关,特别是铜绿假单胞菌的感染。对于囊性纤维化的患者,抗生素是急性加重期的主要治疗措施。在起始治疗时,需要考虑支气管扩张的最常见的病原菌,即铜绿假单胞菌,进行有效的抗感染治疗,之后根据病原学检查及药敏的结果,再进一步调整抗生素的使用。

4. 中国人囊性纤维化的 *CFTR* 基因突变位点与白种人不同。目前 *CFTR* 基因已检测出 2 000 种突变,其中有 242 种突变被证实可导致囊性纤维化。尽管存在致病基因等位基因的多样性,85%~90%CF 白种人患者携带至少一种 p.F508del 突变,p.F508del 突变在亚洲囊性纤维化的患者中并不常见,在报道的中国人囊性纤维化病例中没有存在 p.F508del 突变的。本病例的剪接位点变异 c.1766+5G>T 已经被报道,剪接位点变异 c.579+1_579+2insACAT 是首次报道。文献中指出在中国人囊性纤维化的病例中发现的 *CFTR* 基因突变位点与白种人之间存在明显的不同,今后在进行基因诊断和建立筛查平台时需要引起注意。

5. 目前囊性纤维化病例缺乏特异性的治疗。急性加重期的抗感染治疗和气道清除技术是目前的主要治疗手段。作为呼吸道的慢性疾病,进行长程的管理和定期的肺功能监测非常重要。肺移植可能是终末期唯一的治疗手段。

## 【关于本病】

囊性纤维化(cystic fibrosis,CF)是一种侵犯多种脏器的遗传性疾病,主要表现为外分泌腺的功能紊乱,黏液腺增生,分泌液黏稠等。临床上最常影响呼吸道,也有胰脏、肠道、肝脏、肾脏等器官损害。

CF 是常染色体隐性遗传疾病,最常见于北欧血统白人,发病率最高的是欧洲、北美和澳大利亚(1/3 000 新生儿),在南美为 1/12 000,黑人儿童为 1/17 000,亚洲人种较为罕见(日本 1/350 000)。其致病基因是位于染色体 7q31 的囊性纤维化跨膜传导调节蛋白(CFTR)基因,CFTR 是 cAMP 调节的阴离子通道,在气道、胰道和其他组织上皮细胞的顶端表面表达。当 CFTR 缺失或活性降低的时候,氯离子和碳酸氢根离子运输也相应地减少,呼吸道黏膜上皮的水、电解质跨膜转运有障碍,黏液腺分泌物中酸性糖蛋白含量增加,改变了黏液流变学的特性,使分泌物变得黏稠,导致管腔阻塞,并最终造成器官损伤。多数囊性纤维化患者于年轻时死亡,但随着近年来治疗的进步,发达国家 CF 的预期寿命可达 50 岁,目前患病的美国人可有 50% 活到成年。

CF 的临床表现可为多系统病变,包括呼吸、消化、生长发育及生殖系统等。①呼吸系统:主要表现为反复支气管感染和气道阻塞症状。CF 所产生的黏稠黏液阻塞细小气管,并滞留肺部形成细菌繁殖场所,导致肺部反复感染并发生肺部组织的变化。肺部广泛纤维化及肺气肿,有喘息、气促,常并发气胸和纵隔气肿。CF 患者鼻窦内的黏液增多也会阻塞鼻窦导致感染,长期反复的鼻窦感染可出现鼻息肉增生,也可能阻塞呼吸道从而引起呼吸困难。②消化系统:新生儿期由于肠道黏稠黏液分泌增加及胰酶缺乏影响蛋白质消化等原因,约 10% 患儿可出现胎粪梗阻。分泌胰液的胰脏同样也会因分泌物过于黏稠阻塞胰液进入肠道,堆积在胰脏的消化液会引起胰腺炎,并对胰脏产生难以修复的损伤。同时消化道内的胰液不足会引起腹胀、腹泻等消化不良症状并影响营养吸收导致营养不良甚至生长发育不良。由肝脏分泌的胆汁也会过于黏稠阻塞胆管,造成肝脏损害,可出现黄疸。长期可导致肝硬化,出现门静脉高压、食管静脉曲张、脾功能亢进、凝血功能异常等。③内分泌系统及生长发育:当胰脏受损时负责分泌胰岛素的胰岛细胞也会受损死亡,瘢痕胰腺不能产生足够胰岛素,2%~3% 的 CF 患者可发生胰岛素依赖型糖尿病。CF 青少年常出现生长缓慢、青春期延迟及活动能力降低等,造成此病症的原因很多,包括长期的肺部感染、营养吸收不良以及过快的新陈代谢率等。④生殖系统及其他:男性与女性均会受到影响。97% 男性患者因输精管发育异常,导致无精子或仅有少量精子形成。女性由于子宫颈分泌物过于黏稠,妨碍精子通过,导致生育能力降低。

CF 的诊断主要基于临床的典型表现、家族史、证实 CFTR 失功能的实验室检测或 *CFTR* 基因的 2 处突变。检测方法包括新生儿筛查、汗液氯化物检测以及基因检测等。CF 新生儿血液胰蛋白酶水平升高,可在滤纸上采集小滴血液进行新生儿筛查,但此方法不属于 CF 的确诊性试验。对于非新生儿疑似患者测试时,多进行汗液氯化物检测,通过刺激小范围皮肤发汗,使用离子电渗法收集汗液并进行汗液钠氯含量测定。对于 CF 患儿汗液氯化物检测诊断标准为汗内氯含量>60mmol/L。除了汗液检测外,通过基因检测 *CFTR* 基因是否有突变也可明确诊断。

目前 CF 尚无可治愈的疗法,主要针对各系统临床表现对症治疗。目前 CF 治疗药物的发展方向为分子靶向治疗改善 CFTR 功能,而非单纯局限于下游影响的改善。已有两类药物开始应用或正在发展中。包括 CFTR 增效剂和 CFTR 矫正剂。CFTR 增效剂能够活化细胞表面已存在的 CFTR 离子通道,增强离子电流。CFTR 矫正剂则通过促进 CFTR 成熟及蛋白质向细胞膜运输的过程,修复 CFTR 缺陷蛋白。存在最常见基因突变类型 F508del 的 CF 患者,是 CFTR 矫正剂治疗方法的主要目标群体。

(殷 勇 张 静)

# 第五章

# 支气管异物

## 病例 1　表现为反复咳喘的支气管异物

【病例介绍】

患儿,男,1 岁 5 个月。

**主诉:**反复咳嗽、喘息 1 年,加重 1 个月。

**现病史:**患儿自生后 6 个月开始无诱因出现咳嗽,多为干咳,为阵发性连声咳,伴喘息,无发热。于外院抗炎及对症止咳止喘治疗后,症状持续 3 天 ~2 周可好转,间隔 1~2 个月即咳喘发作 1 次。患儿因反复喘息,于外院诊断为"儿童哮喘",予布地奈德规律吸入治疗近 1 年,咳喘发作间歇逐渐延长。患儿于入院前 1 个月再次出现咳嗽,为阵咳,有痰,伴喘息,活动后加重,自行加用复方异丙托溴铵吸入治疗,并于当地诊所静脉滴注"阿奇霉素、硫酸镁"治疗 8 天,咳喘略有减轻,改为肌注及口服药物治疗(具体不详),患儿仍偶有咳喘,活动后加重,不伴发热,入院前于当地医院静脉滴注"阿奇霉素、硫酸镁"治疗 3 天,咳喘无减轻,为进一步诊治来笔者医院,门诊予口服"盐酸丙卡特罗、孟鲁司特钠"治疗 1 天,咳喘仍无减轻。患儿病来无发热,无呕吐及腹泻,无腹痛,无明确异物吸入史。

**既往史:**有湿疹史。

**过敏及接触史:**否认食物及药物过敏史,否认结核、手足口病、麻疹等传染病接触史。

**个人及家族史:**出生史正常,生长发育与同龄儿相似,未按时接种疫苗,否认家族中慢性支气管炎及哮喘病史。

**体格检查及相关检查:**神志清楚,精神状态可,呼吸平稳。咽略充血,双侧扁桃体无肿大。双肺听诊呼吸音粗,可闻及少许痰鸣音及双相哮鸣音。心音有力,心律齐,各瓣膜听诊区未闻及杂音。腹软,肝脾肋下未触及,肠鸣音正常,四肢末梢温,CRT<2 秒,四肢活动自如。神经系统查体无阳性体征。

**辅助检查：** 门诊血常规：WBC $10.7 \times 10^9$/L；NE% 37.0%；EO $1.41 \times 10^9$/L；Hb 119g/L；PLT $415 \times 10^9$/L。总 IgE 5.3U/ml。食物 - 呼吸过敏原：牛奶、猫毛皮屑过敏。肺 CT（图 5-1-1、图 5-1-2）：双肺野透过度明显不均匀，小气道病变；多叶、段散在炎症，尤以右肺显著，伴右肺支气管显示不佳。

【病情分析及诊断思路】

1. **病例特点** ①1 岁 5 个月幼儿，发病年龄小，病程时间长；②以反复咳嗽、喘息为主要症状，发病时肺部可闻及哮鸣音；③抗生素、糖皮质激素及支气管扩张剂等治疗可缓解症状，但反复发作。

2. **诊断思路** 患儿发病年龄小，病史长，反复咳嗽伴喘息，有湿疹特应性体质，且存在环境过敏原，应用糖皮质激素及支气管扩张剂治疗可缓解症状，因此很容易被诊断为"儿童哮喘"，且肺 CT 检查示右肺支气管显示不佳，也可能为哮喘气道黏液分泌过多阻塞所致，然而患儿院外已按哮喘规律雾化吸入治疗近 1 年，症状未完全控制，因此，我们需要考虑：若"儿童哮喘"的诊断成立，那么症状控制不佳的原因是什么？可能的原因是：①选择的治疗方案不合适？②激素抵抗？③未回避变应原？④吸入方法不当？雾化器不合格？⑤已经形成闭塞性细支气管炎？若"儿童哮喘"的诊断是不成立的，那么反复咳喘的原因又是什么呢？⑥存在气道异常：发育畸形？支气管异物？⑦免疫功能异常：反复呼吸道感染？带着上述问题，我们进一步追问病史，患儿已回避变应原，且对雾化吸入较配合，那么反复咳喘控制不佳的原因究竟是什么呢？肺 CT 除了炎症改变，伴有右肺支气管的显示不清，若不是黏液栓，对于一个 1 岁 5 个月的幼儿能否是支气管异物呢？但患儿从生后 6 个月即出现咳嗽、喘息，且没有明确异物吸入史，对于此年龄段的婴儿，支气管异物相对少见，因此，我们进一步予患儿常规抗炎及止咳止喘治疗，同时完善相关化验检查。

【诊治经过及反应】

入院后予布地奈德及复方异丙托溴铵泵吸止喘，磺苄西林静脉滴注抗感染治疗。入院第 2 天化验结果回报：血气离子分析正常，尿、便常规正常，肝肾功能、心肌酶谱正常。CRP 1.46mg/L；结核抗体阴性；肺炎支原体抗体阳性（1：80）；肺炎衣原体抗体 -IgM 阴性；肺炎支原体抗体 -IgM 阴性；肺炎支原体 -DNA 测定阴性（建议复查）；病毒抗体八项未见明显异常。提示肺炎支原体感染不除外，予红霉素静脉滴注。免疫球蛋白：IGG 6.24g/L（正常 4.81~12.21g/L），IGA 0.349g/L（正常 0.42~1.58g/L），IGM 1.38g/L（正常 0.41~1.65g/L），IGA 略低于正常下限。淋巴细胞亚群：总 T 细胞 73%（正常 55%~84%），T 抑制毒细胞 44%（正常 13%~41%），T 辅助细胞 23%（正常 31%~60%），Th/Ts 0.52（0.71~2.78），NK 细胞 7%（正常 7%~36%），总 B 细胞 12%（正常 5%~20%），暂不支持免疫缺陷。入院时肺 CT（图 5-1-1、图 5-1-2）：双肺野透过度明显不均匀，小气道病变，符合儿童哮喘的肺 CT 改变，但没有明显马赛克征改变，与闭塞性细支气管炎不相符，同时肺 CT 提示右肺支气管显示不佳，可能为管腔内阻塞：分泌物潴留？支气管异物？或是支气管管腔受压？因此，进一步纤维支气管镜检查成为我们关注的重点。入院第 3 天予完善纤维支气管镜检查：右主支气管黏膜光滑,略充血水肿,右肺下叶开口处可见黄白色异物(图 5-1-3),用异物篮将异物取出,异物嵌顿处有大量肉芽组织增生(图 5-1-4)。右肺上叶开口炎性狭窄明显,左肺各叶段支气管管腔开口通畅未见痰栓堵塞、狭窄及异物征象。异物取出后继续予雾化及抗感染治疗,患儿咳嗽及喘息较前明显缓解。住院治疗第 6 天,患儿偶有咳嗽,无喘息,肺部听诊无喘鸣音,好转出院。

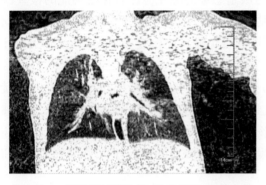

图 5-1-1 双肺透过度均匀,散在炎症,右肺支气管显示不清

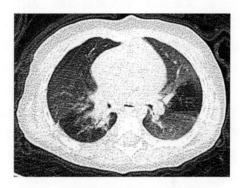

图 5-1-2 双肺透过度不均匀,散在炎症,右肺支气管显示不清

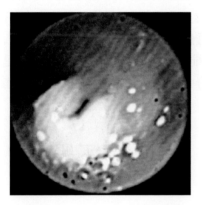

图 5-1-3 右肺下叶开口处异物

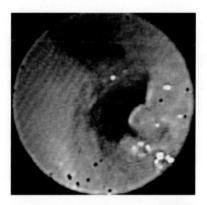

图 5-1-4 异物嵌顿处周边大量肉芽组织

【确定诊断】

1. 急性支气管肺炎。
2. 右肺下叶支气管异物。

【诊治体会】

**1. 支气管异物并非幼儿特有** 随着年龄增长,反复咳喘的常见病因亦有所变化,1~3 岁幼儿支气管异物的发生常受到重视,当出现咳嗽、喘息症状时,常规抗炎平喘治疗效果欠佳时多能想到支气管异物的可能性,应仔细询问有无异物吸入史,但应注意部分

患儿异物吸入时可无明显的呛咳表现。但本例患儿咳嗽、喘息反复发作,因最初发病年龄才 5 个月,多不考虑支气管异物,但对于常规抗炎止喘治疗效果欠佳,故应注意除外支气管异物,应及时完善影像学检查,必要时行纤维支气管镜检查以辅助诊断。临床实际工作中,我们遇到的支气管异物患儿年龄小到 6 个月,大到 12 岁,因此,支气管异物并非幼儿特有。

2. **反复感染,重视免疫功能** 对于反复呼吸道感染的患儿应注意免疫功能的检查,尤其是发病年龄小者,应注意排除先天性免疫功能缺陷病,从而导致反复感染或感染迁延不愈,本例患儿每次咳喘经抗感染治疗效果不佳,完善免疫功能检查亦不支持免疫缺陷的诊断。但部分免疫缺陷病患儿可能发病较晚,应受到重视。

3. **反复喘息,应注意发育畸形** 喘息,是气流通过气道狭窄部位,形成湍流,引起气道壁振动而产生的,因此任何可以引起气道狭窄的因素均可引起喘息的发生,这包括了气道本身的狭窄,如气管支气管发育畸形,或感染后的气道痉挛性狭窄等,以及气道受到外界压迫所致的狭窄,如肺动脉吊带,发育异常的肺血管绕行于气管周围而致气道狭窄。

**【关于本病】**

支气管异物是小儿常见急症,多见于 1~3 岁儿童,临床表现多为刺激性呛咳、喘息、反复肺炎或咯血等,支气管异物的影像学表现不尽相同,这与病程长短、异物种类及大小、异物嵌顿部位密切相关,可以表现为患侧阻塞性肺气肿或透过度减低,或是胸片无异常改变,因此高度考虑支气管异物者可行胸部 CT 扫描并进行三维重建检查,然而更直接准确的是进行纤维支气管镜检查,但是为有创性检查;因此,应结合病史及已有辅助检查结果来权衡各项检查利与弊,并最终选择最佳方案。

（王 娟 蔡栩栩）

---

## 病例 2 表现为慢性咳嗽的支气管异物

**【病例介绍】**

患儿,女,1 岁 6 个月。

**主诉:** 咳嗽 1 个月。

**现病史:** 患儿 1 个月前无明显诱因出现咳嗽,为声咳,无痰,无喘息,咳嗽无昼夜区别,偶有运动后加重,口服消炎药、感冒药及止咳药治疗 2 周(具体不详),未见好转。就诊于当地医院,行血常规及胸片检查未见明显异常,予布地奈德及复方异丙托溴铵雾化吸入,氯雷他定及孟鲁司特口服治疗 6 天,咳嗽无明显减轻,且咳嗽有痰。又于当地诊所静脉滴注"头孢及红霉素"治疗 3 天,咳嗽较前加重,夜间偶有咳醒。就诊于笔者医院,门诊以"慢性咳嗽原因待查"为诊断收入院。患儿病来精神状态尚可,无鼻塞及流涕,无皮疹,无意识障碍及抽搐,无腹痛及吐泻,无盗汗及体重下降,无明确异物吸入史,进食可,大、小便正常。

**既往史:**无其他疾病史。无湿疹史。

**过敏及接触史:**无食物及药物过敏史。无肝炎、结核等传染病接触史。

**个人及家族史:**G2P2,足月剖宫产,生后无窒息,疫苗按时按序接种。

**体格检查:**神志清楚,一般状态可,呼吸平稳,双肺听诊呼吸音粗,偶可闻及痰鸣音,未闻及喘鸣音。心、腹及神经系统查体未见明显异常。四肢末梢温,CRT<2 秒,指 / 趾无硬性水肿及蜕皮。

**辅助检查:**入院 3 天前外院血常规:白细胞 $6.63 \times 10^9$/L;中性粒细胞百分比 50.2%;淋巴细胞百分比 37.7%。肺炎支原体抗体阴性。

【 病情分析及诊治思路 】

**1. 病例特点** ①患儿年龄小,为 1 岁 6 个月幼儿;②咳嗽病史长,已 1 个月;③初期表现为干咳,后期出现咳嗽有痰;④肺部听诊多无异常;⑤常规抗炎止咳治疗效果差,且雾化布地奈德及复方异丙托溴铵及口服孟鲁司特治疗效果亦不理想。

**2. 诊断思路** 此患儿持续咳嗽 1 个月,可以诊断慢性咳嗽,不伴发热,那么结合患儿年龄特点考虑咳嗽的常见原因可以为感染性咳嗽,因此,应积极完善病原学的检查以及胸部影像学检查明确肺部病变情况;此外,患儿唯一临床表现为咳嗽,无发热等其他感染相关表现,且一般状态良好,还应注意咳嗽变异性哮喘、上气道咳嗽综合征等相关疾病。另外,患儿为幼儿,抗炎治疗效果差,还应注意有无气道发育畸形及支气管异物等。

【 诊治经过及反应 】

患儿入院后予阿奇霉素及头孢呋辛静脉滴注抗炎,完善病原学检查。血常规(急诊):白细胞 $9.12 \times 10^9$/L;中性粒细胞百分比 45.4%;淋巴细胞百分比 47.4%;血红蛋白 125g/L;血小板 $361 \times 10^9$/L,无明显异常;C 反应蛋白 2.37mg/L;降钙素原 0.494ng/ml;患儿血常规及 CRP、PCT 炎症指标均在正常范围内。肝功能、心肌酶谱、肾功能均无异常;肺炎支原体抗体阴性;肺炎衣原体抗体 -IgM 阴性;肺炎支原体抗体 -IgM 阴性;病毒抗体检测均为阴性。结核抗体阴性;结核斑点试验结果阴性。病原学检测亦无阳性结果。食物 + 呼吸过敏原、食物(不耐受)均未见异常。肺 CT:未见异常(图 5-2-1)。至此,患儿慢性咳嗽的原因暂不考虑感染所致。且患儿的咳嗽并无咳嗽变异性哮喘的晨起及夜间咳嗽明显,运动后加重的典型特点,无过敏性疾病病史,过敏原检测均为阴性,应用支气管舒张剂治疗效果不佳,故也不支持咳嗽变异性哮喘的诊断。患儿无鼻塞、流涕、打喷嚏症状,查体咽后壁无滤泡,鼻窦,CT 未见异常,故不支持上气道咳嗽综合征。因此现有的检查结果并不能解释患儿长期咳嗽的原因。因此,对于此年幼儿,我们进一步行纤维支气管镜检查除外气道发育畸形及支气管异物。纤维支气管镜检查:左主支气管开口可见异物(图 5-2-2),取出异物为瓜子皮(图 5-2-3)。

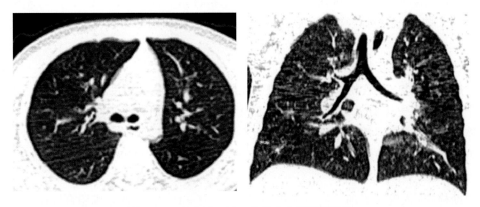

图 5-2-1 胸部 CT 及三维重建未见明显异常

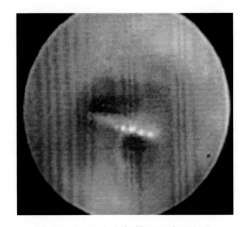

图 5-2-2 左主支气管开口发现异物

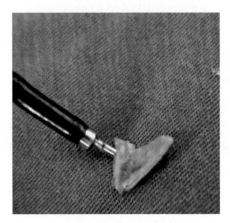

图 5-2-3 异物为瓜子皮

【确定诊断】

左主支气管异物。

诊断依据：患儿为幼儿，有咳嗽的临床表现，无发热，纤维支气管镜检查发现左主支气管开口有异物。

【诊治体会】

1. **慢性咳嗽的患儿应积极寻找病因对因治疗** 对于慢性咳嗽的患儿，病史的询问是尤为重要的，尤其是咳嗽的特点及伴随的症状，有助于我们对慢性咳嗽的原因作出初步的判断。此例患儿反复进行抗感染治疗，当疗效不佳时，应及时对病因进行分析，调整诊断思路及治疗方案。

2. **肺 CT 平扫未见异常并不能除外支气管异物** 支气管异物的影像表现是多样化的。

可表现为肺不张、肺气肿、气胸等,若诊断不及时,拖延了治疗时间,可导致某一固定部位的反复支气管炎、肺炎、支气管扩张,严重者可发生自发性气胸、纵隔、皮下气肿等严重并发症。而此例患儿的肺 CT 无明显异常,是导致其诊断困难的重要原因,因此,对于慢性咳嗽患儿,当病因不清,需进行 CT 检查时,必要时同时完善三维重建检查,可提高支气管异物检查的阳性率。

**3. 支气管异物患儿并非均有明确的异物吸入史** 导致本例患儿病情迁延不愈的原因为咳嗽病因未得到及时诊断,患儿虽为年幼儿,是支气管异物的多发年龄,但并无明确的异物吸入史,且肺 CT 无支气管异物的典型改变,因此,我们的诊断方向受到了误导。但除外了其他原因所致的慢性咳嗽,虽然纤维支气管镜检查为有创检查,但也应权衡利弊后积极检查,且支气管镜检查便于我们更加直观地探查气道发育情况。

## 【关于本病】

气管、支气管异物是儿科的常见急危疾病之一,可以造成小儿的突然死亡,严重性取决于异物的性质和造成气道阻塞的程度,轻者可致肺部损害,重者可窒息死亡。异物分内源性和外源性,内源性异物乃因呼吸道炎症发生的肉芽、假膜、血块、脓液等。外源性异物系经口鼻吸入的各种物体。

异物进入气管后,视异物的大小和停留于气管的部位而产生不同的症状,因气管黏膜受刺激而引起剧烈呛咳,继以呕吐及呼吸困难,片刻后症状渐减轻或缓解。如异物较大,嵌顿于喉头气管,可立即窒息死亡;较小、尖锐的异物嵌顿于喉头者,除有吸气性呼吸困难和喉鸣外,大部分有声音嘶哑甚或失声。异物停留时间较长者,可有疼痛及咯血等症状。异物居留于气管者,多随呼吸移动而引起剧烈的阵发性咳嗽,睡眠时咳嗽及呼吸困难均减轻。呼吸困难多为吸气性的,但若异物较大而嵌在气管隆突之上,则表现为混合性呼吸困难,吸气、呼气均困难,同时呼气有喘鸣音,极似支气管喘息,应注意鉴别。

异物停于一侧支气管,患儿咳嗽、呼吸困难及喘鸣症状减轻,称无症状期。此期仅有轻度咳嗽及喘鸣。以后因异物堵塞和并发炎症,产生肺气肿或肺不张等支气管阻塞症状。异物历时较长者,炎症加剧,尤以含脂酸的植物性异物,如花生米等为甚,刺激气管黏膜,使之充血肿胀,分泌浆液性或脓性分泌物,轻者并发支气管炎及脂性肺炎;重者可并发肺脓肿及脓气胸等,加重呼吸困难,并引起全身中毒症状,如高热等。一般异物都停留在支气管中,少数细小异物如大头针等,可进入分段支气管,如中叶及下叶各基底支。小的矿物性异物不足以阻塞支气管,可无显著症状,经过数周或数月后,肺部发生病变,小儿反复发热、咳嗽、咳痰,出现慢性支气管炎、慢性肺炎、支气管扩张或肺脓肿等症状。

对典型病例,根据病史、症状、体征即可诊断。支气管异物慢性病例,往往误诊为肺炎,必要时可做胸部 X 线透视或拍片,尤以胸部 X 线透视为重要,必要时行支气管镜检查。

（王 娟 蔡栩栩）

病例3 以肺不张为表现的支气管异物

【病例介绍】

患儿,男,2岁。

**主诉:**间断发热5天,咳嗽3天。

**现病史:**患儿于入院前5天着凉后出现发热,热峰39.4℃,口服美林后热可退,口服抗病毒中成药治疗3天,头孢类抗生素(具体用药名称及剂量不详)治疗2天,未见好转。入院前3天出现咳嗽,阵咳,有痰咳不出,不伴喘息。就诊于当地医院完善胸片等相关检查,诊断支气管肺炎,予患儿静脉滴注红霉素及头孢替唑抗感染治疗,仍有持续发热,遂转入笔者医院诊治。完善肺炎支原体抗体-IgM阴性、肺炎衣原体抗体-IgM阴性,静脉滴注红霉素及头孢呋辛钠抗感染治疗仍未见好转,门诊以"肺炎"收入笔者科室。

**既往史:**既往体健。否认手术、外伤及输血病史。否认异物呛咳史。

**过敏及接触史:**否认药物及食物过敏史。否认结核、肝炎病接触史。

**个人及家族史:**否认遗传代谢性疾病及哮喘家族史。

**入院查体及相关检查:**神志清楚,反应良好。呼吸平稳,双肺呼吸音粗,双肺偶可闻少许痰鸣音。心音有力、律齐,心脏各瓣膜听诊区未闻及杂音。腹软,肝、脾肋下未触及,肠鸣音正常,四肢末梢温,CRT<3秒,神经系统未见异常。

**辅助检查:**胸片(图5-3-1)提示:左肺上叶实变伴左肺上叶过度通气。

【病情分析及诊断思路】

**1. 病例特点** ①2岁小孩,急性起病,高热5天,咳嗽3天;②胸片提示左肺上叶实变伴左肺上叶过度通气。

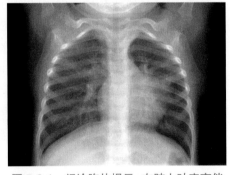

图5-3-1 门诊胸片提示:左肺上叶实变伴左肺上叶过度通气

**2. 诊断思路**

(1)从病史上看:该患儿为2岁小孩,高热5天,咳嗽3天,是呼吸道感染急性起病病史。

(2)从体征上看:双肺偶可闻少许痰鸣音,从体征上看没有特殊的体征。

(3)从影像学表现看:胸片提示支气管肺炎以及左肺上叶稍有过度通气,静脉滴注红霉素及头孢呋辛钠抗炎治疗仍持续发热未见好转。肺部病变面积不大,病情并不严重,发病持续时间不符合一般社区获得性肺炎对药物反应的规律,除细菌、支原体外要注意病毒感染或者少见的结核菌感染。此外,从患儿胸片看,左肺上叶稍有过度通气,表明患儿存在左肺上叶支气管的局部阻塞,可能是痰栓,也可能是异物(内生肉芽、外生性异物等),少见原因亦可能是气道肿瘤等。因此,再次追问患儿异物的呛咳病史,家属否认异物呛咳史。此外,患儿 2 岁,为支气管异物高发年龄,虽然没有呛咳病史,如持续存在支气管的局部阻塞刺激,无论是上述的哪种原因,肺部感染控制常规治疗亦会不理想。因此,应该进一步完善肺 CT+ 三维重建,若仍无法确诊,可以进一步进行支气管镜检查,明确支气管镜下改变,也可进行肺泡灌洗液检查查找病原菌。

**【诊治经过及反应】**

1. 入院后给患儿积极进行抗炎对症治疗同时完善肺 CT+ 三维重建(图 5-3-2),结果提示:左肺上叶支气管局部闭塞性伴远端肺组织过度充气。上述的影像学提示我们气道存在阻塞,那么阻塞的原因是什么?痰栓?异物?肿瘤?为了进一步了解阻塞的原因,我们必须进一步进行支气管镜检查。

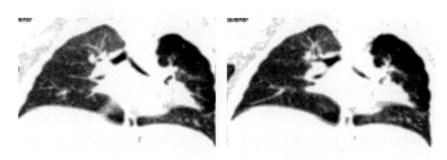

图 5-3-2　入院后完善肺 CT+ 三维重建检查

2. **进一步做支气管镜检查** 第一次支气管镜结果(图 5-3-3 和图 5-3-4):左肺上叶肉芽组织增生,镜下表现不能除外肿瘤样改变,给予钳取肉芽组织进行病理检查,同时进行抗感染治疗。第一次支气管镜检查病理回报:左肺上叶黏膜炎症改变(图 5-3-5)。因此,排除了肿瘤的可能。

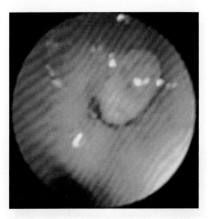

图 5-3-3　第一次支气管镜镜下改变

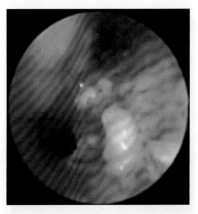

图 5-3-4　第一次纤维支气管镜下提示:左肺上叶肉芽组织增生

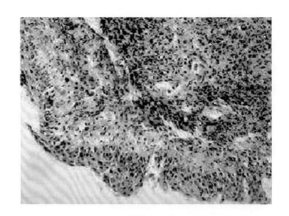

图 5-3-5 黏膜活检病例回避

大体所见:碎组织 0.3cm 1 堆。镜下所见:部分被纤毛柱状上皮,部分为鳞上皮,轻度异型,间质见较多淋巴、浆细胞、中性粒细胞浸润。病理诊断:(左肺上叶)支气管黏膜炎症,伴局灶鳞上皮轻度非典型增生。

患儿第二次支气管镜检查:用 4.0mm 支气管镜进行反复钳取肉芽组织,暴露左肺上叶开口,可见开口处有黄色异物,取出异物,清理管口肉芽组织(图 5-3-6 和图 5-3-7)。左肺上叶舌段可见大量黄色痰液堵塞,进行支气管肺泡冲洗,吸出痰液(图 5-3-8)。同时全身进行抗感染治疗。

3. 支气管异物取出术后 1 周,复查支气管镜,左肺上叶开口已经完全通畅。

【确定诊断】

1. 左肺上叶开口异物。
2. 急性支气管肺炎。

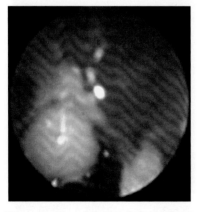

图 5-3-6 第二次纤维支气管镜下显示左肺上叶开口,可见开口处有黄色异物

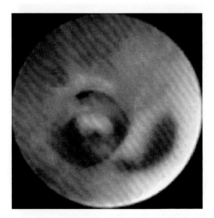

图 5-3-7 第二次纤维支气管镜下清理异物和肉芽组织增生后管腔内可见大量黄色痰液堵塞管腔

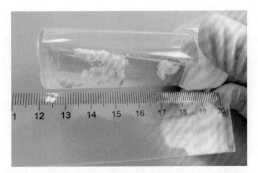

图 5-3-8 经纤维支气管镜肺泡灌洗后吸出的痰液

## 【诊治体会】

1. **关于病史** 婴幼儿的异物多数都有呛咳病史,因此,非常容易进行诊断。但是,有少数病例患儿没有异物呛咳病史,可能表现为肺炎,可能表现为反复的喘息,甚至表现为咯血。因此,对于不典型的支气管异物患儿,经常出现误诊漏诊。本例患儿无异物呛咳史,因此,仅诊断为肺炎,进行抗感染治疗无好转。经常规治疗无好转时,婴幼儿应考虑该病。

2. **关于影像学** 由于异物部分或者完全阻塞气道,影像学可表现为单侧肺或者单叶肺叶气肿、气肿伴实变、气肿伴不张、部分可在三维重建时见到异物阻塞气管或者支气管。当患儿出现上述影像学典型改变时要考虑该病。但亦有少数患者影像学表现肺实变或者正常。容易出现漏诊和误诊。经常规治疗无好转时,婴幼儿应考虑该病。

3. **关于支气管镜下改变** 典型的支气管异物在支气管镜下可以清晰可见,采取活检钳或者异物网篮等工具将异物取出。少数异物存留气道内时间过长引起周围肉芽增生,甚至肉芽将异物包裹,导致支气管镜下找不到异物,给诊断带来困难。遇到该种情况需要对患儿进行增强 CT 排除内膜的血管瘤,然后对增生性肉芽进行活检或者可以直接进行钳取清理肉芽。若远端有异物清理肉芽后即可暴露出来,进一步进行异物取出。

4. **关于治疗** 关于清理肉芽组织可以选择电凝、冷冻、活检钳取等方法,本患儿年龄2岁,体重 14kg,气道较窄,部位是左肺上叶,电凝、冷冻的方法工作孔道要求至少是 4.0mm 的支气管镜,不易到达左肺上叶,而活检钳比较便捷、灵活,因此采取了活检钳反复钳取的方法去除肉芽组织。暴露左肺上叶开口后,发现在开口处附着黄色异物并取出,使患儿左肺上叶阻塞性病变解除。

## 【关于本病】

1. 支气管异物是儿童时期最常见的急症之一。外源性物体经口或鼻误吸入声门,停留于气管、支气管内而致病,早期可阻塞窒息,顷刻丧命;当异物长期存在于肺内可引起反复肺部感染、肺不张、反复喘息、肺气肿、慢性咳嗽等并发症,部分病例可导致反复的咯血,个别患儿出现呼吸、循环功能衰竭。支气管异物确诊的关键点主要在于有异物吸入病史,但是在儿童中,异物吸入史往往并不明确,年龄<5 岁,尤其 3 岁以下的婴幼儿发生支气管异物的概率更高,该年龄段的儿童喜欢将食物或者物品放入口中,但是他们的咀嚼能力和吞咽能

力较差,如果看护人忽略后易出现呛咳导致误吸,不能准确诉述异物吸入史或者发生时未被家属或他人目睹,或者较大患儿因怕家长责骂而隐瞒病史;另外有医师因缺乏专业警惕性而忽视主动询问病史,或根本未考虑到本病而导致漏诊或者误诊。及早诊断、及早治疗可以避免上述并发症的发生。

2. 多数文献均提示男孩多于女孩,亦有文献报道男女比例相同。异物位置主要位于左肺较其他部位发生率高,亦有文献报道位于右侧居多。异物容易进入右侧考虑和右侧的支气管比较粗大和陡直的解剖结构有关系,但是目前报道进入左侧气管的异物亦非常多,目前尚不清楚其原因。目前文献报道异物的种类很多,主要为食物异物,罕见报道是一条活鱼。笔者曾对 30 例婴幼儿支气管异物的临床特征、肺部影像学及支气管镜下特点分析发现:儿童支气管异物可无呛咳病史、无咳喘出现、呼吸音正常、影像学正常或者出现肺叶气肿、实变和不张等不典型表现,容易漏诊;异物吸入到发现的时间长短不一,研究发现异物刺激支气管管壁周围肉芽增生,随着存在的时间增加,肉芽增生亦增加。

3. 临床上硬性支气管镜是支气管异物取出的主要方法,但是随着儿童纤维支气管镜技术在儿童支气管异物诊断和治疗的广泛开展,越来越多地采用儿童纤维支气管镜技术进行儿童支气管异物的取出并获得成功。有些异物因刺激气管壁引起肉芽增、分泌物潴留包裹异物导致纤维支气管镜直视下未见异物,误认为炎症(结核)或者肿瘤,容易误诊或者漏诊。因此遇到纤维支气管镜下未直接见到异物而是遇到肉芽增生的情况时可在排除黏膜血管瘤的情况下对肉芽组织进行病理检查,若病理除外肿瘤,可对肉芽组织进行清理,观察是否深部存在异物,若观察到异物便可直接进行取出。在儿童,经纤维支气管镜取异物较硬性支气管镜有以下优势:①可以在局部麻醉下进行,避免全身麻醉的风险;②对怀疑支气管异物的患儿应进行 FBO 的探查较采取硬性支气管镜进行探查更安全;③对于支气管深部异物纤维支气管镜可以到达进行取出;④硬性支气管镜目前取异物的工具仅有异物钳一种,而纤维支气管镜配套的钳取异物工具种类较多,包括异物钳、圈套、网篮、刀、电磁体、冷冻疗法。因此经 FBO 进行儿童支气管异物的取出越来越被医师和患者接受。

4. 经纤维支气管镜进行儿童支气管异物取出的副作用或者并发症主要有严重的低氧、喉头水肿、喉痉挛、气胸、完全或者部分肺不张严重的死亡。亦有文献报道出现失败病例需要开胸取异物或者对气道塌陷患儿进行球囊扩张或者气道切开。本研究 30 例采用纤维支气管镜取出异物均成功,未见严重的并发症出现。

5. 作者在进行异物取出时有以下体会:①若家属提供有呛咳病史,应积极行局麻支气管镜探查术明确是否有异物存在,因为部分吸入异物患儿影像学是正常的,单凭影像学判断容易漏诊。②若患儿无呛咳史,近期容易出现反复感染,应完善肺部 CT,若肺 CT 提示肺叶气肿,或者气肿伴实变,或者气肿伴不张,一定要注意患儿可能存在支气管异物,患儿出现肺叶气肿或者气肿伴实变以及气肿伴不张是由于异物阻塞气道形成活瓣,气体潴留形成气肿、远端分泌物引流不畅形成实变,气体吸收形成不张。气肿严重时可将纵隔推向健侧,若不张严重则将纵隔牵拉至患侧。③婴幼儿取异物时在不影响通气情况下尽量多采用外径 4.0mm、工作孔道为 2.0mm 以上的支气管镜,这样可以使用较大的异物钳子,使异物尽早取出,若为较小的婴幼儿可采用 2.8mm 配合异物网篮将异物套住完成取出。④无论异物的种类,在取异物时最常用的工具是异物钳,既可以将异物一次性钳出,也可以将大的实体异物钳成小块分别取出,尤其深部异物,异物钳更加适合。此外,如果异物位于大的气道,周围有缝隙,可采用异物篮将异物套入拉出气道。对于大气道异物亦可以采用冷冻的方法将异物采取冷冻黏附住,然后拉出气道,但此方法要注意冷冻探头经过声带时一定要结束冷冻,避免冻伤声带。⑤对于儿童要做好看护,对于特别小的患儿尽量不给予瓜子、花生等坚果实物,或者塑料玩具、金属玩具的小零件,避免玩耍中误吸入。⑥纤维支气管镜在儿童支气管异物的诊断准确性高,同时对发现异物后可以直接进行取出,该方法是十分有效、安全的,值得推广。

(张　晗　尚云晓)

## 病例 4　以纵隔气肿为表现的支气管异物

### 【病情介绍】

患儿,女,10 个月。

**主诉:**咳嗽伴喘息 10 天。

**现病史:**患儿 10 天前无明显诱因出现喘息,喉部可闻及"咝咝"声,无呼吸困难等症状,伴有咳嗽,声咳,有痰不易咳出,活动及哭闹后症状加重,睡前及晨起时加重。家属携患儿就诊于当地医院,考虑为"毛细支气管炎",给予头孢、氨茶碱、红霉素等药物(具体用药剂量不详)抗炎平喘治疗 10 天,咳喘症状无明显好转。昨日就诊于笔者医院儿科门诊,予静脉滴注头孢呋辛及甲泼尼龙平喘抗炎治疗 1 天,喘息较前略见好转,门诊以"毛细支气管炎"收入笔者科室。患儿病来精神状态可,无发热,无抽搐,咳嗽后呕吐,呕吐物为胃内容物,混有白色黏痰,奶量正常,睡眠及大、小便正常。

**既往史:**1 个月前曾患肺炎,有咳嗽伴喘息症状,于当地医院经抗炎平喘治疗后治愈。无湿疹史。否认手术史及输血史。

**过敏及接触史:**否认药物及食物等过敏史。否认肝炎、结核等传染病接触史,无被动吸烟史。

**个人及家族史:**G1P1,足月产,生后无窒息史,按时接种疫苗。否认家族遗传代谢性疾病史。

**入院查体及相关检查:**神志清楚,反应良好。前囟平软,大小为 1.0cm×0.5cm。呼吸平稳,鼻翼扇动及三凹征阴性,口周无发绀。双侧呼吸音一致,叩诊呈过清音,双肺呼吸音粗,可闻及散在哮鸣音及痰鸣音。心、腹及神经系统查体未见明显异常。

**辅助检查:**(入院前 1 天,笔者医院门诊)血常规:白细胞计数 $12.2×10^9/L$;中性粒细胞百分比 44.6%；淋巴细胞绝对值 $5.44 \times 10^9$/L；血红蛋白 92g/L；血小板 $570 \times 10^9$/L。肺 CT（图 5-4-1）：双肺透过度不均，右肺上叶少许炎症。

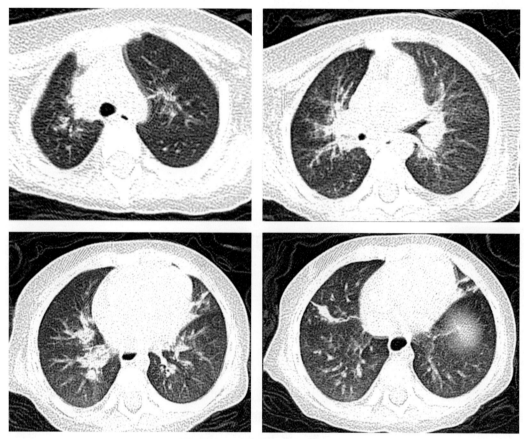

图 5-4-1　入院前 1 天门诊肺 CT

## 【病情分析及诊断思路】

**1. 病例特点**　①10 个月小婴儿；②冬季发病；③以咳嗽伴喘息为主要临床表现，不伴有发热；④在外院经抗炎平喘治疗效果不佳；⑤此次为生后第 2 次喘息，无过敏性疾病史及过敏性疾病家族史。

**2. 诊断思路**　对于年龄在 6 个月~2 岁，以咳嗽伴喘憋为主要临床表现的患儿首先要考虑毛细支气管炎，但毛细支气管多为病毒感染，其中最常见的为呼吸道合胞病毒感染，常为自限性疾病，平均病程 10 天左右，该患儿经常规治疗后咳嗽伴喘憋症状无明显好转，结合患儿年龄及病史特点，我们尚需与其他几个易引起婴幼儿喘息的疾病进行鉴别。该患儿以咳嗽伴喘息为主要临床表现，既往有喘息病史，此次为生后第二次喘息，查体：双肺呼吸音，可闻及散在哮鸣音，呼气相略延长，需与儿童哮喘相鉴别，但患儿无过敏性体质，经抗哮喘治疗效果不佳，暂不考虑该病，需继续随访观察病情变化。此外，支气管异物也是引起婴幼儿反复喘息的常见病因，常有明确异物呛咳病史，根据异物所在位置不同，体格检查可为吸气相或呼气相哮鸣音,影像学可表现为正常、肺气肿、肺实变及肺不张等,部分患儿体格检查及影像学资料都可表现不典型,该患儿无明确异物呛咳病史,必要时行肺 CT+ 三维重建及纤维支气管镜检查明确诊断。该患儿年龄发病较早,有反复喘息病史,尚需除外先天性血管或气管发育异常引起的反复喘息,必要时进一步行心脏彩超、心脏增强 CT、肺 CT+ 三维重建及纤维支气管镜检查以明确诊断。

### 【诊治经过及反应】

结合患儿年龄、发病季节、发病特点,首先考虑为毛细支气管炎可能性大,嘱患儿家属加强气道管理,勤雾化叩背,促进排痰,同时红霉素抗感染。由于患儿喘息时间较长,经常规雾化抗炎、氨茶碱平喘等治疗无明显好转,入院后给予患儿加用甲基强的松龙平喘治疗。

入院后完善化验检查。血常规:白细胞偏高,以中性粒细胞升高为主($15.5 \times 10^9/L$);中性粒细胞百分比 48.4%;淋巴细胞百分比 40.8%;红细胞 $4.6 \times 10^{12}/L$;血红蛋白 90g/L,血小板 $383 \times 10^9/L$。CRP:11.00mg/L。肺炎衣原体抗体 -IgM 和肺炎支原体抗体 -IgM 均阴性。入院后予患儿静脉滴注甲泼尼龙平喘治疗 3 天后喘息有所缓解。住院治疗第 5 天,患儿仍有喘息,出现发热,体温最高 39.5℃,每天发热 2~3 次,对于此次病程中发热,考虑有两方面因素,一方面可能为院内感染,需要复查血常规及 CRP 等炎症指标,另一方面有可能出现肺部炎症加重,予患儿完善肺 CT 检查。复查血常规:白细胞计数较前下降(白细胞计数 $8.9 \times 10^9/L$);中性粒细胞百分比 42.4%;淋巴细胞百分比 46.5%;红细胞 $4.6 \times 10^{12}/L$;血红蛋白 92g/L,血小板 $442 \times 10^9/L$。CRP 在正常范围。肺 CT(图 5-4-2):左主支气管管腔局部闭塞,左肺阻塞性肺过度充气伴纵隔右移,左肺间质性肺气肿伴纵隔气肿。结合患儿影像学改变,考虑可能为痰栓或异物堵塞气道,立即给予患儿完善纤维支气管镜检查,支气管镜下(图 5-4-3)提示:左主支气管处可见一白色异物嵌顿,予钳取异物,取出异物数块(瓜子?),异物嵌顿处管腔黏膜充血水肿明显,可见少量肉芽组织增生,左肺上叶、舌叶及下叶黏膜略粗糙、充血水肿,管腔可见少量浆液性分泌物。异物取出后患儿喘息缓解,无发热,经抗感染治疗后复查肺 CT(图 5-4-4):左主支气管通畅,左肺纵隔气肿及间质性肺气肿好转,炎症较前吸收,最终好转出院。

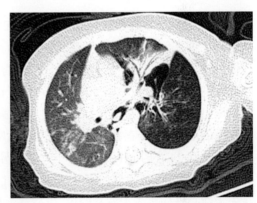

图 5-4-2 入院治疗 5 天后复查肺 CT
提示:左主支气管管腔局部闭塞,左肺阻塞性肺过度充气伴纵隔右移,左肺间质性肺气肿伴纵隔气肿

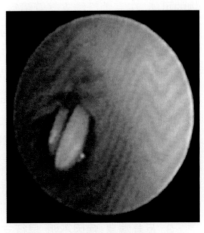

图 5-4-3 纤维支气管镜镜下改变

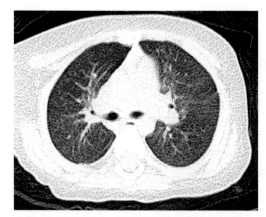

图 5-4-4　出院前复查肺 CT

提示：左主支气管通畅，左肺纵隔气肿及间质性肺气肿好转

【诊治体会】

**1. 反复喘息发作出现纵隔气肿时有支气管异物的可能**　婴幼儿喘息病因复杂，常见疾病包括毛细支气管炎、儿童哮喘、病毒性肺炎、胃食管反流等，较常见原因为异物吸入，少见原因为支气管肺发育不良、先天性气管发育异常及闭塞性细支气管炎等。我们通常可以依靠详细询问病史及相关辅助检查找到关于诊断的线索及提示，先从常见病因考虑。对于有反复喘息病史、存在过敏性体质或过敏性家族史，雾化治疗效果较好的患儿应首先考虑儿童哮喘的诊断；对于存在喂养困难，吃奶后喘息加重的患儿应注意胃食管反流的存在，必要时可行食管 24 小时 pH 测定；对于有明确异物呛咳病史，或影像学提示存在肺气肿、纵隔气肿、纵隔偏移或气道阻塞的患儿应注意支气管异物，可行纤维支气管检查明确诊断；对于存在先天性心脏病等先天发育畸形、生后逐渐出现喘息经常规平喘治疗无效时，应考虑是否为先天性血管或气道畸形引起的喘息，可进一步完善心脏血管增强 CT 及三维重建等影像学检测。本例患儿有反复喘息 2 次病史，无明确过敏病史及过敏性疾病家族史，经常规平喘治疗无效，虽无异物呛咳病史，但影像学出现纵隔气肿及气道阻塞，此时应高度怀疑支气管异物的可能，在完善纤维支气管镜后明确诊断，异物移除后，喘息迅速缓解。

**2. 高度重视无异物呛咳史的异物患儿，避免漏诊及误诊**　支气管异物患儿临床表现及影像学改变多不典型，临床常因咳嗽伴喘息症状就诊。有些患儿有明确的异物呛咳史，此时对于临床医师不容易出现漏诊及误诊。但对于无明确异物呛咳病史的患儿，临床误诊率可高达 30% 以上，因此应注意支气管异物的影像学特点和临床特点，支气管异物的患儿多表现为咳嗽及喘息症状，多于运动后加重，当合并支气管肺炎时，可出现发热症状。肺部听诊不典型，可表现为双肺呼吸音或哮鸣音不一致，影像学表现最常见的为单侧肺气肿，也可表现肺气肿伴肺实变、肺不张伴肺气肿、纵隔气肿等改变，肺 CT 三维重建可表现为一侧支气管远端显示不清等。但因呛入的异物性质及形状不同，影像学也可表现为正常，因此对于诊断不明确治疗效果不佳的婴幼儿喘息患儿，可尽早行纤维支气管镜探查术协助诊治。

**3. 反复喘息，病因不明，早行支气管镜检查**　除了支气管异物患儿可通过支气管镜检查确诊外,有文献报道:50% 以上的反复或持续喘息可通过纤维支气管镜进行确诊,如先天气道发育畸形、支气管狭窄等疾病均可通过支气管镜进行确诊,同时通过支气管镜检查还可对于胃食管反流、心脏血管畸形等疾病诊断提供提示作用,此外通过支气管镜肺泡灌洗可进一步明确病原学,有助于指导临床用药。因此,支气管镜检查是寻找婴幼儿喘息病因的有效手段,特别是对于经过常规支气管扩张剂和糖皮质激素治疗无效时,尽早完善支气管镜检查,有助于早期确诊。

(杨 男 程云威)

# 第六章

# 肿瘤及肿瘤相关性疾病

病例 1　　左主支气管黏液表皮样癌

【病例介绍】

患儿,男,12 岁。

**主诉:** 发热 1.5 个月。

**现病史:** 患儿于入院前 1.5 个月出现发热,热型不定,最高体温 39℃,在当地静脉滴注头孢(具体用药不详)等抗生素略有好转,但仍间断发热,在当地拍胸片发现左肺炎症(图 6-1-1),治疗 1 个月余,未见好转。转入笔者医院进一步治疗。患儿病来无咳嗽,无盗汗,无乏力,无抽搐,无腹泻等症状。

**既往史:** 患儿既往 3 年前反复喘息,喉部可闻及“咝咝”声,当地医院诊断“哮喘”,给予抗哮喘治疗后,哮喘仍有间断发作,经过数月治疗后哮喘未再发作。近 4 年患儿反复发热,输液后好转。

**过敏及接触史:** 无。

**个人及家族史:** 无结核、肝炎等家族病史,家族无遗传代谢病史。

**入院查体及相关检查:** 神志清楚,精神状态良好,生长发育正常,无口周发绀,无鼻翼扇动及三凹征。呼吸略促,约 30 次/min,左肺触诊语颤稍增强,左肺叩诊实音,左肺听诊呼吸音减弱,右肺听诊呼吸音粗。心音有力,心律齐,各瓣膜听诊区未及明显病理性杂音。腹软,肝脾肋下未触及,肠鸣音良好。四肢末梢温,CRT<3 秒,四肢活动正常,神经系统查体无阳性体征。

**辅助检查:** 外院胸片(图 6-1-1)显示左肺炎症。

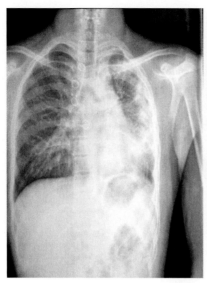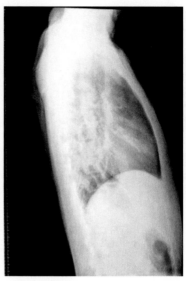

图 6-1-1 外院胸片显示左肺实变

### 【病情分析及诊断思路】

1. **病例特点** ①年长男孩，以持续发热 1.5 个月为其主要表现，无明显的咳嗽等呼吸道症状；②胸片提示左肺实变，静脉抗生素治疗病情有所控制，但仍间断有发热。

2. **诊断思路** 结合患儿有发热、肺部实变特点考虑引起发热的原因主要是肺部的病变，患儿持续发热>2 周，那么发热的原因可能是感染性或者非感性的。第一，如果是感染性的，单纯抗生素控制不理想可能存在除细菌以外混合结核、真菌、病毒的感染导致患儿持续发热不能控制。因此，需要给患儿完善病毒、结核抗体检测、结核斑点试验（T-spot）、血培养、痰培养等病原学检查。第二，如果是非感染情况，比如肺部肿瘤，那么抗生素可能是无效的。但患儿又部分有效，那么患儿也可能是肺部肿瘤性疾病合并感染所造成的。第三，年长儿，在持续出现肺实变情况下也要考虑，是否存在气道异物阻塞，导致感染迁延不愈。综上几点考虑：年长儿童，长期发热，胸片提示肺部实变，没有咳嗽等呼吸道的症状，应尽早完善肺 CT 和支气管镜检查，观察镜下改变，也可进行肺泡灌洗液检查查找病原菌。

### 【诊治经过及反应】

入院后完善各项检查：血常规，CRP，明显升高。肺 CT（图 6-1-2）回报：可见左肺不张。并未看出肺不张引起的原因，患儿已经发热达 1.5 个月，肺不张进行性加重，需要行支气管镜检查。支气管镜检查提示：可见左主支气管阻塞一个肿物，大小约 7mm×15mm（图 6-1-3），取活检送病理。病理检查结果回报（图 6-1-4）：支气管黏膜炎症改变，伴鳞状上皮乳头状增生。

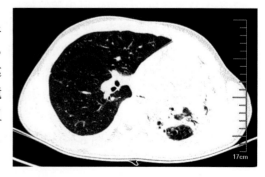

图 6-1-2 肺 CT 肺窗提示左肺不张

同时进一步完善增强肺CT(图6-1-5)明确肿物的性质,血运是否丰富,是否周围气管浸润,有无淋巴结转移等。完善术前肺功能提示:重度混合性通气功能障碍。

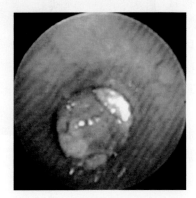

图 6-1-3　支气管镜下可见左主支
气管一肿物

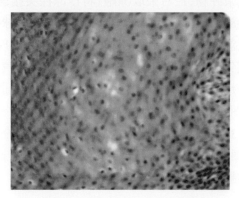

图 6-1-4　第 1 次活检病理检查
结果:支气管黏膜炎症改变,伴鳞状上皮乳
头状增生

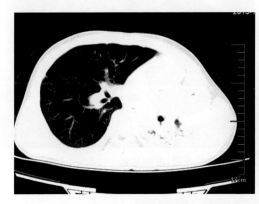
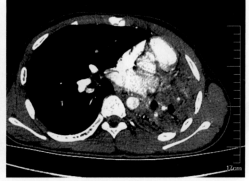

图 6-1-5　术前肺部增强 CT 左主支气管内占位病变伴全肺不张

　　患儿目前明确诊断为左主支气管肿物,病理检查结果回报提示为良性的炎性改变。该肿物导致阻塞性肺不张,同时引起左肺反复混合感染,患儿出现长期发热和年幼时局部阻塞管腔反复引起喘息,因此治疗的首要步骤是控制感染后将气道内肿物切除。

　　具体操作的过程如下:

　　1. 患儿初步考虑肿物是炎性增生,采取单侧肺通气,经纤维支气管镜下氩气治疗、冷冻和电凝治疗相结合的介入治疗方式,肿物大约 7mm×15mm 大小,完全阻塞左主支气管,因此开始用氩气(输出功率 20W,氩气流量 0.8L/min)将肿物反复烧灼,然后使用活检钳反复将烧灼的焦痂钳取出,反复的氩气治疗后,肿物的中央打通一个孔道,使左肺上下叶开口部分暴露,将支气管镜探入左肺进行探查远端情况,发现左肺上下叶内大量塑性痰栓阻塞,给予生理盐水冲洗,将痰栓冲洗干净。

　　2. 此后残余肿物采取冻切(将冷冻探头接触残余肿物,-80℃冷冻 5~10 秒,冷冻探头周围出现冰球,然后将冷冻探头往回拽,将残余肿物组织清理出气道)和电凝交替使用的介入治疗方式,逐步清理残余肿物,最后采取冻融(将冷冻探头接触残余肿物管壁,-80℃冷冻30秒,冷冻探头周围出现冰球接触管壁,然后复温)将管壁残余组织清理,如果肿物出现出血可以采用氩气和热活检钳止血,共进行了4次氩气治疗、3次冷冻治疗、2次电凝治疗等介入治疗将左主气道肿物清理干净(图6-1-6)。

3. 支气管镜下显示左肺上下叶开口完全暴露,左肺复张(图6-1-7)。每次介入治疗均留取肿物进行病理,最后病理结果提示是黏液表皮样癌(图6-1-8)。

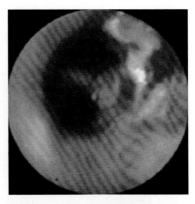

图6-1-6 介入治疗后支气管镜下左主支气管管腔通畅

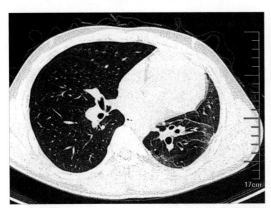

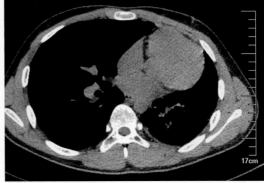

图6-1-7 术后肺CT提示左肺炎症明显减轻,左肺复张

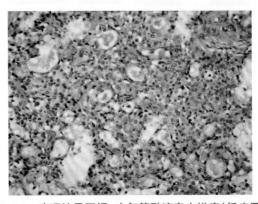

图6-1-8 病理结果回报:支气管黏液表皮样癌(低度恶性)

患儿气道肿物完全清除后1个月,给予复查肺CT和电子纤维支气管镜未见肿物复发,CT显示(图6-1-9)左肺复张,出现支气管扩张,支气管镜下可见左主支气管远端略狭窄,狭窄管壁黏膜略粗糙。左主支气管远端正常(图6-1-10)。

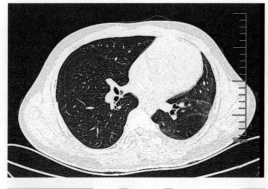
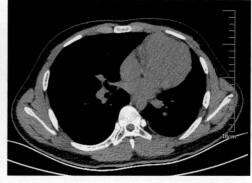
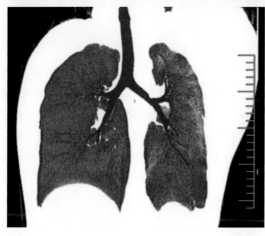

图 6-1-9 术后 1 个月肺 CT 左肺完全复张伴部分支气管扩张

## 【确定诊断】

1. 左主支气管黏液表皮样癌。
2. 左肺不张。
3. 迁延性支气管肺炎。

## 【诊治体会】

1. 本文中患儿有反复发热,病程初期有过喘息,胸片初期为肺实变,随后出现左肺不张,考虑为肿物逐渐增大逐渐阻塞气道相继出现的临床症状。对于患儿反复肺炎提示我们尽早做影像学和支气管镜检查,明确病因。

2. 本例患儿并不是第一次经纤维支气管镜活检就诊断明确,患儿经反复 3 次活检,病理检查均提示上皮细胞、炎性细胞等改变。这主要是由于 MEC 的表面包有完整的上皮细胞所致,通过痰、支气管肺泡灌洗液和细胞刷检查找瘤细胞等检查结果均是阴性,因此对气道肿物必须进行反复的病理活检才能最终确诊。上述患儿经第 4

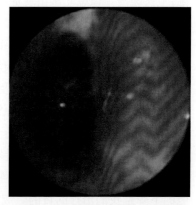

图 6-1-10 术后 1 个月支气管镜下改变 左主支气管远端略狭窄,狭窄管壁黏膜略粗糙

次病理活检最后确诊为 MEC。如果我们没有反复进行病理活检,就可能漏诊。

3. 有关切除该患儿气道内肿物目前有三种方法,第一种方法是直接切除支气管肿物所在部分左主支气管,然后行气管端端吻合,术后易形成支气管瘘,反复出现感染;第二种方法是直接切除左肺,该方法比较彻底,但是生理和心理创伤极大,患儿目前的肺功能是重度混合性通气功能障碍,若完全切除左肺后,肺功能有可能进一步下降影响患儿的生活质量;第三种方法是经纤维支气管镜使用氩气、冷冻、电凝等热治疗进行气管内的介入治疗。通过各科室间的会诊和全国儿童介入专家的讨论以及结合患儿实际情况,我们采取了第三种方法。本病例采用经纤维支气管镜氩气、电凝和冷冻等多种介入治疗是成功的。随访 3 年没有复发。仍然需要足够长的随访时间来了解介入治疗支气管黏液表皮样癌的长期效果。

### 【关于本病】

1. 黏液表皮样癌(mucoepidermoid carcinoma,MEC)是一种较为罕见的肺部恶性肿瘤之一,它起源于气管、支气管黏膜下腺体的 Kulchitsky 细胞。根据 WHO 定义,这是一种由黏液细胞、鳞状细胞及中间细胞(三种细胞成分)组成的呈实体状、腺状或囊状排列而构成的恶性上皮肿瘤。占原发性肺癌的 0.1%~0.2%,较原发性支气管肺癌恶性程度低,分为高级别和低级别 2 种。

2. 支气管 MEC 非常少见,发病年龄 4~78 岁,好发于儿童及青年,占儿童支气管肿瘤的 30%~70%,分为低分化和高分化型。由 CRTC1-MAML2 致癌基因分泌双调蛋白导致上皮生长因子受体(epidermal growth factor receptor,EGFR)基因突变所致,目前在成人和儿童中也有非 EGFR 基因突变所致病例。

3. 支气管 MEC 临床表现没有特异性,可以表现为发热、咳嗽、肺不张或肺实变,部分患者可以出现喘鸣,个别患者出现咯血。因为其无特异性的症状,所以往往不能及时诊断,临床上易被延误诊断肺炎或者异物。影像学上可表现为气管内或支气管内肿块,或肺内孤立结节或边缘光滑的肿块,伴或不伴阻塞性肺炎和/或肺不张,部分患者可出现钙化被误诊为结核。可以经纤维支气管镜下进行病理活检最后确诊。在儿童,支气管 MEC 多为低度分化,生长缓慢。该患儿从出现症状到发现疾病可能有 4 年的时间。因此,对于儿童反复持续慢性肺炎,要及时进行肺部 HRCT 和/或纤维支气管镜的检查,及早发现病因、及早诊断、及早治疗。亦有研究报道使用 $^{18}$F-FDG PET 在儿童和成人 MEC 在肿瘤出现的初级阶段就可以诊断,较 CT 或者 HRCT 更有优势:既可以诊断黏液表皮样癌,也能够准确地检测是否存在肺转移和判断肿瘤的性质以及预测病理分级和预后,黏液表皮样癌的患者在 PET-CT 上出现高吸收的影像表示存在有纵隔淋巴结的侵袭提示调整治疗。

4. MEC 分为高分化和低分化类型,尤其低分化型预后良好,外科肺叶切除术是 MEC 的一线使用方法,术后随访报道均预后良好,随访期内没有复发。MEC 在儿童具有较低的转移潜能,因此可以针对局部肿物进行治疗,最大地保留肺实质,减少胸廓畸形和防止肺功能的下降是我们治疗的目的。成人的 MEC20% 是高度分化型,而在儿童报道多数是低分化型,预后良好,因此有文献研究,对于病理提示为低分化 MEC、支气管腔内生长、没有支气管平滑肌浸润和淋巴结转移的儿童可以进行气道内的肿物介入治疗,4 例儿童术后随访 16~72 个月内没有复发。局部采用氩气冷冻等介入治疗的方法清除肿物,不切除肺叶,患儿创伤极小。此外,有报道一位怀孕 27 周的孕妇,出现咯血和严重的呼吸困难,经纤维支气管镜诊断为支气管 MEC,给予患者进行气道内氩气(APC)止血治疗同时将肿物清理,患者症状立即改善,4 天后出院并于怀孕 39 周难产进行了剖宫产,随访 5 年无症状和体征的复发。因此上述文献提示了在儿童或者是成人的某些特殊情况下黏液表皮样癌的新的治疗探索。通过以往文献报道和我们报道病例可以看出,黏液表皮样癌进行局部介入治疗的优势是避免开胸手术减少创伤,保留肺组织,解除肿物阻塞远端恢复肺功能;但有可能不能一次根治,需要反复进行治疗,并且要求肿瘤为低度恶性分化,无转移和局部浸润。此外,黏液表皮样癌对放化疗不敏感,一般肺叶切除或者局部治疗后不进行放化疗治疗。另外,还有报道采用酪氨酸激酶抑制剂和吉非替尼进行辅助治疗。

5. 黏液表皮样癌预后较好,术后随访报道预后良好,随访期内没有复发,术后随访 10 年生存率接近 90%。也有文献报道手术后 5 年内黏液表皮样癌的控制率低分化型和高分化型没有区别,而 5 年内存活率低分化型高于高分化型,分别为 57.1% 和 42.9%。

(张　晗　尚云晓)

## 病例 2　以肺部受累为主要表现的朗格汉斯细胞组织细胞增多症

### 【病例介绍】

患儿,男,2 岁 1 个月。

**主诉:** 反复咳嗽伴皮疹 6 个月,多饮多尿 20 余天。

**现病史:** 6 个月前患儿无明显诱因出现咳嗽,以刺激性干咳为主,无痰,无喘息,夜间咳嗽明显,运动后加重,曾于当地医院行胸片提示肺纹理增多,间断口服孟鲁司特钠及中药(具体成分不详)治疗 3 个月,咳嗽时轻时重,同时出现周身散在皮疹,分布在躯干部及头皮部,表现为大小不一、形状不规则红色斑丘疹,伴有少许渗出,于当地医院就诊,化验过敏原,蛋清蛋黄、牛奶高度阳性,考虑为湿疹,给予湿疹膏外用,皮疹可消退,但反复再现。20 天前出现饮水增多,白天及夜里饮水均增多,日饮水量约 2 600ml,烦渴难忍。同时出现排尿次数增多,每天小便 20 余次,每天尿量约 2 600ml,夜里小便次数不详,家属未予特殊处理,7 天前于笔者医院小儿内分泌病房住院,确诊为"中枢性尿崩症",住院后行胸片常规检查,提示间质性肺部疾病,遂转入笔者科室进一步明确诊治。

患儿精神状态可,偶有干咳,无恶心、呕吐,无进食增多,近一年患儿体重未增,睡眠可,大便正常。

**既往史:** 既往体健。

**过敏及接触史**：蛋清蛋黄、牛奶过敏；无肝炎、结核等传染病接触史。

**个人及家族史**：G1P1，足月，出生体重 3.25kg，生后无窒息及抢救史，疫苗接种及生长发育同正常同龄儿。无类似家族史。

**入院查体及相关检查**：体温 36.5℃，脉搏 104 次 /min，呼吸频率 24 次 /min。发育正常，神志清楚，状态反应可，躯干部可见少许红色斑丘疹，伴有少许渗出。呼吸平稳，咽充血。双肺呼吸音粗，未闻及明显干、湿啰音。心、腹及神经系统查体未见明显异常。四肢肌张力正常，

**辅助检查**：垂体增强 MRI：脑垂体体积正常。增强检查垂体可见一弱强化灶（大小约 2mm × 3mm）（图 6-2-1）。胸片：双肺间质性改变。

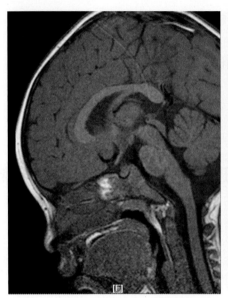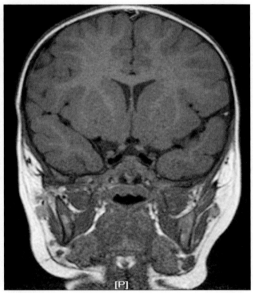

图 6-2-1　门诊完善的垂体增强 MRI

## 【病情分析及诊断思路】

**1. 病例特点**　①2 岁 1 个月幼儿；②慢性咳嗽；③间质性肺炎；④"湿疹"样皮疹；⑤中枢性尿崩症。

**2. 诊断思路**　婴幼儿，慢性起病，咳嗽持续 6 个月，时轻时重，符合慢性咳嗽诊断，咳嗽特点为刺激性干咳为主，无痰，无喘息，夜间咳嗽明显，运动后加重，伴有湿疹，化验过敏原蛋清蛋黄、牛奶高度阳性，既往胸片提示纹理增粗，无特异性改变，符合咳嗽变异性哮喘临床特点。当治疗后未见好转，需要我们对诊断重新评估，必须除外器质性病变引起的特异性咳嗽，再次复查胸片提示间质性病变，此时 CVA 应除外。对于诊断以及鉴别诊断各种类型的间质性肺疾病完善 HRCT 十分必要。其次，对于婴幼儿间质性肺疾病最常见为感染性肺炎，如病毒感染、肺炎支原体及肺炎衣原体等不典型菌感染，粟粒性肺结核亦可出现间质性改变，因此积极完善病原学检查十分必要。同时也应注意非感染性疾病引起，如嗜酸性粒细胞性肺泡炎可同时出现皮疹及间质性肺炎改变，在 HRCT 上具有一定特征性可见磨玻璃影及光滑增厚的小叶间隙，

必要时完善支气管镜检查、BALF 检查;除了间质性肺炎改变外,该患儿存在其他系统受累,包括中枢性尿崩症、皮疹,应注意是否为全身系统疾病的肺部表现,如结缔组织病,其特点为肺小血管受累所致的肺部病变,如幼年特发性关节炎(全身型)、结节性脂膜炎(系统型)、硬皮病、系统性红斑狼疮等,因此应完善风湿免疫系列检查。最后,还需注意朗格汉斯组织细胞增生症,该病可出现多脏器受累,包括皮疹及中枢性尿崩症,必要时完善皮肤、肺活检及骨髓穿刺检查。

## 【诊治经过及反应】

入院后做肺部 HRCT,表现为双肺多发高密度斑片影,散在大小不等的囊性透光区,肺间隔增厚,肺门影不大,各层面未见肿大淋巴结(图 6-2-2)。完善血常规、CRP,以及肺炎支原体、病毒抗体、结核斑点试验等均未找到病原,不支持感染性疾病诊断,嗜酸性粒细胞总数及分数正常不支持嗜酸性粒细胞性肺泡炎。RF、抗心磷脂抗体(ACA)、抗中性粒细胞质抗体测定(ANCA)及抗核抗体系列(ANA)均阴性,初步除外结缔组织病。根据 HRCT 特征性改变,高度怀疑肺朗格汉斯细胞组织细胞增生症,首先应完善肺活检,但患者出现肺部多发大泡气囊样改变,为肺活检的禁忌证。因此,完善皮肤活检以及骨髓象检查,在皮肤活检组织及骨髓象中均发现组织细胞增生(图 6-2-3)。于入院 4 天后,转入血液科进一步诊治,建议给予长期口服小剂量激素,但家属不同意化疗,退院,院外中药(具体成分)不详。

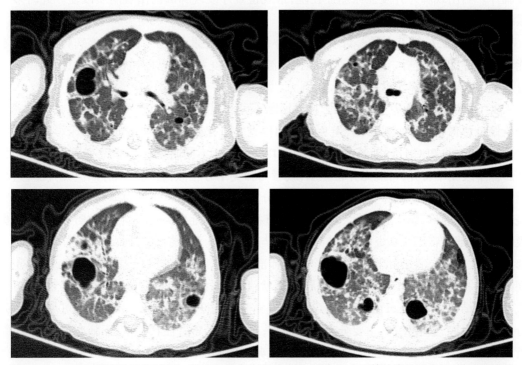

图 6-2-2 入院后肺部 HRCT 提示:双肺多发高密度斑片影,散在大小不等的囊性透光区,肺间隔增厚

【确定诊断】

肺朗格汉斯细胞组织细胞增生症,诊断依据:①慢性咳嗽、干咳为主,夜间咳嗽明显,活动后气促;肺部 HRCT,表现为双肺多发高密度斑片影,小叶间隔增厚,双肺散在大小不等囊性透光区;②反复出现皮疹,分布在躯干部及头皮部,表现为大小不一、形状不规则红色斑丘疹,伴有少许渗出;③中枢性尿崩症,表现为多饮多尿,尿比重降低,脑垂体受累,脑垂体增强 MRI 显示垂体可见一弱强化灶(大小约 2mm×3mm);④骨髓像显示朗格汉斯细胞。

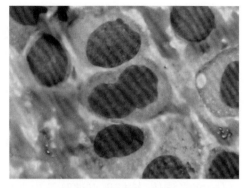

图 6-2-3　骨髓穿刺术结果提示骨髓中发现组织细胞增生

【诊治体会】

**1. 动态观察,及时复查**　在各种间质性肺疾病病初,肺部影像学均无特异性改变。最常见临床症状为咳嗽,活动后气短及呼吸困难,但这些症状特异性差,如不仔细地通过反复临床影像病理生理学系统分析,易被误诊为肺炎或咳嗽变异性哮喘等,延误病情。此患儿咳嗽长达 6 个月,干咳为主,夜间及运动后加重,起初肺部 X 线平片无特异表现,被误诊为咳嗽变异性哮喘,曾口服孟鲁司特钠 3 个月,咳嗽仍有反复,症状较轻,未引起家属重视,未再复查胸片。当出现肺外并发症尿崩症住院,常规检查才发现肺部已出现间质改变。此时多个系统受累,延误治疗。

**2. 切忌孤立,纵览全局**　对于伴有肺外多个脏器受累,警惕全身系统疾病肺部改变,不能单独看待,孤立分析。尤其为对于既往体健的无免疫系统异常间质性肺疾病患儿,由于全身系统疾病导致肺部受累占据很大比例。

**3. CT 特异,需要鉴别**　临床影像学诊断不可忽视,一部分患者可通过病史临床表现的分析结合影像学特点而被诊断,避免有创的检查。研究显示放射学家通过临床影像分析可诊断出 84% 的 PLCH,诊断特异性可达 100%。PLCH 不同时期影像学改变不一。早期肺部影像学改变不特异,可能无异常显示,或者与肺炎十分相似,表现为双肺广泛点片影,边缘模糊,尤其内中带明显,中上野居多,加之部分病例仅以肺部病变作为本病首发或主要临床表现,易造成漏诊,误诊成肺炎。但其影像表现比肺炎病灶更为弥漫,且上肺野居多,比肺炎吸收慢,肺部啰音不如肺炎明显,肺部影像学与体征不一致,结合肺外临床征象如尿崩症、皮疹、肝脾大、贫血、骨破坏等,可协助诊断。肺部间质浸润期出现典型肺部影像学改变:①肺间隔增厚,呈弥漫性分布的点状、网状、颗粒状;②多发结节状阴影,结节直径 1~5mm,可形成空洞性结节,主要分布在中上肺;③双肺气囊腔样病变,气囊腔形状不规则,可见哑铃形、分支形气囊腔,囊腔壁薄,主要分布在中上肺;④全肺受累者症状较重,下肺亦存在病变,靠近胸膜下可出现蜂窝肺改变。此例患者出现典型的肺部间质改变伴有大气囊腔,加之肺外病变尿崩症及皮疹,对诊断此病十分有利。

## 【关于本病】

肺朗格汉斯组织细胞增生症（pulmonary Langerhans cell histiocytosis，PLCH）为一种少见肺部间质性疾病，可以是 LCH 单一肺部受累，也可是多系统受累。LCH 是一组以朗格汉斯组织细胞病理性增生在多器官中聚集所引起的组织细胞/网状细胞增殖性疾病。目前认为 LCH 是一种散发性疾病，病因尚不明确，生物学行为复杂。多见于儿童，估计儿童每年发病率是 (3~5)/1 000 000。该病临床表现差异大，轻者仅累及皮肤，重者累及骨、肺、肝、脑等多器官并造成脏器功能损害。

LCH 的病因未完全阐明，目前有以下推测和学说。感染学说：本病的急性病例，如勒-雪病常有中耳炎、败血症、呼吸道或消化道感染，少数病例对抗生素治疗有效，以上各点均支持该病与感染有关，但具体感染因子始终未得到证实。免疫生物学因素：认为与自身免疫功能紊乱有关；先天家族发病率较高。综合因素：本病大多数病因不明，且常与恶性肿瘤、感染或过敏性疾病共存。

LCH 按照发病年龄及临床特点，一般分为 4 型。Ⅰ型为勒-雪病，多在 1 岁以内，以发热、皮疹、肝脾大、外耳溢脓为主要临床表现，有的伴头颈部肿物；血液系统受累多表现为外周血白细胞升高、贫血、血小板降低，肝功能、骨骼及肺间质受损明显，多累及全身各系统。急性起病，病情重，病变广泛，发热热型不规则，高热与中毒症状不一致。Ⅱ型为中间型，症状介于Ⅰ及Ⅲ型之间。Ⅲ型为韩-薛-柯病，多见于 2~4 岁，5 岁以后减少；以突眼、尿崩症、骨损害为主。起病缓慢，骨和软组织器官均可损害。突眼——由于眶骨破坏而表现为眼球突出和眼睑下垂，多为单侧；尿崩——垂体和小丘脑组织受浸润所致；骨损害——颅内缺损最早、最常见。除颅骨外，可见颌骨破坏，牙齿松动、脱落、牙槽脓肿等；骨盆、脊柱、肋骨、肩胛骨和乳突异常累及。Ⅳ型为嗜酸性粒细胞肉芽肿，发病年龄，可见于各年龄组，多见于4~7 岁发病；多以局部肉芽肿就诊，有骨骼受损和肺间质侵害，全身各系统受累轻。骨质破坏：主要表现为单发病灶，颅骨最常见，其他有下颌骨、四肢骨、骨盆骨和脊柱等。椎骨受累可出现脊髓压迫症状。由多发病灶者或伴有发热、厌食、体重减轻等；偶有肺嗜酸性细胞肉芽肿。

确诊需要典型的临床表现和组织病理学证据支持。在病变部位获取组织行病理学检查是必需的。影像学的检查也有助于受累脏器的发现及活检部位的选择。研究显示胸部 HRCT 内的微小结节影和病理诊断阳性率的相关性好。PLCH 肺活检方式主要通过胸腔镜及开胸获得肺组织标本，确诊率较经皮肺穿刺和经支气管镜肺活检检出率高。另外，肺外病变的病理诊断及胸部 CT 典型影像学表现亦可确诊，皮肤黏膜损害及淋巴结肿大是常见的症状，皮肤活检是快捷有效的确诊途径，而骨骼受累发生的穿凿样溶骨样改变其病理上朗格汉斯组织细胞浸润更为明显，选择相应的部位进行活检有利于提高诊断阳性率。LCH 的主要病理变化为病理组织中存在数量不等的朗格汉斯细胞异常增生、嗜酸性粒细胞浸润和数量不等的多核巨细胞、淋巴细胞、中性粒细胞、浆细胞和成纤维细胞。浸润细胞的比例在不同的病例或同一病例的不同病灶变化很大。某一病灶可见有大量的朗格汉斯细胞。透视电镜下，细胞胞质丰富，含有数量不等的散射细胞器，如粗面内质网、溶酶体、线粒体等。有时可见较多的高尔基器,胞质内含有一种特殊的细胞器——朗格汉斯细胞颗粒或称 Birbeek 颗粒,这种 Birbeck 颗粒为朗格汉斯细胞所特有。确诊关键是病变组织找到 LCs 以及 CD1a 和 / 或 Langerin(CD207)染色阳性。研究已经证实,Langerin 阳性表达可肯定 Birbeck 颗粒的存在。所以,电子显微镜下胞质内找到 Birbeck 颗粒(以往的诊断"金标准")已不再使用。

PLCH 目前尚无特效方法,临床上常规使用小剂量激素及口服小剂量红霉素可改善肺间质纤维化,联合化疗、放疗方法进行单独或联合治疗。对于患儿肺部护理要注意,避免剧烈咳嗽、剧烈活动后发生气胸。

(程 琪 尚云晓)

## 病例 3　以体腔积液为首发的淋巴瘤

### 【病例介绍】

患儿,男,12 岁。

**主诉:**锁骨上淋巴结肿大伴疼痛 4 天。

**现病史:**4 天前患儿发现锁骨上淋巴结肿大,始如"黄豆"大小,伴疼痛,后逐渐增大,现大小约 3.0cm×3.0cm,活动度较差,压痛,无波动感,淋巴结处表皮正常,同时伴有咳嗽及右肩部及季肋区疼痛,伴呼吸受限,同时有胸闷症状,咳嗽为刺激性干咳,无痰,以平躺时较重,昨日就诊于当地医院,完善胸部 CT 检查结果提示:右肺炎症伴胸膜增厚;纵隔、双侧锁骨上窝及右肺腋窝淋巴结增大;双侧胸腔积液;心包积液。完善颈部淋巴结超声检查,结果提示双侧锁骨上窝肿物;双侧颈部低回声结节,考虑肿大淋巴结。患儿就诊于笔者医院门诊,门诊以"胸腔积液"为诊断收入笔者科室。

病来患儿精神状态尚可,可见患儿颜面部潮红,未见颜面部肿胀,无皮疹,无意识障碍及抽搐,无腹痛、腹泻、恶心及呕吐,无尿频、尿急、尿痛症状,饮食尚可,夜间睡眠时伴咳嗽症状,大、小便基本正常。

**既往史:**既往体健;否认结核、手足口病、麻疹等传染病接触史。否认外伤及输血史。否认既往喘息史及异物吸入史。否认热惊厥病史。无湿疹史。

**过敏及接触史:**否认明确食物、药物过敏史。

**个人及家族史:**G2P1,第一胎为人工流产,足月顺产,出生体重 4.4kg,出生史正常,生长发育与同龄儿相似,按时接种疫苗。否认家族遗传代谢性疾病史。

**入院查体及相关检查:**体温 37℃;脉搏 110 次 /min;呼吸 22 次 /min。神志清楚,一般状态尚可。呼吸平稳,周身皮肤黏膜及巩膜无黄染,无皮疹及出血点,无明显贫血貌,颜面部潮红,无肿胀。锁骨上淋巴结可触及肿大,右侧显著,最大约 3.0cm×3.0cm,伴疼痛,活动度较差,质地Ⅱ度肿大,无波动感。腋窝淋巴结肿大,右侧显著,最大约 2.0cm×2.0cm,性质同锁骨上淋巴结。腹股沟淋巴结未触及肿大。双侧瞳孔等大正圆,D 约 3.0mm,对光反射灵敏,结膜无充血。口唇无皲裂及潮红,口腔黏膜光滑。咽红,扁桃体Ⅰ度肿大,无脓苔。双肺听诊呼吸音减弱。心、腹及神经系统查体未见明显异常。

**辅助检查:**(入院前 1 天笔者医院)血常规:白细胞 $4.80×10^9/L$,中性粒细胞 $3.20×10^9/L$,淋巴细胞 $1.20×10^9/L$,血小板 $290×10^9/L$;当地医院胸部 CT:右肺炎症伴胸膜增厚;纵隔、双侧锁骨上窝及右肺腋窝淋巴结增大;双侧胸腔积液;心包积液;颈部淋巴结肿大:双侧锁骨上窝肿物;双侧颈部低回声结节,考虑肿大淋巴结。

## 【病情分析及诊断思路】

**1. 病例特点**　①12 岁男孩,锁骨上淋巴结肿大伴疼痛,干咳,呼吸受限,无发热;②淋巴结肿大,活动性差;③肺 CT 提示右肺炎症伴胸膜增厚,双侧胸腔积液,心包积液,双侧锁骨上窝肿物。

**2. 诊断思路**　患儿锁骨上淋巴结肿大伴疼痛、干咳、呼吸受限、双侧胸腔积液、心包积液,往往最先考虑结核感染,但是患儿病来未发现发热,无明显结核中毒症状,需予患儿完善 PPD 试验、结核斑点试验及胸腔积液常规、生化及病原学检查,明确是否有结核菌感染。患儿胸腔及心包积液,需考虑是否有慢性肝肾病导致积液,但既往健康,常规完善肝肾功检查可除外。患儿为 12 岁男孩,不能除外结缔组织病并发胸腔积液,例如系统性红斑狼疮、类风湿性关节炎等常见结缔组织病,需予患儿完善免疫球蛋白、补体、狼疮细胞等检查。患儿就诊时肺 CT 已提示双侧锁骨上窝肿物伴有疼痛,可能为起病较为隐匿的肿瘤性疾病或其他部位肿瘤转移,如神经母细胞瘤、淋巴瘤等,应完善胸腔积液细胞学检查,肿瘤标志物检查,在病情允许情况下完善淋巴结病理活检及骨穿检查。

## 【诊治经过及反应】

入院后完善相关检查:血常规:白细胞 $4.76×10^9/L$;中性粒细胞百分比 57.3%;淋巴细胞百分比 32.0%;红细胞 $4.4×10^{12}/L$;血红蛋白 128g/L;血小板 $312×10^9/L$;乳酸脱氢酶 620U/L。ACE:血管紧张素转化酶 80U/L;NSE-AFP(检验):甲胎蛋白 0.719ng/ml;神经原特异烯醇酶 53.040ng/ml;血沉 23mm/h;DIC 未见异常;肝肾功未见异常;胸腹水常规检查:李凡他试验阳性;细胞总数 $104\,590.00×10^6/L$;白细胞 $81\,590×10^6/L$;中性粒细胞百分比 15.2%;单个核细胞百分比 84.8%;红细胞 $23\,000×10^6/L$。胸腹水生化:总蛋白 42.2g/L;氯 109.3mmol/L;糖<0.28mmol/L。一般细菌涂片检查:细菌涂片未找到细菌。LDH:乳酸脱氢酶 2 399U/L。体液 ADA:腺苷脱氨酶 585U/L。降钙素原、病原学等其他检查结果未见明显异常。胸部增强 CT(图 6-3-1)结果回报:前中纵隔占位,考虑恶性;上腔静脉远段及其汇合部、右侧头臂静脉受累;右上肺静脉受累不除外。纵隔及双侧锁骨上、腋窝多发肿大淋巴结,考虑为转移。右侧胸壁肿胀,多发侧支血管形成、伴钙化。双侧胸腔积液及右侧叶间胸膜积液;双肺膨胀不良,右肺部分实变;右肺散在炎症。心包少量积液。入院第 4 天,患儿咳嗽加重,胸痛,呼吸促,30 次/min,未吸氧状态下血氧饱和度 94%,予完善急诊肺 CT 提示双侧

胸腔积液增加,考虑病情进展迅速,予转入小儿重症监护病房,后骨髓穿刺结果提示急性 T 淋巴母细胞白血病 / 淋巴瘤,家属放弃治疗,退院。

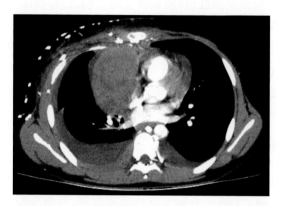

图 6-3-1　前中纵隔占位,考虑恶性;上腔静脉远段及其汇合部、右侧头臂静脉受累;右上肺静脉受累不除外

纵隔及双侧锁骨上、腋窝多发肿大淋巴结,考虑为转移。右侧胸壁肿胀,多发侧支血管形成、伴钙化。双侧胸腔积液及右侧叶间胸膜积液;双肺膨胀不良,右肺部分实变;右肺散在炎症。心包少量积液

【诊治体会】

1. 淋巴结肿大伴体腔积液,无感染表现,应首先考虑肿瘤性疾病。肿瘤细胞浸润淋巴结,导致淋巴结肿大。肿瘤细胞对体腔黏膜浸润,形成渗出液,或由于肿瘤压迫导致漏出液形成,都可形成大量积液。本例患儿淋巴结肿大,伴有胸腔、腹腔及心包积液,无明显感染表现,应首先考虑肿瘤性疾病。

2. 淋巴结肿大可见于多种疾病,应注意鉴别诊断。淋巴结肿大常见于感染性疾病、免疫系统疾病、肿瘤及组织细胞增生。感染所致淋巴结肿大,起病多急骤,伴有发热,淋巴结肿痛,但结核感染一般淋巴结肿大缓慢,伴有长期低热。肿瘤所致淋巴结肿大,常慢性起病,但白血病除外。结缔组织病所致淋巴结肿大,常伴长期低热或高热、肌肉和 / 或关节疼痛、皮疹及贫血等。结核感染与肿瘤所致淋巴结肿大过程相似,易出现误诊,两者在鉴别诊断过程中,应在明确病原学结果或细胞学检查结果情况下,明确诊断。本例患儿胸水检查未见结核分枝杆菌或肿瘤细胞,完善骨髓穿刺发现淋巴瘤细胞方可明确诊断。

3. 积液性质有助于明确诊断。当患儿出现体腔积液时,在病情允许的情况下需完善积液的生化及细胞学检查。恶性胸腔积液一般为血性,LDH 升高,常伴有血清 LDH 升高,ADA 常低于 15U/L,但近些年临床观察表明,恶性胸水伴有 ADA 升高并不少见,所以,胸水 ADA 升高不能确定为结核性胸水。当 ADA>250U/L,恶性肿瘤可能性大。本例患儿胸腔积液细胞学检查结果为血性胸腔积液,胸腔积液 LDH 升高,ADA 高达 585U/L,虽未见肿瘤细胞,仍高度提示恶性肿瘤。予患儿进一步完善骨穿检查,明确诊断。

**【关于本病】**

淋巴瘤是发生于淋巴结和／或结外淋巴组织的肿瘤,是一组可以高度治愈的肿瘤。淋巴瘤可以发生在淋巴结、脾脏、胸腺等淋巴器官,也可发生在淋巴结外的淋巴组织和器官。可以进一步分为淋巴瘤、浆细胞、淋巴细胞白血病三大类。对于淋巴瘤,目前国际上统一分为两大类,即非霍奇金淋巴瘤和霍奇金淋巴瘤。

由于淋巴瘤是具有相当异质性的一大类肿瘤,虽然好发于淋巴结,但是由于淋巴系统的分布特点,使得淋巴瘤基本上属于全身性疾病,几乎可以侵犯到全身任何组织和器官。因此,恶性淋巴瘤的临床表现既具有一定的共同点,同时按照不同的病理类型,受侵部位和范围又存在着很大的差异。

淋巴瘤的全身症状主要表现为发热、消瘦(体重减轻 10% 以上)、盗汗等,其次有食欲减退、易疲劳、瘙痒等。累及局部脏器会引起各自相应的临床表现。约 20% 的淋巴瘤患者可完全无症状,而大多数患者有非特异性的症状,如疲劳、乏力、虚弱、体重减轻或因浆细胞异常增生影响到相应的器官、组织而引起一种或多种症状和体征。

恶性胸腔积液患者多为肿瘤晚期恶病质表现,如体重下降、消瘦乏力、贫血等。约 1/3 恶性胸腔积液患者临床上无明显症状,仅在查体时发现胸腔积液;其余 2/3 患者主要表现为进行性加重的呼吸困难、胸痛和干咳。呼吸困难的程度与胸腔积液量的多少、形成速度以及患者本身肺功能相关。积液量少或形成速度慢,临床上呼吸困难较轻,仅有胸闷、气短等;若积液量大、肺脏受压明显,临床上呼吸困难重,甚至出现端坐呼吸、发绀等;积液量虽然不很大,但在短期内迅速形成,亦可在临床上表现为较重的呼吸困难,尤其是肺功能代偿能力较差的情况下更是如此。大量胸腔积液患者喜取患侧卧位,这样可减轻患侧的呼吸运动,有利于健侧肺的代偿呼吸,从而缓解呼吸困难。肿瘤侵袭胸膜、胸膜炎症、大量胸腔积液引起壁层胸膜牵张均引起胸痛。壁层胸膜被侵袭时多是持续性胸痛;膈面胸膜受侵时疼痛向患侧肩胛放射;大量胸腔积液牵张壁层胸膜可引起胀满和隐痛。咳嗽多为刺激性干咳,由胸腔积液刺激压迫支气管壁所致。

恶性胸腔积液一般为渗出液。其特点是蛋白含量超过 3g/100ml 或比重超过 1.016。一些长期胸膜腔漏出液的患者,由于胸腔内液体吸收的速率大于蛋白吸收的速率,胸液内蛋白浓度也会增高,易与渗出液相混淆,所以检查胸腔积液和血清中蛋白质、乳酸脱氢酶水平,对于区分渗出液与漏出液有 99% 的正确性。胸腔积液具有下列一个或多个特征即为渗出液:①胸腔液体蛋白／血清蛋白>0.5;②胸腔积液 LDH／血清 LDH>0.6;③胸腔积液 LDH>血清 LDH 上限的 2/3。大部分胸腔渗出液含白细胞而呈雾状,渗出性胸腔积液的细胞学检查白细胞计数在 $(1\sim10)\times10^9/L$ 范围内,白细胞计数 $<1\times10^9/L$ 为漏出液,而 $>1\times10^9/L$ 为脓胸。积液中以中性粒细胞为主提示炎性疾病,以淋巴细胞为主时则多见于进展性结核病、淋巴瘤和肿瘤,红细胞计数超过 $1\times10^{12}/L$ 的全血性积液见于创伤、肺梗死或肿瘤。

(柳 新 尚云晓)

## 病例 4 副肿瘤天疱疮

### 【病例介绍】

患儿,女,10 岁。

**主诉:** 反复咳嗽、口腔溃疡、结膜充血 8 个月,呼吸困难、青紫 7 个月。

**现病史:** 患儿 8 个月前无明显诱因出现咳嗽,声咳,无痰,无喘息,无呼吸困难,无发热,同时口腔溃疡,疼痛明显,影响进食,于当地诊所静脉滴注头孢类抗生素 1 周,外用治疗口腔药物(具体不详),患儿咳嗽及口腔溃疡症状无明显好转,家属未予重视。7 个月前患儿无诱因出现呼吸费力,表现为端坐呼吸,大汗,偶有喘息,喉部可闻及 "咝咝" 声,就诊于当地市级医院,予患儿静脉滴注头孢菌素和盐酸氨溴索等治疗,期间患儿咳嗽及呼吸困难有所缓解,但反复发作,发作时表现为呼吸困难,端坐呼吸,满头大汗,不能平卧,说话不成句,间断予吸氧、静滴激素、氨茶碱,雾化布地奈德和溴化异丙托溴铵及抗生素治疗 2 个月,患儿咳嗽症状基本消失,但仍有呼吸困难,喜坐位,夜间有时不能平卧,体力活动明显受限,平地走路距离不超过 50m。4 个月前,患儿再次呼吸困难加重,头颈部肿胀,颜面青紫,不能平卧,转入北京治疗,期间给予吸氧,全身糖皮质激素治疗,雾化布地奈德、异丙托溴铵,期间间断有低热,37.2~37.7℃,热型无规律,应用阿奇霉素、头孢曲松、头孢哌酮舒巴坦,曾怀疑合并真菌感染静脉滴注氟康唑,同时予两性霉素 B 雾化治疗,后改为替考拉宁并口服小剂量红霉素治疗 4 个月余,仍有低热,呼吸困难无好转,端坐呼吸,家属要求出院。北京住院期间追问病史,近 6 个月右侧腹痛,腹部超声提示腹部约 7cm×8cm 肿物,局部穿刺活检诊断 "炎性肌纤维母细胞瘤",因患儿有呼吸困难及低氧血症,未手术治疗及化疗。出院诊断为 "间质性肺炎? 弥漫性泛细支气管炎? 支气管扩张,腹腔占位病变性质待查:炎性肌纤维母细胞瘤? 口腔溃疡",出院 1 个月家中口服甲泼尼龙片(8mg/d,每天 1 次)、卡托普利(12.5mg/ 次,每天 2 次)治疗至今。现患儿为求进一步诊治就诊于笔者医院。患儿病来间断有低热,体温不超过 38℃;病

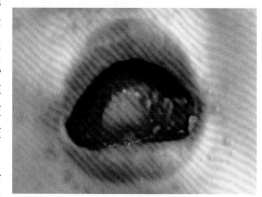

图 6-4-1 口腔内广泛溃疡

后一直有口腔溃疡,口腔颊部及舌部溃疡,病初口腔内广泛溃疡(图 6-4-1),近 3 个月溃疡明显减轻,曾有疼痛,影响饮食,现已适应,不再影响进食;同时伴有结膜充血,无眼痛,无畏光,无视物不清,无脓性分泌物。间断右下腹疼痛,钝痛,可忍受,无呕吐,食欲尚好,大、小便正常。

**既往史:** 患儿生后 1 岁因血管瘤行肌注局部栓塞治疗。3 岁时患肺炎。既往平均每年患 2~4 次感冒。6 岁起过水痘。既往无湿疹史,无喘息史,无慢性咳嗽病史。

**过敏史：**否认食物及药物过敏史。

**个人及家族史：**G1P1，足月剖宫产，生后无窒息，生长发育同正常同龄儿，疫苗按时接种，平时无揉眼睛、揉鼻子习惯，无湿疹史。有鼻炎史。否认遗传代谢病史。

**入院查体及相关检查：**体温 36.9 ℃；脉搏 141 次 /min；呼吸 38 次 /min；血压 129/65mmHg。鼻导管吸氧下 2L/min，经皮血氧饱和度 92%，离氧后经皮血氧饱和度可降至 84%。神志清楚，一般状态差，鼻导管吸氧下轮椅推入病房。呼吸促，鼻翼扇动阴性，轻度三凹征，可见肋间肌参与呼吸。库欣综合征面容，满月脸，毛发较密集，面颊部皮肤红润，口唇明显发绀，可见暗紫色小血管影；双侧结膜充血，无分泌物。咽不赤，扁桃体无肿大，舌尖及舌两侧可见多发溃疡、肉芽样突起及纵行的条索样瘢痕，溃疡表面有薄层淡黄色分泌物，颊部黏膜无破溃、见陈旧暗红色瘢痕。双肺听诊呼吸音弱，肺底可闻及较密集细小水泡音，未闻及哮鸣音，呼吸相延长。心音有力，律齐，未闻及病理性杂音。腹软不胀，右下腹轻压痛，可触及质硬包块，因脂肪厚，边界触诊不理想，无反跳痛，无腹壁肌紧张，肝脾肋下未触及，外阴部及肛周黏膜无溃疡及瘢痕。四肢末梢温，四肢肌力及肌张力正常，膝腱反射及跟腱反射正常引出，颈软，克氏征、布氏征及双巴氏征阴性。可见杵状指 / 趾。

**辅助检查：**

1. （住院前 4 个月外院化验检查）血常规：WBC $9.04 \times 10^9$/L；N 64.9%；EO 0.2%。CRP 20mg/ml。ESR、ASO、PCT 正常。肝肾功心肌酶正常；MPAb 1∶160；G 试验、GM 试验阴性；痰抗酸染色无异常，PPD（72 小时）（+）。3 次痰培养：第 1 次流感嗜血杆菌 30%，咽部正常菌群 70%；第 2 次痰培养无致病菌；第 3 次痰培养咽部正常菌群 90%，副流感嗜血杆菌 10%。ANCA 阴性，ANAs：1∶20，阳性；ENA 谱阴性；NSE、AFP、VMA 正常。总 IgE：29.4U/ml。过敏原：烟曲霉特异性 IgE 阳性（外院）。

2. **影像学及其他辅助检查**　外院肺 CT（图 6-4-2）提示：肺内广泛间实质浸润，少许气胸，纵隔及皮下积气。外院纤维喉镜检查示鼻咽喉未见明显异常；鼻窦 CT 未见异常。支气管镜检查及肺泡灌洗回报：右下基底段深部亚支内分泌物堵塞。经支气管镜支气管内膜活检未见明确病变。24 小时食管 pH 测定提示轻度病理性酸反流。外院腹部 B 超（图 6-4-3）：右侧髂窝处 5.9cm×4.5cm×3.9cm 包块，考虑肿瘤占位。腹部增强 CT：右下腹盆腔内富血供实性占位，神经源性肿瘤？纤维瘤？骨髓检查可找到少许吞噬有核细胞的网状细胞，考虑与感染或肿瘤有关。口腔黏膜活检：慢性炎症。B 超引导下腹腔穿刺活检术，（外院）病理检查提示腹腔炎性肌纤维母细胞瘤。

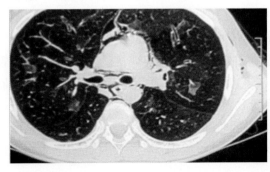
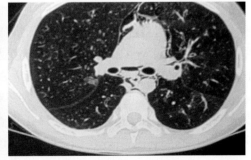

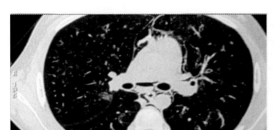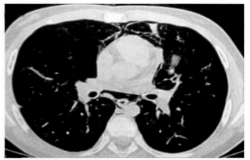

图 6-4-2 入院前外院肺 CT,提示:肺内广泛间实质浸润,少许气胸,纵隔及皮下积气

## 【病情分析及诊断思路】

**1. 病史特点** 10 岁,大女孩,病史长达 8 个月。有以下几个特点:①无诱因出现咳嗽,进而出现喘息,呼吸困难,发绀,双肺呼吸音弱,肺底密集细湿啰音,未闻及喘鸣,应用大量糖皮质激素、茶碱,雾化布地奈德及溴化异丙托溴铵无好转。②间断低热,37.2~37.7℃,多种抗生素治疗无效。③持续口腔溃疡。④结膜充血。⑤腹部肿物。患儿右侧腹痛,钝痛,不伴有呕吐,腹部超声提示腹部约 5.9cm × 4.5cm 肿物,穿刺活检病理诊断炎性肌纤维母细胞瘤。详细询问病

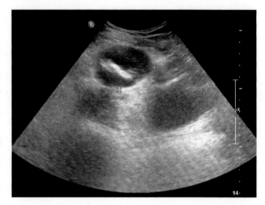

图 6-4-3 外院腹部超声提示:右侧髂窝处 5.9cm × 4.5cm × 3.9cm 包块,考虑肿瘤占位

史,患儿最早出现的腹痛,约在 11 个月前,钝痛,不重,不影响进食,一直未就诊;口腔溃疡及结膜充血约在 8 个月前出现,与咳嗽出现的时间接近。呼吸困难,喘息青紫是近 7 个月出现,渐加重。

**2. 诊断思路** 这是一个非常棘手的病例。患儿病史长,病情危重,异常症状体征较多,涉及多个系统。为什么多系统多脏器在几个月内先后出现异常的症状、体征?这些症状、体征是否有内在的联系?是一种病的多种表现形式?还是同时患多种疾病?是一元论、二元论,还是多元论来诊治这个疾病?腹腔炎性肌纤维母细胞瘤与肺部病变、口腔溃疡和结膜出血是否有什么内在的联系?

(1)入院后根据患儿病史、查体及影像学改变诊断慢性间质性肺疾病成立,但这是一个很宽泛、很模糊的名称。患儿发病过程中有喘息,端坐呼吸、大汗、说话不成句、皮下气肿,考虑为气道阻塞性改变,肺部 CT 示双肺过度充气、心影受压缩小、支气管壁增厚,支气管扩张,无小叶间隔明显增厚、磨玻璃改变及肺实变,结合临床表现,符合闭塞性细支气管 (bronchiolitis obliterans,BO)的改变。儿童 BO 多为感染后 BO,也可见于毒物吸入、免疫、器官移植等。但该患无明确感染病史、无农药和毒物接触史,是否存在免疫因素所致?应进一步做免疫学检测,并完善呼气相薄层 CT 检查,必要时肺活检明确诊断。具有相似的临床表现的间质性肺疾病还有:①泛细支气管炎,该病以慢性咳嗽、喘息、呼吸困难起病,多有鼻窦

炎,双肺可以有持续细湿啰音,胸部 CT 表现为双肺弥漫性分布小叶中心颗粒结节影,红霉素治疗有效。本患儿临床症状类似,但无鼻窦炎,CT 表现不符合,并且外院大环内脂类抗生素治疗无效,不支持。②过敏性肺泡炎,该病多急性发病,可以在接触抗原后数小时突发出现咳嗽、喘息、呼吸困难;慢性者进行性呼吸困难、喘息及肺部啰音;CT 多呈现双肺磨玻璃样改变,斑片影或云絮样改变,慢性可以有纤维化改变;本患儿家里无养鸽子、无霉菌等异常环境接触史,影像学不完全符合,激素治疗无效,不符合该病。③变应性肺曲霉菌病,急性可以有类似哮喘急性发作的表现,慢性多有咳嗽、呼吸困难、发绀。CT 可有双肺气肿,中心性支气管扩张,血 IgE>1 000ng/ml,血清特异性烟曲霉抗体升高。本患儿临床症状符合,血清特异性烟曲霉抗体阳性,但 CT 中心型支气管扩张不明显,血 IgE 无升高,给予激素及伏立康唑治疗无好转,不符合。

(2)患儿为大女孩,有发热、口腔黏膜、结膜及肺部间质改变,是否为全身系统性疾病导致的多脏器受累? 临床上伴有黏膜及肺间质损伤的疾病有:①系统性红斑狼疮(systemic lupus erythematosus,SLE):该病多发于年长儿,女孩多见,可以伴有皮肤、黏膜、眼部及肾脏等多系统改变,口腔多为无痛性口腔溃疡,肺部也可受累,肺部 CT 影像学改变多为胸膜病变,肺部磨玻璃样、颗粒样或纤维条索样改变,以单纯小气道改变尚无报道。本患儿口腔溃疡疼痛明显,ENA 谱阴性,ANAs 1:20,肺部 CT 改变也不符合。②韦格纳肉芽肿(Wegener's granulomatosis,WG):该病属自身免疫性疾病。病变累及小动脉、静脉及毛细血管,病理以血管壁的炎症为特征,主要侵犯呼吸道和肾脏,通常以鼻黏膜和肺组织的局灶性肉芽肿性炎症为开始。临床常表现为鼻和副鼻窦炎、肺咯血和进行性肾衰竭;同时可累及关节、眼、皮肤等系统,口腔黏膜多不受累,肺部多为团块状、结节状改变。本患儿无鼻窦改变、无肾脏受累、没有咯血,以口腔溃疡为主要改变,外院 ANCA 阴性不符合。③ Steven-Johnson 综合征:该病多与感染、药物、遗传等有关,临床以口腔、唇、眼、生殖器黏膜、皮肤及肺部受累。皮肤受累可表现为多形红斑、水疱、大疱等,该病黏膜损伤后脓性分泌物多,同时有畏光,肺部受累可以出现 BO 改变,急性期激素治疗有效。而本患儿无皮肤受累,仔细追问病史,患儿虽有疼痛性口腔溃疡、结膜充血,但无脓性分泌物,且持续 6 个月迁延不愈,与本病不符。④白塞病:该病以细小血管炎为病理基础的慢性进行性多系统损害疾病,眼、口腔、皮肤、生殖器、关节为常发病变部位。该患儿弥漫性口腔溃疡,唇皮下可见曲张静脉,结膜充血损伤表现不除外白塞病。但白塞病不损伤支气管黏膜,不能解释肺部病变,因此白塞病诊断不能成立。

有些肿瘤可以具有激素分泌功能,临床出现一系列神经内分泌表现,如消瘦、无力、多汗、血压等改变。本患儿先后出现口腔溃疡、结膜充血、肺部间质病的症状及体征的同时伴发腹腔的肿瘤,这一系列肺外表现是否与肿瘤有着直接和间接的联系? 须再次详细做肿瘤的相关检查,包括超声,必要时再次进行口腔黏膜活检,及肿瘤的穿刺活检,并查阅文献提供诊治思路。

下一步诊治计划:因患儿已经有 8 个月病史,期间应用多种的抗生素、大剂量激素均效果不佳。因此本次来院着重查明病因,继续原有小剂量激素口服。做免疫方面的检测:完善血常规、血沉、CRP、类风湿因子、风湿免疫系列、dsDNA、ANCA、尿常规等免疫学相关检查、呼气相薄层 CT、肺功能、支气管镜等相关检测及肿瘤的相关检查。多科室会诊以明确诊断。本病为罕见病，须进一步查阅文献为本病的诊治提供诊治思路。另外，本患儿的临床表现极像一个全身系统性免疫性疾病，必要时可以尝试大剂量丙种球蛋白冲击治疗观察疗效。有些全身系统性疾病，可先出现肺部受累，血免疫指标可以出现迟滞现象，还需密切跟踪，长期随诊。

## 【诊治经过及反应】

入院后给予心电、血氧监测。鼻导管吸氧 2L/min 下，经皮氧饱和度维持在 $TcSO_2$ 93%~94%，夜间斜卧下无憋醒。患儿体力活动高度受限，缓慢步行约行走 10m。考虑患儿为慢性间质性肺疾病，小剂量阿奇霉素 200mg/d，每天 1 次，口服［5mg/（kg·d）］；原有剂量甲泼尼龙 8mg/d，晨起 1 次口服维持；布地奈德 1mg 联合复方异丙托溴铵 2.5ml，每天 3 次雾化吸入；同时加强口腔、眼部护理。

入院后完善各项检查，化验结果如下：

1. 动脉血气分析（鼻导管吸氧下 2L/min）　pH 7.41；$PaCO_2$ 52.6mmHg；$PaO_2$ 61.7mmHg；BE –6.9mmol/L，存在低氧及高碳酸血症。

2. **血常规**　白细胞 $9.8 \times 10^9$/L；中性粒细胞 58.5%；淋巴细胞 32.1%；嗜酸性粒细胞 0.1%；血红蛋白 142g/L；血小板 $379 \times 10^9$/L，正常。

3. 免疫球蛋白（除 IgA 0.655g/L ↓）、淋巴细胞绝对计数正常，不支持免疫缺陷病。总 IgE 10.76U/ml。

4. CRP 4.87mg/L；ASO<25U/ml，血沉 20mm/h，血清补体无异常。抗核抗体弱阳性，抗核抗体系列阴性，ANCA 阴性，$\alpha_1$ 抗胰蛋白酶正常，不支持 SLE 及 ANCA 相关的血管炎等免疫性疾病。

5. 肝炎病毒无异常，血清呼吸道病毒系列、HIV+TPPA+RPR 均阴性。

6. 痰细菌培养（2 次），呼吸道正常菌群生长；1,3-β-D 葡聚糖<10pg/ml，GM 试验阴性，不支持肺部细菌及霉菌感染。

7. 肺炎支原体抗体 1:1 280，肺炎支原体抗体 IgM 阳性，考虑近期有肺炎支原体感染，入院第二天给予阿奇霉素 400mg 每天 1 次静脉滴注。

8. 胸部增强 CT（呼气位）（图 6-4-4）　①双肺上叶前段炎症性病变；②双肺散在小片状磨玻璃密度影，渗出性病变？③双肺透亮度增高，双肺多发支气管扩张，弥漫性空气潴留征象；④弥漫性脂肪肝。

9. 肺功能　肺通气功能降低（IVC 实测值 / 预计值）为 25%；$FEV_1$ 实测值 / 预计值为 16%；$FEV_1$/FVC 实测值 / 预计值为 47%；PEF 实测值 / 预计值为 10%），支气管舒张试验阴性（改善率

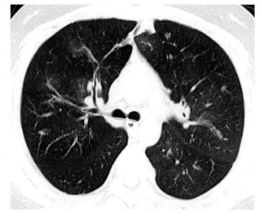

图 6-4-4　入院后复查增强肺 CT

FEV$_1$ 13%；PEF 19%）。

10. 肺弥散功能　阻塞为主混合性肺通气功能障碍，小气道功能重度减退，肺弥散功能中度减退（VC 实测值 / 预计值为 43.3%；FEV$_1$ 实测值 / 预计值为 17.6%；FEV$_1$/FVC 实测值 / 预计值为 40.4%；MMEF75/25 实测值 / 预计值为 6.3%；TLCO 实测值 / 预计值为 46.6%）。

11. 腹部超声（图 6-4-5）　右下腹髂窝处实性肿物 5.48cm×4.0cm×4.2cm。肿物内呈低回声，中央部伴条状强回声。CDFI 可检出血流信号。

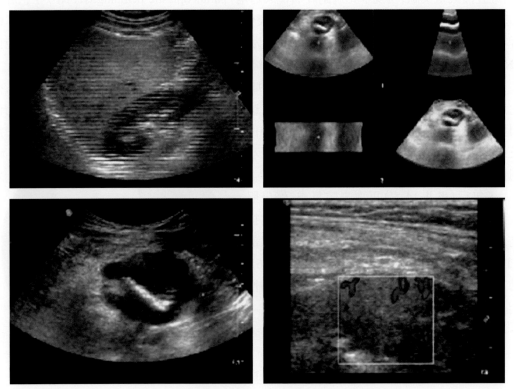

图 6-4-5　腹部彩超提示：右下腹髂窝处实性肿物

12. 窦性心动过速，心率 130 次 /min。

入院第 2 天，血支原体 1∶1 280，考虑有肺炎支原体的感染，加用静脉滴注阿奇霉素 400mg/d 连续 5 天静脉滴注；肺炎支原体主要是侵入支气管黏膜上皮，引起气道炎症性、可能加重气道损伤和狭窄；另外考虑到患儿可能为全身系统性免疫性疾病，患儿已用激素 7 个月余，但激素效果不佳，目前仍小剂量激素维持中，考虑到激素副作用，且患儿未曾用过丙种球蛋白，故加用大剂量静脉注射丙种球蛋白 20g，每天 1 次，静脉滴注，连用 3 天（总量 1.5g/kg）。应用 3 天丙种球蛋白后患儿自觉症状有所缓解，夜间可以平卧，但仍有呼吸困难；体力活动也有所改善，由原来平地步行不足 10m，应用丙种球蛋白后可以步行约 50m；左眼球结膜充血消失，口腔溃疡减轻。

通过肺部呼气相薄层 CT、肺功能以及临床表现，初步确定肺部表现为 BO。住院期间完善检查并请多科室会诊,并查阅国内外文献,排除白塞病、WG、SLE、Steven-Johnson 综合征。因外院已做肿物及口腔活检,家属不同意再做相关有创检查,故未复查骨穿及口腔黏膜及肿物的活检。腹腔超声右下腹实性肿物;因患儿肺部病变过重,肺功能低下,不能耐受麻醉,因此采用姑息治疗。住院 8 天,考虑到患儿肺损伤已经形成,没有有效的治疗方法,目前没有感染表现,应用丙种球蛋白后症状较前略有缓解,患儿家属要求出院。

患儿出院后,试图以一元论解释患儿的呼吸困难、低氧、口腔溃疡、肿瘤一系列临床表现,经查阅大量文献,发现罕见病副肿瘤性天疱疮(paraneoplastic pemphigus,PNP)在患肿瘤的基础上可出现患儿所有症状,并且查阅到炎性肌纤维母细胞瘤导致 PNP 的相关文献。结合本例患儿的临床特点,我们高度怀疑本病为副肿瘤性天疱疮,遗憾患儿在院期间没能做 PNP 相关的大鼠膀胱为底物的间接免疫荧光检查及病理活检。

电话随诊:3 年后,曾因感冒后呼吸困难加重、不能平卧住院治疗给予静脉滴注激素,抗生素治疗,呼吸困难好转,可以平卧即离院。这 3 年一直于家中低流量吸氧中,体力活动仍明显受限,仍有口唇发绀,只限于在自家屋院中散步。上次住院应用丙种球蛋白后口腔溃疡及结膜充血消失。在家中一直每天 1 次口服小剂量激素 15mg。

5 年后(患儿 14 岁)再次来院复查,停口服激素近 2 年,患儿体力活动耐受性较前明显提高,可慢走 500~1 000m,夜间无憋醒。但胸部 CT 较前仍气体潴留明显,支气管扩张(图 6-4-6);肺功能较前无明显改善。查血天疱疮抗体阳性 1∶160。支持副肿瘤性天疱疮合并 BO 诊断。

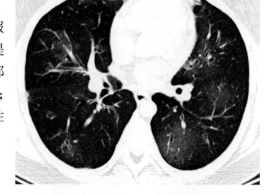

图 6-4-6　出院 5 年后复查肺 CT

**【确定诊断】**

**1. 副肿瘤性天疱疮**　诊断依据:①疼痛性口腔溃疡 8 个月,结膜充血。②右下腹钝痛 11 个月,右侧中下腹可触及质硬的包块。腹部超声:右下腹实性肿物。外院腹部 CT:右下腹盆腔内富血供实性占位;腹腔穿刺活检病理检查提示腹腔炎性肌纤维母细胞瘤。③合并闭塞性细支气管炎。表现为咳嗽 8 个月余,进行性呼吸困难、低氧 7 个月。查体:呼吸困难,口唇发绀,双肺呼吸音弱,肺底可闻及较密集细小水泡音,未闻及喘鸣音,呼吸相延长,肺功能以阻塞为主的混合型通气功能下降,呼气位肺 CT 示双肺大量气体潴留、马赛克征阳性,心影受压缩小、支气管壁增厚,支气管扩张。④血清天疱疮抗体阳性(1∶160)。

**2. 炎性肌纤维母细胞瘤**　诊断依据:①右侧腹痛 6 个月。②查体:右侧中下腹可触及质硬的包块。③超声示右下腹包块。穿刺活检病理回报:成肌纤维母细胞瘤。

**3. Ⅱ型呼吸衰竭**　诊断依据:明显的呼吸困难,口唇发绀、不吸氧经皮血氧饱和度 84%,动脉血气 $PACO_2$ 52.6mmHg。

**4. 肺炎支原体感染**　诊断依据:MPAb 1∶1 280,MP-IgM 阳性。

## 【诊治体会】

因本病为罕见病。在儿童更为少见。患儿于外院已进行了长达 8 个月的治疗,来笔者医院时肺部器质性损伤已经形成。因此,本次来笔者医院住院与其说是治疗,更准确地说应该有 3 个目的:①进行全面的检查;②对患儿的病情严重度进行评估,特别是肺功能以及预后的系统评估;③另外希望通过多科室合作及文献查阅能拨开迷雾得到一个明确的诊断,从而试图找到治疗的途径。

因此,在住院期间,从三方面着手:①全面的检查。②从 3 个层次,逐层深入的方法来剖析本病:a.肺部病变到底是什么性质的病变? b.寻找引起口腔 - 结膜 - 肺损伤的元凶。c.一元论,即口腔 - 结膜 - 肺 - 肿瘤相关的疾病是否成立或存在。③查阅相关文献。

按照此诊治思路入院后首先做呼气位薄层 CT:呼气位 CT 时仍出现明显的气体滞留、马赛克征、支气管壁增厚及支气管扩张改变;肺功能出现严重的混合性通换气功能障碍;结合患儿长期咳嗽、喘息、严重的体力活动受限,排除了泛细支气管炎、过敏性肺泡炎、变应性曲霉菌病及心脏器质性疾病,明确肺部病变为 BO 改变。那么 BO 由何而起,从病史可排除感染;白塞病似乎可解释口腔黏膜及结膜改变,但肺部改变不能解释。患儿同时有口腔 - 结膜 - 肺间质改变,是否存在全身系统性疾病? 入院后做相关免疫学指标,如血常规、血沉、尿常规、肾功能正常、风湿三项、ENA 谱、dsDNA、ANCA 等均阴性,外院骨穿正常,结合肺部改变,排除全身系统性免疫性疾病,如 SLE、WG 及皮肌炎;从口腔、眼部黏膜损伤的性质、病程、皮疹形态排除 Steven-Johnson 综合征及白塞病。是否存在一元论? 肿瘤 - 口腔黏膜损伤 -BO 是否有内在联系? 大量查阅文献,找到伴发 BO、口腔溃疡的肿瘤相关性疾病 PNP。该病多数以疼痛性口腔溃疡为首发症状,出现肺部损害时表现为 BO,多累及外径为 0.4~0.9mm 的细支气管,约为气管 15~17 级,终末细支气管和呼吸性细支气管均正常,从而形成空气潴留。PNP 最常见的伴发肿瘤依次为非霍奇金淋巴瘤、Castleman 病等。炎性肌纤维母细胞瘤是否可导致 PNP ? 查阅到国外一篇病例报道:1 例中年女性,胸腔内肿物为炎性肌纤维母细胞瘤。首发与患儿一致的疼痛性口腔溃疡、进行性呼吸困难、呼吸衰竭,1 年后死亡,后肺部尸检证实为肺部改变 BO 的病理改变。至此本病可以用一元论解释为腹部炎性肌纤维母细胞瘤导致患儿 PNP,出现口腔黏膜、结膜、肺部细支气管的受累而出现一系列临床表现。遗憾住院期间因没有想到该病,没有做口腔黏膜活检做相关免疫荧光染色以及血清学免疫学检测来证实本病。

从本病例也得到一些体会:第一,在疾病诊治过程中,在出现多种症状及体征、出现不同脏器损害时,采取层层深入的方法并应试图寻找证据用一元论来解释。第二,对于疑难病、罕见病一定要大量查阅国内外文献,找到相似的病例,以寻求诊治的途径与方法。第三,要结合临床表现及体征先盘点出可能的疾病进行鉴别,逐一排除。

## 【关于本病】

副肿瘤性天疱疮(paraneoplastic pemphigus,PNP)是一种与肿瘤伴发的自身免疫性皮肤黏膜疾病,于 1990 年由 Anhalt 等首先描述。除皮肤黏膜损伤外,PNP 可累及多个内脏器官。因此,近年来的研究多引用副肿瘤性自身免疫多器官综合征(paraneoplastic autoimmune multiorgan syndrome,PAMS)这一名词,以更好地概括该疾病的临床表现和免疫病理学特征的异质性。研究证实 PNP 是一种由体液免疫及细胞免疫共同参与的异源性自身免疫综合征,其发病机制尚不十分明确。一种学说提出 PNP 患者的肿瘤可以导致细胞因子失调,从而引发对经典天疱疮抗原(如 DSG1 或 DSG3)的自身免疫反应,随后继发对棘层松解过程中所暴露的表皮细胞质内桥粒斑蛋白(plakin 家族)的自身免疫反应。细胞因子分泌紊乱刺激 B 淋巴细胞分泌增殖及产生免疫球蛋白。

国外文献报道,PNP 最常见的伴发肿瘤依次为非霍奇金淋巴瘤、慢性淋巴细胞白血病、Castleman 病及胸腺瘤等。国内最常报道的伴发肿瘤为 Castleman 病。国内尚无 PNP 伴发炎性肌纤维母细胞瘤的报道。

本病好发于成年人。临床上多以疼痛性、进行性的口腔黏膜溃疡为首发症状。其他常见的黏膜损伤部位包括眼结膜、外阴、咽喉部,甚至胃肠道黏膜。口唇、眼结膜及外阴黏膜同时受累者约占 50%;约 80% 患者出现皮肤损害,皮损呈多样性表现,有类似寻常型天疱疮的松弛性大疱和糜烂、类天疱疮样的张力性大疱、扁平苔藓或多形性红斑样的靶形皮肤损害。有近 90% 的患者于初诊时被误诊为白塞病、扁平苔藓或重症多形红斑型药疹。皮肤组织病理示棘层松解,角质形成细胞坏死或液化变性及真皮浅层致密的以淋巴细胞为主的炎性细胞浸润;直接免疫荧光示 IgG 和 / 或 C3 在表皮细胞间和 / 或基底膜带沉积;血清内存在针对多种能够识别复层鳞状上皮、移行柱状上皮和单层上皮蛋白的自身抗体,因此,对疑诊患者,用患者血清倍比稀释做以大鼠膀胱为底物的间接免疫荧光检查;或检测血清包斑蛋白(envoplakin,分子量 210kD)、周斑蛋白(periplakin,190kD)蛋白条带,可作为诊断 PNP 的特异性的筛选指标。

有报道约 30% 以上的 PNP 患者呼吸系统受累,主要表现为 BO,并可逐渐发展为呼吸衰竭,这也是 PNP 患者的主要死因之一。其支气管活检提示存在呼吸道纤毛柱状上皮与基底细胞层剥离,黏膜下层炎症细胞浸润,进而堵塞细支气管腔。另外有研究发现 PAMS 的自身抗体可在支气管上皮沉积。病变主要发生在直径为 0.4~0.9mm 的终末支气管,受累支气管腔高度狭窄( >80%),呈限制性通气功能障碍,临床呈不可逆的进行性呼吸困难,药物治疗无效。即使肿瘤完整切除,术后虽皮肤黏膜症状好转,但 BO 仍持续存在。

诊断:目前采用的诊断标准是 Camisa 和 Helm 在 1990 年 Anhalt 等提出的诊断标准的基础上完善的,主要标准有:①多形性皮肤、黏膜损害;②内脏肿瘤;③典型血清免疫沉淀试验。次要标准有:①大鼠膀胱移行上皮为底物的间接免疫荧光试验(IIF)阳性表达;②损害周围组织直接免疫荧光法示 IgG 和补体 C3 沿表皮细胞间和基底膜带沉积;③至少有一个受累部位组织活检结果提示棘层松解改变。符合以上 3 条主要标准或 2 条主要标准者加 2 条次要标准者即可确诊 PNP。本患儿没有组织病理学检查,但血清天疱疮抗体阳性(1:160),结合黏膜改变、内脏肿瘤,因而是确诊病例。

PNP/PAMS 的治疗主要包括针对潜在肿瘤和皮肤黏膜病变的治疗。闭塞性细支气管炎是导致 PNP 患者死亡的主要原因之一,研究表明,手术完整切除肿瘤对患者的长期生存至关重要。围手术期给予丙种球蛋白阻断循环中自身抗体可显著降低严重闭塞性细支气管炎的发病风险。对于不可切除的肿瘤，针对原发病的治疗通常效果不佳，大剂量激素仍是最重要的治疗手段之一，其常与环孢素、硫唑嘌呤、环磷酰胺及氨甲蝶呤等免疫调节剂联合应用。因此，准确而及时的诊断、早期手术切除肿瘤，及时阻断肿瘤引起系列免疫性损伤为主的综合治疗手段是挽救患者生命的关键。

（陈 宁）

## 病例5 肺转移瘤

### 【病例介绍】

患儿，女，12 岁。

**主诉：**轻咳伴声音嘶哑 1 周。

**现病史：**患儿 1 周前出现轻咳，单声咳嗽，偶可咳出黄色黏痰，无咯血，同时伴有声音嘶哑，不伴有喘息及呼吸困难。昨日就诊于当地医院，予完善肺 CT 检查，提示：双肺结节样改变。现家长为进一步诊治入笔者科室。患儿病来无发热，体重无下降，无乏力、盗汗，饮食、睡眠佳，大、小便正常。

**既往史：**既往体健。

**过敏及接触史：**无食物及药物过敏史。无肝炎、结核等传染病接触史。

**个人及家族史：**生长发育同同龄儿，按时进行预防接种，否认家族性遗传代谢病史。

**入院查体：**体温 36.3℃；呼吸 18 次 /min；心率 80 次 /min；血压 100/70mmHg；体重 55.5kg。营养发育良好，神志清楚，精神反应可。呼吸平稳。左上臂可见卡介苗瘢痕 1 枚，浅表淋巴结未及明显肿大，左侧甲状腺弥漫性增大，未触及明显结节样物，无红肿，无触痛。右侧甲状腺大小正常，可随吞咽上下活动。咽部无充血，双扁桃体未见肿大，颈软，胸廓对称。双肺听诊呼吸音清，未闻及干、湿啰音。心音有力、律齐，各瓣膜未闻及杂音。腹软不胀，无压痛及反跳痛，肝脾肋下未触及，指端温，CRT<3 秒，神经系统查体未见异常。

**辅助检查：**肺 CT（图 6-5-1）：双肺弥漫大小不等的类圆形高密度结节，双肺中下野显著。笔者医院门诊甲状腺超声（图 6-5-2、6-5-3）：甲状腺左叶增大，左叶大小约为 6.1cm×1.8cm×2.1cm，左叶下极有一大小约为 3.3cm×1.9cm 结节，边界模糊，内呈不均质低回声；甲状腺左叶下极结节内部及周围血管较为丰富，杂乱、无规则。

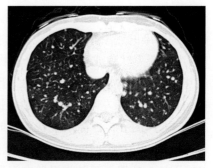

图 6-5-1 肺 CT 平扫
双肺弥漫大小不等类圆形高密度结节影

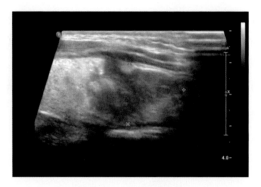

图 6-5-2 甲状腺超声

甲状腺左叶下极有一大小为 3.3cm×1.9cm 结节,边界模糊,内呈不均质低回声

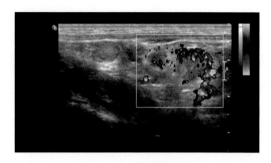

图 6-5-3 甲状腺超声

甲状腺左叶下极结节内部及周围血管较为丰富、杂乱、无规则

【病情分析及诊断思路】

**1. 病例特点** ①12 岁,大女孩;②轻咳嗽伴声音嘶哑 1 周;③查体可见左侧甲状腺弥漫性增大;④肺 CT 提示双肺弥漫大小不等类圆形高密度结节影。

**2. 诊治思路** 患儿肺部 CT 呈弥漫大小不等的类圆形高密度结节影,不能除外肺部感染性疾病,需积极完善相关病原学检查。但同时应注意到,虽然肺部 CT 改变显著,但患儿临床症状轻,无发热,仅有轻微咳嗽伴有声音嘶哑,这并不符合典型肺部感染性疾病的临床表现。故除感染性疾病外,应注意其他疾病导致的肺部多发结节病变。在查体时,我们发现患儿的左侧甲状腺弥漫性增大,单侧的甲状腺增大,甲状腺超声亦提示甲状腺左叶增大伴有结节影,且具有丰富血运,考虑存在甲状腺肿瘤。结合肺部 CT 特异性改变:肺部小结节病变呈弥漫、散在、多发分布,为密度均匀、边界清楚的致密影,且病灶主要位于双肺中下野,从影像学特点上较符合肺转移瘤病变,应注意到甲状腺癌肺转移的可能,需行增强 CT 检查,必要时活检。

【诊治经过及反应】

入院后完善血常规、CRP 等感染指标无异常,肺炎支原体抗体、肺炎衣原体抗体、结核抗体(TBAb)、常见呼吸道常见病毒检测均为阴性,血细菌培养未见细菌生长,结核菌素试验阴性,结核斑点试验阴性,G 试验阴性,提示该患儿无支原体、衣原体、病毒、细菌、真菌、结核菌等病原感染的迹象。电子喉镜提示左侧声带麻痹,未见急性、慢性感染导致的喉黏膜充血肿胀、声带变为红色或附有黏性分泌物等改变,不考虑喉炎导致声音嘶哑。在查体时,我们发现患儿的左侧甲状腺弥漫性增大,超声检查提示存在甲状腺肿物,考虑该患儿声音嘶哑的症状可能为甲状腺左叶的肿物压迫喉返神经,引发左侧声带麻痹所导致。甲状腺功能正常;甲状腺 ECT(图 6-5-4)提示甲状腺左叶下极"冷"结节,甲状腺整体摄取核素功能基本正常。甲状腺功能正常,但 ECT 提示甲状腺左叶下极"冷"结节,考虑可能为甲状腺癌。增强肺 CT(图 6-5-5)提示双肺弥漫散在多发大小不等结节(明显强化)病变,分布不均匀,尤以双肺下叶分布较多。因增强肺 CT 中结节病变呈现明显强化,支持肺转移瘤诊断。建议行活检取病理进一步明确诊断,家长不同意活检,拒绝进一步诊治,出院。

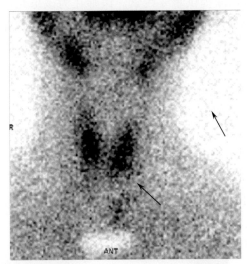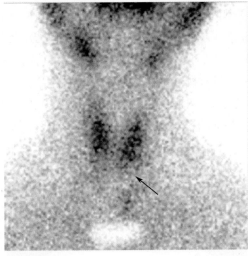

图 6-5-4　甲状腺 ECT
甲状腺左叶下极"冷"结节

【确定诊断】

1. 甲状腺肿物性质待定:甲状腺癌可能性大。

2. 甲状腺癌肺转移瘤?

【诊治体会】

1. 对于肺部影像学的结节样病灶改变,不要单单想到感染性病变,要注意考虑到肺转移瘤。因肿瘤在儿童中发病率远低于成人,儿科医师容易产生思维误区,习惯性地以感染为出发点考虑问题。肺转移瘤的影像学颇具特点,熟悉并掌握其影像学特点,可以迅速打开临床诊疗思路,血行性转移瘤灶在胸片上多数表现为:结节状或大小不等的类圆形肿块影,边界光

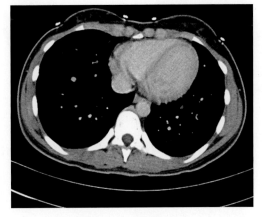

图 6-5-5　肺增强 CT
双肺弥漫散在多发大小不等结节(明显强化)病变,分布不均匀

滑、清楚,密度均匀,且以中下肺外周肺野多见,病灶沿肺纹理分布;少数甲状腺癌肺部转移瘤灶早期表现为两肺斑点状与粟粒状,密度均匀,边界光滑、清楚,病灶以中下肺野为多,上肺野较少;肺 CT 表现与其他肺转移性肿瘤一样,表现为一侧或两侧肺内结节状、密度均匀、边界清楚的致密影,分布于小叶内、小叶间隔旁、支气管 - 血管束周围及外围肺组织内。淋巴性肺转移灶在胸片上表现为:肺门影增宽、增浓或肺门、纵隔肿块,肺纹理增粗、紊乱,边缘模糊,呈网格状。肺 CT 表现为:纵隔、肺门淋巴结增大,支气管 - 血管束及小叶间隙增粗、

边缘毛糙。显然,此例患儿的肺 CT 符合典型血行性肺转移瘤的影像学改变。

2. 细致的体格检查十分必要,能够为临床诊断提供重要线索。医师在为该患儿查体时,发现其左侧甲状腺弥漫性增大,无红肿,无触痛,完善甲状腺彩超检查提示左侧甲状腺肿物,而进一步的 ECT 提示甲状腺左叶下极"冷"结节,考虑可能为甲状腺癌。从一元论的角度考虑,我们认为肺部转移瘤可能为甲状腺癌转移而来。当然,有时我们进行了细致的查体,但并没有发现阳性的体征,这时就需要进一步完善相关辅助检查。例如:一名 1 岁患儿,以"反复发热 18 天"为主诉入院,常规完善肺 CT(图 6-5-6)检查发现双肺散在结节影,分布不均匀,部分核心呈软组织密度影,考虑为肺内多发浸润影,肺转移瘤可能性大。该名患儿查体并未见特殊异常,我们对其进一步完善腹部 CT(图 6-5-7)检查,发现右肾弥漫性增大,呈不规则软组织肿块,密度不均,大小约 105mm×63mm,界限不清,右侧肾上腺显示不清;化验检查提示神经元特异烯醇酶(NSE)异常升高,251.9ng/ml,最终诊断为神经母细胞瘤(Wilms 瘤)Ⅳ期(肺部转移)。

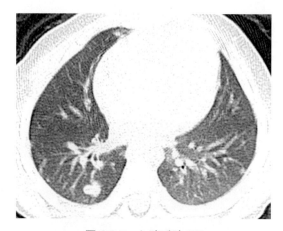

图 6-5-6　入院后肺 CT

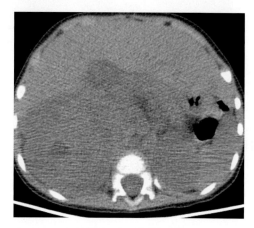

图 6-5-7　腹部 CT

3. 对于肺转移瘤,如处于早期病变,肺部结节浸润影可能不典型,应注意与肺部感染性疾病相鉴别,如粟粒型肺结核、血行播散性金黄色葡萄球菌肺炎等,需注意在紧密结合临床症状的同时,积极完善感染指标及相关病原学的检测,进一步加以鉴别。

【关于本病】

甲状腺癌是内分泌系统最常见的恶性肿瘤,但其发病率在儿童及青少年中并不高,仅占儿童和青少年恶性肿瘤的 0.5%~3.0%。甲状腺癌的组织学类型以分化型甲状腺癌最为常见,它的病变进展缓慢,但转移较早,主要是淋巴结转移。青少年甲状腺癌患者亦多为本类型,部分患者初诊时已经发生远处转移,其中以肺转移最为常见,其次是骨转移。青少年甲状腺癌的发生与放射线接触,高水平促甲状腺素 TSH 的长期刺激、碘摄入过高有关,部分患者有一定家族遗传倾向。

分化型甲状腺癌一般发展缓慢,起病隐匿,早期甲状腺呈局部性肿大,可触及结节,结节多呈不对称。初期,在肿块未与周围组织产生粘连时,可随吞咽而上下移动,随着病程发展,肿瘤组织与周围组织粘连,结节变得固定,质地较硬或坚硬,渐出现淋巴结肿大。有的还可出现呼吸困难、吞咽困难,如肿瘤扩展到喉,侵犯喉神经丛,可致声带麻痹、声音嘶哑、咳喘憋气,胸痛或伴有骨折。甲状腺功能正常,但功能性肿瘤可发生甲亢。对于最终明确诊断及病理学分型,需摘除的局部淋巴结活检、肿瘤组织粗针穿刺活检,以及手术中肿瘤组织冷冻切片可快速诊断。

甲状腺癌的相关检查,B超是首选,实质性或囊性与实质性共存的混合性,边界不清,无完整包膜,结节血运丰富,可伴有钙化灶,也可同时发现同侧颈淋巴结肿大;CT和MRI可以准确提供甲状腺肿物及肿大淋巴结与周围血管、气管、食管的关系,对手术有着较大的帮助;甲状腺核素扫描,绝大多数甲状腺癌可表现为冷结节。甲状腺癌结节多表现为边界不清,形态不规则,有"蟹足样"或"毛刺状"的边缘,内部回声多呈低回声,低回声后方往往表现为明显的声衰减。因甲状腺癌细胞大而重叠,间质成分少,在超声图像中不会形成强烈反射的界面,故声像图上多表现为低回声结节,而后方声衰减是因为癌细胞浸润,周围组织反应性纤维化对声能量吸收较多引起。甲状腺癌的彩色多普勒超声常显示内部及周围血管丰富,呈长条状、环状或树枝状,血管走向杂乱、不规则。该名患儿的甲状腺彩超发现左叶下极有一大小约为3.3cm×1.9cm结节,边界模糊,对周围组织有浸润,内呈不均质低回声改变,且其内部及周围血管较为丰富,杂乱、无规则,以上特点均较为符合甲状腺癌的改变。

因甲状腺的血管与淋巴组织较为丰富,一旦出现甲状腺癌,癌细胞极易随血液循环或淋巴循环进入患者肺部或淋巴组织,最终形成甲状腺癌肺转移。而影像学检查对于甲状腺癌肺转移的诊断十分重要。血行性转移瘤灶在胸片上多数表现为具有转移性瘤灶的肺部特征性影像表现:结节状或大小不等的类圆形肿块影,边界光滑、清楚,密度均匀,且以中下肺外周肺野多见,病灶沿肺纹理分布。少数甲状腺癌肺部转移瘤灶早期表现为两肺斑点状与粟粒状,密度均匀,边界光滑、清楚,病灶以中下肺野为多,上肺野较少;CT表现与其他肺转移性肿瘤一样,表现为一侧或两侧肺内结节状、密度均匀、边界清楚的致密影,分布于小叶内、小叶间隔旁、支气管—血管束周围及外围肺组织内;支气管-血管束及小叶间隔增粗,边缘毛糙。而淋巴性肺转移灶在胸片上表现为肺门影增宽、增浓或肺门、纵隔肿块,肺纹理增粗、紊乱,边缘模糊,呈网格状。CT表现为:纵隔、肺门淋巴结增大,支气管-血管束及小叶间隙增粗、边缘毛糙。

对于可疑的甲状腺结节,可进行超声引导下的细针穿刺细胞学检查,其定位准确,简单安全,可动态观察结节特征与穿刺过程,且禁忌证与并发症较少,是术前鉴别甲状腺结节良恶性可靠且最有效的方法。2009年美国甲状腺协会(American Thyroid Association,ATA)发布的《甲状腺结节和甲状腺癌诊治指南》中提到,在超声检查中存在以下可疑恶性图像特征的结节,需要进行超声引导下的细针穿刺细胞学检查:低回声、边界不清、边缘不规则、纵横比A/T≥1、微钙化及存在可疑颈部淋巴结转移。该患儿的甲状腺结节具有低回声、边界不清、边缘不规则等特点,结合其病史及胸部可疑肿瘤转移灶,可对可疑的甲状腺左叶下极结节进行超声引导下的细针穿刺细胞学检查明确诊断。

青少年甲状腺癌多数属于分化型甲状腺癌,局部淋巴结转移率高,但预后较好,重视其临床特点,提高诊断水平,即使已有颈淋巴结或肺转移,选择合理的术式及术后综合治疗多能取得满意的疗效和长期生存。目前对分化型甲状腺癌肺转移多采用综合治疗,推荐的措施为手术,癌肿全叶切除外,对侧甲状腺次全切除,后予甲状腺激素补充疗法,补充术后的甲状腺功能减低,同时可防止残留病灶恶化,同时行 $^{131}$I 内照射疗法。但儿童和青少年 DTC 肺转移患者行 $^{131}$I 治疗的剂量、治疗次数、间隔时间等仍没有统一方案,同时担心大剂量照射后放射性损伤与继发性肿瘤,因此对儿童和青少年术后是否给予 $^{131}$I 治疗存在一定争议。2014年的一项荟萃分析系统评价了儿童和青少年分化型甲状腺肺转移患者行 $^{131}$I 的疗效,结果显示完全消除率为 47.0%,部分消除率为 37.6%,无效和进展率为 15.4%,说明 $^{131}$I 治疗儿童和青少年分化型甲状腺癌肺转移患者效果较好。但亦有 2.6% 的患者于随访终点死亡,DTC肺转移引起呼吸系统衰竭是患者死亡的主要原因,因此对肺部转移灶无效或进展的患者需要更有效的治疗以提高患者生存率。而对于未分化型甲状腺癌的治疗则不理想,病情进展迅速,较早发生颈部淋巴结或远处转移,中位生存时间为 6 个月,约 90% 的患者在发病后 1年内死亡。

（王天玥　尚云晓）

# 第七章

# 原发性免疫缺陷病

## 病例 1　大叶性肺炎合并先天性无丙种球蛋白血症

【病例介绍】

患儿,男,8岁。

**主诉:** 间断发热7天,咳嗽5天。

**现病史:** 患儿7天前无明显诱因出现发热症状,最高体温40.0℃,每天发热1次,无寒战及抽搐,家属予患儿口服中药及头孢类药物(具体不详)2天,患儿热退。入院5天前患儿出现咳嗽,为声咳,有痰,不伴喘息。入院3天前患儿再次出现发热,起初体温波动于37.0~38.0℃,家长自予其口服美林后热可退,昨日体温升高至40.0℃,同时患儿咳嗽症状较前加重,故入院治疗。患儿病来精神状态良好,饮食、睡眠及大、小便正常。

**既往史:** 患儿2岁时患"肺炎"1次,3岁开始每年上呼吸道感染3~4次、患中耳炎1~2次。

**过敏及接触史:** 否认明确食物及药物过敏史。否认结核病及肝炎接触史。

**个人及家族史:** 生长发育同同龄儿,按时进行预防接种。独生子女,父母体健;否认遗传代谢性病家族史。

**入院查体及相关检查:** 神志清楚,状态好,周身皮肤未见皮疹及出血点,浅表淋巴结未触及肿大。呼吸平稳,右肺可闻及少许干鸣音。心音有力、律齐,各瓣膜听诊区未及杂音。腹软,肝脾肋下未触及,肠鸣音良好,四肢末梢温,肌张力正常,CRT<3秒,神经系统查体无阳性体征。

**辅助检查:** (笔者医院门诊)血常规:WBC $9.4 \times 10^9$/L,NE%74%,HGB 117g/L,PLT $187 \times 10^9$/L;CRP 21.3mg/L。胸片:右肺中叶炎症。

**【病情分析及诊断思路】**

**1. 病例特点**  8 岁男孩,急性起病,以发热及咳嗽为主要症状,肺部听诊右侧可及干鸣音,胸片提示右肺中叶炎症。

**2. 初步诊断**  急性支气管肺炎。

诊断依据:学龄期男孩急性起病,主要表现为高热及咳嗽,查体:肺部听诊右侧可及干鸣音,胸片提示右肺中叶炎症,血常规白细胞不高,中性粒细胞比例升高,CRP 升高,均提示感染。

**【诊治经过及反应】**

入院后予患儿完善相关检查,静脉滴注头孢孟多酯联合阿奇霉素抗感染,用药 3 天后患儿仍持续发热,病情未得到明显缓解。

入院后完善各项检查,结果及分析如下:

1. 尿常规正常;便常规正常;肝、肾功能正常。

2. **病原学检测**  ASO<54.10(0~200U/ml);肺炎支原体抗体(MPAb)阴性,肺炎支原体抗体 -IgM(MPAbIgM)阴性、咽拭子肺炎支原体 DNA 测定阴性,肺炎衣原体抗体 -IgM、结核抗体(TBAb)、结核菌素试验、常见呼吸道、肠道病毒及肝炎病毒检测均阴性,血细菌培养未见细菌生长,结核菌素试验阴性,未提示有肺炎支原体、衣原体、结核及常见病毒等感染迹象。

3. **免疫功能检测**  免疫球蛋白:IgG<1.45g/L(正常 6.95~15.15g/L),IgA<0.25g/L(正常 0.97~3.2g/L),IgM 0.2g/L(正常 0.4~1.59g/L)。淋巴细胞亚群:总 T 细胞(%)94.61(55~84),T 抑制毒细胞(%)25.95(13~41),T 辅助细胞(%)63.28(31~60),Th/Ts 2.44(0.71~2.78),NK 细胞(%)5.17(7~36),总 B 细胞(%)0.2(5~20)。患儿免疫球蛋白 IgG、IgA、IgM 均明显降低,且总 B 细胞亦明显低于正常,考虑患儿存在体液免疫功能缺陷。

4. **肺部 CT 检查(图 7-1-1)**  提示右肺中叶及下叶纹理增多、模糊,沿肺纹理走行可见多发腺泡结节、小斑片状模糊影,右肺中叶部分实变,内可见含气支气管。

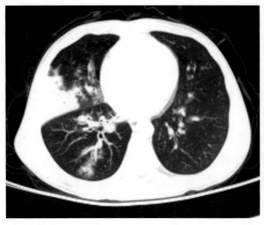
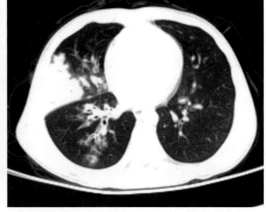

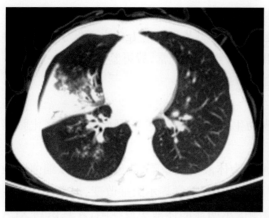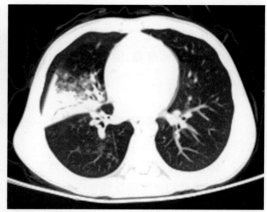

**图 7-1-1　入院后完善肺 CT**

提示：右肺中叶及下叶纹理增多、模糊，沿肺纹理走行可见多发腺泡结节、
小斑片状模糊影，右肺中叶部分实变，内可见含气支气管

结合患儿化验检查，考虑患儿存在先天性体液免疫缺陷可能，进一步追问家族史，其母亲诉患儿有 2 个舅舅均在 5~6 岁时因病夭折，具体病因不详；故进一步考虑其为 X- 连锁无丙种球蛋白血症（X-linked agammaglobulinemia，XLA）。立即予患儿静脉注射免疫球蛋白［400mg/（kg·d）］治疗，2 天后热退，继续给予头孢类抗生素抗感染治疗 1 周后复查肺CT，炎症明显吸收后出院。

【确定诊断】

**1. 右肺中叶大叶性肺炎**　诊断依据：①患儿急性起病，有发热及咳嗽的临床表现；②肺部查体右肺可闻及少许干鸣音；③肺部 CT 检查，提示右肺中叶及下叶纹理增多、模糊，沿肺纹理走行可见多发腺泡结节、小斑片状模糊影，右肺中叶部分实变，内可见含气支气管。

**2. X 连锁无丙种球蛋白血症**　诊断依据：①患儿男孩。②既往患儿存在反复感染病史：患"肺炎"1 次，3 岁开始每年上呼吸道感染约 3~4 次，患中耳炎 1~2 次。③患儿母亲的 2 个哥哥均在 5~6 岁时因病夭折，具体病因不详。④免疫功能检测，免疫球蛋白：IgG<1.45g/L（正 常 6.95~15.15g/L），IgA<0.25g/L（正 常 0.97~3.2g/L），IgM 0.2g/L（正 常 0.4~1.59g/L）；淋巴细胞亚群：总 T 细胞（%）94.61（55~84），T 抑制毒细胞（%）25.95（13~41），T 辅助细胞（%）63.28（31~60），Th/Ts 2.44（0.71~2.78），NK 细胞（%）5.17（7~36），总 B 细胞（%）0.2（5~20）；患儿免疫球蛋白 IgG、IgA、IgM 均明显降低，且总 B 细胞亦明显低于正常，考虑患儿存在体液免疫功能缺陷。故可临床诊断。

XLA 需要与其他存在明显体液免疫缺陷的疾病相鉴别：

**1. 普通变异型免疫缺陷病（CVID）**　XLA 和 CVID 在临床上都以反复感染为主且外周血 IgG、IgA、IgM 含量均普遍降低，但 XLA 的发病年龄通常较 CVID 早，临床症状通常较 CVID 患儿重，且 XLA 患儿的 CD19（B 细胞）均<2%，而 CVID 的 CD19 大致正常，故 CD19 正常或降低是鉴别此两种疾病的关键点。

**2. 高 IgM 综合征（XHIM）** 由 *CD40L* 基因突变引起，IgG、IgA 降低，IgM 增高或正常，据报道只有 50%IgM 增高。其与 XLA 都可表现为男性患儿且血清 IgG 水平低于相应年龄正常值至少 2 个标准差，但 XHIM 患儿的 T 细胞和 B 细胞数正常，故可鉴别。

【诊治体会】

**1. 反复感染，呼吸道为主** 患儿一般表现为生后 4~12 个月左右开始发生反复化脓感染，伴全身淋巴组织发育不良。

**2. 体液免疫缺陷，以细菌感染为主** XLA 因为体液免疫缺陷，故患者主要以细菌感染为主，本例患儿以"发热及咳嗽"为主要表现入院，肺部影像学提示炎症改变，但常规予抗生素治疗效果并不理想，且结合患儿免疫功能检测提示明显的体液免疫缺陷，才意识到 XLA 的可能，在抗生素升级及补充 IVIG 治疗后患儿病情得到明显缓解。

**3. IVIG 治疗，预后良好** 目前主要治疗 XLA 的方法为静脉注射丙种球蛋白（IVIG）补充疗法。美国有报道称定期进行 IVIG 治疗，患儿的生活质量并不差。但因丙种球蛋白半衰期较短，所以需每月注射，其起始量一般为 400~600mg/kg，然后需根据患儿对治疗的反应来调整用药剂量及给药间隔时间，即用药的剂量和频率必须个体化，使免疫球蛋白维持在正常的上限水平。当血清 IgG 谷浓度维持在 5g/L 以上时，可明显降低感染概率并能改善肺功能。

【关于本病】

目前全世界报道的 XLA 发病率约为 (6~10)×10⁻⁶，美国为 4×10⁻⁶。虽然我国从 1999 年已经开始原发性免疫缺陷病的登记工作，但目前尚无发病率的报道。XLA 的病因为 Bruton 酪氨酸激酶（BTK）缺陷，导致外周血 B 淋巴细胞明显减少，使 Ig 合成不足，血清中各类免疫球蛋白明显降低或缺乏，对很多抗原不能产生特异性抗体反应，使机体的免疫力低下，容易发生细菌感染。但 T 淋巴细胞数量及功能正常。因此，外周血 B 细胞和血清免疫球蛋白明显下降是该病的主要实验室特征。1993 年，XLA 的致病基因被定位于 *BTK* 基因。目前，世界范围内已经报道超过 600 种 *BTK* 基因突变类型，包括错义突变、无义突变、插入、缺失和剪接位点突变等。因其为 X 连锁隐性遗传，完全传递，故仅为男性受累，且每例 *BTK* 突变患者均有症状。由于母体 IgG 可通过胎盘进入胎儿体内，故生后头 2~3 个月无症状，随着母体 IgG 的不断减少，患儿一般表现为生后 4~12 个月左右开始发生反复化脓感染，伴全身淋巴组织发育不良。

XLA 患儿的感染部位以呼吸道为主，消化道亦是十分常见的受累部位。较多文献报道 XLA 患儿有关节受累表现，中国台湾省更是有报道称 20% 的 XLA 患者有关节炎表现。

目前认为只要具备反复细菌感染、血清免疫球蛋白明显降低及外周血 CD19（B 细胞）（或 CD20）低于 1%，即可诊断为原发性无丙种球蛋白血症，其中约 80% 为 X 连锁无丙种球蛋白血症，约 15%~20% 为非 X 连锁无丙种球蛋白血症。因目前临床上无法将两者区分，故应注意询问家族史。

XLA 因为体液免疫缺陷，故患者主要以细菌感染为主，而且多迁延难愈，治疗感染应用大环内酯类等抑菌性抗生素疗效极差,以 β- 内酰胺类等杀菌为主的抗生素疗效较好。患儿常因体液免疫缺陷,自身抗细菌感染能力下降,常易发生化脓性细菌感染,如肺炎链球菌或嗜血流感杆菌,且往往不能及时应用有效抗生素治疗,而导致病情迁延不愈,并容易发生耐药菌感染。除及时和选择合适的抗生素抗感染外,目前主要治疗 XLA 的方法为静脉注射丙种球蛋白(IVIG)补充疗法。美国有报道称定期进行 IVIG 治疗,患儿的生活质量并不差。但因丙种球蛋白半衰期较短,需每月注射,其起始量一般为 400~600mg/kg,然后需根据患儿对治疗的反应来调整用药剂量及给药间隔时间,即用药的剂量和频率必须个体化,使免疫球蛋白维持在正常的上限水平。当血清 IgG 谷浓度维持在 5g/L 以上时,可明显减少感染机会并能改善肺功能。虽然 IVIG 可明显降低患儿感染的频率和严重程度,却不能杜绝感染。对于病情严重的患者,可试行骨髓移植重建免疫治疗。

(王 佳 韩晓华)

## 病例 2 X 连锁高 IgM 综合征

### 【病例介绍】

患儿,男,4 岁 5 个月。

**主诉:**间断发热 20 余天。

**现病史:**20 余天前患儿出现发热,当时体温 39℃,不伴手脚凉,无寒战,无抽搐,无咳嗽,无喘息,无周身皮疹,予患儿口服美林后,热可将至正常,每 4~6 小时发热 1 次,家长予患儿口服头孢(具体不详)、维 C 银翘片、清开灵 2 天后患儿发热未见好转,且口服退热药物后热退不明显,就诊于当地医院,静脉滴注氨曲南 8 天,静脉输液期间间断予地塞米松退热,停输液 2 天后患儿再次出现发热,10 天前发热时出现寒战,体温最高 40.8℃,无抽搐,伴声咳,少许痰,无喘息,无流通及咽痛。于家中间断口服美林退热,6~7 小时体温复升,同时口服头孢克肟、清开灵、抗病毒口服液,于急诊科应用地塞米松退热后收入笔者科室。患儿病来精神状态可,发热时精神状态稍差,病程中无皮疹,食欲不佳,大、小便正常。

**既往史:**既往体质差,患儿 2 岁以后每年"感冒"约 7~8 次,均有发热表现,多次患急性中耳炎及鼻窦炎,且大多需要静脉滴注抗生素治疗。2.5 岁时因化脓性扁桃体炎住院 15 天后治愈出院;3.5 岁时患麻疹,住院 10 余天后好转出院;本次入院前 1 个月因急性阑尾炎入住笔者医院儿普外科,行阑尾切除术,过程顺利。

**过敏及接触史:**无食物及药物过敏史。无肝炎、结核等传染病接触史。

**个人及家族史:**患儿系 G1P1,足月,剖宫产,出生无抢救窒息史,生长发育同同龄儿,疫苗接种不全(具体不详)。否认家族遗传代谢性疾病史。

**入院查体及相关检查:**体温 37.2 ℃;脉搏 126 次 /min;呼吸 28 次 /min;血压 100/

65mmHg。神志清楚,状态反应可,面色及甲床苍白,周身皮肤黏膜未见黄染及出血点。颈部可触及浅表淋巴结肿大,蚕豆大小,活动可,无压痛。呼吸平稳,口唇红润。咽部充血,双扁桃体Ⅰ度肿大,气管居中。双肺听诊呼吸音粗,双肺未闻及明显干、湿啰音。心音有力、律齐,各瓣膜听诊区未闻及病理性杂音。腹部软,右下腹5cm术后瘢痕,腹不胀,无胃肠型及蠕动波,无触痛,肝脾肋下未触及。四肢活动可,脉搏有力,神经系统查体未见异常,四肢末梢温,指甲移行处无脱皮,CRT 3秒。

**辅助检查:** 门诊急检血常规:WBC $5.5 \times 10^9$/L,NE%8.7,N $0.48 \times 10^9$/L;RBC $4.5 \times 10^{12}$/L,HGB 101g/L,HCT 30.9%,MCV 69.8fl,MCH 21.9pg,MCHC 315g/L,PLT $446 \times 10^9$/L。CRP 121mg/L。

### 【病情分析及诊断思路】

1. **病例特点** 4岁5个月男孩,以发热为主要表现,以高热为主,有咳嗽、咳痰等呼吸道感染症状;既往体质差,患儿2岁以后每年"感冒"约7~8次,均有发热表现,多次患急性中耳炎及鼻窦炎,且大多需要静脉滴注抗生素治疗。呼吸及心率快,有贫血貌,余无明显阳性体征;血常规提示中性粒细胞缺乏,轻度小细胞低色素性贫血;CRP明显增高。

2. **诊断思路** 4.5岁幼儿,间断发热20余天,以高热为主,热峰可达40.8℃,有咳嗽、咳痰等呼吸道感染症状。查体:呼吸及心率快,有贫血貌,双扁桃体Ⅰ度肿大,双肺听诊呼吸音粗,双肺未闻及明显干、湿啰音。血常规提示:中性粒细胞缺乏,轻度小细胞低色素性贫血;CRP明显增高。需要鉴别疾病:

(1)血液系统疾病:患儿长期发热,且存在粒细胞缺乏症和贫血表现,应注意再生障碍性贫血等血液系统疾病可能,必要时行骨髓穿刺。

(2)先天性免疫缺陷病:4.5岁幼儿,长期发热,且患儿2岁以后每年"感冒"约7~8次,均有发热表现,多次患急性中耳炎及鼻窦炎。应完善免疫指标检查进一步明确。

(3)结缔组织病:可以有长期的发热,但一般有关节肿痛,有时有皮疹,应完善抗核抗体系列等相关检查进一步明确。

### 【诊治经过及反应】

入院后因诊断尚不明确,根据病情分析完善相关检查,同时给予对症支持治疗:①注意休息,加强营养;②及时退热,适当补液。入院后患儿仍有发热,予患儿头孢呋辛和阿奇霉素控制感染。

检查及结果分析:

1. **入院后完善各项检查** 血常规:WBC $2.0 \times 10^9$/L,NE%22.2,N $0.44 \times 10^9$/L,RBC $4.43 \times 10^{12}$/L,HGB 96g/L,HCT 30.7%,MCV 69.3fl,MCH 21.7pg,MCHC 313g/L,PLT $384 \times 10^9$/L,未见异型淋巴细胞及幼稚细胞,仍提示粒细胞缺乏及轻度小细胞低色素性贫血;尿常规正常;便常规正常,潜血阴性;肝肾功能正常,血清胆红素正常。血气分析正常。

2. 血CRP 122mg/L(0~8mg/L);PCT 0.215ng/L(<0.05ng/L);ESR 40mm/h,均增高。ASO

<25.0(0~200U/ml),正常;病原学检测显示肺炎支原体抗体阴性,肺炎支原体抗体 -IgM(MPAbIgM)阴性、鼻咽拭子肺炎支原体 DNA 测定阴性,肺炎衣原体抗体 -IgM、结核抗体(TBAb)、常见呼吸道、肠道病毒及肝炎病毒检测均阴性,血细菌培养未见细菌生长,结核菌素试验阴性,提示除既往有肺炎支原体感染外,无结核等其他感染迹象。

3. 铁蛋白 375.7ng/ml(11~336.2ng/ml),增高;骨穿(图 7-2-1)显示增生明显活跃骨髓象,粒红比例倒置,组织细胞比值增高。

4. 免疫球蛋白,IgG 0.2g/L(正常 4.81~12.21g/L),IgA 0.3g/L(正常 0.42~1.58g/L),IgM 1.9g/L(正常 0.41~1.65g/L)。淋巴细胞亚群:总 T 细胞(%)68(55~84),T 抑制毒细胞(%)45(13~41),T 辅助细胞(%)12(31~60),Th/Ts 0.27(0.71~2.78),NK 细胞(%)16(7~36),总 B 细胞(%)13(5~20)均正常,提示免疫缺陷病可能。总 IgE<17.1U/ml(0~90U/ml)正常。补体 C3 1.9g/L(0.9~1.8g/L)略高,补体 C4 0.2g/L(0.1~0.4g/L)正常。

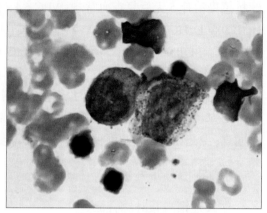

图 7-2-1　骨髓穿刺术
结果显示:增生明显活跃骨髓象,粒红比例倒置,
组织细胞比值增高

5. RF、抗心磷脂抗体(ACA)、抗中性粒细胞胞质抗体测定(ANCA)及抗核抗体系列(ANA)均阴性,初步除外结缔组织病引起患儿发热的可能。

6. 胸部 CT 示(图 7-2-2)右肺上叶尖段及左肺下叶基底段少许炎症。腹部 CT 未提示腹腔占位及积液表现。心电图正常,心脏、肝胆脾及肾脏彩超未发现异常。脑电图正常。

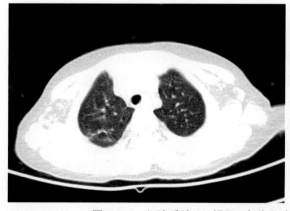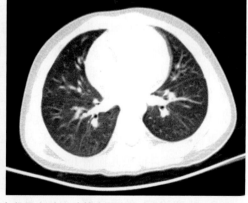

图 7-2-2　入院后肺 CT 提示:右肺上叶尖段及左肺下叶基底段少许炎症

以上辅助检查结果高度疑似"高 IgM 综合征",予患儿及其父母行相关基因检测。患儿入院第 2 天仍有高热,予患儿抗生素升级为头孢吡肟,且给予静脉注射丙种球蛋白,在行骨髓穿刺术检查排除血液系统疾病后给予肌注重组人粒细胞刺激因子以提升中性粒细胞,

同时口服铁剂,同服复方新诺明防治非典型菌感染;3 天后患儿热退,咳嗽减轻,5 天后复查血常规:WBC $3.2 \times 10^9$/L,NE%23.4,N $0.75 \times 10^9$/L,RBC $4.42 \times 10^{12}$/L,HGB 97g/L,HCT 31.7%,MCV 71.7fl,MCH 21.9pg,MCHC 306g/L,PLT $513 \times 10^9$/L。CRP 32.2mg/L。PCT 0.099ng/L。粒细胞数有所提升,感染指标均较前明显好转。将抗生素降级为头孢呋辛,继续抗感染治疗 5 天后复查血常规:WBC $6.4 \times 10^9$/L,NE%41.2,N $2.64 \times 10^9$/L,RBC $4.26 \times 10^{12}$/L,HGB 98g/L,HCT 31.8%,MCV 71.9fl,MCH 22.0pg,MCHC 307g/L,PLT $463 \times 10^9$/L。CRP 7.9mg/L。PCT 0.062ng/L。免疫球蛋白:IgG 6.0g/L,IgA<0.25g/L,IgM 1.3g/L;患儿无发热,无咳嗽,顺利出院。嘱患儿于笔者医院儿科门诊定期检测血常规及免疫球蛋白,适时输注丙种球蛋白。患儿出院约 1.5 个月后基因检测回报,患儿确诊为 X 连锁高 IgM 综合征,存在 *CD40L* 基因突变,其母亲为该致病基因携带者,建议予患儿行骨髓移植彻底治愈本病,家长未同意;患儿在定期输注丙种球蛋白后未再发生严重感染。

**【确定诊断】**

1. X 连锁高 IgM 综合征。
2. 急性支气管肺炎。
3. 脓毒症。
4. 粒细胞缺乏症。
5. 小细胞低色素性贫血。

**【诊治体会】**

**1. 反复感染,细菌为主** 高 IgM 综合征(hyper-immunoglobulin M syndromes,HIGM)主要特点为反复感染,HIGM 患者主要表现为反复细菌感染,如上呼吸道、肺部细菌感染和中耳炎等,频繁发生某些机会性感染,如卡氏肺囊虫、小隐孢子虫、弓形虫等感染。

**2. 免疫指标,可给提示** 因本病发病率较低,且临床表现无特异性,往往容易被忽视而被漏诊或误诊。本例患儿从 2 岁开始每年"感冒"约 7~8 次,均有发热表现,多次患急性中耳炎及鼻窦炎,还曾因急性化脓性扁桃体炎及急性阑尾炎住院治疗,这种反复感染的表现应该引起我们儿科医生的重视。该患儿于笔者医院儿普外科住院期间曾行免疫球蛋白检查,结果如下:IgG<0.333g/L(正常 4.81~12.21g/L),IgA 0.302g/L(正常 0.42~1.58g/L),IgM 2.56g/L(正常 0.41~1.65g/L),已经明显存在 IgG、IgA 水平低下,和 IgM 水平的升高,但未引起外科医师的重视。本次因间断发热 20 余天入院,结合免疫相关指标检测方得以诊断。

高 IgM 综合征患儿血清 IgG、IgA 和 IgE 明显降低,IgM 水平正常或升高,B 淋巴细胞数正常。所以诊断对反复感染的患儿,我们应重视相关免疫指标的检查。

**3. 补充治疗,效果良好** IVIG 补充疗法:HIGM 一旦确诊,即应静脉注射 IVIG,IVIG 的推荐剂量为 400~600mg/kg,每 3、4 周 1 次。可纠正体液免疫缺陷,但对于机会性感染的预防作用尚存在争议。

【关于本病】

高 IgM 综合征（hyper-immunoglobulin M syndromes，HIGM）是一种较罕见的原发性免疫缺陷病，20 世纪 60 年代由 Asselain 和 Rosen 等首次报道。其主要特点为反复感染，血清 IgG、IgA 和 IgE 明显降低，IgM 水平正常或升高，B 淋巴细胞数正常。

HIGM 患者主要表现为反复细菌感染，如上呼吸道、肺部细菌感染和中耳炎等，频繁发生某些机会性感染，如卡氏肺囊虫、小隐孢子虫、弓形虫等感染。自身免疫性疾病及恶性肿瘤发病率明显升高，各种胃肠肿瘤、肝细胞癌、腺癌、胆管癌均可发生。HIGM 患者体检可见扁桃体、颈部淋巴结大，肝脾大也可出现。血清学检查免疫球蛋白总量可正常，IgM 增高或正常，IgG、IgA、IgE 大多明显降低或缺如。由于抗体生成存在缺陷，易罹患胞外细菌感染，主要表现为反复发作的球菌性肺炎、中耳炎、鼻窦炎、肺炎，最终导致支气管扩张，免疫球蛋白补充疗法对预防出现上述症状有较好的效果。卡氏肺孢子虫肺炎（PCP）是最常见的机会性感染，其发生率高达 40%。慢性隐孢子虫病也是常见的机会性感染之一，可出现症状性的慢性肠道隐孢子虫病，主要表现为顽固性腹泻，可导致体质量下降，甚至死亡。胆道系统感染也是 HIGM 常见的机会性感染之一，主要表现为肝功能异常（ALT 升高为主），随病情进展，可演变为硬化性胆管炎，甚至转变为胆管癌。慢性肝损伤占 HIGM 的 50%，是导致很多病例死亡的主要原因。巨细胞病毒感染也是 HIGM 常见的机会性感染，也是硬化性胆管炎中常见的病原体。中性粒细胞减少在 $CD_{40}L$ 缺陷的男童中最常见，其发生率高达 50%。中性粒细胞减少可能是暂时的，也可能持续存在，甚至终生存在，其发生机制尚未阐明，部分病例可检测到抗中性粒细胞抗体，髓系细胞前体表达 $CD_{40}$ 和 $CD_{40}L$ 对于刺激髓系发育有重要意义。研究表明，大剂量 IVIG 对于纠正中性粒细胞减少有很大作用，但欧洲大样本研究表明这种方法仅对半数病例有效，可用粒细胞集落刺激因子（G—CSF）纠正中性粒细胞减少。淋巴系统增殖反应在 AID 缺陷患儿最常见，占 1/2~2/3，最常见的为淋巴结和扁桃体大，脾大不多见。淋巴结和扁桃体活检显示生发中心增生，免疫球蛋白替代治疗可降低其发生率。恶性疾病在 $CD_{40}L$ 缺陷较为多见，胆道系统和肠道恶性肿瘤最常出现，其次为神经内分泌肿瘤，淋巴瘤并不多见。自身免疫性疾病在 $CD_{40}L/CD_{40}$ 缺陷较多见。20% 的 AID 缺陷发生自身免疫性疾病，主要包括自身免疫性血细胞减少、关节炎和肝炎。

HIGM 的实验室检查主要表现为血清 IgG、IgA 和 IgE 明显降低，IgM 水平正常或升高。临床表现为反复感染、血清 IgG、IgA 和 IgE 明显降低，IgM 水平正常或升高的 PID 较多，需与 CVID、XLA 等疾病相鉴别，另外还需要考虑：①实验误差：若仅发现 IgM 升高，而临床症状无 HIGM 的表现，则有可能为实验室操作误差，需重新检测。②某些肠道疾病或肾脏疾病：由于低相对分子质量蛋白的丢失（IgG 和 IgA），可出现 IgG 和 IgA 降低，而 IgM 正常的类似 HIGM 表现。另外，需要指出的是并非所有 IgM 升高均为 HIGM，并且不同年龄段 IgM 水平存在差异。

治疗方面：①抗感染对症支持治疗：急性感染期，可应用抗细菌、病毒及真菌药物，对于 $CD_{40}L$ 缺陷所导致的粒细胞缺乏，可用 G-CSF（非格司亭）升高粒细胞。② IVIG 补充疗法：HIGM 一旦确诊，即应静脉注射 IVIG，IVIG 的推荐剂量为 400~600mg/kg，每 3、4 周 1 次。可纠正体液免疫缺陷，但对于机会性感染的预防作用尚存争议。③对 $CD_{40}L$ 缺陷，有学者尝试注入可溶性 $CD_{40}L$，但由于 $CD_{40}$ 不仅表达于免疫细胞，还表达于其他细胞系，此方法特异性不强，在纠正 B 淋巴细胞产生抗体功能的同时，可能导致其他细胞系功能紊乱，目前不推荐使用。④造血干细胞移植：目前，造血干细胞移植仍是治愈 HIGM 的最好方法。2006 年，国内首例 XHIGM 患儿骨髓移植成功。目前该患儿已停用抗排斥药物，无感染，血清 IVIG 水平和造血功能已恢复健康人水平。⑤基因疗法：近年来，有学者尝试应用基因疗法治疗 HIGM。动物实验表明 $CD_{40}L$ 敲除小鼠在 $CD_{40}L$ 基因重诱导后，$CD_{40}L$ 重新表达，但却引起淋巴细胞增殖性疾病。因此，推测要实现该基因的精确表达，不仅包括该基因结构的表达，还应包括调控该基因蛋白的表达。因此，HIGM 基因疗法尚在试验阶段。

（王　佳　韩晓华）

## 病例3　严重联合免疫缺陷病

### 【病例介绍】

患儿，男，4 个月。

**主诉：**咳嗽 10 余天，发热 5 天，气促 3 天，皮下硬结 2 天。

**现病史：**入院前 10 余天出现咳嗽；入院前 5 天即接种卡介苗后第 2 天出现发热，体温 39.2℃，接种部位皮肤未见异常；入院前 3 天明显气促，于当地医院静滴头孢呋辛钠 3 天、甲泼尼龙 2 天（剂量不详）无好转；入院前 2 天出现皮下多发硬结，以双下肢较多。

**既往史：**患儿生后 24 天时左耳后皮下脓肿，流黄色脓汁；1.5 个月时患急性支气管肺炎。

**过敏及接触史：**无食物及药物过敏史。无肝炎、结核等传染病接触史。

**个人及家族史：**G1P1，足月剖宫产娩出，生后无窒息。出生体重 3.45kg，母乳喂养。既往患儿生长发育同同龄儿。母亲的舅舅生后不久夭折。

**入院查体及相关检查：**体温 38.6℃；脉搏 180 次 /min；呼吸 82 次 /min；血压（下肢）95/57mmHg；体重 6.5kg。精神萎靡，反应差，呻吟，面色灰白。全身见 6 个大小不等的皮下硬结，双下肢为多，直径 0.8~3.2cm 不等，中心紫红色，部分有破溃结痂，周围绕以红晕。患儿周身浅表淋巴结未触及。前囟平软。双鼻腔阻塞，见黄色混浊液体流出。呼吸急促，鼻翼扇动及三凹征阳性，口周明显发绀，双肺闻及少许中小水泡音。肝肋下 5cm，脾肋下 1cm，质地均匀，Ⅰ度。指 / 趾端明显青紫。神经系统查体无阳性体征。

**辅助检查：**门诊急检血常规：WBC $6.1 \times 10^9$/L，NE%24.7，L%29.08，RBC $3.83 \times 10^{12}$/L，HGB 119g/L，PLT $320 \times 10^9$/L。CRP 128mg/L。门诊胸片：支气管肺炎、胸腺缺如？

### 【病情分析及诊断思路】

**1. 病例特点**　4 个月婴儿，以咳嗽、发热及气促为主要表现，既往有肺炎及反复感染病史,胸片:支气管肺炎、胸腺缺如?

**2. 诊断思路** 4个月婴儿,以咳嗽、发热及气促为主要表现,结合患儿既往病史和此次入院后体格检查及影像学特点需要与肺结核等疾病进行鉴别,应详细询问患儿有无不规则发热、盗汗、食欲缺乏、乏力、消瘦等症状,有无结核接触史,做血沉、结核菌素检查,必要时做结核菌素试验,注意肺部影像学的改变,此外患儿生后反复感染病史,应注意是否存在原发性免疫缺陷病等基础疾病,必要时完善相关免疫功能及基因检测进一步明确诊断。

## 【诊治经过及反应】

检查及结果分析:

**1. 入院后完善各项检查** 血常规:WBC $5.8 \times 10^9$/L,N 55.7%,L 19.1%,RBC $3.60 \times 10^{12}$/L,Hb 112g/L,PLT $134 \times 10^9$/L。尿常规正常。便常规正常,潜血阴性。肝肾功能正常,血清胆红素正常。血气分析:pH 7.412,$PCO_2$ 30.0mmHg,$PO_2$ 51.1mmHg;血乳酸2.3mmol/L;血氨3.0mmol/L。

**2.** 血CRP 121mg/L(0~8mg/L);ASO<25.0(0~200U/ml);病原学检测肺炎支原体抗体、肺炎支原体抗体-IgM(MPAbIgM)阴性、咽拭子肺炎支原体DNA测定阴性,肺炎衣原体抗体-IgM、结核抗体(TBAb)、常见呼吸道、肠道病毒、TORCH病毒及肝炎病毒检测均阴性,结核菌素试验阴性,无结核等其他感染迹象。

**3.** 血细菌培养、痰细菌培养及鼻腔分泌物细菌培养均培养出铜绿假单胞菌。

**4. 免疫学检测** 免疫球蛋白:IGG 0.4g/L(正常6.95~15.15g/L),IGA<0.22g/L(正常0.97~3.2g/L),IGM<0.18g/L(正常0.4~1.59g/L)。淋巴细胞亚群:总T细胞(%)29(55~84),T辅助细胞(%)4(31~60),Th/Ts 0.2(0.71~2.78),NK细胞(%)8(73~36),总B细胞(%)63(5~20),总IgE 32.1U/ml,正常。

**5.** 心脏未发现异常;肝胆脾彩超:肝脾大(肝脏上界位于右锁中线第6肋间,肋下长约3.9cm,肝实质回声较均匀;脾肋间厚约1.7cm,肋下长约1.0cm)。

**6. 肺部CT(图7-3-1)** 双肺段多发斑片影、结节影,以双肺下叶为著,未见胸腺影。

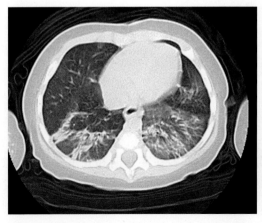
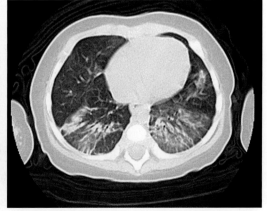

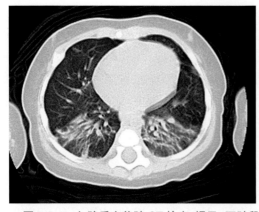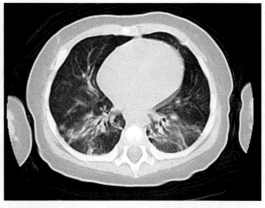

图 7-3-1　入院后完善肺 CT 检查,提示:双肺段多发斑片影、结节影,以双肺下叶显著,未见胸腺影

患儿入院后给予对症治疗:亚胺培南西司他丁钠 0.2g,每 6 小时 1 次,静滴 10 天;盐酸万古霉素 65mg,6 小时 1 次,静滴 10 天;丙种球蛋白 2.5g,每天 1 次,共 8 天。入院第 4 天患儿口腔咽后壁及软腭发现黄白脓性物,上软腭与鼻道间形成瘘,鼻腔有血性液体流出,而后转为黄白色脓性液体。鼻腔分泌物培养:铜绿假单胞菌;鼻腔分泌物涂片找到革兰氏阳性菌,腰穿脑脊检查未见异常。入院治疗 2 天体温平稳,于入院第 6 天体温再次升高为 38.2℃。复查肺 CT:双肺下叶渗出性病变较前吸收,双肺上叶出现结节状影,边缘有毛刺征。检测 1,3-β-D 葡聚糖 1.33mmol/L,考虑合并真菌感染。予抗真菌治疗:伏立康唑 40mg,每 12 小时 1 次,静脉滴注 1 天后改 25mg,每 12 小时,共静脉滴注 12 天;第 2 天体温降 37.2℃左右。住院治疗 18 天,复查血细菌培养阴性,复查肺 CT:双肺炎症较前进一步吸收。于上海交通大学医学院附属新华医院行基因分析结果为 T⁻B⁺SCID,受体 γ 链(γc)基因缺陷,X 连锁的 IL-2Rγ 链缺陷。患儿母亲为携带者。故确诊为 SCID。家长因经济原因最终放弃治疗。

【确定诊断】

1. 先天性严重联合免疫缺陷病。
2. 铜绿假单胞菌性败血症。
3. 急性支气管肺炎(重症,细菌混合真菌感染)。
4. Ⅰ型呼吸衰竭。
5. 鼻漏。
6. 腭裂瘘。
7. 多发皮下疖肿。

【诊治体会】

**1. 年幼起病,反复感染**　严重联合免疫缺陷病 SCID 多在婴儿期和儿童期起病,患儿生后不久即发生频繁的细菌、病毒及真菌的致死性严重感染,其他临床表现包括生长发育障碍,持续低毒力的条件致病菌如卡氏肺孢子菌、巨细胞病毒及隐孢子虫等感染。本例患儿新生儿期起病,生后 24 天时左耳后皮下脓肿,流黄色浓汁,至本次住院已经患肺炎

2 次,且本次为重型肺炎,合并铜绿假单胞菌败血症。符合 SCID 发病年龄小、感染重的特点。

**2. 常规检查可提示** 淋巴细胞绝对计数是最有用的 SCID 筛查诊断方法,因为 SCID 患儿生后几乎均会出现淋巴细胞减少。但本例 SCID 患儿的 CD3$^+$ T 细胞虽为 29%,淋巴细胞绝对计数值为 $1.10 \times 10^9$/L,$<3 \times 10^9$/L。本例患儿免疫球蛋白 IgG 为 0.4g/L 明显降低,这也提示患儿存在免疫缺陷的可能,但血 IgG 无明显降低不能除外 SCID,因为 6 个月以内的婴儿体内存在母体子宫内的 IgG 输注残留,个别患儿在入院前曾输注免疫球蛋白。

**3. 预后差,早发现,可改善** 此病预后差,多数患儿在 1~2 岁内死于严重感染。我们在临床上遇到婴儿早期出现致死性严重感染、免疫球蛋白降低、淋巴细胞尤其 T 细胞缺如时要高度注意 SCID 的可能。在积极予患儿抗感染治疗的同时,可以采用静脉用丙种球蛋白(IVIG)、胸腺肽等补充疗法,其中 IVIG 推荐剂量为 400~600mg/kg。有条件的还要予患儿行基因监测进一步明确诊断。

**【关于本病】**

SCID 是由遗传因素引起的淋巴干细胞发育成熟障碍,表现为外周血 T 淋巴细胞缺如或严重减少,并伴随其他淋巴细胞如 B 细胞功能异常。由于缺乏成熟的 T 细胞,机体丧失适应性细胞免疫功能,对多种病原体普遍易感,其中机会性致病原占主导地位。SCID 分 T 细胞缺陷、B 细胞计数正常或增高但功能存在异常(T$^-$B$^+$SCID)及 T 和 B 细胞均缺如(T$^-$B$^-$SCID)两种。T$^-$B$^+$ SCID 遗传方式有 X- 连锁及常染色体隐性遗传两种,T$^-$B$^-$SCID 均为常染色体隐性遗传。X- 连锁 SCID 在美国最常见,占全部 SCID 的 45%。其临床表现为口腔念珠菌病、红斑,持续性腹泻,多种条件致病菌感染及革兰氏阴性菌败血症等。SCID 多在 3 个月内起病,生后 6 个月内多以慢性腹泻、间质性肺炎和 / 或顽固性皮肤黏膜念珠菌病为主,继而发生频繁的致死性严重感染。感染谱十分广泛,可为持续低毒力条件致病菌如卡氏肺孢子菌、CMV 及隐孢子虫等感染。细菌感染以中耳炎、肺炎及皮肤感染多见,播散性卡介苗感染也较常见。真菌感染主要表现为鹅口疮、喂养困难和体重不增。SCID 多伴生长发育障碍。此病预后差,多数患儿在 1~2 岁内死于各种严重感染并发症。

SCID 胸部影像学重要特征是无胸腺影像,X 线胸片或肺 CT 表现为胸腺缺如所致的上纵隔狭窄。SCID 患儿几乎无淋巴细胞免疫功能,外周血淋巴细胞绝对计数往往少于 1 000/L,但淋巴细胞计数正常也不排除免疫缺陷。SCID 患儿 T 淋巴细胞亚群改变明显,表现为 T 淋巴细胞数目减少或缺如,增殖反应低下。对考虑可能存在 SCID 应及时行免疫功能筛查,检测血常规、T 细胞亚群、免疫球蛋白,如发现异常则应选择广谱杀菌性抗生素控制感染,并适当输注丙种球蛋白,若需输血,应输注 25Gy 辐照血,以防止移植物抗宿主反应。最佳的治疗手段是行造血干细胞移植术,以挽救患儿生命。

(王 佳 韩晓华)

## 病例 4　慢性肉芽肿病

### 【病例介绍】

患儿,男,8 个月。

**主诉:** 间断发热伴咳嗽 7 天。

**现病史:** 入院 7 天前患儿无明显诱因出现发热,最高 39.9℃,不伴寒战及抽搐,约 1~2 次 /d,口服退热药后患儿热可退至正常,伴有咳嗽,喉部闻及"呼噜声",无明显喘息,偶尔打喷嚏,无流涕,就诊于新民当地医院静脉滴注氨曲南 2 天,发热无缓解,咳嗽渐加重,转至黑山县第一人民医院,静脉滴注头孢呋辛钠 3 天,患儿体温逐渐降至正常。入院当天凌晨 2 点,患儿再次出现发热,体温最高达 39.2℃,口服美林后患儿体温不能退至正常,现为求进一步诊治收入笔者医院,门诊以"肺炎"为诊断收入院。患儿病来有精神状态尚可,食欲和睡眠不佳,大、小便正常。

**既往史:** 患儿生后 19 天因"新生儿肺炎、新生儿败血症"在笔者医院新生儿住院 33 天痊愈出院。无湿疹,无药物过敏史。

**过敏及接触史:** 无食物及药物过敏史。无肝炎、结核等传染病接触史。

**个人及家族史:** G1P1,足月顺产,出生体重 3.2kg,生后母乳喂养,生长发育与同龄儿相仿。

**入院查体及相关检查:** 体温 39.2℃;脉搏 142 次 /min;呼吸 36 次 /min;体重 8.4kg。神志清楚,状态反应可,浅表淋巴结未触及肿大,咽红,呼吸略增快,鼻翼扇动阴性,口周无发绀。双肺听诊呼吸音粗,双肺可闻及散在中小水泡音及痰鸣音。心音有力、律齐。腹软无压痛,肝脏位于肋下 2cm,质软,脾脏肋下未触及,四肢末梢温,活动自如,毛细血管充盈时间<3 秒,神经系统查体未及异常。

**辅助检查:**(外院) 血常规:WBC $28.5 \times 10^9$/L,NE%85.4,RBC $4.3 \times 10^{12}$/L,HGB 116g/L,PLT $338 \times 10^9$/L。胸片(2011-03-21,当地医院):双肺散在大片斑片影,右肺为重。

### 【病情分析及诊治思路】

1. **病例特点**　8 个月婴儿,以发热和咳嗽为主要临床表现;查体有呼吸略增快,肺部可闻及密集中小水泡音;外院辅助检查:血常规提示白细胞明显增高,以中性粒细胞增高为主;胸片提示散在大片斑片影。

2. **诊断思路**　患儿以发热和咳嗽为主要临床表现;查体有呼吸略增快 36 次 /min,肺部可闻及密集中小水泡音;外院辅助检查:血常规提示白细胞明显增高,以中性粒细胞增高为主;胸片提示散在大片斑片影。需要与下列疾病进行鉴别:

(1)肺部占位性病变:患儿有咳嗽及呼吸增快表现,胸片提示大片斑片影,应注意肺部占位性疾病可能,但患儿为急性起病,伴随明显的发热表现,血象明显增高,仍应该以肺部感染性疾病为第一位考虑,应尽快完善肺部CT检查,必要时完善肺部增强CT检查以进一步明确疾病性质。

(2)肺结核:患儿有咳嗽及呼吸增快表现,胸片提示大片斑片影,应用抗生素好转后病情再次反复,应注意肺结核病可能。但患儿无结核接触史,无低热盗汗及消瘦表现,应做血沉、结核菌素检查,必要时进行结核斑点试验(T-spot),注意肺部影像学的改变。

(3)肺部先天发育畸形:患儿为8个月婴儿,本次发热及咳嗽,病情相对迁延,且患儿新生儿期即患儿肺炎治疗33天,目前胸片提示大片斑片影,应注意肺部先天发育畸形可能,如先天性肺囊性腺瘤样畸形,必要时完善肺部增强CT检查以进一步明确。

【诊治经过及反应】

入院后因诊断相对明确,根据病情分析完善相关检查,同时给予对症支持治疗:①通畅呼吸道;②入院后发热伴有咳嗽,头孢吡肟和红霉素静脉滴注控制感染,给予祛痰止咳药物。

检查及结果分析:

1. 入院后完善各项检查 血常规:WBC $28.5 \times 10^9$/L,N 72.7%,HGB 114g/L,PLT $316 \times 10^9$/L;尿常规正常;便常规正常,潜血阴性;肝肾功能正常,血清胆红素正常。血气分析正常。

2. 血CRP 158mg/L(0~8mg/L);ESR 38mm/h,此两项明显增高;ASO<25.0(0~200U/ml),均正常;病原学检测肺炎支原体抗体(MPAb),肺炎支原体抗体-IgM(MPAbIgM)阴性、咽拭子肺炎支原体DNA测定阴性,肺炎衣原体抗体-IgM、结核抗体(TBAb)、常见呼吸道、肠道病毒及肝炎病毒检测均阴性,血细菌培养未见致病菌,结核菌素试验阴性,结核斑点试验阴性提示无肺炎支原体及结核菌等其他感染迹象。

3. 免疫球蛋白:IgG 12.3g/L(正常6.95~15.15g/L),IgA 1.76g/L(正常0.97~3.2g/L),IgM 1.84g/L(正常0.4~1.59g/L);淋巴细胞亚群:总T细胞(%)60(55~84),T辅助细胞(%)27(31~60),NK细胞(%)3(7~36),总B细胞(%)35(5~20)均正常。总IgE 12.47U/ml正常。

4. 心电图正常,心脏彩超未发现异常。

5. 入院后做肺部CT(图7-4-1),表现为双肺多发炎症,靠近胸膜处,血源性感染可能性大。

患儿入院后完善血常规、CRP、血细菌培养、肺CT等辅助检查,血常规回报:WBC $28.5 \times 10^9$/L,N 62.7%,CRP 158mg/L,肺CT表现为双肺多发炎症,靠近胸膜处,血源性感染可能性大。故予头孢吡肟联合万古霉素抗炎,并加用丙种球蛋白3天增强机体免疫功能。治疗5天后复查血常规回报:WBC $37.8 \times 10^9$/L,N 72.1%,CRP 140mg/L,患儿仍有频繁高热,血细菌培养回报阴性。这时回顾患儿病史,患儿在新生儿期即患重症肺炎及败血症共住院治疗33天,且当时肺CT上显示为多发类圆形高密度影,新生儿期间多次化验血常规均为白细胞明显增高,以中性粒细胞增高为主,伴随CRP的明显增高,以上病史提示我们患儿是否有先天性免疫缺陷病的可能。我们予患儿行免疫球蛋白(输注丙种球蛋白前)、淋巴细胞亚群、补体、总IgE的检查,结果均正常,予患儿行呼吸爆发实验,结果是阳性的。这时我们有理由高度怀疑患儿为"慢性肉芽肿病"。进一步予患儿及其家长进行相关基因检测。在头孢吡肟与万古霉素联合抗感染 5 天效果不佳的情况下,结合慢性肉芽肿病的常见致病菌谱,我们予患儿加用了伏立康唑静脉滴注,同时口服复方新诺明防治非典型菌感染。加用伏立康唑静脉滴注 3 天后患儿发热明显好转,复查血常规:WBC $19.3 \times 10^9$/L,N 41.8%,CRP 24mg/L,予其停用万古霉素,且头孢吡肟降级为头孢呋辛,继续静脉滴注伏立康唑。1 周后患儿体温平稳 5 天,复查血常规回报:WBC $11.6 \times 10^9$/L,N 26.6%,CRP 7.8mg/L。复查肺 CT 示双肺多发高密度片影有的吸收、缩小,有的形成厚壁空洞。患儿入院 15 天后,无发热,临床症状及体征明显好转,体温平稳已达 5 天,复查血常规及 CRP 基本恢复至正常,复查肺 CT 炎症明显吸收,符合出院指征,予患儿出院。出院后嘱患儿口服伏立康唑片及复方新诺明治疗。患儿出院后 2 个月门诊复查,无发热,无咳喘,复查血常规、CRP 及肝肾功能均正常,同时患儿及其家长基因结果回报:患儿为 X 连锁慢性肉芽肿病(CYBB 基因突变),其母亲为该基因携带者,其父该基因正常。

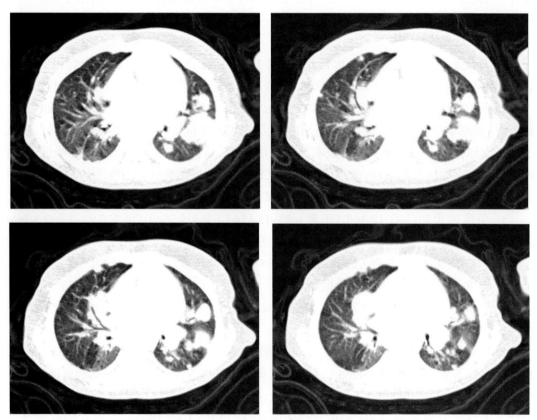

图 7-4-1 入院后完善肺 CT 检查提示:双肺多发炎症,靠近胸膜处,血源性感染可能性大

## 【确定诊断】

1. X 连锁慢性肉芽肿病。
2. 急性重症支气管肺炎。

3. 脓毒症。

诊断依据：患儿 8 个月大，共患 2 次重症肺炎，且肺 CT 均表现为大片实变影，局部呈团块样改变；化验仍表现为白细胞及 CRP 明显增高，行呼吸爆发实验结果为阳性；提取患儿及其父母血样进行基因检测，结果证实患儿为 *CYBB* 基因突变，其母亲为该致病基因的携带者。

【 诊治体会 】

1. **发病较重，感染偏重**　患儿生后 19 天因发热到笔者医院新生儿科住院，共住院 33 天，期间肺 CT 显示多发类圆形高密度影，多次检查血常规白细胞及 CRP 均明显高于正常，应用泰能及万古霉素等高档抗生素后病情缓解出院；此次患儿 8 个月大再次因发热及咳嗽入院，肺 CT 以多发高密度结节团块影为主要表现，化验仍表现为白细胞及 CRP 明显增高，静脉应用泰能及头孢吡肟治疗效果不佳，加用静脉滴注伏立康唑抗感染后患儿明显好转。

2. **感染病原，复杂多样**　CGD 临床表现多样，其特征为婴幼儿期开始反复发生难治性感染。

3. **筛查利器，提高诊断**　CGD 患者的免疫功能检查常不特异；血清免疫球蛋白可以正常或代偿性升高，部分患者 IgE 增高。CGD 的发病率较低，儿科医师对该病普遍认识不深。在临床工作中遇到幼年起病，病史中有反复脓肿以及肉芽肿形成，查体发现 BCG 接种部位红肿硬结或卡瘢直径多 >10mm、肝、脾、淋巴结肿大，多发脓肿形成的患儿，注意 CGD 可能，应常规行四唑氮蓝试验或呼吸爆发实验进行 CGD 的筛查。

4. **脏器受累，肺部多见**　肺部是 CGD 患者感染最常受累的部位之一。胸部 CT 可见感染部位结节状致密影或团状影。CGD 患者的胸部 CT 表现主要为 4 种：①斑片状病灶；②胸膜下小结节；③单发或多发结节及团块状病灶；④空洞。但也有患儿肺 CT 表现为间质受累为主，即慢性肉芽肿合并间质性肺疾病。笔者科室曾有一例此类患者，男孩 2 岁明确诊断 CGD 后，院外口服伏立康唑片及复方新诺明，出现呼吸急促（达 70 次 /min），无发热及咳嗽变现，入院后查血常规及 CRP 均大致正常，应用泰能、万古霉素联合伏立康唑静脉滴注抗感染的同时口服复方新诺明及抗结核药物，患儿呼吸状态均未改善。查肺 CT 提示间质改变为主，予患儿加用静脉甲泼尼龙 2mg/kg，3 天后患儿呼吸频率逐渐降至 40 次 /min，应用甲基强的松龙 1 周后复查肺 CT 间质改变明显好转，且呼吸频率也降至 30 次 /min。该病例也提示我们 CGD 患儿可以同时合并间质性肺疾病，在 CGD 治疗中应予以注意。

【 关于本病 】

慢性肉芽肿病是一种由于吞噬细胞功能障碍引起的原发性免疫缺陷病。最近报道在欧洲发病率约为 1/250 000，在英国和爱尔兰的发病率约为 1/120 000。我国 CGD 的发病率尚不清楚。典型的临床表现为反复感染，易形成局部化脓性炎症，且难以治愈。目前治疗以对症治疗为主，免疫重建可作为根治方法。

CGD 的发病机制通常认为与中性粒细胞功能障碍有关。CGD 患者男性多见,男女比例 6 : 1。85% 的 X-CGD 患者 5 岁前获得诊断。主要临床表现是反复感染,尤其在生后第 1 年内明显。皮肤、淋巴结、肺部、肝脏是 CGD 最常见的感染部位。前 3 位易患疾病分别是:肺炎(79%)、脓肿(68%)、化脓性淋巴结炎(53%)。病原主要为过氧化氢酶阳性的细菌和真菌。在北美,CGD 患者感染最主要的 5 种病原菌为:金黄色葡萄球菌、洋葱伯克霍尔德杆菌、黏质沙雷菌、诺卡尔菌属和烟曲霉菌。据报道近半数的慢性肉芽肿病患者死亡由曲霉菌感染引起。曲霉菌感染的患者通常无感染的典型症状和体征。在我国,结核感染较常见。卡介苗接种可引起严重的局部反应,甚至结核播散,故患者禁忌接种卡介苗。CGD 感染后诱发持续炎症,最常累及胃肠道和泌尿系统。胃肠道肉芽肿可见于整个消化道。较大肉芽肿易引起消化道梗阻,胃梗阻常见。患者顽固性呕吐易误诊为幽门狭窄或食物过敏。结肠炎也是 CGD 常见的胃肠道表现。在泌尿系统,CGD 患者泌尿生殖系统肉芽肿,如膀胱肉芽肿可引起输尿管梗阻和尿路感染。

目前针对慢性肉芽肿病较特异的诊断方法包括:①四氮唑蓝还原试验:四氮唑蓝还原试验是最早应用的 CGD 的筛查方法。NBT 试验主观性强。部分患者会表现假阴性。因此,正常的 NBT 结果不能除外 CGD。目前多作为筛查试验,大多数情况已被以下几种方法代替。②二氢罗丹明流式细胞分析,CGD 患者由于呼吸爆发缺失,与正常患者相比,中性粒细胞在流式细胞分布图中移位不明显,从而得以诊断。DHRl23 流式细胞分析是 X-CGD 诊断及携带者筛查既敏感又特异的方法。实验室条件不同,结果会有轻微出入。③蛋白表达用 Western 印迹方法或流式细胞分析方法可检测 gp91phox、p22phox、p47phox、p47phox 的蛋白表达。若蛋白表达减低或正常表达的缺陷蛋白,需结合基因突变分析来确诊。④基因序列分析:基因序列分析可从分子水平明确 CGD 诊断,是 CGD 的确诊方法。

造血干细胞移植治疗(hematopoietic stem cell transplantation,HSCT):免疫重建包括 HSCT 和基因治疗。HSCT 是 CGD 目前唯一的根治手段。HSCT 包括骨髓、外周血和脐血来源的 HSCT。根据供者的不同,又分为同种异体同型合子 HSCT、同种异体半合子 HSCT(家庭成员父母或兄弟姐妹提供供体)、无关供体 HSCT 和宫内 HSCT。重庆医科大学附属儿童医院于 2012 年成功完成 2 例 CGD 患者的 HSCT。移植后 24 天,检测 NBT 及呼吸爆发功能均恢复正常,移植后 2 个月复查 CT 提示肺部感染明显减轻,患者远期疗效还在继续随访中。一些新的抗感染药物和免疫调节药物的应用,可更有效地控制 CGD 患者的感染,延长生命,但 HST 仍是大多数 CGD 患者目前最有效的治疗手段。

基因治疗技术是通过一定方式,将正常基因或有治疗作用的 DNA 序列导入靶细胞,以纠正基因缺陷,从而达到治疗疾病的目的。基因治疗修复 NADPH 氧化酶是最终的治疗目标。

(王 佳 韩晓华)

## 病例 5　先天性中性粒细胞缺乏症致慢性肺炎

### 【病例介绍】

患儿,女,5 岁。

**主诉:** 间断发热、咳嗽 5 个月。

**现病史:** 患儿 5 个月前出现咳嗽,阵咳,有痰不易咳出,伴有发热,体温 39.3℃,口服退热药后热退,未再复升,外院胸片提示右肺上叶实变,静脉滴注头孢替唑及氨溴索治疗 5 天,咳嗽症状好转。停用药物 2 天后,再次发热,体温 38.3℃,口服退热药后热退,未再复升,继续静脉滴注头孢替唑及氨溴索 5 天,咳嗽略有缓解,复查胸片提示肺部实变较前略有吸收。后患儿间断出现发热、咳嗽,予静脉滴注抗生素症状好转,但复查胸片提示右肺炎症持续存在,至笔者医院门诊肺 CT 提示右肺渗出,实变伴空洞形成,其内可见钙化灶,纵隔淋巴结肿大,为求进一步诊治收入院。患儿病来发热时有乏力,无喘息,无胸痛,无盗汗,近来有消瘦。

**既往史:** 既往健康,无异物吸入等其他疾病史。无特殊疾病史。

**过敏及接触史:** 无食物及药物过敏史。无肝炎、结核等传染病接触史。

**个人及家族史:** G1P1,足月剖宫产,出生体重 4.7kg,混合喂养,无宫内窒息及生后窒息史,疫苗接种按时按序,生长发育落后同龄儿。否认家族遗传代谢性疾病史。

**入院查体及相关检查:** 神志清楚,状态可,营养状态差,体重 18kg,面色略苍白,呼吸平稳,双眼球外凸,右颈部浅表淋巴结可触及肿大,1cm×1cm,质韧,活动良好;咽无充血赤,扁桃体无肿大;颈软,双肺听诊呼吸音粗,未闻及啰音,右肺呼吸音较弱;心、腹及神经系统查体未见明显异常;四肢活动自如,甲床略苍白,肢端温暖,双下肢无水肿,CRT<3 秒。

**辅助检查:** 门诊肺 CT(图 7-5-1):右肺可见大片状高密度影及实变影,内可见支气管充气影,下叶基底段可见高密度肿块影,内可见厚壁空洞形成,内壁欠光滑,双肺野透过度不均匀,肺纹理增强,右肺门影增大。诊断:右肺渗出,实变伴空洞形成,其内可见钙化灶,纵隔淋巴结肿大。

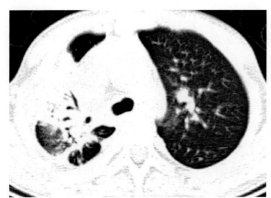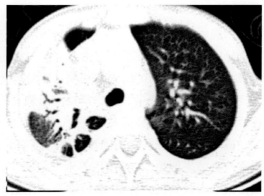

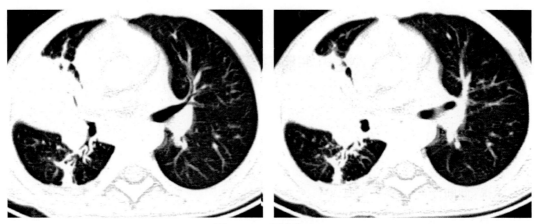

图 7-5-1　门诊肺 CT

提示：右肺可见大片状高密度影及实变影，内可见支气管充气影，下叶基底段可见高密度肿块影，内可见厚壁空洞形成，内壁欠光滑，双肺野透过度不均匀，肺纹理增强，右肺门影增大

## 【病情分析及诊断思路】

**1. 病例特点**　①病程长，间断咳嗽、发热 5 个月，抗生素治疗有效，但停药后病情反复；②肺部影像学提示炎症长期未吸收。

**2. 诊断思路**　该患儿反复发热、咳嗽，首先考虑感染性疾病，应进一步完善各项炎症指标，积极明确病原。患儿肺部炎症长期未见吸收，应完善纤维支气管镜直观了解病变部位的情况及性质。对于该年龄段患儿比较常见的病原体为肺炎链球菌、肺炎支原体等，但本病例患儿病程较长，属于慢性肺炎，我们首先应重点排查结核感染，及时进行 PPD 试验、痰液及胃液结核分枝杆菌检查。其次，真菌感染近年的发生率也有所升高，可发生于免疫缺陷病儿童和其他免疫抑制者，也可见于免疫功能基本正常的儿童，多表现为发热、咳嗽、咳痰反复，同时肺部实变此起彼伏，应进行血清 1,3-β-D 葡聚糖定量检测、G- 脂多糖等相关检查。免疫缺陷病最常累及呼吸道，一些免疫缺陷病患儿易发生真菌或其他条件致病细菌的感染。本例患儿反复呼吸道感染，我们也要注意完善相关免疫功能检查，注意有无免疫功能缺陷。最后我们还要注意有无可能是风湿免疫类疾病、血液病等疾病的肺部表现。

## 【诊治经过及反应】

入院后给予对症支持治疗，积极完善相关检查。血常规：白细胞 $6.4 \times 10^9$/L，中性粒细胞百分比 2.0%，淋巴细胞百分比 26.0%，粒细胞计数 $0.12 \times 10^9$/L；红细胞 $3.9 \times 10^{12}$/L，血红蛋白 90g/L，血小板 $345 \times 10^9$/L；血常规提示粒细胞重度缺乏，轻度贫血；C 反应蛋白 147mg/L，明显升高，考虑存在细菌感染。病原学检测血肺炎支原体抗体为 1：320，肺炎支原体抗体 -IgM 阳性；结合患儿病史及肺部大片炎症，给予利奈唑胺联合阿奇霉素控制感染。

应用利奈唑胺联合和阿奇霉素抗感染治疗 3 天后，患儿发热及咳嗽均有减轻。陆续实验室检查结果回报：血细菌培养未见细菌生长；结核菌素试验弱阳性；结核抗体阴性；痰液及胃液中未找到抗酸杆菌，结核感染的证据不充分。完善真菌相关检查，1,3-β-D 葡聚糖定量检测正常;G-脂多糖正常,故暂不支持真菌感染。免疫功能相关检查提示 IgG、IgA、IgM 均明显升高。考虑与反复感染有关。淋巴细胞亚群正常;患儿查体可见双眼外凸,完善甲状腺功能五项检查正常。我们又进一步完善 RF、抗磷脂抗体、抗中性粒细胞胞质抗体测定及抗核抗体系列均阴性,初步除外风湿免疫类疾病。进一步完善纤维支气管镜检查:左肺上叶、下叶支气管管腔略红肿狭窄、变形,有少量白色分泌物。右主支气管,右肺上叶、中叶、下叶支气管开口处可见大量白色分泌物涌出,右肺上叶、中叶开口处红肿变形,通气差,B8 开口处尤为狭窄。2 次 BALF 检查:一般细菌、结核菌及真菌涂片检查均未找到相应阳性菌。细菌培养未见细菌生长。灌洗液 1,3-β-D 葡聚糖<10pg/ml,灌洗液结核抗体阴性。

　　至此检查结果回报中,主要表现为炎症反应及粒细胞的重度缺乏。因此,再次复查异常指标,C 反应蛋白明显减低,但多次复查血常规均提示粒细胞重度减少。进一步完善骨穿结果提示:增生活跃骨髓象,粒、红比例减低,嗜酸性粒细胞比值增高,单核细胞反应性增生。进一步追问病史及反复查阅患儿既往的血液检查结果,我们发现患儿的粒细胞计数一直处于重度缺乏,结合患儿反复的呼吸道感染,病情迁延不愈,本例患儿高度疑似特殊类型的免疫缺陷,建议患儿进一步进行基因检查。后患儿于外院完善基因检查,诊断为先天性中性粒细胞缺乏症。目前患儿定期注射重组人粒细胞集落刺激因子。

【确定诊断】

　　**1. 慢性肺炎**　诊断依据:①有发热和咳嗽症状、体征,病程较长,大于 3 个月;②肺 CT 提示右肺渗出,实变伴空洞形成,较长时间未吸收。

　　**2. 先天性中性粒细胞缺乏症**　诊断依据:血常规提示粒细胞重度缺乏,基因分型确诊。

　　**3. 轻度贫血**　诊断依据:①查体贫血貌,甲床略苍白;②化验提示血红蛋白减低。

【诊治体会】

　　1. 本病例提示我们在临床症状好转后,应对影像学进行长期随诊,否则易忽略疾病的本质延误诊治。本例患儿反复肺炎达 5 个月之久,每次患病期间应用抗生素治疗后临床症状皆有好转,且影像学反复提示同一部位炎症。即使在临床症状完全好转后复查影像学皆提示炎症未完全吸收。但家属及当地医院未予重视,未追根溯源,导致患儿疾病未得到正确的诊治。因此,对同一部位反复肺炎,且不能完全吸收的病例,我们要坚持长期随诊,给予足够的重视,探索疾病的本质,避免误诊。

　　2. 慢性肺炎的病因较多,病情较复杂,要予以重视。对于慢性肺炎的病因分析,我们可以归结为从两大方面入手:病原因素及机体因素。首先我们要积极查找病原学的相关证据,最常见的病原体为结核及真菌。在进行全面的病原学检查的基础之上,我们也要注意机体自身的因素,主要表现为免疫缺陷、发育异常等先天性疾病。因此,对于反复感染导致的慢性肺炎,我们不仅要积极查找病原,亦要高度重视患儿免疫功能,注意有无免疫功能缺陷。

　　3. 粒细胞减少不容忽视。粒细胞减少很常见,往往我们会觉得是病毒感染或重症感染未予重视。本病例患儿近 5 个月来反复呼吸道感染,多次化验血常规均提示粒细胞缺乏,于外院未得到重视。入笔者科室后完善血液检查主要提示粒细胞持续的重度缺乏。追问患儿病史及相关检查,我们考虑存在先天性免疫缺陷病,进一步完善基因检查确诊了该病。先天性中性粒细胞缺乏症主要表现为反复的感染,可伴有浅表淋巴结肿大,血常规提示白细胞计数正常,粒细胞计数 $<0.5 \times 10^9/L$,重度减少,骨髓象检查可提示粒细胞成熟障碍。由于缺乏中性粒细胞,患儿亦发生细菌或真菌感染,严重者婴幼儿时期可导致死亡。治疗上粒细胞集落刺激因子的应用大大改善了患儿的预后,但采用造血干细胞移植是目前唯一有希望彻底治愈本病的方法。因此,在临床中发现反复感染伴持续的粒细胞减少的患儿,要引起足够的重视,注意是否存在免疫功能缺陷。

4. 肺部钙化不一定是结核。本例患儿反复肺炎迁延不愈,影像学提示右肺渗出,实变伴空洞形成,其内可见钙化灶,纵隔淋巴结肿大,结合影像学检查我们首先考虑为结核感染,但并未找到相关病原学证据。结合患儿的最后的诊断,我们考虑其肺部钙化及淋巴结肿大为免疫功能缺陷导致的反复感染引起的慢性消耗状态造成的。因此,肺部钙化及淋巴结肿大不一定是结核感染,免疫功能缺陷导致慢性感染症状,慢性消耗状态亦会引起,需要引起我们的重视。

## 【关于本病】

慢性肺炎是儿科医生面临的较常见难题之一,实用儿科学将慢性肺炎定义为病程超过3个月。有学者认为慢性肺炎包含以下表现形式:①发热、咳嗽、咳痰和肺部实变超过3个月,也称慢性化脓性肺疾病;②发热、咳嗽、咳痰反复,同时肺部实变此起彼伏,由于一个部位的肺部实变尚未完全消失时,另一部位又出现新的病变,视为连续慢性过程;③发热、咳嗽、咳痰控制(呼吸道症状不明显)但肺部阴影持续不能吸收。近年来小儿急性肺炎病死率正在降低,但重症肺炎患儿有时未彻底恢复、复发及演变成慢性肺炎者颇不少见,慢性肺炎的特点是周期性的复发和恶化,呈波浪形经过。一旦发生,往往影响小儿的生长发育,因此,及时防治小儿慢性肺炎非常重要。

慢性肺炎的发生包括许多因素,概括起来有机体因素和/或病原体因素。因此,针对慢性肺炎的患儿,应分析原因,同时考虑到非感染性肺疾病的鉴别诊断。

### 1. 机体因素

(1)营养不良、佝偻病、先天性心脏病:营养包括热量不够、蛋白缺乏及微量元素缺乏三种情况。先天性心脏病,延长的心房心室,增大的肺动脉大容量分流,如室间隔缺损、动脉导管未闭、房间隔缺损,是慢性多叶性肺炎的危险因素。

(2)反复发生的呼吸道感染、慢性鼻窦炎是慢性肺炎的常见原因。

对感染的不恰当的治疗,如反复轮番的应用广谱抗生素引起耐药菌株的产生,繁殖迁延,对发热的恐慌,体温不到38℃即用退热药,甚至静滴地塞米松作为退热处理,这些不恰当地应用抗生素和皮质激素在当今基层甚至非基层医疗单位并不罕见。医源性的继发性免疫功能受损其危害性尚未被足够重视。

(3)先天性肺发育异常:先天性肺实质发育异常的患儿,易发生慢性肺炎或反复肺炎,如肺隔离症、肺囊肿等,这些畸形常在合并肺炎时发现,表现为发热、咳嗽、咳痰控制,而肺部固定阴影不能完全吸收,或同一肺叶反复感染。肺隔离症下叶多发,上叶也可发生,胸部 X

线或 CT 检查多见下叶肺内后基底段贴近膈面及心影旁实变或囊实性阴影、囊性阴影,增强 CT 检查发现异常的主动脉分支供应病变肺组织可确诊。当肺炎控制后,先天性肺囊肿由于病变的特征表现,胸部 CT 较易诊断。另外,肺未发生或肺未发育常合并感染,引起反复或慢性肺炎,胸部 CT 检查可明确诊断。

(4)先天性气道异常:如支气管狭窄、支气管软化、气管支气管、支气管桥,这些异常易引起反复肺炎或慢性肺炎。叶或段支气管未发育或闭锁引起肺不张,常合并感染,可误诊为慢性肺炎。由于气道不通畅,患儿多伴有喘息,咳嗽有时呈金属声。胸部 X 线片观察到支气管变细、缺如、位置变异等对诊断有提示性,纤维支气管镜或 CT 气道重建能够确诊。

(5)气管食管瘘:大多数在新生儿即出现症状,而被明确诊断,但小型瘘可以到儿童期以反复发生肺炎为表现。

(6)气道内阻塞:儿童引起气道内阻塞最常见的疾病为支气管异物,其次是结核性肉芽肿和干酪性物质,气管和支气管肿瘤较少见。异物长期滞留于气道,可引起慢性化脓性肺炎,若无明确异物吸入史或异物缺乏刺激性而不产生初期急性发热,易误诊。支气管异物常表现为同一部位的慢性化脓性感染,可伴有肺气肿、肺不张,对于同一部位慢性化脓性肺感染的儿童,应除外支气管异物,纤维支气管镜可确诊。由于化脓性分泌物和肉芽组织掩盖,异物不易被发现,高度怀疑异物时,可进行支气管镜检查。

(7)气道外梗阻:①最常见的原因是感染性淋巴结病,从气道外压迫气道,残留分泌物使局部气道狭窄,导致该区或末端梗阻,纤毛清除功能受损和发生感染,最常见的是结核性淋巴结炎。其次是组织胞浆菌病、球菌胞浆菌病及结节病。②肿瘤、淋巴瘤、炎症反应的假瘤(inflammatory pseudotumors),亦称浆细胞肉芽肿或组织细胞瘤,大多数患儿无症状,亦可有发热、咳嗽、胸痛及反复不愈的肺炎,X 线胸片有特殊表现。先天性心血管畸形,如环状血管,或悬带从大血管到大气管。食管异物亦可引起气管外压迫。

(8)支气管扩张:表现为长期咳嗽、咳脓痰,慢性化脓性肺部感染,肺部固定湿啰音,杵状指/趾。对于患慢性化脓性肺炎的儿童,应疑有支气管扩张,杵状指/趾的存在对支气管扩张有提示性,但病程短或较局限的支气管扩张可无杵状指/趾,易误诊。CT 检查在肺实变阴影内看到扩张的支气管征象可明确诊断。支气管扩张可由许多原因如免疫缺陷性疾病、麻疹、腺病毒、结核感染后等引起,一旦确诊支气管扩张,应进一步寻找导致支气管扩张的原因。

(9)免疫缺陷病:免疫缺陷病最常累及呼吸道,一些免疫缺陷病患儿易发生真菌或其他条件致病细菌的感染,这病原体感染常引起慢性化脓性肺炎,如曲霉菌、念珠菌、奴卡菌等感染。如果患儿既往或同时伴有皮肤、消化道等部位感染,更应高度怀疑免疫缺陷病,应进行免疫功能检测,包括 IgG、IgA、IgM、IgE 和 T 细胞亚类、IgG 亚类、补体水平和吞噬细胞功能等。获得性免疫缺陷病(AIDS)儿童易发生慢性化脓性肺炎或支气管扩张,根据首都医科大学附属北京儿童医院收治的病例分析,半数 AIDS 患儿首诊表现为慢性化脓性肺炎,这些患儿因输血或母婴传播感染,对于患慢性化脓性肺炎者,应注意询问患儿或父母的输血史,对于有输血史者,可进一步检查 HIV 抗体。

(10)原发性纤毛运动障碍:纤毛结构或功能障碍时,呼吸道黏液清除障碍,病原微生物潴留于呼吸道,导致感染迁延不愈或反复肺部感染。临床特点是痰多,可伴有喘息,由于整个呼吸道黏膜均受累,还表现为慢性化脓性鼻炎、鼻窦炎、慢性分泌性中耳炎。诊断依赖纤毛活检电镜观察。Kartagener 综合征患儿除上述表现外,还可有内脏错位、先天性心脏病、脑积水、食管闭锁等畸形。如果患儿有内脏转位、支气管扩张、鼻窦炎三联症,可临床诊断 Kartagener 综合征。

(11)囊性纤维性变:在发达国家,囊性纤维性变是儿童慢性化脓性肺炎最常见的原因。东方黄色人种罕见,我国曾报道了儿童病例,提示我国儿童存在本病。当患儿有慢性化脓性肺炎,同时伴有外分泌腺尤其是胰腺功能障碍、肝硬化时,应考虑本病,汗液检查氯化钠含量高于正常对照可确诊。

(12)慢性吸入:吞咽功能障碍患儿,如智力低下儿童,环咽肌肉发育延迟以及胃食管反流的患儿,由于慢性吸入,肺炎迁延不愈。在支气管 - 肺泡灌洗液中,发现含脂类的巨噬细胞有助于慢性吸入的诊断。

### 2. 病原因素

(1)肺结核:小儿肺结核非常容易误诊为慢性肺炎,尤其是大叶性干酪性肺炎、浸润性肺结核、原发性肺结核无明显纵隔淋巴结肿大以及结核性肉芽肿和干酪性物质阻塞支气管引起肺不张时。对于慢性肺炎甚至病程超过 1 个月时,应考虑肺结核的诊断,及时进行 PPD 试验、痰液结核分枝杆菌检查。当病程长、病情严重时,PPD 试验可阴性,影像学表现、相对中毒症状和咳嗽不重的临床特征有提示性,治疗反应和痰液结核分枝杆菌检查有助于确诊。

(2)真菌感染:曲霉菌、念珠菌、隐球菌均可引起慢性肺炎。真菌感染可发生于免疫缺陷病儿童和其他免疫抑制者,也可见于免疫功能基本正常儿童,多表现为发热、咳嗽、咳痰反复,同时肺部实变此起彼伏,即病变静止、复发和恶化交替出现。胸部 CT 除肺部实变外,多伴有结节样病变,反复痰液真菌检查或血清 1,3-β-D- 葡聚糖、半乳糖甘露聚糖、隐球菌抗原检查有助于确诊。

(3)条件致病细菌感染:不动杆菌属、阴沟杆菌、假单胞菌属等条件致病细菌感染,由于这些细菌多重耐药,治疗困难,导致病情迁延。条件致病细菌感染可发生于免疫缺陷病儿童,也可见于免疫功能基本正常者,反复痰液培养有助于确诊。

### 3. 感染性肺疾病的鉴别诊断

(1)肺肿瘤:如恶性淋巴瘤,可表现为迁延性甚至慢性肺部浸润,但常伴有肝脾大或肾脏损害。

(2)机化性肺炎伴闭塞性细支气管炎:胸部 X 线片或 CT 可表现为双肺多发斑片浸润影,也可表现为肺外周实变影,或孤立性肺部阴影,实变区内有支气管充气影,易误诊为慢性肺炎。本病一般为干咳无痰,高热不明显,听诊肺部有 Velcro 啰音,肺功能呈轻至中度限制性通气功能障碍,可资鉴别。

(3)慢性嗜酸细胞性肺炎:表现为长期发热、咳嗽,肺部外周实变影。但部分(0~60%)患儿有嗜酸细胞升高,可鉴别。无嗜酸细胞升高者易误诊为感染性肺炎,必要时肺活检鉴别。

(4)亚急性或慢性过敏性肺泡炎:表现为长期发热、咳嗽,与感染性肺炎相似,但肺部 CT 表现为网状或网结节阴影,常伴有呼吸困难,肺功能多呈限制性通气功能障碍,脱离环境肺部病变好转或消失可资鉴别。

（5）其他：肺含铁血黄素沉着症、肺高度敏感症、A-抗胰蛋白缺乏症、肺泡蛋白沉着症等。

**4. 一些不易吸收消散的肺炎**　各种肺炎的吸收消散率不同，另外一些因素可影响肺炎的吸收消散，如有菌血症、多叶病变时，肺炎吸收缓慢，一些病原体肺炎如军团菌、支原体肺炎，吸收很缓慢。如果有病原学依据，经治疗后症状消失，浸润阴影逐渐吸收，无上述机体因素等原因，可考虑为不易吸收消散的肺炎，进一步动态观察。

**5. 慢性肺炎的临床表现**　因病因的不同、年龄的不同、机体反应的不同、病情所处的时期的不同，症状可多样，但诊断肺炎的基本条件是发热、咳嗽、气急与肺部的体征。慢性肺炎只是后者病程时间更长，已超过 3 个月，在此时间，诊断肺炎的上述 3 大症状及一项体征反复出现、波动、恶化。在缓解、静止期，体温可正常。无或偶轻咳，仅在有负荷的活动时出现气急、缺氧，肺部体征可不明显。波动、恶化时期症状加重，体征再现。病情长期反复和持续后由于肺组织结构不可逆的损伤而出现肺、心功能不全。肺功能不全表现在重负荷时气急，渐变成轻负荷亦气急，出现代偿呼吸次数增多，呼吸力度的增强，出现鼻翼扇动和三凹征。长期缺氧出现杵状指/趾。肺气肿、肺功能不全引起肺循环阻力增高，肺动脉高压，出现心脏功能受损，先影响右心房回流，使右心负荷增加，长期可导致肺心病。先是右心衰竭，再发展到全心衰竭。代偿期则呼吸、心率增快，肝脏充血肿大，颈静脉怒张，咳痰增多，失代偿则水肿、气急发绀，甚至出现心源性喘息。

**6. 慢性肺炎的诊断**

（1）最重要的是采集病史：包括出生、生长发育、首次发病年龄、发病情况、临床表现、家族史、家庭经济情况、家庭成员生活习惯、是否吸烟及被动吸烟等。其中首次患病的年龄很重要，因不同疾病起病于不同年龄，如某些免疫缺陷的患儿，在婴幼儿即出现症状。获得详细的围产期、婴幼儿期有无喂养困难，噎塞的发作史，以分析有无吞咽机制受损的疾病，如胃食管反流病等。对周围环境的调查，以了解有无过敏原、刺激物。对家庭成员生活习性的了解，如有无吸烟等，长期被动吸烟会损伤患儿呼吸道自然防御能力，容易感染，特别是流感嗜血杆菌的感染。

（2）X 线胸片、CT、MRI：X 线胸片在诊断中起非常重要的作用，特别是动态系统的比较，对了解肺部有无损害，局限性的还是弥散性、恢复好转还是持续恶化等，有时起明确诊断的作用。国外根据 X 线胸片观察病灶是局限性还是弥散性来作鉴别诊断，很有实际意义。CT、MRI 与 X 线胸片互补，有助于明确诊断，如由异物导致的小范围的肺不张、有无小范围的支气管扩张等都有临床价值。

（3）血清学检查：有关病原学的血清学检查，如支原体，衣原体，结核菌的 IgM、IgG、AIDS 抗体、病毒的双份血清滴度皆有助于诊断感染源的性质。

（4）纤维支气管镜检查，肺泡灌洗液检查，既为诊断，又兼治疗。

（5）其他：如肺功能测定、过敏原点刺或体外过敏原抗体测定、胃食管反流的监测、血气分析、心电图、心音图等。一些少见病的特殊检查项目如：组织胞浆菌病抗体测定、球孢子菌病抗体测定、为肺纤维化诊断的汗液电解质测定、曲霉菌性肺炎的有关检查。根据病史、体征及有关实验室资料综合分析一般作出诊断。

**7. 治疗与预后** 首先要做好鉴别诊断,继发于其他各种疾病的慢性肺炎治疗是很困难的,除外非原发于肺的肺炎后,应加强营养,增加免疫力,合理用抗生素,加强锻炼,进行中药、理疗等治疗。预后由产生慢性肺炎的原因所决定,有的需手术,有的则不易治愈。

(李 想 尚云晓)

## 病例 6 普通变异性免疫缺陷病

【病例介绍】

患儿,男,10 岁。

**主诉:** 长出气 20 余天。

**现病史:** 患儿 20 余天前无明显诱因出现长出气,无胸闷,偶有前胸痛,可忍受,可自行缓解,活动后无加重,无发热,无咳嗽,于当地医院诊断为"支气管肺炎"住院治疗,静滴"红霉素 8 天,头孢 6 天,酚磺乙胺 8 天,地塞米松 1 天"后,长出气症状无明显好转,完善肺部 CT 提示双肺散在片状影及部分索条状影,纵隔内见多发肿大淋巴结影。遂来笔者医院门诊。门诊以"间质性肺疾病"收入院。病来患儿精神状态尚可,无心悸,无头痛、头晕,无意识障碍及抽搐,无腹痛、腹泻,无盗汗及体重下降,食欲稍差,尿便正常。

**既往史:** 入院前 19 个月左下肢皮肤溃疡,愈合后,至今遗留约直径 2cm 的瘢痕。入院前 17 个月因"急性化脓性阑尾炎"行阑尾切除术,并发现血小板减少。多次因血小板减少就诊于多家医院,曾诊断为"急性免疫性血小板减少症,溶血性贫血,遗传性球形红细胞增多症? 脾功能亢进? 结缔组织病?"骨髓活检提示骨髓增生低下,红系比例增高,淋巴细胞散在分布。曾应用丙种球蛋白、激素及免疫抑制剂治疗,监测血小板最低降至 $9 \times 10^9$/L,治疗后多不能升至正常即又明显下降。入院前 3 个月因血小板减少行脾切除术。术后血小板仍不能升至正常范围。患儿自发现血小板减少至今曾有发热 2 次,每次持续 7~10 天,诊断为"EB 病毒感染",抗病毒抗感染治疗后好转。

**过敏及接触史:** 否认明确食物、药物过敏史,否认结核等传染病接触史。

**个人及家族史:** G2P1,足月顺产,出生体重 3.5kg,否认宫内窒息史,生长发育与同龄儿相仿,按时按序接种疫苗。有湿疹史。

**入院查体及相关检查:** 神志清楚,体型消瘦,一般状态可,呼吸平稳。咽略充血,无疱疹及溃疡,双扁桃体 Ⅱ 度肿大,表面无破溃及脓苔,气管居中。胸廓对称,双肺叩诊呈清音,肺肝界于右锁中线第 5 肋间。双肺听诊呼吸音粗,未闻及干、湿啰音,心音有力,心律齐,各瓣膜听诊区未闻及明显杂音。腹平软,无压痛及反跳痛,无包块,肝脾肋下未触及,右下腹可见长约 4cm 术后瘢痕,左腹可见一长约 20cm 术后瘢痕,其附近可见散在白色糠皮样皮疹,四肢末梢温,CRT<3 秒,指 / 趾端无硬性水肿及脱皮。四肢活动自如。神经系统查体未见阳性体征。

**辅助检查:**(入院前 1 天)血常规:白细胞 $9.9 \times 10^9$/L;中性粒细胞百分比 61.9%;淋巴细胞百分比 25.7%;血红蛋白 119g/L;血小板 $10 \times 10^9$/L;CRP 1mg/L。肝功能、心肌酶谱无明显异常。肺炎支原体、肺炎衣原体抗体均阴性。胸部 CT:双肺散在片状影及部分索条状影,余双肺透过度良好,纵隔内见多发肿大淋巴结影。

### 【病情分析及诊断思路】

**1. 病例特点** ①患儿年龄较大,为 10 岁学龄儿;②此次因 "长出气" 的呼吸道症状就诊,肺 CT 提示(图 7-6-1)间质性改变为主,但追问病史,既往无明确肺部感染病史,且长期困扰的主要问题是血液系统的异常——顽固性、原因不清的血小板减少,尽管进行了脾切除,然而问题并没有得到解决;③体格检查中患儿呼吸系统无阳性体征,但皮肤却可见湿疹,明显的长期不愈的修复及术后瘢痕。

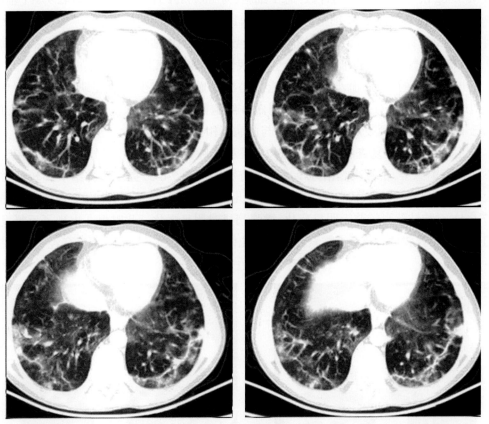

图 7-6-1 入院前肺 CT 提示:双肺散在片状影及部分索条状影,余双肺透过度良好,纵隔内见多发肿大淋巴结影

**2. 诊断思路** 此患儿为年长儿,因 "长出气" 就诊,肺 CT 存在间质性改变,究竟是肺部病变为原发,还是其他系统疾病所致继发性肺部改变? 如果是肺部病变为原发,是常见的感

染因素所致吗？因此,我们首先应常规完善病原学检查,如常见的可以引起间质性肺炎的腺病毒、呼吸道合胞病毒、流感病毒、副流感病毒、麻疹病毒等,以及真菌、肺炎支原体。此外,还应注意系统性疾病相关的间质性肺疾病,如结缔组织病、肺血管炎、遗传代谢病、朗格汉斯细胞组织细胞增多症等的肺部改变。

【诊治经过及反应】

入院后因患儿肺 CT 考虑为间质性肺炎,予乙酰半胱氨酸口服及雾化吸入治疗预防肺纤维化,阿奇霉素静脉滴注抗炎。血常规:白细胞 $9.9 \times 10^9$/L;中性粒细胞百分比 61.9%;淋巴细胞百分比 25.7%;血红蛋白 119g/L;血小板 $10 \times 10^9$/L。血小板显著降低,住院期间患儿间断有鼻出血,因既往于血液科住院时予激素及丙种球蛋白治疗后血小板均无明显上升,故予重组人白介素 -11 皮下注射治疗 1 周后,血小板可波动于 $(92{\sim}126) \times 10^9$/L 之间。

完善肺炎支原体、EB 病毒、G 试验、GM 试验、抗核抗体系列及风湿三项化验,均未见异常,暂不支持风湿免疫性疾病。化验免疫球蛋白 G 12.50g/L;免疫球蛋白 A 1.30g/L;免疫球蛋白 M 3.88g/L。淋巴细胞绝对计数:总 T 细胞(%)88.1%;T 抑制毒细胞(%)42.9%;T 辅助细胞(%)36.9%;Th/Ts 0.86;NK 细胞(%)5.9%;总 B 细胞(%)4.3%;总 T 细胞绝对计数 2 725;T 抑制毒细胞绝对计数 1 326;T 辅助细胞绝对计数 1 143;NK 细胞绝对计数 183;总 B 细胞绝对计数 132。呼气爆发试验未见异常。至此,我们仍未得出患儿肺部病变的原因。

患儿有反复的湿疹,血小板减少,能否是湿疹血小板减少伴免疫缺陷综合征(WAS)呢？但患儿无 IgM、IgG 水平下降,且外周血 B 细胞数量正常,T 细胞数量无显著减少,且患儿现已 10 岁,既往无反复严重的感染,均与此病不相符合。

患儿入院 1 周后复查肺 CT(图 7-6-2),提示双肺多发结节影,部分结节贴近胸膜,考虑不除外真菌感染,予氟康唑治疗 1 周后复查肺 CT(图 7-6-3)提示双肺结节影较前增多、增大,将氟康唑换为伏立康唑治疗 9 天,因患儿肺部持续有结节影,此次复查肺部增强 CT(图 7-6-4),双肺结节影较前无明显变化,增强扫描时明显强化。此时患儿出现了反复发热,我们先后加用亚胺培南及万古霉素治疗后患儿体温逐渐平稳。患儿肺部病变经过高级抗生

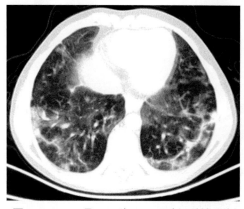

图 7-6-2A　4 月 5 日肺 CT:双肺间质性改变较前无明显改善

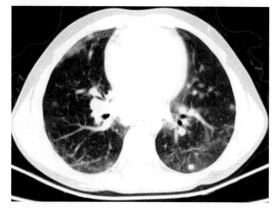

图 7-6-2B　4 月 5 日肺 CT:双肺多发结节影,部分结节贴近胸膜

素及抗真菌药物治疗,并无明显好转,且治疗中仍有发热,因此,我们再次考虑患儿可能存在免疫缺陷,因此,予患儿进行免疫缺陷相关基因检测。最终,基因检测结果提示患儿为普通变异性免疫缺陷症 8 型伴自身免疫,此病是一种常染色体隐性遗传免疫缺陷,伴随 B 细胞分化缺陷和抗体产生减少或缺失。临床表现为免疫缺陷,复发性感染,低丙种球蛋白血症,特异性抗体应答缺失,自身免疫性溶血性贫血,血小板减少性紫癜,炎性肠病。由此可以解释患儿顽固性血小板减少。

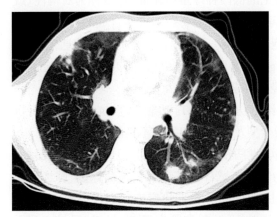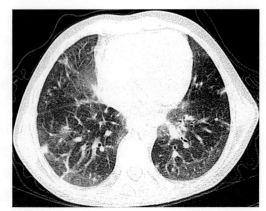

图 7-6-3 　4 月 11 日肺 CT:双肺结节影较前
增多、增大

图 7-6-4 　4 月 20 日肺 CT:双肺结节影较前无明
显变化,增强时明显强化

## 【确定诊断】

普通变异性免疫缺陷病。

诊断依据:患儿有迁延不愈的肺部炎症,持续血小板减少,完善基因检测提示患儿为普通变异性免疫缺陷症 8 型伴自身免疫。

## 【诊治体会】

1. 基因检测为免疫缺陷病诊断的金标准。本例患儿的最终诊断为普通变异性免疫缺陷病,该病表现为低丙种球蛋白血症,但在本病例中,患儿的免疫球蛋白检测结果却未见明显减低,给我们的诊断增加了难度。因此,对于临床上考虑免疫缺陷病不除外的患儿,应完善基因检测以明确诊断。

2. 不是所有免疫缺陷病都有反复感染的病史。免疫缺陷,顾名思义,免疫系统存在缺陷,常见有 B 细胞缺陷导致的体液免疫缺陷,或 T 细胞功能或数量异常导致的细胞免疫缺陷,两者最终均会导致免疫功能缺陷而使机体的防御功能低下,因此易于患感染性疾病。但本例患儿诊断时,年龄已 9 岁,之前并无反复感染的病史,仅有一次化脓性阑尾炎及 EB 病毒感染,且常规抗炎抗病毒治疗后即痊愈。因此,反复感染并不是诊断免疫缺陷病的必备条件。

3. 以多系统同时受累为表现的疾病应注意是否为一种疾病导致的多器官受累。本例患儿存在顽固的血小板减少，脾大，曾有溶血性贫血，因此，易于误导我们患儿是血液系统疾病或是免疫系统疾病。但患儿实际诊断为普通变异性免疫缺陷病，此病易并发多种自身免疫性疾病，也可并发恶性肿瘤，因此，应该引起我们注意，当骨髓检查结果不能解释所有临床表现时，我们应该拓宽自己的诊断思维。

## 【关于本病】

普通变异性免疫缺陷病（CVID），是一种常见的低丙种球蛋白血症，曾被称为获得性（或成人型、迟发性）低丙种球蛋白血症。为一组病因不同的，主要影响抗体合成的原发性免疫缺陷病。目前认为大多数 CVID 是由于 T 细胞功能异常，不能提供有效的辅助信息，以促进 B 细胞内免疫球蛋白的合成转换。患者血清 IgG 明显降低，IgA 和 IgM 亦有不同程度的下降，但较 X- 连锁无丙种球蛋白血症（XLA）为轻。可累及男性及女性。

CVID 的发病机制可能与 Th 功能缺陷、B 细胞功能缺陷、Ts 功能亢进、抗 B 细胞自身抗体的存在有关。其病理改变可分为淋巴组织增生型及淋巴组织发育不良两种类型。

CVID 的临床表现呈多样性，男女均可患病，发病年龄可在幼儿期，但更常发于学龄期，甚或成人期。常见反复细菌性感染，病原菌为嗜血流感杆菌、链球菌、葡萄球菌、肺炎球菌等。其他病原体如支原体、念珠菌、卡氏肺囊虫、单纯疱疹和带状疱疹病毒也可感染 CVID 患者。消化道症状包括慢性吸收不良综合征、脂肪泻、叶酸和维生素 $B_{12}$ 缺乏、乳糖不耐受症、双糖酶缺乏症、蛋白质丢失性肠病等。少数患者可出现淋巴结和脾大，CVID 易并发多种自身免疫性疾病，并发恶性肿瘤的概率也较高，发生率为 8.5%~10%。

CVID 的大多数患者的预后不良。严重细菌性或病毒性感染、自身免疫性疾病和癌症是导致死亡的原因。目前尚无系统的预防措施。

（王　娟　蔡栩栩）

# 第八章

# 其他

## 病例 1　特发性肺含铁血黄素沉着症

### 【病例介绍】

患儿,女,11 岁。

**主诉:** 咯血 1 天。

**现病史:** 入院前 1 天于剧烈活动后突然出现阵咳,咳白色痰,痰中带血,约 2ml,1 小时后再次咳出约 7~8ml 鲜血,晨起时呕吐 1 次,为大量胃内容物,含少许血丝,以 "咯血原因待查" 急诊入院。病来低热,体温 37.5℃左右,偶咳,无喘息,无胸痛胸闷及呼吸困难。近 1 年常有 "感冒" 咳嗽,不爱活动、乏力,但无低热、盗汗,无明显消瘦;无腹痛、腹泻,无鼻出血史。不偏食。无特殊药物服用史。精神欠佳,无黑便,无血尿、少尿。

**既往史:** 近 1 年发现面色白有贫血,于当地诊断为 "营养性贫血"。无心脏病、异物吸入等其他疾病史。无湿疹史。

**过敏及接触史:** 无食物及药物过敏史。无肝炎、结核等传染病接触史。

**个人及家族史:** 生长发育同同龄儿,按时进行预防接种,无月经初潮。独生子女,父母及一、二级亲属无类似咯血及出血性疾病史,肝炎、结核等家族史。

**入院查体及相关检查:** 神志清楚,精神萎靡,面色略苍白,呼吸略促,约 36 次 /min,口周无发绀;结膜略苍白,口唇白,咽红,咽后壁无血迹,扁桃体 Ⅰ 度;双肺叩诊清音,听诊呼吸音粗,右肺可闻及密集中小水泡音;心、腹及神经系统查体未见明显异常;四肢活动自如,甲床略苍白,无杵状指 / 趾,肢端温暖,双下肢无水肿,CRT<3 秒。

**辅助检查:** 门诊急检血常规:WBC $9.0 \times 10^9$/L,NE%87.4%,RBC $3.5 \times 10^{12}$/L,HGB 66g/L,HCT 22%,MCV 64fl,MCH 20.9pg,MCHC 309g/L,PLT $330 \times 10^9$/L。门诊肺 CT: 右肺门及中下肺野弥漫性高密度及磨玻璃密度斑片影,左肺散在模糊斑片影。

### 【病情分析及诊断思路】

**1. 病例特点**　11 岁大女孩,咯少量新鲜血,呕吐物中亦带血,既往有贫血病史;查体有明显贫血貌,肺部可闻及密集中小水泡音;血常规提示中度小细胞低色素性贫血。

**2. 诊断思路**　年长儿,咯血伴有小细胞低色素性贫血、肺 HRCT 提示右肺呈弥漫性高密度及磨玻璃密度斑片影,左肺散在模糊斑片影,具有典型"咯血、贫血和肺部浸润"三大特点,首先应考虑到特发性肺含铁血黄素沉着症(idiopathic pulmonary hemosiderosis,IPH)的可能,应积极查找痰、胃液中含铁血黄素巨噬细胞(hemosiderin-laden macrophages,HLMs),有条件时进行纤维支气管镜检查,注意出血部位并查支气管肺泡灌洗液(bronchoalveolar lavage fluid,BALF)中 HLMs。同时应排除其他咯血性疾病。需要与以下疾病进行鉴别:

(1)肺炎:肺炎链球、肺炎支原体感染等肺部感染偶可出现少量咯血或痰中带血,肺 CT 有渗出性病灶,但肺炎多分布于肺野中内带常伴有肺气肿,且多有发热,一般无贫血改变。此外,应注意询问有无呼吸道感染症状,做相应病原学检测。

(2)肺结核:应详细询问患儿有无不规则发热、盗汗、食欲缺乏、乏力、消瘦等症状,有无结核接触史,做血沉、结核菌素检查,必要时做结核菌素试验,注意肺部影像学的改变,IPH 的小结节在肺尖、肋膈区、肺外带分布较少,粟粒型肺结核结节影分布较 IPH 均匀,形态密度较一致,部分可见钙化。

(3)心脏以及脉管疾病:如二尖瓣狭窄及各种原因引起的慢性左心衰竭、先天性以及获得性肺静脉闭塞、肺动脉畸形、肺动脉高压、肺多发性血管瘤、淋巴管肌瘤等可致肺含铁血黄素沉着。应详细询问患儿有无心脏病史,注意心脏查体,常规做心电图、心脏彩超,必要时做心肺血管造影。

(4)肺出血 - 肾炎综合征(Goodpasture 综合征):肺出血 - 肾炎综合征泛指咯血患儿在病前或病程中、后出现肾炎或肾疾病,见于肺血管炎、化学药物中毒、结缔组织病、骨髓移植及原因不明等,而血液及组织中无抗肾小球和抗肺泡上皮基底膜抗体(anti GBMA)。Goodpasture 综合征限定于 GBMA 存在患儿血清及肾活检组织中。后者仅为前者中的一个独立病,两者治疗、发病机制不尽相同。该患儿应常规做尿常规及肾功能检查,必要时做肾脏彩超及相关检查。

(5)其他原因所致肺泡出血:结缔组织病如系统性红斑狼疮所致肺部病变、系统性血管炎、韦格纳肉芽肿、过敏性紫癜都可引起肺泡出血,常规进行风湿系列及抗核抗体系列等,同时应询问有无特殊药物如抗凝药、溶栓药、丙基硫尿嘧啶、苯妥英钠、细胞毒等药物的使用,这些药物也可致肺泡出血。

(6)与贫血性疾病鉴别:患儿有明显的贫血表现,网织红细胞增高,应除外其他原因引起的贫血,如营养性缺铁性贫血、溶血性贫血及其他血液病等。营养性缺铁性贫血与 IPH 均表现为小细胞低色素性贫血,血清铁与铁饱和度下降。但两者病因不同,前者为铁摄入不足或者需求过多导致造血原料不足,造成贫血。IPH 则为体内铁分布异常,电镜下肺泡及间质可见含铁血黄素巨噬细胞,肺基底膜有铁蛋白沉积,造成铁利用障碍而致贫血症状。应详细询问患儿饮食状况,做铁代谢检查、Coombs 试验,必要时行骨髓穿刺。

## 【诊治经过及反应】

入院后因诊断尚不明确,根据病情分析完善相关检查,同时给予对症支持治疗:①卧床休息,低流量吸氧,监护;②入院后发热伴有咳嗽,头孢呋辛和阿奇霉素控制感染,给予祛痰止咳药物。

检查及结果分析:

1. **入院后完善各项检查**　血常规如前所示,提示中度小细胞低色素性贫血,网织红细胞增多;尿常规正常;便常规正常,潜血阴性;肝肾功能正常,血清胆红素正常。血气分析正常。3次痰涂片未查到HLMs。

2. 血CRP 12.1mg/L(0~8mg/L);ASO<25.0(0~200U/ml);ESR 19mm/h,均正常。病原学检测除肺炎支原体抗体(MPAb)1∶320外,肺炎支原体抗体-IgM(MPAbIgM)阴性、咽拭子肺炎支原体DNA测定阴性、肺炎衣原体抗体-IgM、结核抗体(TBAb)阴性,常见呼吸道、肠道病毒及肝炎病毒检测均阴性,血细菌培养未见细菌生长,结核菌素试验阴性,提示除既往有肺炎支原体感染外,无结核等其他感染迹象。

3. **贫血系列**　促红细胞生成素(EPO)>824.00mU/ml(2.59~8.5mU/ml)增高,铁蛋白71.8ng/ml(11~336.2ng/ml),维生素$B_{12}$ 141pg/ml(180~914pg/ml),叶酸3.84ng/ml(3~17ng/ml)均正常;血清铁3.5μmol/L(7~30μmol/L)降低,提示血清铁和血清铁蛋白浓度降低,符合IPH的铁代谢改变。直接Coombs试验阴性,血清胆红素正常,除外免疫性溶血性贫血。骨髓穿刺:增生明显活跃骨髓象,粒红比例减低,未找到LE细胞。

4. **免疫学检测**　免疫球蛋白:IGG 12.3g/L(正常6.95~15.15g/L),IGA 1.76g/L(正常0.97~3.2g/L),IGM1.84g/L(正常0.4~1.59g/L)。淋巴细胞亚群:总T细胞(%)58(55~84),T抑制毒细胞(%)25(13~41),T辅助细胞(%)29(31~60),Th/Ts 1.16(0.71~2.78),NK细胞(%)3(7~36),总B细胞(%)38(5~20)均正常,除外免疫缺陷病。总IgE 42.47U/ml正常。

5. RF、抗心磷脂抗体(ACA)、抗中性粒细胞胞质抗体测定(ANCA)及抗核抗体系列(ANA)均阴性,初步除外结缔组织病引起肺泡出血的可能。

6. 心电图正常,心脏、肝胆胰及肾脏彩超未发现异常。

7. **纤维支气管镜检查**　右肺各支开口位置正常,黏膜粗糙、无明显分泌物附着,右中局部灌洗未见明显分泌物吸出,管壁毛糙,各支通气可,灌洗液呈洗肉水样;左肺各支开口位置正常,黏膜粗糙,无明显分泌物附着。BALF检查:一般细菌、结核菌及真菌涂片检查均未找到相应阳性菌,未查到肺含铁血黄素巨噬细胞。细胞学检查:分叶核细胞54%,淋巴细胞11%;巨噬细胞35%;细菌培养未见细菌生长。

8. **肺部HRCT**　入院后做肺部HRCT(图8-1-1),表现为双肺弥漫性高密度渗出性病变,以右肺显著。

以上辅助检查结果高度疑似"肺含铁血黄素沉着症",但未查到"肺含铁血黄素巨噬细胞"。患儿于入院后4天热退,未再出现咯血,家长拒绝进一步做胃液含铁血黄素巨噬细胞等检查,不同意激素治疗,出院。

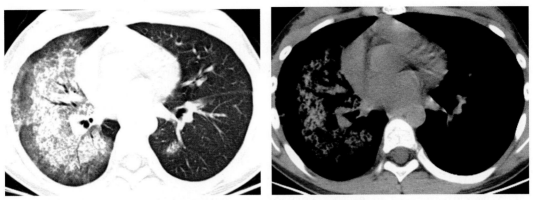

图 8-1-1　入院后入院后完善肺部 HRCT,提示:双肺弥漫性高密度渗出性病变,以右肺显著

1 年后患儿再次因"低热,咳嗽伴气促 3 天,咯血 1 天"为主诉入院,期间反复有低热、咳嗽、气促表现,给予中药治疗,复查肺 CT 4 次,肺部浸润影时好时坏(图略)。入院查体仍有明显贫血貌,血常规:WBC $6.4 \times 10^9$/L,NE%60.0 ;RBC $2.9 \times 10^{12}$/L,HGB 53g/L,HCT 18.1%,MCV 63fl,MCH 18.5pg,MCHC 294g/L,PLT $345 \times 10^9$/L,RC 3.74%。肺 HRCT(图 8-1-2)显示双肺多发性弥漫、多发渗出性病变。入院后再次行纤维支气管镜检查,BALF中查到含铁血黄素巨噬细胞(图 8-1-3),同时胃液中亦查到含铁血黄素巨噬细胞(图 8-1-4)。确诊为:特发性肺含铁血黄素沉着症。给予对症支持治疗,输悬浮红细胞 1 次纠正贫血并予糖皮质激素治疗,口服甲泼尼龙片 16mg,每天 3 次[1.6mg/(kg·d)],5 天后无咯血症状,肺部 CT(图 8-1-5)浸润影明显吸收,出院。出院医嘱:①继续口服甲泼尼龙片 16mg,每天

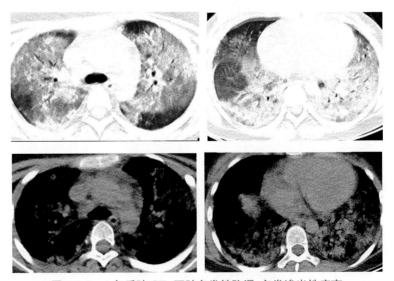

图 8-1-2　1 年后肺 CT;双肺多发性弥漫、多发渗出性病变

3 次,共 3 周;②碳酸钙 D3 片 600mg,每天 1 次口服;③3 周后小儿呼吸科门诊复诊。

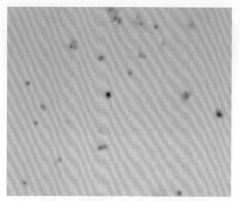

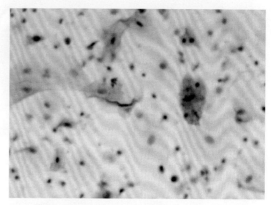

图 8-1-3 肺泡灌洗液中查到含铁血黄素巨噬细胞　　图 8-1-4 胃液中查到含铁血黄素巨噬细胞

　　出院 1 个月后再次因"间断发热 2 天,咳嗽咯血 1 天,呼吸困难 15 小时"入院。上次出院后按医嘱口服甲泼尼龙片(每次 4 片,每天 3 次),无咯血症状和不适,3 周后未复诊,并自行停药。入院查体:体温 37.8℃;脉搏 152 次/min;呼吸 70 次/min;血压 105/75mmHg;体重 43kg。神志清楚,状态差,精神萎靡,满月脸,面色苍白,呼吸急促,口唇发绀,伴有明显鼻翼扇动和三凹征,双肺散在哮鸣音,双肺底密集细小水泡音,心率快,余未见异常。入院后处理:①急检血常规、CRP、DIC 常规、血气分析,急查肺 CT 等,肺 CT 示双肺弥漫性渗出性病变;②心电、血氧、血压监护,面罩吸氧;③甲泼尼龙 40mg[1.6mg/(kg·d)],12 小时 1 次,静脉点滴 5 天,改 40mg 每天 1 次,静脉点滴 9 天,后改口服甲泼尼龙片 16mg,每天 2 次;④血常规:WBC 7.6×10$^9$/L,NE%83.5%,CRP 133mg/L,予头孢噻肟那舒巴坦钠控制感染;⑤酚磺乙胺、维生素 K$_1$ 止血。入院第 5 天患儿状态明显好转,呼吸平稳,无鼻翼扇动及三凹征,无发绀,双肺水泡音消失,肺 CT 示(图 8-1-6)双肺弥漫病变部分吸收,肺部透过度略改善,2 周后出院。出院医嘱:①口服甲泼尼龙片 16mg,每天 2 次;②小剂量红霉素 100mg/次,每天 2 次[5mg/(kg·d)];③乙酰半胱氨酸 600mg/次,每天 1 次口服;④碳酸钙 D3 600mg/次,每天 2 次口服;⑤槐杞黄颗粒 10g/次,每天 2 次,口服 3 个月;⑥2 周后门诊复查。

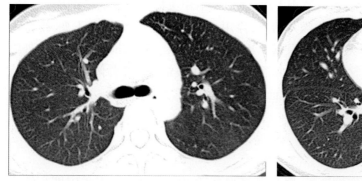

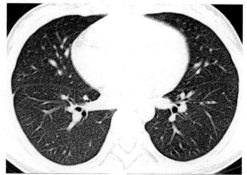

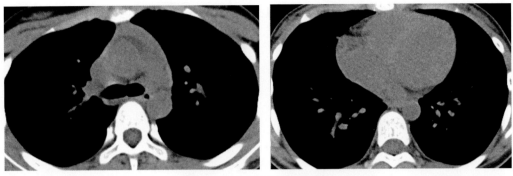

图 8-1-5  治疗后复查肺 CT

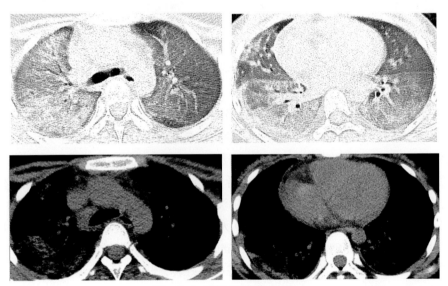

图 8-1-6  返院后复查肺 CT

2 周后门诊复查,无咳嗽咯血,查体:血压 110/75mmHg,库欣面容,呼吸平稳,双肺呼吸音清无啰音。血常规 RBC $3.5 \times 10^{12}$/L,HGB 110g/L;肺 CT 双肺野透过度下降,散在分布斑片状磨玻璃密度影,双肺病变明显好转(图略)。甲泼尼龙片每天总量 8 片(32mg)隔天晨顿服,每 2 周减半片,余用药同前,每月复查 1 次。6 个月后甲泼尼龙片减至 2 片隔天晨顿服,加用布地奈德 0.5mg,每天 2 次雾化吸入治疗,停用小剂量红霉素,余治疗不变,维持治疗 1 年,期间曾患化脓性扁桃体炎、肺炎各住院 1 次,无咯血现象,感染期间除控制感染外给予甲泼尼龙 40mg,每天 2 次静脉点滴 3 天,其后继续口服甲泼尼龙片 2 片隔天晨顿服维持治疗,监测血常规、血压、血糖、骨密度及肺功能,观察治疗中。

【确定诊断】

特发性肺含铁血黄素沉着症。

诊断依据:①有反复发作性咳嗽、咯血和贫血症状、体征,血常规提示中度小细胞低色素性贫血;②发作时肺部闻及水泡音,肺 HRCT 以双肺弥漫性肺浸润和肺间质的改变;

③ BALF 中查到含铁血黄素巨噬细胞,同时胃液中亦查到含铁血黄素巨噬细胞;④除外其他肺出血性疾病,如血管炎、风湿性疾病、免疫缺陷病、肺结核、支气管异物、血管畸形和反复支气管肺炎等。

【诊治体会】

1. IPH 为一种少见疾病,贫血、咯血和肺浸润"三联症"是 IPH 的典型表现。然而,多数患儿缺乏典型的临床表现,常与呼吸系统疾病相类似,加之胸片改变多样化,临床易误诊为肺炎、肺结核、支气管扩张。有的患儿早期不表现为咯血,这是由于经常性的肺出血抑制了咳嗽反射,或血和黏液在气道上皮形成一层薄膜,使呼吸道黏膜不受刺激,因而许多患儿可无明显咳嗽等呼吸道症状,而以贫血为唯一的临床症状,易被误诊。另外,年龄小的患儿因不会咳痰、痰多咽下,咯血也不明显,仅有的贫血症状也常因缺乏特异性而被忽略,或单纯诊断为缺铁性贫血。婴幼儿常表现为严重的贫血,需要反复输血。另一方面,由于肺出血并保留在体内,故产生贫血伴网织红细胞增高,血胆红素增高,易误诊为溶血性贫血。

本例患儿就诊前有长达一年余的贫血表现,但并未引起家人和当地医师的重视,诊断为"营养性贫血"。患儿首次住院时以"咯血"为主要表现,查体及血常规提示有中度小细胞低色素性贫血,肺 CT 呈磨玻璃样渗出性改变,医师高度怀疑"特发性肺含铁血黄素沉着症",但遗憾的是第一次查痰和 BALF 中未找到 HLMs,家属拒绝反复检查,延误了诊断。因此,对不明原因贫血患儿,尤其是合并呼吸道感染的贫血患儿应常规做胸片检查,有条件时要做 HRCT 检查,HRCT 对于痰液检查正常的患儿具有一定的诊断意义。而痰或胃液查找HLMs 是诊断 IPH 的主要诊断方法,临床怀疑 IPH 时,要从痰液或胃液中反复查 HLMs,以提高阳性率。BALF 检查的阳性率高于痰液检查,对于疑难病例应行纤维支气管镜检查,提高对 IPH 的诊断水平。本例患儿于第 2 次住院时在胃液和 BALF 中均找到 HLMs,因此,对于高度怀疑病例应坚持反复查找痰或胃液中的 HLMs,有时 1~2 次查不到,故查找时要耐心、仔细。

2. 文献报道多数患儿于 10 岁前被诊断,诊断年龄与发病年龄存在较大差距,提示误诊的时间通常都比较长。因此,临床医师应提高对此病的认识,早期诊断,避免抗生素的滥用和大量反复的输血。IPH 的诊断要认识和掌握三大特征:①反复发作咳嗽、气促和 / 或咯血,渐进性小细胞性贫血伴网织红细胞增加;②有少量咯血,与咯血程度不相称的贫血或轻微呼吸道感染后出现不能解释的贫血或急性肺部体征;③ X 线片表现为四种类型:磨玻璃型、间质浸润型、网状形及晚期肺间质纤维化。因而临床遇以下情况时应高度疑诊本病,并及时做进一步检查:①反复出现呼吸道症状和咯血,除考虑常见病外还应想到本病。②呼吸道症状及胸片表现明显,肺部体征轻,三者不相吻合时,或有时呼吸道症状明显,而 X 线胸片却正常。③ X 线胸片多样化,在疾病早期仅有肺纹理增多;在出血期胸片可出现絮状结节状阴影或呈磨玻璃样改变。发作次数增多可出现网状或粟粒状改变。IPH 病灶大小不一、浓淡不均,边缘不清,动态观察阴影可在 2~4 天内消散或重现。④贫血合并咯血,或不明原因反复出现贫血。⑤在诊治过程中有反复发作呼吸道症状伴贫血,肺部 X 线时隐时现改变。HRCT 在显示肺间质性病变的网状阴影、小结节阴影、磨玻璃样阴影、肺气肿和细支气管病变时优于常规 CT 和 X 线平片,因此,对 IPH 患儿选择 HRCT 检查,可以在诊断、病情判断和疗效观察方面,为临床提供更大的帮助。

3. 糖皮质激素目前仍是 IPH 治疗的首选药物,治疗疗程宜长,减量宜缓慢,停药需慎重,停药过早易出现复发,在用药方式的转换过程中更应注意个体化。本例患儿家长因担心激素的副作用,起初不敢用,其后见病情好转就擅自停药,结果患儿感染后再次咯血,并出现明显的呼吸困难,危及生命。因此,对 IPH 患儿及家属应加强教育和管理,定期随访,增强治疗的依从性。复发时应调整激素用量,同时加强对激素全身性不良反应的监测,如感染、生长迟缓、下丘脑 - 垂体 - 肾上腺轴的抑制、骨质疏松、高血压、糖尿病、白内障、青光眼、肥胖等。

4. 目前国内外均有采用肾上腺皮质激素吸入治疗的报道,并取得一定疗效,可以避免口服肾上腺皮质激素带来的全身副作用。认为当口服激素能使病情缓解但出现较大的不良反应时可在激素逐步减量到一定维持剂量并控制症状 3 个月左右,加激素雾化吸入治疗,通过局部用药,达到局部免疫抑制和抗炎作用,降低肺损伤而减少急性发作,使症状缓解。本例在病情平稳阶段,维持口服激素最低剂量同时加吸布地奈德 0.5mg,每天 2 次,取得了一定的效果。于患儿最后 1 次住院时我们在给予激素治疗的同时加用了免疫抑制剂硫唑嘌呤。

## 【关于本病】

IPH 最先于 1864 年由 Virchow 报道,是一种少见的无肺泡毛细血管炎的弥漫性肺泡内出血疾病(diffuse alveolar hemorrhage disease,DAH),以肺间质含铁血黄素沉着为显著特点,好发于 10 岁以下儿童,以 6 岁以下居多。国外文献报道的年发病率为 0.24/10 万 ~1.23/10 万,占儿童肺间质性肺疾病的 8%,儿童期男女发病率无明显差异,成人中男性居多。目前我国尚无确切的发病率统计。典型的 IPH 临床表现为咯血、贫血、弥漫性肺浸润"三联症",痰、胃液或支气管肺泡灌洗液检查可见含铁血黄素细胞。本病的诊断为排他性诊断,因此有条件地尽量争取肺活检,以除外其他疾病,尤其是肺泡毛细血管炎所致的弥漫性肺泡出血症。在中国儿童间质性肺疾病中,IPH 可能是首位的病因。IPH 引起的急性肺出血是临床上的危重症,病情凶险,救治难度大,但随着对 IPH 治疗经验的积累,其预后已较既往有所改善。

IPH 病因未明,可能与免疫、遗传、牛乳过敏、环境等因素相关,但缺乏进一步的确切依据。已有一些家族性病例的报道,提示该病可能存在遗传背景,但未发现与本病相关的候选致病基因。发病机制尚未明确,由于 IPH 患儿对肾上腺皮质激素和 / 或免疫抑制剂治疗显示出良好的近期效果,由此提示免疫机制参与了疾病的发生发展过程。多数学者认为,抗原 - 抗体复合物介导的肺泡自身免疫性损伤,致使肺泡毛细血管通透性增加,导致肺小管出血可能是 IPH 最为重要的发病机制。文献报道 IPH 患儿中部分出现外周血 T 细胞亚群异常及免疫球蛋白增高。有学者观察到,临床上约有 25% 生存期超过 10 年的 IPH 患者相继发生如自身免疫性甲状腺炎、自身免疫性溶血性贫血、幼年特发性关节炎等自身免疫性疾病。另有 IPH 患儿同时合并麦胶性肠病(又称乳糜泻),血清中麦胶蛋白的 IgG、IgA 抗体测定滴度增高。但有关 IPH 发病机制的研究很少。

IPH 主要病理改变为肺泡毛细血管出血,当肺泡毛细血管反复出血,渗出的血液溶血后,其中珠蛋白部分被吸收,血红蛋白转化为含铁血黄素沉着于肺组织。含铁血黄素被巨噬细胞摄取,这些巨噬细胞产生早期炎性介质;如果反复出血,将导致慢性炎症及纤维化。咯血或呕血是血流入肺泡腔的间接表现,失血及肺组织中铁的沉积导致缺铁性贫血。晚期可出现严重的肺纤维化、肺心病。

本病临床症状和病程取决于肺内出血的程度及期限,多数病程长,发作与自动缓解交替出现。依据临床病程将 IPH 分为 3 期:急性出血期、慢性反复发作期、静止期或后遗症期。

1. **急性出血期**　突然发病,咳嗽、咯血、气促,可有面色苍白、疲乏等表现,而咯血最具有诊断意义,咯血可呈痰中带血,也可大量咯血。小儿不会咳痰常无咯血,常以面色苍白为主要表现,有时伴呕血、黑便或轻度黄疸,久之出现疲乏、食欲缺乏、生长发育落后。严重病例可呈大咯血表现,导致急性呼吸衰竭,部分死于出血性休克或出血合并感染。合并感染时出现发热。此期肺部体征不尽相同,可无体征或少许湿啰音、哮鸣音,也可有肺部实变体征。贫血患儿可出现心尖部收缩期杂音。

胸部 X 线检查两肺野透亮度普遍减低,呈毛玻璃样改变及大片云絮状阴影,以肺门及中下肺野多见,两侧多对称分布,肺尖、肋膈角及肺底表现较轻甚至不累及。在 HRCT 上,急性肺出血往往表现为片状磨玻璃样阴影或实变。肺部病变经治疗后多在 1~2 周内明显吸收,有时可延续数月或反复出现。

2. **慢性反复发作期**　以长期或反复咳嗽、咯血、胸痛、哮喘及低热为特征,由于反复的肺出血,大量含铁血黄素在肺内沉积,并由咳痰丢失,慢性失血导致缺铁性贫血,明显的贫血貌、心悸、乏力,部分患儿出现肝脾大、杵状指 / 趾。

胸部 X 线检查两肺广泛分布的小结节影及细小的网状影。随着病变进展网状影渐渐增多变粗。若有新鲜出血,则在细网状影的基础上,同时有磨玻璃影出现。

3. **静止期或后遗症期**　稍有咳嗽、气促,常无咯血或贫血。病程后期因反复出血形成广泛间质纤维化,出现杵状指 / 趾、肺功能不全、肺动脉高压、肺源性心脏病和呼吸衰竭。

胸部 X 线检查肺纹理增多而粗糙,可有小囊样透亮区或纤维化改变,并可出现肺动脉高压和肺心病的 X 线征象。小叶间隔增厚和弥漫性小结节为亚急性期及慢性期表现。

本病的诊断要点如下:①原因不明的小细胞低色素性贫血;②反复咳嗽、气促,伴或不伴咯血;③胸片或 CT 可见急慢性肺浸润;④痰、胃液或 BALF 检查可见含铁血黄素细胞;⑤肺组织活检可见含铁血黄素沉积及不同程度的纤维化,但无肺泡毛细血管炎;⑥排除其他原因的肺出血。值得注意的是,在一些长期随访病例中,原诊断 IPH 的患者若干年后表现为肺肾出血综合征、系统性红斑狼疮等疾病,因此,IPH 的诊断必须建立在除外继发性肺含铁血黄素沉着症的基础上,注意和结缔组织疾病、原发或继发性血管炎等疾病鉴别,必要时可行肺活检,以确定是否存在肺泡毛细血管炎所致的弥漫性肺泡出血。

糖皮质激素目前仍是治疗首选药物,急性期尽早使用激素能改善症状,降低毛细血管的通透性,迅速起到止血作用,从而保护肺功能和减少肺纤维化形成。但其剂量和疗程,尤其是疗程仍缺乏循证医学的证据,推荐剂量泼尼松 1~2mg/(kg·d)口服治疗 2 个月,逐渐减量至最低控制症状维持量,持续治疗 6 个月或更长时间。对严重威胁生命的 IPH 患儿,甲泼尼龙 10~20mg/(kg·d),静脉滴注,连用 3 天,病情缓解后改为口服泼尼松 1~2mg/(kg·d),逐步减量同上;症状较重者,X 线病变未静止及减药过程中有反复的患儿,疗程应延长至 1~2 年,停用激素指征:临床及实验室检查恢复至少 1 年。另外,目前国内外均有采用激素吸入性疗法取得一定疗效的报道,当口服激素使病情缓解,为减轻全身应用激素带来的不良反应时,可在口服激素逐步减量到一定维持剂量并控制症状 3 个月左右加吸入激素治疗。对肾上腺皮质激素效果不佳或激素剂量依赖、肺功能持续下降的患儿可考虑选用免疫抑制剂治疗。

既往认为 IPH 预后较差,患者通常死于急性肺出血和呼吸衰竭。近年的病例报道显示 5 年生存率是 86%。IPH 预后的关键在于早期诊断,尽早控制急性发作,减少复发,保存肺功能,否则贻误时机,肺功能出现不可逆改变。尽早诊断、合理地运用药物治疗可能有助于改善预后。

(蔡栩栩)

## 病例 2  药物超敏反应综合征

### 【病例介绍】

患儿,男,3 岁。

**主诉:**间断发热伴有皮疹 10 天。

**现病史:**患儿 13 天前无明显诱因出现周身密集红斑、颜色鲜红、逐渐增多融合成片、伴痒感,同时出现发热,热峰 39℃,口服美林热可退,每天发热 3~4 次;8 天前就诊于笔者医院感染门诊化验血常规、CRP、风疹病毒 IgM 无明显异常,予抗病毒类中成药口服治疗,就诊于皮肤门诊考虑多形红斑? 予口服复方甘草酸酐胶囊及盐酸左西替利嗪片治疗,皮疹较前有所减少,患儿发热间隔较前有所延长,但仍有发热,期间小儿循环会诊除外川崎病,以"发热原因待查? 上呼吸道感染,多形红斑? "收入院,查肺炎支原体弱阳性,给予阿奇霉素静脉滴注,入院 1 天后(8 天前)热退,皮疹消退,但仍有皮肤瘙痒,住院 4 天出院。4 天前(出院 1 天后)再次无明显诱因出现发热,体温最高为 41.9℃,无寒战及抽搐,口服退热药后体温可暂时退至正常,发热间隔约 4~6 小时,于当地医院就诊,化验提示柯萨奇病毒感染,给予"头孢三代"及"抗病毒"(具体药名不详)药物静脉滴注 2 天,但发热仍未见好转,2 天前患儿周身再次出现点片状红色皮疹,以颜面部、颈部、躯干明显,瘙痒明显,发热时皮疹加重,退热时皮疹略有减轻,今日于笔者医院感染科就诊,考虑传染性疾病依据不足,家属为求进一步诊治,门诊以"热待查"收入笔者科室。

患儿病来精神状态略差,无明显咳喘,无恶心、呕吐,无头晕、头痛,无抽搐,睡眠可,进食差,大、小便正常。

**既往史:**患儿 20 多天前因步态不稳,走路有时摔倒,在小儿神经科住院 9 天,当时应用二代头孢、营养神经等治疗,住院 9 天,痊愈出院,出院诊断"脑炎不除外,腰骶隐裂,肺炎支原体感染,病毒感染"。否认手术、输血史。否认肝炎、结核等传染病接触史。

**过敏及接触史:**否认食物及药物过敏史。父亲 5 年前确诊结核,现未治愈。未规律治疗,经常有无力、低热,咳嗽不明显,自述 CT 有多发空洞。患儿与父亲每周能有 1~2 次短时间接触,否认肝炎等其他传染病接触史。

**个人及家族史:**G2P3,36 周$^{+3}$剖宫产,双胎之小,出生体重 2.45kg,生后无窒息及抢救史,按时接种疫苗,生长发育正常。否认家族性遗传代谢性疾病史。

**入院查体及相关检查:**体温 39.3℃;脉搏 124 次 /min;呼吸 30 次 /min;体重 14.5kg。神志清楚,一般状态及反应好,步入病房。呼吸平稳,周身成点片状红色皮疹,以颜面部、颈部、躯干明显,四肢皮疹较少,突出皮面,有抓痕,无渗出,伴有少许脱皮;双侧颈部可触及多个约花生粒大小肿大淋巴结,活动度好,无压痛;咽峡红,无疱疹及溃疡,扁桃体Ⅰ度肿大,表面无脓苔;胸廓对称,叩诊清音,肺下界正常,双肺听诊呼吸音粗,双肺未闻及明显干、湿啰音;心、腹及神经系统查体未见明显异常。

**辅助检查:**血常规(当地门诊):WBC $8.0 \times 10^9$/L,N%46.1%,L%45.6%,Hb 110g/L。柯萨奇病毒抗体阳性。胸片:肺纹理增强、粗乱。

## 【病情分析及诊断思路】

1. **病例特点** 2 岁,男孩,间断发热 10 天,此次高热,无咳嗽及喘息,双肺听诊未见异常。13 天前发热伴有皮疹,5 天后皮疹消退,热退;间隔 4 天后,再次发热,皮疹再现,点片状红色皮疹,有融合,瘙痒明显。1 个月前曾因走路不稳在神经科住院。

2. **诊断思路** 结合病史特点,患儿间断高热,但无咳嗽及喘息,肺部听诊未见异常,胸片提示肺纹理增强,病史上分析,发热与肺部感染的关系似乎不大,但是在儿童,感染特别是肺部感染是引起儿童发热的最常见的病因,故入院后做相关病原学检查,并进一步做胸部 CT、腹部超声等明确发热的原因所在。

患儿发热的同时伴有皮疹,入院时看皮疹特点以颜面部、颈部、躯干明显,面部及躯干部部分皮疹融合,瘙痒明显,且患儿入院前近 1 个月有反复应用头孢类抗生素的病史,应注意药物疹。但是患儿皮疹反复出现,与发热相伴行,因此感染因素所致的皮疹亦不除外。另外患儿虽反复发热伴有皮疹,但没有明确感染灶,状态好,还要注意结缔组织病。

入院后做相关化验检查,多在治疗上回避可能致敏的药物,如头孢类抗生素、抗组胺药物等对症治疗。

临床经常收治发热伴有皮疹的病患,要注意皮疹的特点及与发热的关联性。注意它们之间的鉴别诊断。引起发热、皮疹的常见疾病有:

(1)川崎病:发热 5 天以上,抗生素治疗无效,结膜充血、口唇干裂、杨梅舌、颈部淋巴结肿大,手足硬肿,躯干部皮疹,皮疹呈多形性。本例患儿有发热,杨梅舌、颈部淋巴结肿大,皮疹,手足硬肿,符合川崎病,但瘙痒明显,且血常规正常不完全符合。

（2）感染中毒疹：多发热，同时伴有皮疹，严重者可以融合成片，不痒或微痒，感染控制后皮疹消失。本病虽发热伴有皮疹，但皮疹及发热均反复出现，且瘙痒明显，不符合感染中毒疹。

（3）幼儿急疹：1 岁内的婴幼儿，发热多持续 3~5 天，感染中毒症状不明显，热退出现红色斑丘疹，不痒，皮疹不融合成片。出疹顺序：耳后、颜面部、躯干、近端肢体，远端少有皮疹。3~5 天消失，不留痕迹。而本病例发热伴有皮疹，皮疹融合，伴有瘙痒。故排除幼儿急诊。

（4）麻疹：发热起病，伴有明显的卡他症状。发热 3~4 天出现皮疹，皮疹先从耳后到颜面、躯干，最后播散到四肢远端，一般皮疹不痒，为斑丘疹，不融合。而本病例间断出现皮疹，在发热前或发热 2 天后出现皮疹。融合成片，瘙痒明显。故排除麻疹。

（5）多形红斑：可由感染、药物、过敏等引起，其皮疹特点为圆形或椭圆形水肿性红斑或丘疹，似豌豆大至蚕豆大，中央常有水疱，边缘带紫色，对称性发生于四肢，可以伴有瘙痒，常伴有发热、关节痛、腹痛等，严重者称史蒂文斯 - 约翰逊综合征。病程一般为 2~4 周。

## 【诊治经过及反应】

入院后请皮肤科会诊考虑药疹，因患儿有持续发热给予红霉素抗感染治疗，同时给予氯苯那敏口服，并完善各项检查。

入院后完善各项检查，化验结果如下：

1. 血常规　WBC $10.7 \times 10^9$/L，N%44.6%，L%49.8%，EO 1%；Hb 105g/L，PLT $258 \times 10^9$/L。CRP 59.40mg/L。血沉 73mm/h，明显增快。

2. 疫球蛋白定量测定、ASO、肾功能、心肌酶谱、肌钙蛋白Ⅰ均正常。肺炎支原体 IgM 抗体、肺炎衣原体抗体、肺炎支原体抗体、结核抗体测定、结核抗体及 PPD 均阴性。血培养阴性。食物过敏原（不耐受）。EBV-DNA 阴性。尿常规（急诊）基本正常。

3. 肝功能　ALT 115U/L；GOT 138U/L；$\gamma$-HBDH 67U/L。

4. 总 IgE 15.11U/ml。sIgE：腰果 0.80U/ml。

5. 淋巴细胞绝对计数　总 T 细胞（%）88.7%；NK 细胞（%）3.3%；总 B 细胞（%）4.3%。

6. 病毒系列　副流感病毒 -IgA 阴性（建议复查）；EB 病毒 NA-IgG 抗体（+）（>600）；EB 病毒 VCA-IgG 抗体（+）（140）。

7. 胸部 CT（图 8-2-1）　①双肺支气管肺炎待除外；②双侧胸腔积液，右侧较多；③双腋下淋巴结肿大。入院后患儿稽留高热，最高 41℃，口服退热药不能降至正常，皮疹迅速加重，波及全身，呈暗红色，瘙痒明显，皮疹融合成大片，同时伴有水肿，皮肤变厚、变韧。颜面红肿明显，眼睑水肿，没有分泌物，因眼睑水肿明显，球结膜无法检查，口唇干裂，杨梅舌阳性明显。手足均明显充血肿胀。颈部淋巴结肿大。请感染科会诊除外传染性疾病；皮肤科会诊：考虑多形红斑？各种感染、药物及内脏疾病等原因均可导致本病。避免可疑致敏因素，给予脱敏治疗，加用氯雷他定、盐酸左西替利嗪片口服，白色搽剂适量外用，阿奇霉素抗感染治疗。

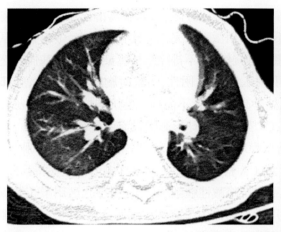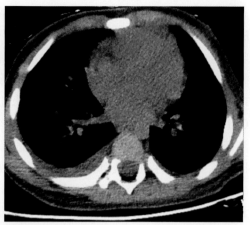

图 8-2-1 入院时完善肺 CT

提示：双肺支气管肺炎待除外；双侧胸腔积液，右侧较多；双腋下淋巴结肿大

住院第 3 天，因患儿持续高热已 6 天，抗感染治疗无效，杨梅舌、皮疹、手足硬肿，颈部淋巴结肿大，循环科会诊考虑不典型川崎病，给予大剂量丙种球蛋白［总量 2g/（kg·次）］治疗，并口服阿司匹林治疗。次日热退，眼睑水肿较前明显好转；丙种球蛋白后第三天，手足红肿消退，周身皮疹变为暗红色较前消退，有蜕皮，仍有瘙痒。

住院 9 天，给予丙种球蛋白后 1 周，患儿体温平稳，无咳嗽，患者周身皮疹颜色变淡到消失，无新发，口周及面颊、躯干部及四肢均见细小鳞屑，无新发皮疹，指甲边缘无蜕皮。复查颈部超声提示颈部淋巴结肿大较前缩小，复查血常规正常、CRP 降至正常（3.65mg/L），血沉 45mm/h，均较前明显好转。肝功能：谷丙转氨酶 62U/L；谷草转氨酶 45U/L；心脏超声未见异常，建议出院。家属拒绝出院，要求巩固治疗，静脉红霉素治疗。

住院 16 天，患儿再次发热 38.5℃，不咳嗽，考虑合并感染，改为阿奇霉素静脉滴注，口服金莲清热泡腾片。次日，患儿高热，39.8℃，每天 4~5 次，口服退热药可降至正常；双下肢新发红色皮疹，伴瘙痒，复查血常规白细胞 9.6×10⁹/L，嗜酸性粒细胞比例升高，1.29×10⁹/L，考虑与过敏有关；请心内科科专家会诊排除川崎病，停用阿司匹林；再次请皮肤科会诊：仍考虑为过敏性皮疹，开瑞坦糖浆、迪皿片每晚 1 次口服。双下肢暗红色斑片处湿疹膏适量外用，每天 2 次。患儿无咳嗽及喘息，一般状态好，食、睡如常。

入院 22 天，患儿再次发热已持续 1 周，双下肢可见成片新发红色丘疹样皮疹，抗感染治疗效果不佳；患儿无感染中毒症状，停用抗炎药物，再次输注丙种球蛋白 2g/（kg·次），仍持续高热，做风湿免疫系列结果正常，骨髓穿刺提示嗜酸性粒细胞增多症，完善 *FIP1L1-PDGFRA* 基因检测为阴性。

入院第 25 天，复查血常规嗜酸性粒细胞比例及计数较前持续升高，血常规：白细胞 9.0×10⁹/L；嗜酸性粒细胞百分比 27.6%；嗜酸性粒细胞绝对值 2.48×10⁹/L；结合病史考虑嗜酸性粒细胞增多症，药物超敏反应综合征。给予甲泼尼龙 2mg/（kg·d），连续 3 天静脉滴注，次日热退，周身皮疹及瘙痒症状均较前减轻。3 天后，甲基强的松龙改为半量继续静脉滴注。激素应用的第 4 天，复查血常规等检查嗜酸性粒细胞比例及计数均在正常范围；复查胸部 CT(图 8-2-2):双肺新增多发球形高密度结节,部分融合,双腋窝淋巴结略增大;胸腔积液基本吸收。因肺部多发球形影原因不明,停用激素。完善支气管镜检查,做相关病原学检查。因患儿父亲有结核,未系统治疗,患儿有接触史,不排除结核感染,停用甲基强的松龙,进一步除外完善检查如结核斑点试验阴性,入院 PPD 阴性,入院时胸腔积液吸收,肺部球形影进展迅速不符合结核感染,并且患儿处于高敏状态,不能预防性抗结核治疗,暂观察;GM 试验均阴性,支气管灌洗液未查到菌丝,CT 虽有多发球形影但没有晕轮征及新月征,不支持肺曲霉菌病;进一步夹膜抗原排除肺新型隐球菌感染;做呼吸爆发排除慢性肉芽肿病;因不除外变应性血管炎肺部表现进一步做 ANCA 检测阴性,多次尿常规正常不支持诊断。支气管灌洗液中嗜酸性粒细胞占 1%,<5% 不支持嗜酸性粒细胞肺炎,但患儿已用了 4 天激素,激素可以使嗜酸性粒细胞迅速下降,且用激素前血中嗜酸性粒细胞达到 27.6%,故不排除嗜酸性粒细胞肺炎,做便虫卵检测阴性,患儿无生食肉类、海鲜病史,不支持寄生虫感染所致。

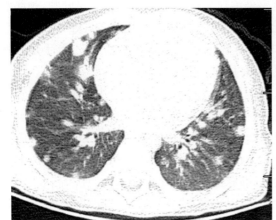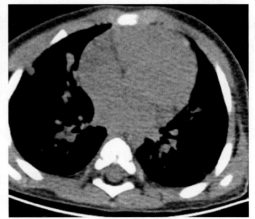

**图 8-2-2 入院治疗 25 天,复查肺 CT**
提示:双肺新增多发球形高密度结节,部分融合,双腋窝淋巴结略增大;胸腔积液基本吸收

停激素 1 天后(住院 29 天)再次发热 39℃,因患儿病因不清,感染及过敏、免疫因素均不除外,目前诊断更倾向药物超敏反应。患儿一般状态好,无感染中毒表现,故停用所有药物观察体温变化。2 天后热退。未见新发皮疹。复查血常规嗜酸性粒细胞计数及百分比升高,CRP 正常。复查胸部 CT(图 8-2-3):双肺多发结节略增大,部分融合;双腋窝淋巴结略增大;因体温平稳,继续观察,未用药,1 周后,体温一直平稳,未用任何药物,家属拒绝复查,出院。

随诊:1 个月后,患儿无发热,无咳嗽及喘息,无皮疹及皮肤瘙痒。复查胸部 CT:双肺多发球形影较前吸收、变小,腋下肿大淋巴结较前缩小(图 8-2-4)。5 个月后随诊,复查血常规正常,嗜酸性粒细胞正常,血沉正常。胸部 CT:双肺多发球形影多数吸收,残存少许渗出影。腋下淋巴结肿大消退。出院 3 个月时曾发热 1 次,口服中药及退热药 1 次躯干部即出现少许皮疹,伴有瘙痒,立即停用药物。发热 4 天后热退。未再用药物。

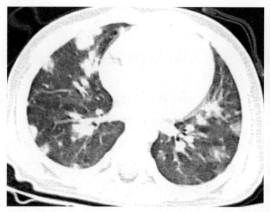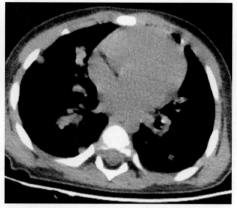

图 8-2-3　入院治疗 1 个月，复查肺 CT

提示：双肺多发结节略增大，部分融合；双腋窝淋巴结略增大

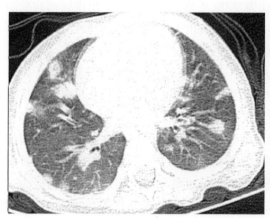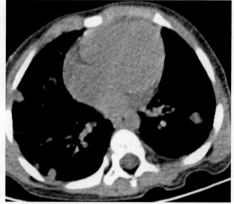

图 8-2-4　出院 1 个月后复查肺 CT

提示：双肺多发球形影较前吸收、变小，腋下肿大淋巴结较前缩小

## 【确定诊断】

药物超敏反应综合征。

诊断依据：20 天前曾有静脉滴注头孢 9 天病史，本次发病前发热，再次静脉滴注头孢 2 天，周身迅速出现红色充血性皮疹，融合成片，波及全身，瘙痒明显。除皮疹外，血嗜酸性粒细胞显著升高；有肝脏损伤；还有胸腔积液，双肺多发球形结节影；激素及丙种球蛋白治疗有效。

## 【诊治体会】

药物超敏反应综合征（drug-induced hypersensitivity syndrome，DIHS）又称药疹伴嗜酸性粒细胞增多和系统症状（DRESS），最早于 20 世纪 50 年代被首次报道。是一种严重的特应性累及多系统的药物不良反应。临床主要表现为发热、皮疹、淋巴结大和内脏损害。DIHS

多于开始服用致敏药物之后的 2 周至数月(平均 3~4 周)发病,延迟性发病被认为是本病特征之一,临床症状于停用致敏药物之后仍持续存在,好转常需数周以上,典型病例临床表现为双峰性,致敏药物剂量和临床反应严重性间缺乏相互关系,内脏器官受累程度与皮损程度也无相关性。这也是本病难于诊断的主要原因。

临床工作中经常见到药疹。药疹有多种形态,如固定型药疹、荨麻疹型药疹、发疹性药疹、多形红斑等。发疹性药疹为最常见的一种,约占所有药疹的 95%。临床表现为弥漫性鲜红色斑或半米粒大至豆大红色斑丘疹,对称分布,迅速融合成片,伴有瘙痒。多在用药后7~10 天出现,常伴有发热、全身不适等,多数病例在停药后 2 周完全消退。本患儿前后 3 次发热,均伴有皮疹,皮疹类型也不相同,也是导致本病难于诊断的原因。

本病例特点是反复发热、伴有皮疹,入院时皮疹性质及演变符合药疹改变,在给予丙种球蛋白治疗后热退,皮疹消失。在热退 10 天后再次发热,本次发热仅伴随少许皮疹,突出表现为嗜酸性粒细胞增高及肺部新发多发球形影,与临床常见药疹不相符。药物超敏反应在临床较为罕见,资料记载 DIHS 最突出表现为发热、皮疹、肝功能损伤,出现肺部病变的报道极少,个别文献提到可出现胸腔积液。本患儿后期突出表现为发热、嗜酸性粒细胞增高,肺部多发球形结节。而肝脏损伤不明显,这也是本病的特殊性所在。

本病的复杂性在于患儿在第 3 次发热、皮疹不典型的基础上,肺部出现多发球形影。本病肺部影像学特征极易与感染引起的肺实变相混淆。因患儿父亲为一个开放性肺结核患者,有明确接触史,肺部多发球形改变,曾一度怀疑结核。另外,对于持续发热,肺部多发球形结节影的病例,也要除外曲霉菌及新型隐球菌等特殊病原感染。在除外感染性疾病的同时,肺部多发球形病灶,也不排除肺部血管炎。在本病诊治过程中因嗜酸性粒细胞显著升高,结合早期出现过药疹,曾怀疑过是否与过敏有关,但过敏导致肺部病变的报道极少。患儿肺部多发球形影在应用激素后迅速减小,随诊 5 个月,病灶基本消失,监测尿常规正常,嗜酸性粒细胞正常,多次复查血沉、ANCA 均正常,不符合血管炎改变。最后明确诊断为DIHS。

回顾整个诊治过程,在住院期间病情跌宕起伏。诊断及治疗较为困难,主要归结于本病在临床较为罕见,特别是在儿科,医师临床经验不足,而本病的临床诊断主要依赖于患者的病史和医师的临床经验,没有可靠的实验室检查,加之往往混合有感染性原发病,另外川崎病、肿瘤、血管炎等疾病也可能类似 DIHS 临床表现,大大增加了本病的诊治难度。

## 【关于本病】

DIHS 是在一定遗传易感性基础上发生的,药物、病毒感染及自身免疫紊乱共同作用下的复杂机体反应。DIHS 常于用药后 15~40 天发病,表现为发热,皮疹及淋巴结肿大,肝、肺等多器官功能受损;并伴有白细胞、异型淋巴细胞及嗜酸性粒细胞计数升高,并于停药后仍继续发展。临床上部分患者在应用激素病情缓解后,在激素减量过程中数天至数周后再次出现发热、皮疹、肝酶升高等疾病复发症状。因本病与感染性、血管炎性及肿瘤性疾病相混淆,疑诊为 DIHS 的患者,评估时须非常谨慎。

目前认为 DIHS 是由 CD8⁺T 淋巴细胞介导,毒性代谢产物引起的一种迟发性超敏反应。有关 DIHS 的发病机制复杂,可能由多因素相互作用所致,包括应用的药物、遗传过敏体质、影响药物代谢或排泄的自身基础疾病、机体免疫状态、潜伏病毒的再激活、病毒再激活产生的免疫应答及药物相关免疫细胞的直接作用等。但这些因素如何相互作用导致 DIHS 尚不清楚。

致敏药物多为神经类药物如:卡马西平、苯妥英钠、苯巴比妥类;抗生素类,如:头孢类、万古霉素、米诺环素、替考拉宁等。

1. **临床表现** DIHS 是一种重度药物反应,临床表现为三联症:发热、皮疹、内脏受累。

(1)潜伏期 2~6 周。

(2)发疹前可先有发热,同时伴有肌痛或关节痛。

(3)初发皮疹多为斑丘疹或多形红斑样损害,多伴有颜面肿胀,数天后发展为硬性或浸润性斑块,尤其在手足,具有一定特征性。口周及口唇部可出现伴有鳞屑的红斑或丘疹,皮损相互融合,逐渐发展为硬皮病。也可发展为 SJS、中毒性表皮坏死松解症。

(4)停用药物后仍持续发展,往往可经过 1 个月以上缓解,典型 DHS 临床表现可为双峰性。

(5)颈部淋巴结肿大( >2mm)。

(6)多脏器受累,最常见肝脏、肾脏,肺脏可表现为间质浸润、胸腔积液;心脏受累可表现心肌炎,也可表现为心包积液。致死率 10%,主要在重症肝炎。

(7)血液系统异常。特别是嗜酸性粒细胞升高,也可表现单核细胞增多或异型淋巴细胞(需除外 EBV 感染)。

(8)皮肤组织病理显示为真皮非特异性淋巴细胞浸润。

2. **DIHS 诊断标准**

(1)迟发性发病,迅速出现皮疹,多数进展为红皮病。

(2)停用致敏药物后,症状延迟 2 周以上。

(3)体温高于 38℃。

(4)伴有肝脏损伤(也可表现其他脏器重度损伤)。

(5)伴有 1 项以上血液学改变:①白细胞升高>11 × 10⁹/L;②出现异型淋巴细胞(5% 以上);③嗜酸性粒细胞升高( >1 500 × 10⁶/L)。

(6)淋巴结增大。

(7)HHV-6 再激活。

典型 DIHS:具备以上全项。

非典型 DIHS:具备 1~5 项,其中第 4 项也可表现为其他脏器重度损害。

本病治疗的关键在于早期诊断、及时停用致敏药物,早期静脉使用丙种球蛋白及皮质类固醇激素治疗。但因为患儿同时伴有严重感染,单纯应用激素治疗风险极大,所以应在同时静脉输注丙种球蛋白及广谱抗生素的基础上联合使用激素治疗。如治疗及时,则预后良好。对以上疗法无效的重症 DIHS 病例,可选用免疫抑制剂治疗,然后逐渐减量至停药。近来有报道指出,血浆置换与血液滤过可能对严重脓毒症合并 DIHS 有治疗意义。因为通过这种治疗方法可有效清除炎性介质及致敏原,协助重建患者免疫内稳状态,并提供稳定的血流动力学及水电介质平衡,使患者度过危险期。

本类疾病临床表现多样,发病具有滞后性,临床极易造成误诊或重症病例的漏诊,延误治疗时机。对于临床医师来说,加强对 DIHS 的认识,早期诊断、及时停用致敏药物,是治疗本病和降低病死率的关键。

(陈 宁 田维敏)

## 病例 3 以咯血为首发的显微镜下多血管炎

### 【病例介绍】

患儿,女,6 岁。

**主诉:**间断咳铁锈色样痰,发现贫血 20 余天。

**现病史:**患儿 20 余天前因咳嗽,伴有铁锈色样痰,量不大,就诊于当地医院,化验血常规提示血红蛋白 37g/L(检查结果未带),予静脉输注红细胞 2 次(具体量不详),后复查血红蛋白 72g/L,后于家中自口服多糖铁复合物及维生素 C 片等,出院后仍间断咳铁锈色样痰。1 周前于当地复查血常规:血红蛋白 66.2g/L。5 天前出现双眼结膜充血,无脓性分泌物,诊断为结膜炎。3 天前排黑便 1 次,量不大。最近 3~4 天患儿出现规律性头痛,双侧颞部痛,钝痛,每天晚间 20 时及晨起 4 时左右发作,每次发作数分钟(自述当地医院头 CT 未见异常),不伴有恶心、呕吐,无嗜睡,无抽搐及晕厥,笔者医院门诊脑电图未见异常;脑血流提示双侧椎动脉血流速度略增快。笔者医院门诊复查血常规:血红蛋白 92g/L。家属为求进一步诊治,门诊以"贫血原因待查"为诊断收入院。

患儿病来无发热,精神状态较差,不喜活动。进食较差,患儿近 1.5 个月每天仅进食米粥及鸭蛋黄。睡眠可,排尿正常。

**既往史:**患儿既往体健,否认结核、肝炎病接触史,否认手术外伤史。

**过敏及接触:**无食物及药物过敏史。无肝炎、结核等传染病接触史。

**个人及家族史:**G1P1,足月剖宫产,出生体重 3.6kg,生长发育同正常同龄儿,按时进行预防接种。否认家族遗传疾病病史。

**入院查体及相关检查:**体温 37.6℃;脉搏 110 次/min;呼吸 20 次/min;血压 100/66mmHg;体重 24kg。神志清楚,精神状态较好,呼吸平稳,面色苍白,口唇色白,双眼结膜充血明显,无脓性分泌物;无畏光。咽红,双侧扁桃体无肿大,颈软,气管居中,双肺听诊呼吸音清,未闻及明显干、湿啰音;心、腹及神经系统查体未见明显异常;四肢活动良好,肌张力可,肢端温,CRT<3 秒,无杵状指/趾。

**辅助检查**：门诊血常规：WBC $11.4 \times 10^9$/L，NE 68.3%；RBC $3.5 \times 10^{12}$/L，HGB 92g/L，HCT 29%，MCV 79fl，MCH 25.1pg，MCHC 318g/L，PLT $784 \times 10^9$/L。凝血五项：凝血酶原时间 12 秒；凝血酶原时间活动度 110；凝血酶原标准化比值 1.0；凝血酶原比率 1.0；活化部分凝血活酶时间为 30 秒。纤维蛋白原含量 3.9g/L，凝血酶凝结时间 15.3 秒，D- 二聚体 692μg/L。贫血系列：促红细胞生成素（EPO）10.14mU/ml（2.59~8.5mU/ml），增高；铁蛋白 37.8ng/ml（11~336.2ng/ml）；维生素 $B_{12}$>1 500pg/ml（180~914pg/ml）；叶酸 9.57ng/ml（3~17ng/ml）。外院 CT 未见异常。

## 【病情分析及诊断思路】

1. **病例特点** 6 岁大女孩，病史 1 个月，起病隐匿，仅表现为咳铁锈色样痰，无急性失血表现，无大咯血，无呕血，无鼻出血，仅有一次黑便，但量不多；患儿没有烦躁、气促、头痛、呕吐、四肢厥冷等提示近期急性大失血、血红蛋白急剧下降的病史。但外院血常规提示重度贫血；故考虑患儿为慢性起病可能性大。

2. **诊断思路** 入院初步诊断为咯血待查，因患儿反复咳铁锈色痰、贫血，首先考虑肺出血性疾病：特发性肺含铁血黄素沉积症（idiopathic pulmonary hemosiderosis，IPH），但该患儿肺部 CT 正常，未见渗出性病变，另外该患儿红细胞体积接近正常 MCV 79fl，与该病不符。IPH 肺出血可表现为间歇性，故需要再次复查肺部 CT；同时要积极查找痰、支气管肺泡灌洗液、胃液中含铁血黄素巨噬细胞。咯血伴有严重的贫血，我们还要进一步排查有无下列相关疾病：

(1)血液系统疾病：如纯红细胞再生障碍性贫血。因患儿贫血严重，没有明确的胃肠道大量失血的证据，咯血不明，需要做骨髓穿刺除外血液系统疾病。

(2)结缔组织病：如系统性红斑狼疮、系统性血管炎、韦格纳肉芽肿等。这类疾病均可致血液系统损害出现贫血及肺损害。患儿为大女孩，出现严重贫血，咳铁锈色痰，同时有结膜充血，两者之间是否有相关性？应进一步行血沉、免疫球蛋白测定，血清补体、抗核抗体系列、ANCA、血清铁蛋白及尿常规等检测，并进一步做骨穿查狼疮细胞。

(3)肺炎：肺炎链球菌、肺炎支原体感染等肺部感染性疾病均可出现少量咯血或痰中带血，但应伴有发热，肺部影像学可看到有急性渗出性病灶，重症可有轻、中贫血。本病无明显呼吸道感染症状，外院 CT 正常，不支持肺部感染性疾病。

(4)肺结核：可以伴有咳嗽、咳血性痰，痰量一般较少，可以伴有轻度贫血。应详细询问患儿有无不规则发热、盗汗、食欲缺乏、乏力、消瘦等结核中毒症状，有无结核接触史，进一步做血沉、结核菌素检查、痰查结核菌、T-spot 检查。本患儿外院肺部 CT 正常，未见肺部浸润影及钙化灶。再进一步做支气管镜以明确有无支气管内膜病变。

(5)支气管扩张：该病多可追述到幼时患重症肺炎、反复肺炎或慢性咳喘的病史。长期咳大量脓痰、间断咯血。肺部听诊可闻及持续性固定湿啰音，多伴有全身营养不良。肺部 CT 可见支气管扩张、支气管壁增厚。本患儿不符合。

(6)另外，患儿曾有 1 次黑便，注意胃部及十二指肠部慢性隐匿性出血，故必要时做电子胃镜、肠镜检查。

## 【诊治经过及反应】

患儿入院后积极完善化验检查；因患儿有重度贫血，曾排过黑便，入院第2天行电子胃镜检查，回报食管、胃及十二指肠黏膜光滑，色泽正常，未见出血灶（图8-3-1）。排除上消化道出血。进一步排查呼吸系统疾病。

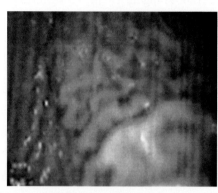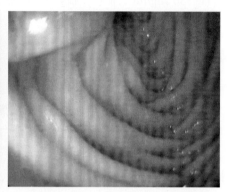

图 8-3-1　胃窦部可见斑点状红斑及渗出，余食管、胃体黏膜及十二指肠球部及球后黏膜光滑，色泽正常。未见出血灶。胃液未见含铁血黄素细胞

入院后辅助检查：

1. 肝炎病毒系列，常见呼吸道、肠道病毒抗体系列均阴性。血气离子分析正常。DIC正常。肝肾功能正常，血清胆红素正常；便常规正常，潜血阴性。CRP 6.77mg/L（0~8mg/L）；ASO＜25.0（0~200U/ml）。

2. **尿常规**　隐血（+）；尿蛋白（+-）；红细胞 4.3/HP。是否有肾脏损害需多次复查尿常规，进一步做血及尿 $\beta_2$-微球蛋白检测。

3. 心电图正常，心脏、肝胆脾及肾脏彩超未发现异常。

4. 患儿 MPAb1：1 280；肺炎支原体抗体-IgM、肺炎衣原体抗-IgM 阳性。患儿咳嗽，入院后有低热，37.8℃，复查肺 CT（图8-3-2）：右肺上叶前段及左肺下叶炎症；考虑 MP 感染，给予阿奇霉素、盐酸氨溴索静脉滴注；同时给予血凝酶、维生素 $K_1$ 止血；多糖铁复合物、维生素 C 口服。直接 Coombs 试验阴性，除外免疫性溶血性贫血。

结合化验结果回报：入院后复查血常规 WBC $6.8×10^9$/L，NE 61.7%，L 29.6%，RBC $3.2×10^{12}$/L，Hb 83g/L，HCT 25.7%，MCV 80fl，MCH 25.6pg，MCHC 321g/L，PLT $500×10^9$/L；RC 3.15%（升高 0.5%~2%）。血清铁 16μmol/L（7~30μmol/L），铁蛋白 37.8ng/ml（11~336.2ng/ml）。血常规提示等细胞等色素贫血（中度），血清铁及铁蛋白正常，外院肺部 CT 正常，不符合 IPH 诊断。连续 3 次胃液及痰液均未见肺含铁血黄素细胞；进一步做支气管镜检查（图8-3-3）：主支气管下段、右主支气管、左肺上叶、舌叶支气管黏膜充血水肿、糜烂、伴少量渗血；管壁毛糙，可见少许暗红色陈旧性血性液体附壁，未见明显毛细血管网灌洗液呈洗肉水样；未见含铁血黄素细胞。IPH 目前认为是肺泡毛细血管反复出血所致，而不是大气道的黏膜出血，故不支持 IPH 诊断。

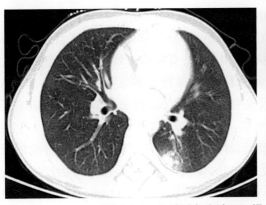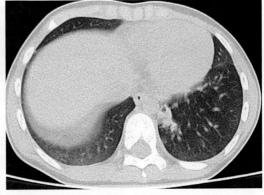

图 8-3-2 入院后复查肺 CT,提示右肺上叶前段及左肺下叶炎症

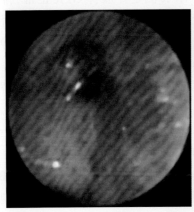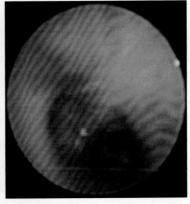

图 8-3-3 纤维支气管镜下改变

结合支气管镜下改变,注意除外支气管内膜结核,结核有低热、乏力等结核中毒症状,但结核一般伴有轻度贫血,患儿重度贫血用结核不能解释,进一步做 PPD(+)直径 9mm,结核抗体阴性;3 次痰及 BALF 结核菌抗酸涂片及 TB-PCR 检测均阴性;结核斑点试验(T-spot)阴性,且患儿无结核接触史,综合分析除外结核。

MP 感染主要损伤气管、支气管黏膜。本患儿支气管黏膜糜烂是否与 MP 感染有关? 继续阿奇霉素抗炎治疗,加用丙种球蛋白中和抗体;同时积极做免疫系列检查,以除外结缔组织病所致的支气管损伤、血管炎。

结合入院化验检查:免疫球蛋白:IgG 16.9g/L(4.81~12.21g/L),IgA 2.13g/L(0.42~1.58g/L),IgM 3.12g/L(0.41~1.65g/L),均明显升高,提示存在体液免疫亢进。淋巴细胞亚群:总 T 细胞(%)62(55~84),Ts(%)16(13~41),Th(%)41(31~60),Th/Ts 2.56(0.71~2.78),NK 细胞(%)2.0(7~36),总 B 细胞(%)28(5~20)除外免疫缺陷病。NK 细胞降低,总 B 细胞比例增高,提示免疫功能紊乱、体液免疫亢进。结合红细胞沉降率(ESR)58mm/h,明显加快;多次复查尿常规均异常,有镜下血尿及蛋白尿;患儿同时有结膜充血,不除外全身系统性疾病。进一步完善检查:补体 C3 0.428(0.74~1.4g/L);C4 0.063 5(0.12~0.36g/L)均有下降;类风湿因子 RF<20.0 阴性;抗双链 DNA dsDNA 101.25U/ml 阴性(<100U/ml);ANCA:p-ANCA 阳性

（1∶320）；MPO-ANCA 强阳性；ANA 阳性（1∶100）；抗 GBM 抗体弱阳性（1∶10）（此抗体阳性提示肺出血-肾炎综合征，阴性为<1∶10），ANCA 合并抗 GBM 抗体阳性的患者目前并未单独分类为一种疾病，患儿 p-ANCA 强阳性，而抗 GBM 弱阳；骨穿检查增生活跃骨髓象，粒、红比例减低，未找到 LE 细胞。故按一元论考虑诊断为：显微镜下多血管炎（从属于 ANCA 相关性小血管炎）。此病是系统性疾病，可累及全身肾、肺、脑、眼、鼻窦等多个脏器，进一步做头 MRI。并请眼科、肾脏科专家会诊。

头部 MRI 未见异常；眼科会诊，诊断结膜炎，排除虹膜睫状体损伤；完善双肾输尿管膀胱三维超声未见异常。因该病结局肾脏受累明显，住院 14 天转至肾内科治疗。复查尿常规异常：潜血（++），红细胞 65/HP；肾小管功能：尿转铁蛋白 0.314mg/dl；尿微量白蛋白 3.54，尿 $\alpha_1$-微球蛋白 1.41mg/dl，均升高。提示有肾小管损伤。泌尿系统超声：双肾、输尿管、膀胱未见异常。肾动态显影（肾 GFR 测定）：双肾 GFR 正常，排泄缓慢。因患儿病情危重，随时可出现肺部大出血而危及生命，且伴有肾损害，为控制肾损害的进展于住院 16 天予大剂量甲基强的松龙 15mg/（kg·d），连 3 天冲击治疗，同时静注丙种球蛋白 3 天封闭抗体。入院 20 天予肾活检，提示 ANCA 相关性血管炎肾损害。住院 28 天给予环磷酰胺冲击治疗。住院 30 天患儿出院，长期口服甲泼尼松，联合吗替麦考酚酯抑制免疫治疗。

随诊：患儿于出院后的 1、2、3、4、8、12、18 个月返院，进行环磷酰胺冲击治疗。一直口服甲泼尼松 30mg，隔日顿服；碳酸钙 D₃ 片 600mg，每日 1 次；多糖铁复合物 150mg，每日 1 次口服；吗替麦考酚酯口服 0.25g，每日 2 次。检测血常规血红蛋白在 95~120g/L 之间，血沉正常，第 5 次住院后 p-ANC 转阴性；仍有镜下血尿 11/高倍视野，无咳嗽及咯血，无贫血表现。

**【确定诊断】**

1. **显微镜下多血管炎**　诊断依据：①咯血性痰和贫血病史，伴有双眼结膜炎。②血常规提示中度等细胞等色素性贫血；镜下血尿，尿 $\alpha_1$-微球蛋白升高，提示全身多脏器损伤。③补体下降，高丙种球蛋白血症，p-ANCA 阳性（1∶320）；MPO-ANCA 强阳性（1∶00）。④肾活检，提示 ANCA 相关性血管炎肾损害。

2. **中度等细胞等色素性贫血**　诊断依据：①明显的贫血貌和乏力症状；②血常规：WBC $6.8 \times 10^9$/L，NE 61.7%，L 29.6%，RBC $3.2 \times 10^{12}$/L，Hb 83g/L，HCT 25.7%，MCV 80fl，MCH 25.6pg，MCHC 321g/L，PLT $500 \times 10^9$/L。网织红细胞 3.15%（升高 0.5%~2%）。

3. **肺炎支原体感染**　诊断依据：MPAb 1∶1 280；肺炎支原体抗体-IgM 阳性。

**【诊治体会】**

1. 显微镜下多血管炎（MPA）属于 ANCA 相关性系统性血管炎，在临床上以坏死性肾小球肾炎为突出表现，因此，MPA 亦称 ANCA 相关性肾炎。MPA 临床上多在中老年起病，儿童少见。目前人们对儿童血管炎如过敏性紫癜、川崎病等的认识和研究已较为深入，但对 MPA 血管炎的认识非常有限，加上临床表现形式多样，极易被漏诊或误诊。

2. 本患儿为大女孩,起病隐匿,以贫血、咳嗽、咳铁锈色样痰为主诉入院;无急性失血表现,无大咯血,无呕血,无鼻出血,仅有一次黑便,但量不多;患儿没有烦躁、气促、头痛、呕吐、四肢厥冷等提示近期急性大失血、血红蛋白急剧下降的病史。但外院血常规提示重度贫血;故考虑患儿可能为慢性起病可能性大。在除外上消化道出血后,首先考虑是否存在肺出血,患儿无大呕血,贫血重,肺动静脉瘘所致可能性不大。高度怀疑 IPH。但仔细分析该病与 IPH 有很大差异:① IPH 由于失血及肺组织中铁的沉积导致缺铁性贫血,血常规为小细胞低色素性贫血;而本病例为等细胞等色素贫血,存在与出血不相称的贫血,发病时肺部 CT 正常,近期没有大量咯血病史。② IPH 血清铁及铁蛋白下降,而本病例血清铁及铁蛋白正常。③ IPH 为肺泡弥漫性出血,改变在肺泡,肺 CT 间质浸润影,具有间歇性,而本病例为支气管黏膜血管损伤,当然 MPA 也可以累及肺泡血管,出现肺间质改变及大呕血症状,所有肺出血性疾病痰及 BALF 中均可查到含铁血黄素细胞,因此痰及 BALF 中查到含铁血黄素细胞并不是诊断 IPH 的金标准,一定要结合临床。④ IPH 仅表现为肺部损害,而本病例为肾、肺、眼多器官的损害,是全身系统性疾病。在诊治过程中要仔细询问病史,仔细分析各个疾病的特点,更好地进行鉴别诊断。

3. MPA 临床表现形式多样,多同时累及多个脏器。以肾脏受累最常见,几乎均有血尿,肉眼血尿或镜下血尿及不同程度的蛋白尿;部分肾功能迅速恶化,表现为急进性肾炎;少数表现为慢性进行性肾脏损害,个别患者肾功能不受影响。本病多伴有肾外表现:进行性贫血,但贫血程度和出血量不相称;肺脏为仅次于肾脏的最易受累器官,肺部病变表现为咳嗽、咯血、胸痛和呼吸困难,少数可发生致命性大咯血,误诊为肺炎、肺动静脉瘘、IPH;神经系统症状可表现为头痛、局部感觉或运动障碍、神经痛、抽搐发作,误诊为神经炎、缺血性脑病、癫痫等;消化系统表现为腹痛、腹泻、恶心、呕吐、消化道出血,易误诊为慢性胃炎、胃溃疡等;尚可有不规则发热、关节痛、肌肉痛、皮疹,易误诊为风湿、类风湿及各种皮炎等。临床碰到多脏器受累时一定要想到是否是一个全身免疫性相关性疾病,以免延误诊断和治疗。

目前尚无统一诊断标准,但以下情况有助于 MPA 的诊断:①虽然临床表现多样,但以肾脏损害为主,几乎均有血尿,肉眼血尿者约占 30%,伴有不同程度的蛋白尿,进行性肾功能不全;②常出现肺部表现,咯血是肺脏受累时最为突出的首发症状;③伴有关节、眼、耳、胃肠等全身多器官受累表现;④ p-ANCA 阳性是本病的重要指标,ANCA 是本病诊断、监测病情活动和预测复发的重要血清学指标;⑤肾活检表现为局灶节段性坏死性肾小球肾炎,常伴新月体而形成。本病符合 MPA 诊断。临床出现肺、肾等多脏器受累,起病较为隐匿者,应想到该病。

## 【关于本病】

显微镜下多血管炎(microscopic polyangiitis,MPA)是一种主要累及小血管的系统性、坏死性血管炎,可侵犯肾脏、皮肤和肺等脏器的小血管,包括小动脉、微动脉、毛细血管和微小静脉。常表现为坏死性肾小球肾炎和肺毛细胞坏死性血管炎。与患者体内的免疫异常有关。1993 年,Chapel Hill 会议将 MPA 定义为一种主要累及小血管(如毛细血管、微小静脉或微小动脉)无免疫复合物沉积的坏死性血管炎。

任何年龄均可患病,但以 40~50 岁最常见,国外发病率为(1~3)/10 万人,我国的发病率尚不清楚。男性发病率略高于女性,男：女为(1~1.8)：1。

好发于冬季,多数有上呼吸道感染或药物过敏样前驱症状。发病急缓不一。可呈急性起病,表现为快速进展性肾小球肾炎和肺出血,有些也可隐匿起病数年,以间断紫癜、轻度肾脏损害、间歇性咯血等为表现。非特异性症状有不规则发热、疲乏、皮疹、关节痛、肌痛、腹痛、神经炎和体重下降等。

1. **肾脏损害**　是本病最常见的临床表现,多数患者出现蛋白尿、血尿、各种管型、水肿和肾性高血压等,部分患者出现肾功能不全,可进行性恶化致肾衰竭。极少数患者可无肾脏病变。

2. **肺部损害**　有 1/2 的患者有肺部损害发生肺泡壁毛细血管炎,12%~29% 的患者有弥漫性肺泡出血。查体可见呼吸窘迫,肺部可闻及啰音。由于弥漫性肺间质改变和炎症细胞的肺部浸润,约 1/3 的患者出现咳嗽、咯血、大量的肺出血导致呼吸困难,甚至死亡。

3. **消化系统**　表现为消化道出血、胰腺炎以及由肠道缺血引起的腹痛,严重者可出现穿孔等,这是由于胃肠道的小血管炎和血栓形成造成缺血所致。

4. **皮肤表现**　以紫癜及可触及的充血性斑丘疹多见。还可有网状青斑、皮肤溃疡、皮肤坏死、坏疽以及肢端缺血、坏死性结节、荨麻疹。

5. **心血管系统**　部分患者还有胸痛和心力衰竭症状,临床可见高血压、心肌梗死以及心包炎。

6. **眼部症状**　包括眼部红肿和疼痛以及视力下降,眼科检查表现为视网膜出血、巩膜炎以及葡萄膜炎。

7. **神经系统**　部分患者有神经系统损害的症状,出现多发性单神经炎或多神经炎,可有中枢神经系统受累,常表现为癫痫发作。

8. **其他**　部分患者也有耳鼻喉的表现,如鼻窦炎。少数患者还可有关节炎、关节痛和睾丸炎所致的睾丸痛。

治疗可分 3 个阶段:诱导期、维持缓解期和治疗复发。

1. **糖皮质激素**　泼尼松龙 1mg/(kg·d),晨顿服或分次服用,一般服用 4~8 周后减量,等病情缓解后以维持量治疗,维持量有个体差异。对于重症患者和肾功能进行性恶化的患者,可采用甲泼尼龙冲击治疗,每次 0.5~1.0g 静脉滴注,每日或隔日 1 次,3 次为 1 个疗程,1 周后视病情需要可重复。

2. **环磷酰胺**　可采用环磷酰胺冲击疗法,剂量 0.5~1g/m²,每月 1 次,连续 6 个月,严重者用药间隔可缩短为 2~3 周,以后每 3 个月 1 次,至病情稳定 1~2 年或更长时间,可停药观察。用药期间需监测血常规和肝功能、肾功能。

3. **硫唑嘌呤**　由于环磷酰胺长期使用不良反应多,诱导治疗一旦达到缓解(通常 4~6 个月后)也可以改用硫唑嘌呤,1~2mg/(kg·d)口服,维持至少 1 年。

4. **丙种球蛋白**　采用大剂量静脉丙种球蛋白(IVIG)0.4g/(kg·d),3~5 天为 1 个疗程,部分患者有效。

**5. 血浆置换**　对于就诊时即已需透析的患者可能有益。

预后：经治疗，90% 的 MPA 患者能得到改善，75% 的患者能完全缓解，约 30% 的患者在 1~2 年后复发。本病治疗后的 2、5 年生存率大约为 75%、74%。与 PAN 相似，本病的主要死亡原因是不能控制的病情活动、肾衰竭和继发感染以及肺脏受累。疾病过程中应密切监测 ESR 水平。ANCA 的滴度与病情活动相关性较差。

（陈　宁　杨运刚）

## 病例4　滤泡性细支气管炎

【病例介绍】

患儿，女，14 岁。

**主诉：**反复发热 3 年，咳嗽伴脓痰 1 年。

**现病史：**患儿 3 年前无明显诱因出现反复发热，平均每月 1 次，持续 2~3 天，口服抗生素 3~4 天后体温降至正常，多伴有咽痛、轻咳，无痰，无喘息，无皮疹、关节痛、肌无力、黏膜多发溃疡等。1 年前开始出现反复咳嗽，为阵发性咳，不剧，晨起为主，伴黄色脓痰，量中，无明显喘息、气促、呼吸困难，无胸闷、胸痛，无咯血。仍有每月发热 2~3 天，口服抗生素治疗后体温可正常，咳嗽、咳痰无减轻。入院前 5 个月有发热 1 周，热峰 39.0℃，于当地医院查胸部 CT 提示胸腔积液，给予静滴抗生素 1 周体温降至正常，仍有咳嗽伴脓痰。入院前 4 个月再次就诊，CT 提示支气管扩张伴感染，予连续口服克拉霉素 4 个月治疗，咳嗽、咳痰未见明显好转。

自发病以来精神反应可，食欲佳，夜眠可，大、小便正常，生长发育正常。

**既往史：**慢性鼻窦炎（+）。

**过敏及接触：**青霉素、头孢菌素过敏（+）。否认宠物、鸟类、谷物接触史，否认结核等传染病接触史，按时免疫接种。

**个人及家族史：**G1P1，足月剖宫产，出生体重 4.95kg，无窒息史。生后混合喂养，按序预防接种。父母及弟弟体健。

**入院查体及相关检查：**体温 36.8 ℃；脉搏 80 次 /min；呼吸 18 次 /min；血压 96/60mmHg；身长 / 高 170cm；体重 55.5kg。神志清楚，精神反应可，发育正常，未吸氧下血氧饱和度 96%。营养良好，全身皮肤未及皮疹。双侧呼吸音粗，可闻及中细湿啰音。心、腹及神经系统查体未见明显异常。

**【病情分析及诊断思路】**

1. **病例特点** ①患儿11岁起病,起病较晚;②反复发热3年,咳嗽伴脓痰1年,病程长,病情迁延不愈;③生长发育正常,肺部听诊明显中细湿啰音。

2. **诊断思路** 该患儿反复发热、咳嗽、咳痰,外院胸部CT提示支气管扩张伴感染,需要查明造成支气管扩张的病因,首先考虑急性、慢性或反复的感染,应详细询问既往的病史,完善各项感染性指标及病原学的检查,并复查胸部影像学检查,明确目前肺部病变情况及性质,注意有无特征性改变。同时需注意患儿的免疫状态,是否存在免疫缺陷或自身免疫系统疾病。此外,肺的先天性发育异常及多种遗传性疾病也可发生支气管扩张,需注意是否存在其他系统病变,必要时需完善基因检查。最后对于难以查明病因的支气管扩张,可行肺活检进行病理检查。

**【诊治经过及反应】**

入院后完善相关检查,考虑支气管扩张患儿肺部铜绿假单胞菌等革兰氏阴性杆菌定植后感染较多见,经验性予头孢他啶抗感染,同时予大环内酯类抗生素口服抗感染治疗。入院后查血常规+CRP正常,血沉45mm/h(升高),LDH 847U/L(升高),肝肾功能、血清铁蛋白及降钙素原正常,呼吸道病毒抗体、肺炎支原体、衣原体、嗜肺军团菌阴性,痰培养呼吸道正常菌丛生长,未检出明确病原菌。入院后完善胸部HRCT检查,所见(图8-4-1)左肺上叶舌段、下叶及右肺下叶可见散在粟粒状渗出影及"树芽征",右肺中叶见片状渗出影,右肺中、下叶部分支气管扩张、管壁增厚,部分管腔内见黏液栓。根据胸部CT表现,临床思考:①两肺散在粟粒状渗出影和小结节影以及"树芽征",提示累及细支气管的炎症渗出或分泌物堵塞,考虑到患儿同时存在慢性鼻窦炎,需注意弥漫性泛细支气管炎的可能,予以完善副鼻窦CT及冷凝集试验;②存在结核感染可能,应详细询问排除结核接触史,并完善结核感染T细胞测定、肺泡灌洗液抗酸染色及结核分枝杆菌DNA定量等检查;③真菌感染表现不典型,可行真菌1,3-β-D葡聚糖试验辅助诊断;④注意肺囊性纤维化、原发性纤毛运动障碍及先天性免疫缺陷等少见病的可能,完善细胞体液免疫功能、血淀粉酶检测,亦需进行副鼻窦CT检查,同时在支气管镜检查中进行支气管黏膜活检电镜检查;⑤应继续完善病原学的检测,予以支气管镜检查及支气管肺泡灌洗。患儿入院第4天行支气管镜检查,术中发现患儿气道结构正常,右主支气管、右肺中叶及左主远端支气管内较多白色黏稠分泌物附着,阻塞部分支气管开口,予以吸引干净后在上述支气管开口处做支气管肺泡灌洗,回收灌洗液送培养和相关病原学检测。并分别在右肺中叶支气管、左主远端支气管开口取活检,送电镜纤毛检查。入院第5天,患儿咳嗽减轻,咳痰减少,肺部啰音减少。但前述各项检查中,除外副鼻窦CT平扫(图8-4-2)示全鼻窦炎,窦内分泌物密度较高,其余血清学检查、肺泡灌洗液检查、纤毛电镜检查及基因检查(罕见遗传病基因测序)均未见异常。与患儿及家属充分讨论后,于入院第13天行肺活检术,手术顺利,术后恢复可。肺组织病理检查(右肺)(图8-4-3)提示淋巴组织增生相关疾病(滤泡性细支气管炎,部分区域呈淋巴细胞间质性肺炎改变)。同时完善自身免疫疾病抗体全套检查,其中ANA

1∶320(阳性),余抗体阴性。入院第 19 天患儿病情稳定出院,出院后长期口服小剂量红霉素抗炎,口服细菌溶解产物调节免疫功能,雾化吸入乙酰半胱氨酸化痰,并嘱每日体位引流及震动正压通气装置呼吸锻炼 2~3 次,风湿科及呼吸科定期随访。目前随访至出院后 5 个月,期间短时发热 2 次,未予特殊处理自行恢复,咳嗽咳痰好转,近 2 个月体位引流排痰量较前减少,活动耐力较前增加,随访 6 分钟步行试验达年龄预计值 81.8%(病初 56%),生长发育良好。

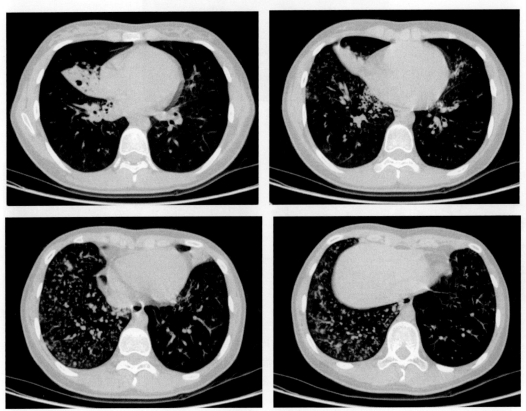

图 8-4-1 入院后完善胸部 HRCT 检查

提示:左肺上叶舌段、下叶及右肺下叶可见散在粟粒状渗出影及"树芽征",右肺中叶见片状渗出影,右肺中、下叶部分支气管扩张、管壁增厚,部分管腔内见黏液栓

【确定诊断】

滤泡性细支气管炎。

诊断依据:①临床表现:间断发热、咳嗽、咳痰,肺部听诊有湿啰音;②肺 HRCT:左肺上叶舌段、下叶及右肺下叶可见散在粟粒状渗出影及"树芽征"。右肺中、下叶部分支气管扩张、管壁增厚,部分管腔内见黏液栓;③肺组织病理检查(右肺)提示淋巴组织增生相关疾病(滤泡性细支气管炎,部分区域呈淋巴细胞间质性肺炎改变)。

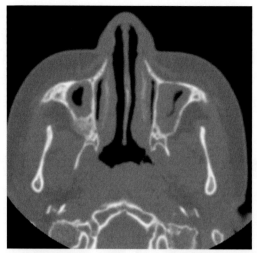

图 8-4-2　入院后鼻窦 CT 提示：全鼻窦炎，窦内分泌物密度较高

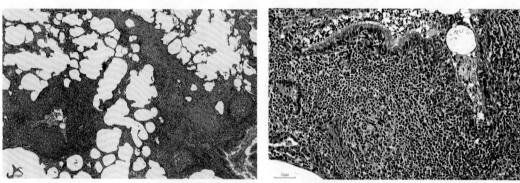

图 8-4-3　右肺组织病理切片（HE 染色，40 倍及 200 倍）
大部分区域肺泡结构破坏，间质大量淋巴细胞浸润，局部淋巴滤泡形成，残留肺泡腔上皮细胞增生，
部分支气管扩张，腔内见炎性黏液物

**【诊治体会】**

　　滤泡性细支气管炎是一种儿童少见的细支气管病，从该患儿慢性咳嗽咳痰、反复发热的临床症状，到胸部 CT 支气管扩张的影像学表现，到最终的滤泡性细支气管炎的病理诊断，经历了漫长曲折的过程。患儿入院前 4 个月外院胸部 CT 提示支气管扩张伴感染，且入院前 5 个月曾患重症肺炎胸腔积液，通常情况下，肺部感染所致支气管扩张的原因较多见，但是对于该患儿来说难以解释既往 3 年的反复发热，以及近 1 年的咳嗽咳痰，需要进一步查因。支气管扩张有关的疾病包括感染（细菌、病毒、真菌、分枝杆菌）、免疫缺陷（先天性和获得性）、支气管阻塞（先天性异常、异物、占位）、先天性及遗传性疾病（$\alpha_1$- 抗胰蛋白酶缺乏、囊性纤维化、纤毛运动障碍综合征、巨气管支气管症、黄指甲淋巴水肿综合征、马方综合征等）、哮喘、过敏性支气管肺曲霉病、闭塞性细支气管炎、吸入毒性烟雾、全身性疾病（胶原 - 血管性疾病、淀粉样变性、结节病等）等。入院后需进行详细的病史采集、系统评估

及检查。

患儿入院后针对炎症指标、病原学、免疫功能及基础脏器功能进行检查,同时完善胸部HRCT,在此次检查中,影像学上可以看到以右肺中叶片状渗出为主的现症感染,也可以发现以支气管管腔扩大和支气管管壁增厚的支气管扩张表现,同时也可观察到以多叶散在的小结节影和树芽征为表现的细支气管炎的变化,其中细支气管炎的影像改变最为明显。在积极抗感染治疗的基础上,进一步查询造成目前影像学变化的原因。临床中细支气管炎的病因与支气管扩张的病因有很大一部分重叠,包括各种感染、吸入毒性烟雾、吸入致敏有机物、广范围的免疫性疾病(包括结缔组织病)、移植,以及其他许多累及肺的疾病。虽然病因多变,但通过深入分析 HRCT 的表现并分型,对于诊断有相当大的提示作用。综合 HRCT的表现,细支气管炎可分类为 4 种基本类型,即:①有树芽表现的细支气管疾病;②有边缘模糊的小叶中心性致密影的细支气管疾病;③有肺衰减增加区的细支气管疾病;④有局灶或弥漫性磨玻璃影和 / 或实变的细支气管疾病。患儿的 HRCT 表现为有树芽征的细支气管炎,这是细胞性细支气管炎的最典型表现,几乎都是急性和慢性感染的结果,最常见的病原包括肺炎支原体、流感嗜血杆菌、衣原体和病毒感染,尤其是呼吸道合胞体病毒,此外还可见不典型分枝杆菌感染。因此感染病原学的检查非常重要,但患儿所进行的所有病原相关检查均为阴性,且长达 3 年的反复发热的病史似乎难以用单纯的感染解释,因此需要进一步考虑少见的有树芽征的细支气管疾病,这类疾病包括真菌性感染、弥漫性泛细支气管炎(DPB)、胶原 - 血管性疾病(滤泡性细支气管炎或感染)、哮喘、过敏性支气管肺曲霉病(ABPA)。患儿的临床表现不支持哮喘及 ABPA 诊断,真菌感染的临床表现及实验室检查证据不充分,考虑到患儿有慢性鼻窦炎的病史,DPB 是此时首先考虑的可能,予以完善冷凝集试验,结果阴性亦不支持。滤泡性细支气管炎在儿童中发病罕见,且多存在基础疾病,目前也难以诊断,此时的诊断思路受到了极大的阻碍。此后陆续完成其他包括基因检查、气道黏膜活检等在内的各项病因检查,结果均为阴性,能明确诊断的只有"金标准"——取得肺组织进行病理诊断。取得患儿及家属的知情同意后,联系外科专家会诊,通过胸腔镜取右肺组织活检,病理诊断最终明确为滤泡性细支气管炎。

诊断明确并不意味着结束,该患儿是否存在诱发滤泡性细支气管炎的基础疾病尚不可知,单纯 ANA 抗体阳性目前仍难以判断是否存在自身免疫系统疾病,对疾病的治疗现采用小剂量的红霉素长期维持调节免疫,是否使用激素甚至免疫抑制剂也是摆在医师面前的难题。对症的化痰治疗、体位引流及震动排痰呼吸锻炼是否能有效改善临床症状也需要继续观察。此外,对于这类慢性肺部疾病患儿的肺部感染的预防、活动耐量的评价和生活质量的评估,亦有待长期随访观察。

## 【关于本病】

滤泡性细支气管炎(follicular bronchiolitis)是一个组织病理学诊断,以细支气管壁伴有生发中心形成的淋巴样滤泡增生为特征。当肺内淋巴组织受到刺激时,在细支气管周围发生淋巴滤泡多克隆样增生,导致细支气管壁炎性增厚,细支气管管腔受压狭窄,形成滤泡性细支气管炎。常与慢性感染和炎症性气道疾病,例如囊性纤维化、支气管扩张、慢性误吸、结缔组织疾病、包括 AIDS 在内的免疫缺陷综合征有一定的相关性。主要发生于中年成人,罕见报道于儿童。多数滤泡性细支气管炎伴有基础疾病如结缔组织病,特别是类风湿性关节炎和干燥综合征(Sjögren syndrome),还可伴有免疫缺陷性疾病,如普通变异型免疫缺陷病和HIV 感染,或者是过敏性肺炎等,原发性滤泡性细支气管炎较罕见。

临床表现通常存在咳嗽、咳痰、呼吸困难、间断发热、咯血和反复发作的肺炎,可伴有生长迟缓、体重减轻和疲劳。肺部听诊可有湿啰音。肺功能检查表现为非特异性或限制性通气功能障碍,没有阻塞性通气功能障碍。

胸部 X 线表现为双侧小结节和网状影,伴有胸腔内淋巴结肿大。HRCT 表现为小叶中心性结节影及磨玻璃影。小结节影多为两肺弥漫性分布,结节直径 1~12mm,多数 3mm,由于细支气管周围淋巴滤泡增生,细支气管管壁增厚,管腔阻塞扩张,亦可出现树芽征,同时由于管壁淋巴组织增生形成活瓣作用阻塞细支气管腔,也可见薄壁囊性结构形成。磨玻璃影也是常见 CT 表现,一般呈两肺非肺段性、片状分布。有些病例具有轻度的支气管扩张。少见 CT 表现包括肺气肿、肺结构扭曲、小叶间隔增厚和支气管血管束增粗。

病理表现为弥漫分布于细支气管周围具有相对原始生发中心的淋巴滤泡增生,伴有间质淋巴细胞浸润,可引起小气道阻塞。结合临床表现和影像学表现可诊断滤泡性细支气管炎。

滤泡性细支气管炎的治疗缺乏特效治疗手段,主要针对已经存在的基础疾病。对于原因不明的滤泡性细支气管炎,可以使用糖皮质激素,能改善临床症状及影像学表现,一般预后较好。近年来有报道利用大环内酯类药物的免疫调节作用而不是抗菌作用来治疗类风湿性关节炎所致的滤泡性细支气管炎,可长期使用红霉素。对于其他治疗无效者可考虑使用免疫抑制剂。

(殷 勇 袁姝华)

## 病例 5　嗜酸性粒细胞肺炎

【病例介绍】

患儿,男,7 岁。

**主诉:**间断咳嗽 40 余天,发热 9 天。

**现病史:**患儿于入院前 40 余天无明显诱因出现咳嗽,声咳无痰,伴右上腹及胸部疼痛,无发热,病后 2 天就诊于当地医院,行胸片(图 8-5-1)示双肺纹理增强,双侧胸膜肥厚,肋膈角消失,诊断:肺炎,左侧胸膜炎? 双侧胸腔积液,收入当地医院治疗。住院期间查血常规示:白细胞总数 $18.39 \times 10^9$/L,嗜酸性细胞总数 $5.67 \times 10^9$/L(30.81%),予患儿应用头孢唑肟、红霉素 10 天,地塞米松 5mg 4 天,复查胸片(图 8-5-2)较前略有好转,家属要求出院,出院后继续院外静脉滴注头孢唑肟及红霉素 7 天,之后回当地医院门诊复查胸片(图 8-5-3)示左肺炎症较前加重,左侧胸腔积液增多,但患儿无不适症状。次日再次在当地医院住院治疗,完善相关检查,血常规示:白细胞总数 22.79×10⁹/L;嗜酸性细胞总数 0.57×10⁹/L(2.5%)。胸部超声示:右侧胸腔 4.2cm×1.5cm 液性暗区,左侧胸腔 11.4cm×8.0cm 液性暗区,内伴分隔(双侧)。予患儿头孢呋辛钠联合红霉素抗炎 12 天,异烟肼 0.2g,静脉滴注 1 天,利巴韦林 3 天,地塞米松 5mg 3 天。当地医院治疗期间分别行胸腔穿刺 4 次,每次抽出液体量约 50ml,均为淡黄色浑浊液体,李凡他试验阳性,总蛋白升高波动于 60~70g/L 之间,细胞数由 13 800×10⁶/L 降至 5 800×10⁶/L,均未见细菌生长,未查到抗酸杆菌。因胸腔穿刺放液后,咳嗽症状及肺部体征无明显好转,遂升级抗生素为亚胺培南,同时改地塞米松静脉注射为隔日顿服甲泼尼松 10mg。病程中(病后第 30 天时)患儿出现阵发性干咳,听诊可闻及喘鸣音,服用止喘药(具体不详)后好转,期间监测血常规白细胞总数 13.95×10⁹/L,嗜酸性细胞总数 2.33×10⁹/L(16.71%)。近 9 天来(病后 40 天)患儿出现发热,体温最高可达 39℃,为不规则热,多于午后发生,伴大汗及干咳,每天均有发热,期间化验血常规白细胞总数 19.16×10⁹/L,嗜酸性细胞总数 7.2×10⁹/L(37.64%),提示嗜酸性粒细胞仍明显增高,但复查胸片(图 8-5-4)提示左侧胸腔积液明显减少,右侧胸膜肥厚,双下肺纹理增强,当地医院建议转入笔者医院进一步治疗。

**既往史:**患儿居住农村,自 2 岁起饮用生水,未用驱虫药。入院前 4 个月发热 30 余次,均在 38℃以上,自诉口服青霉素类抗生素后咳嗽及发热症状好转。

**过敏及接触史:**无食物及药物过敏史。无肝炎、结核等传染病接触史。

**个人及家族史:**生长发育同同龄儿,按时进行预防接种,父母及家族中无类似反复咳嗽、发热病史。

**入院查体及相关检查:**体温 37.5℃,脉搏 110 次/min,呼吸 25 次/min,血压 109/72mmHg。神志清楚。周身无皮疹及出血点,浅表淋巴结无肿大,咽红,扁桃体Ⅰ度大。呼吸平稳,鼻翼扇动及三凹征阴性。双肺呼吸音粗,未及明显干、湿啰音。心音有力、律齐。腹软无压痛,肝脾肋下未触及。四肢温,活动自如,神经系统查体未见异常。

**辅助检查:**(2009 年 10 月 6 日外院)胸部 X 线片:双肺纹理增强,双侧胸膜肥厚,肋膈角消失(图 8-5-1)。(2009 年 10 月 28 日外院)胸部 X 线片:双肺纹理增强,双侧肋膈角较前减轻(图 8-5-2)。(2009 年 11 月 5 日外院)胸片提示:左肺野第二三肋间以下可见外高内低致密影,左心肋膈角消失,右肋膈角变钝(图 8-5-3)。(2009 年 11 月 14 日外院)胸片提示(图 8-5-4):左侧胸腔积液较前减少,右侧胸膜肥厚,双下纹理增强。

**【病情分析及诊断思路】**

1. **病例特点** ①7 岁大男孩,此次间断咳嗽 40 余天,伴有发热;②外院血常规多次化验白细胞增高,嗜酸性粒细胞曾一度高达 7.2×10⁹/L,百分比多次达到 30% 以上;③肺部检查提示胸腔积液,肺炎表现;④应用抗生素疗效不佳,应用激素治疗后胸腔积液曾有减少,嗜酸性细胞增高有一过性改善;⑤应用抗结核药物异烟肼治疗无好转;⑥此次病之前 3~4 个月有反复咳嗽、发热 30 余次,病程较迁延;⑦该大男孩来自农村,自幼饮用生水,未应用打虫药物。

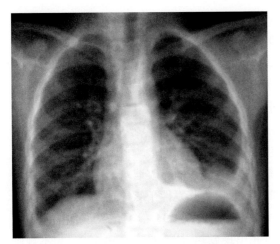

图 8-5-1 双肺纹理增强,双侧胸膜肥厚,肋膈角消失

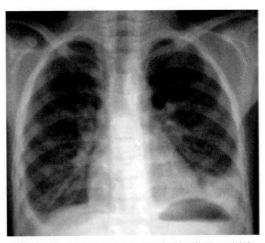

图 8-5-2 复查胸片提示:双肺纹理增强,双侧胸膜肥厚,肋膈角消失

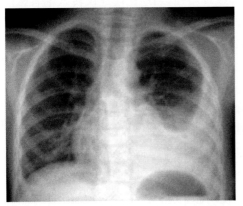

图 8-5-3 左肺野第二三肋间以下可见外高内低之致密影,左心膈角消失,右肋膈角变钝,较之前胸片明显加重

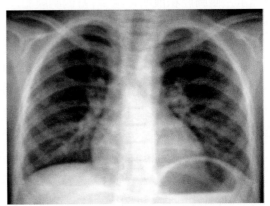

图 8-5-4 左侧胸腔积液较图 8-5-3 明显减少,右侧胸膜肥厚,双下肺纹理增强

    2. **诊断思路** 本病因肺部感染应用抗生素效果不佳且迁延,嗜酸性细胞曾多次明显增高,且患儿自 2 岁饮生水,未曾口服驱虫药,应首先考虑到寄生虫感染,需完善诱导痰及血中嗜酸性细胞计数,积极反复查找大便虫卵,同时完善血中关于寄生虫感染相关检查,如免疫球蛋白及 IgE 等检查。同时应排除其他肺炎伴有嗜酸性细胞增多的疾病:①首先需要除外血液系统疾病如慢性嗜酸性粒细胞增多性白血病(CEL)造成肺部的浸润,WHO 标准认为 CEL 还应有外周血幼稚细胞或骨髓幼稚细胞增多或髓系克隆性增生的证据,必要时完善骨髓穿刺检查以除外该诊断。②肺结核:支持点为不规则发热、咳嗽、大汗等症状,胸部影像学检查有胸腔积液、胸膜肥厚。需详细询问家属有无结核接触史,有无低热盗汗等结核中毒症状,不支持点为胸片及 CT 表现无典型结核病变改变,如空洞、钙化灶及粟粒改变等,胸穿结果无典型结核胸腔积液改变,外院胸腔积液涂片未找到结核分枝杆菌;且外院曾应用抗结核药物异烟肼未见明显好转,入院后需再完善结核菌素 PPD 试验等进一步化验检查,必要时

完善结核斑点试验。③其他特殊病原菌所致肺炎：支持点为持续咳嗽病史,发热过程,胸片及 CT 提示存在肺炎及胸腔积液,病情迁延,入院后需再次完善痰液及血液中病原学检查。不支持点为一些导致迁延性肺炎的病原学如流感嗜血杆菌、肺炎链球菌感染,金黄色葡萄球菌引起肺炎病程如此反复,往往中毒症状较明显,高热、精神萎靡等,该患儿一般状态可,无明显中毒症状,无明显呼吸困难,且血中白细胞一般较高,以中性粒细胞为主,嗜酸性细胞数目一般在正常范围内,而该患儿是以嗜酸性细胞为主;另外应用敏感抗生素后其胸片应该有所缓解。④其他,如变应性支气管肺曲霉菌病(ABPA),该病是由于曲霉属真菌引起的过敏免疫反应所致,大多数发生于有哮喘的患者当中,急性期表现为喘息、咯血、黏稠痰、发热、胸痛和咳出棕色痰栓;它的诊断往往依赖临床、影像及免疫学指标的综合判断,必要时需完善肺部的活组织检查;ABPA 一般要具备以下条件:喘息(可轻重不一),肺部浸润,皮肤曲霉菌试敏阳性,血清总 IgE 升高( >1 000ng/ml),曲霉沉淀素抗体阳性,周围血嗜酸性细胞增加。

**【治疗经过及反应】**

入院后因诊断尚不明确,根据病情分析完善相关检查,同时给予对症支持治疗,入院后当天完善肺部 CT 检查(图 8-5-5),提示:①右侧胸腔少量积液;②肺纹理稍模糊,不除外小气道炎症。可见,患儿应用抗生素及少量激素后曾有过一过性缓解,但最终病情反复,且未找到病因,病情迁延不愈。

入院后完善相关化验检查,血常规:白细胞总数 20.5×10⁹/L,嗜酸性粒细胞 5.68×10⁹/L (27.7%),血小板 483×10⁹/L;提示白细胞仍较高,嗜酸性细胞比例仍明显增高,提示该患儿存在嗜酸性细胞增多,应考虑引起嗜酸性细胞增多的疾病,结合病史应注意寄生虫感染性疾病,患儿白细胞明显增高,病情较长,遂

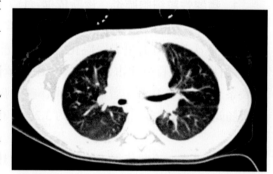

图 8-5-5 入院后完善肺 CT

予以头孢哌酮钠舒巴坦钠 1.0g,12 小时 1 次静滴,同时不能除外非典型菌引起肺炎,因外院应用红霉素近 27 天,予以口服阿奇霉素。尿常规未见异常,便常规未见异常。入院后完善 PPD 检查为阴性,结合患儿无结核接触史,无盗汗等结核感染中毒症状,因此暂时不考虑结核感染。予以完善诱导痰细胞计数:巨噬细胞分数 0.63,嗜酸性细胞分数为 0.08,提示痰液中嗜酸性细胞增多,要高度注意嗜酸性细胞肺炎。血 CRP 52.7mg/L(0~8mg/L),提示炎症反应增强,考虑与感染或免疫反应相关。免疫功能水平:IgM 3.8g/L(0.4~2.3g/L);IgG 21g/L(7~16g/L);IgA 1.8g/L(0.7~4g/L);提示体液免疫反应略增强,暂不支持免疫缺陷病。总 IgE 10 700U/ml(0~90U/ml) 高度怀疑寄生虫感染。肝功能:白蛋白 30.5g/L (35~53g/L);总蛋白 71.3g/L(60~83g/L);转氨酶正常,提示属于蛋白消耗状态。肺炎支原体抗体 1:1 280;咽拭子肺炎支原体 DNA 阴性;肺炎衣原体抗体 -IgM 阴性;不除外肺炎支原体感染,继续口服阿奇霉素,常见呼吸道病毒检测及血培养未见明显异常。过敏原及

食物不耐受检查：蛋清蛋黄轻度敏感，其余均正常。完善骨髓穿刺检查，骨髓穿刺结果考虑：嗜酸性细胞增多症，不支持血液系统疾病。因患儿出现腹痛，予以完善腹部彩超：肝脾周围及肠间隙可见较多积液，较深处约3.2cm。结合患儿病史，不除外寄生虫在体内移行所致胸痛、腹痛。

患儿入院后共发热1次，体温38℃，服退热药后热退。入院后进一步完善便查虫卵：未见虫卵，但考虑患儿常生食蔬菜及水，且其临床症状与化验结果可能与寄生虫感染有关，予患儿阿苯达唑（肠虫清）2片（400mg/片）口服，家长诉次日患儿排出2~3条3~5cm的白色长条形成虫。后降级抗生素为头孢替唑钠。住院5天后复查血常规：白细胞计数25.7×10⁹/L，嗜酸性细胞$15.16×10^9$/L(0.589)，血小板$533×10^9$/L。嗜酸性细胞再次升高，但患儿体内排出成虫，呼吸系统症状好转，予以出院，但家属拒绝复查胸片，院外嘱患儿口服甲泼尼龙12mg/d，动态复查血常规结果及肺部影像学检查，门诊随诊。

1周后门诊复查血常规白细胞计数$16.5×10^9$/L，嗜酸性细胞$4.75×10^9$/L(0.288)，血小板$393×10^9$/L，均较前有所下降，且复查腹部彩超示未见腹水及包块，临床症状明显好转，但仍拒绝复查胸片。甲泼尼龙每2周减半片，2个月后复诊，复查血常规及胸片均正常。

【确定诊断】

**1. 嗜酸性粒细胞肺炎**　诊断依据：①7岁男孩，生于农村，自2岁起饮生水，近4个月来反复发热咳嗽，迁延不愈；②多次化验血常规明显高于正常，血中嗜酸性粒细胞比例明显增高，曾多次超过0.3，笔者医院化验提示嗜酸性粒细胞为$5.68×10^9$/L，占0.277；③诱导痰中嗜酸性粒细胞百分比占0.08；④应用阿苯达唑（肠虫清）后次日排出2~3条3~5cm的白色长条形成虫；⑤病程中曾出现腹痛、胸痛，胸片提示肺炎、胸腔积液，腹部彩超提示肝脾周围及肠间隙可见较多积液，较深处约3.2cm；⑥除外其他引起嗜酸性细胞增高的疾病如血液病等。

**2. 胸膜炎**　诊断依据：患儿有咳嗽、发热、胸痛病史，胸片提示胸膜增厚，曾出现胸腔积液。

**3. 胸腔积液**　诊断依据：病程中有发热、咳嗽胸痛病史，胸腔彩超出现积液，多次胸腔穿刺穿出胸水。

**4. 腹腔积液**　诊断依据：发热、腹痛病史，腹腔彩超提示腹腔内肝脾周围及肠间隙可见较多积液，较深处约3.2cm。

【诊治体会】

1. 充分认识少见疾病——嗜酸性粒细胞性肺炎。嗜酸性粒细胞性肺炎又称为肺部浸润伴嗜酸性细胞增多综合征或肺嗜酸性粒细胞增多症，是一种变态反应性综合征，以肺部浸润伴外周血中嗜酸性粒细胞增多为特征。变应原的种类很多，包括蛔虫、寄生虫、真菌、药物、花粉、食物及化学物质等。该病诊断较明确，患儿自幼饮用生水，4个月来反复发热咳嗽，40天来病程迁延，应用打虫药物后大便中排出2~3条成虫，之后继续口服激素治疗，病情明显好转。该病的变应原为寄生虫，对因治疗后，临床疗效显著。另外，该患儿经对症驱虫处理,排出成虫后临床症状好转,出院后复查血常规,腹部彩超及胸片均恢复正常。该病发病的可能主要机制为:吞食的蛔虫卵在胃内被胃液溶化卵壳后,幼虫破膜而出,至小肠内穿过肠壁后爬行穿过膈肌到达肺泡内,继续发育脱膜,其脱下的虫膜成为异性蛋白,可引起过敏反应及肺组织的炎症浸润。随后幼虫由肺泡爬上支气管气管至咽部引起痒感、咳嗽及异物梗阻感,重者致哮喘发作,出现端坐呼吸、发绀、嗜酸性细胞明显增高等,即是 Loffler 综合征。所以该患儿同时出现腹痛、胸痛等症状,考虑与幼虫移行有关。

2. 尽早检查,尽早治疗。该患儿在 40 余天前首次咳嗽胸痛、腹痛时就诊于当地医院时拍摄胸片提示胸膜肥厚,肋膈角消失提示肺部胸腔积液,胸膜炎,结合其在入院前 3~4 个月内反复发热、咳嗽,自行应用药物后好转,未曾拍摄胸片,如此时拍片,肺部应该也有所显示异常,提示病史较长。首次入院后曾联合应用头孢及大环内酯类抗生素及地塞米松 4 天复查胸片曾有过好转,且血中嗜酸性细胞也有所下降,由原来占比 0.308 1 降至 0.025,考虑可能与应用糖皮质激素有关。而之后第 2 次入住当地医院之初应用抗生素及糖皮质激素效果不佳可能与寄生虫幼虫移行及糖皮质激素的剂量及疗程不足有关。而病程中曾出现一过性的喘息,也不除外与寄生虫的变态免疫反应所致气道痉挛有关。而入住笔者科室后,予以应用打虫药物后,排出成虫 2~3 条,临床症状明显好转,与对因处理有关。

3. 注意鉴别诊断。该病诊断较明确,但是给予本诊断前,需除外其他原因引起的嗜酸性粒细胞增多,如慢性嗜酸性粒细胞增多性白血病、霍奇金病等,该患儿完善了骨髓穿刺检查除外了血液系统疾病。

4. 嗜酸性细胞增多,要动态复查,找明原因。对于临床上出现发热的患儿,血常规是最基本也是最重要的化验检查,对于存在嗜酸性细胞高的化验要引起重视,要动态复查,结合临床,注意问诊病史有无饮生水、吃生食的饮食习惯,要考虑到寄生虫感染的可能性。

5. 治疗对因对症。嗜酸性细胞性肺炎的治疗首先要对因治疗,要找到引起嗜酸性细胞增多的原因,对于考虑丝虫、蛔虫等感染有关者应进行驱虫治疗。另外,对于该疾病,对于糖皮质激素的治疗临床疗效显著。

【关于本病】

嗜酸细胞性肺炎(EP)是弥漫性的肺实质疾病,以肺组织间隙及肺泡内大量的嗜酸性细胞浸润为主要病理特征。这也是它引起肺组织损伤的主要因素。追溯其历史,首次描述 EP 的为 Loffler 描述的 Loffler 综合征,之后为 Crofton 描述的持续性嗜酸细胞性肺炎,之后为 Reeder 及 Goodrich 描述的嗜酸性细胞浸润于肺脏。直到 1969 年,Liebow 和 Carrington 定义了嗜酸细胞性肺炎,即肺部嗜酸性粒细胞浸润伴或不伴外周血嗜酸性粒细胞增高。EP 主要分为两大类,其一为继发型,即主要见于寄生虫感染、变应性支气管肺曲霉菌病及药物过敏等,也包括一些其他感染或瘤的形成等。此种疾病在儿科疾病中常见。另外一类型即为原发性,又称特发型。特发型 EP 非常少见,而儿科的病例更是极其罕见,且没有一个公认的诊断标准。

EP 轻症只有微热、疲倦及轻微干咳等,重者可有高热、阵发性咳嗽及哮喘等,急性症状严重时偶可发生呼吸衰竭。胸部有湿性或干啰音,有时叩诊可呈浊音。脾脏可稍肿大。嗜酸性粒细胞增多,有时高达 60%~70%,较正常嗜酸性粒细胞大,并含有大型颗粒。伴发全身血管炎的重症患儿可呈现多系统损害。X 线胸片可见云絮状、斑片影,大小、形态及位置都不恒定,呈现游走样,于短期内消失,而在另一部位再发。偶见双肺弥漫颗粒状阴影。需与粟粒型肺结核鉴别。

临床上常见分型如下:单纯性肺嗜酸性细胞增多症(Loffler 综合征)和热带性肺嗜酸性细胞增多症。此外,国外学者除上述两型外,尚有其他三型:①持续性肺嗜酸性细胞增多症;②肺嗜酸性细胞增多症伴喘息(又称哮喘性肺嗜酸性粒细胞增多症);③血管炎病(如结节性多动脉炎)伴嗜酸性细胞增多症。

Loffler 综合征与寄生虫蚴虫移行有关,又可与药物或化学物质有关,症状较轻,哮喘或有或无,X 线表现特点是肺浸润性病变呈暂时性和游走性,血清 IgE 正常,病程较短,多为数周左右。

热带性嗜酸性细胞增多症主要与丝虫、犬及猫蛔虫、钩虫感染有关,咳嗽伴有喘息,血清 IgE 增高,病程长短不一,有时可长达数周,慢性型可长达 1 年以上。

持续性肺嗜酸性细胞增多症即慢性或迁延性肺嗜酸性细胞增多症,多不伴有哮喘,血清 IgE 正常,病程迁延数月。有人认为 Loffler 综合征病程超过 1 个月者即属本型。

肺嗜酸性细胞增多症伴喘息,多为肺曲霉菌感染,如过敏性支气管肺曲霉菌病(ABPA),其他致敏原可能为粉尘、药物、寄生虫或不明。大多数发生于哮喘患者,伴有血清 IgE 增高,病程长短不定,一般为 1 个月,但有时可复发或转变为慢性。

血管炎病伴嗜酸性细胞增多症,乃多种结缔组织疾病的一种表现,伴或不伴哮喘,多有心内膜、心肌和心包损害,血清 IgE 正常,病程多较长,病情较重,预后差。

嗜酸细胞性肺炎大多数与寄生虫、药物、花粉等引起的变态反应有关,嗜酸性细胞在其发生、发展方面有着重要的作用,多种细胞因子参与其中,如胸腺趋化因子 TARC-CCL17、巨噬细胞趋化因子 MCD-CCL22、IL-5 等。目前观点是不明原因的吸入性刺激作用于外周血 Th2 细胞,导致 Th2 细胞在肺中聚集,释放 IL-5,IL-5 联合半乳糖凝集素 -9、外毒素、防御素、LEC/CCL16、IL-8、IL-6 等多种细胞因子导致嗜酸性粒细胞在肺中聚集。肥大细胞分泌类胰蛋白酶作用于上皮细胞和外周血 T 细胞,使其分泌 IL-6、IL-8 等嗜酸性粒细胞趋化因子,使嗜酸性粒细胞在肺中聚集。肺中聚集的嗜酸性粒细胞被激活活化,释放毒性产物损伤肺组织。另一方面,IL-5、ECF-P19、凝集素 -9 抑制嗜酸性粒细胞凋亡,延长嗜酸性粒细胞的寿命,加重及延长其毒性反应。外周血中嗜酸性粒细胞的凋亡是通过 FAS 途径,但是 BALF 中的该途径却被抑制。对于嗜酸细胞性肺炎的发病机制,目前关于诱导嗜酸性粒细胞在肺中聚集参与的相关细胞因子的研究相对较多,但具体通路及调节机制仍不十分清楚。

(刘立云 韩晓华)

病例6 **过敏性肺炎**

【病例介绍】

患儿,男,6岁。

**主诉**:咳嗽喘息1个月,加重3天。

**现病史**:2008年6月23日入院。入院前1个月无明显诱因出现流涕、咳嗽,起初为声咳,有痰不易咳出,咳嗽后患儿自觉呼吸稍促,活动后有嗓子"呲呲"声,上楼时较平常费力,伴乏力。期间口服罗红霉素、蛇胆川贝液,病情无好转。入院前3天咳喘加重,活动及睡眠受限,并出现发热,体温最高38℃左右,无抽搐及呕吐。于笔者医院门诊静脉滴注炎琥宁0.05g、美洛西林钠2.5g,同时口服阿奇霉素0.25g,每天1次,连用2天,症状好转。于门诊完善肺部CT(图8-6-1)提示为:双肺多发大片磨玻璃密度影及较密集腺泡结节样模糊影,双肺上叶磨玻璃影内见弥漫性粟粒结节影;纵隔淋巴结肿大。为进一步诊治收入笔者科室。饮食及大、小便正常。

**既往史**:生后有明显湿疹病史,无喘息史。无反复呼吸道疾病史。无家族哮喘病史。

**过敏及接触史**:有明确鸽子接触史(家中阳台喂养鸽子),无肝炎、结核等传染病接触史。

**个人及家族史**:G1P1,足月剖宫产,脐带绕颈,生后体重3 350g,生后否认窒息等异常病史。生长发育同同龄儿,按时进行预防接种。家族中无喘息病史及过敏史。

**入院查体及相关检查**:体温36.5℃,心率128次/min,呼吸35次/min,血压90/60mmHg。神志清楚,状态可,全身浅表淋巴结未触及肿大,双臂可见湿疹后色素沉着,呼吸略急促,无三凹征及鼻翼扇动,气管居中,颈软,双胸廓对称,叩诊清音,触诊无语颤减弱或增强,双肺呼吸音粗,可闻及散在小水泡音及哮鸣音,呼气相略延长。心、腹及神经系统查体未见异常。

**辅助检查**:笔者医院门诊化验,血常规:白细胞计数$15.5 \times 10^9$/L,中性粒细胞分数0.706,淋巴细胞分数0.193,嗜酸细胞分数0.015,血红蛋白147g/L,血小板$413 \times 10^9$/L。肺炎支原体抗体阴性。(2008年6月21日笔者医院门诊)肺CT提示:双肺多发大片磨玻璃密度影及较密集腺泡结节样模糊影,双肺上叶磨玻璃影内见弥漫性粟粒结节影;纵隔淋巴结肿大(图8-6-1)。

【病情分析及诊断思路】

1. **病例特点** ①6岁男孩,咳嗽喘息1个月,加重3天;②活动后气促伴体力活动不耐受,常规抗感染治疗无好转;③肺部CT提示双肺多发大片磨玻璃密度影及密集腺泡结节模糊影;④有明确鸽子接触史;⑤既往有明显的湿疹史(过敏体质),无反复呼吸道病史。

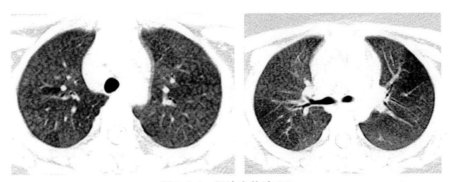

图 8-6-1　门诊完善肺 CT

提示：双肺多发大片磨玻璃密度影及较密集腺泡结节样模糊影，双肺上叶磨玻璃影内见
弥漫性粟粒结节影；纵隔淋巴结肿大

**2. 诊断思路**　该患儿反复咳嗽喘息 1 个月，运动后气促伴体力活动不耐受，常规抗感染治疗无好转，肺部 CT 提示双肺多发大片磨玻璃密度影及密集腺泡结节模糊影，有明确鸽子接触史，这些均提示患儿存在过敏性肺炎的可能性。但是仍需要与以下疾病鉴别：①其他间质性肺疾病，如弥漫性泛细支气管炎，该病主要是包括终末细支气管在内的呼吸性细支气管范围的弥漫性慢性炎症。主要也表现为咳嗽、咳痰和活动后气促，肺部影像学表现为双肺弥漫性小叶中心颗粒样结节状阴影，但多合并慢性副鼻窦炎或既往史，治疗主要是长期口服大环内酯类药物及糖皮质激素的治疗，而过敏性肺泡炎呼吸系统临床表现及肺部影像学表现，在脱离过敏原及加用糖皮质激素治疗后，可明显好转。需进一步观察病情变化。再如一些其他间质性肺疾病，如弥漫性间质性肺疾病，多表现为进行性加重的呼吸费力、气短、干咳等，往往需要肺活检以明确诊断。②病毒性肺炎：过敏性肺炎的第一次发作与病毒性肺炎相似，于接触抗原数小时后出现发热、寒战、咳嗽、呼吸困难、胸痛及发绀。其影像学表现均可为间质性炎症表现，但是如不继续接触抗原，过敏原数小时内可自行缓解。尚需进一步完善相关病原学检测及免疫学相关指标相鉴别。③支气管哮喘：当过敏原引起哮喘急性发作时，其临床表现可与过敏性肺炎相似，但是哮喘患者应用吸入激素及支气管扩张剂后缓解较明显，而过敏性肺炎则不然。哮喘主要的病理改变为气道的慢性炎症，嗜酸细胞在其肺泡盥洗液中占有较高的比例，而过敏性肺炎则以淋巴细胞为主浸润，表现为亚急性肉芽肿样炎症。支气管哮喘的影像学表现主要为双肺的透过度增高，而过敏性肺泡炎的影像学表现主要为间质性肺炎和肺纤维化的表现，甚至为粟粒样结节改变的影像改变。必要时需完善支气管镜检查以助于鉴别。④肺结核：应再次询问患儿有无结核接触史，有无低热盗汗等结核中毒症状，胸片提示双肺弥漫磨玻璃影，伴有密集腺泡结节影，影像学不支持结核病诊断。入院后尚需完善 PPD 等检查结果及初步除外该疾病。

## 【诊治经过及反应】

入院后予以对症平喘雾化，完善 PPD 检查及相关炎症指标、肝肾功等检查。血常规：白细胞计数 $10.3 \times 10^9/L$，中性粒细胞分数 0.818，嗜酸性粒细胞分数 0.001，血红蛋白 140g/L，血小板 $380 \times 10^9/L$，白细胞及中性粒细胞比例略有增高，血 CRP 7.06mg/L（0~8mg/L），免疫球蛋白水平基本正常,总 IgE 79.93U/ml(1.31~165.3U/ml),血糖及肝肾功正常,尿、便常规正常,潜血阴性。病原学检测血中病毒抗体均阴性(EB 病毒、单纯疱疹病毒、呼吸道合胞病毒及腺病毒,柯萨奇及埃可病毒,麻疹及流腮病毒,流感病毒,副流感病毒),痰液细菌培养未见明显异常。过敏原检查提示牛肉/羊肉 2 级过敏(特异性 IgE 0.8U/ml)。考虑反复咳喘病史,患儿白细胞轻度升高,不除外细菌及非典型菌感染,予以红霉素及头孢呋辛钠抗感染,布地奈德 1mg 及复方异丙托溴铵 1.25ml,每天 2 次泵吸治疗等对症治疗。PPD 阴性,暂时不支持结核诊断。

结合患儿接触鸽子、咳嗽喘息病史,以及入院后的检查及肺部 CT 双肺多发大片磨玻璃密度影及较密集腺泡结节样模糊影,双肺上叶磨玻璃影内见弥漫性粟粒结节影;纵隔淋巴结肿大,高度怀疑过敏性肺炎,予以脱离过敏原(住院相当于隔离过敏原),甲泼尼龙 2mg/(kg·d),每天 2 次,静脉滴注 3 天,之后改为甲泼尼松口服,在应用激素期间口服碳酸钙 D3 防止骨质疏松,经治疗 6 天,患儿发热及咳喘症状明显缓解,予以复查肺部 CT 较入院时明显好转(图 8-6-2),予以出院。院外继续口服激素,逐渐减量,门诊定期复查。

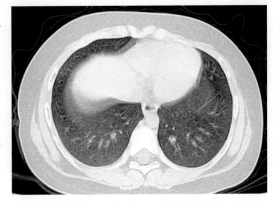

图 8-6-2　治疗 6 天后复查肺 CT

【确定诊断】

过敏性肺泡炎。

诊断依据:①有咳喘 1 个月病史,加重 3 天,活动后气促乏力;②入院后查体:双肺呼吸音粗,可闻及散在小水泡音及哮鸣音,呼气相延长;③肺部影像学检查存在磨玻璃密度影及较密集腺泡结节样模糊影;④有密切鸽子接触史。

【诊治体会】

1. 详细询问病史,特殊 CT 表现,要想到少见疾病过敏性肺炎。该患儿病程迁延 1 个月,渐进性加重,经常规抗感染治疗无好转,完善胸片及 CT 检查提示多发大片磨玻璃密度影及较密集腺泡结节样模糊影,临床上相对少见,经详细询问病史,得知有鸽子接触史,首先要想到少见病过敏性肺炎的可能性,在入院后的化验检查又进一步支持了该诊断,化验检查提示血常规嗜酸性粒细胞正常,患儿的免疫球蛋白 IgG、IgA、IgM 均高于正常,IgE 正常,与 3 型及 4 型过敏反应有关。

2. 特殊的影像学资料,要做好鉴别诊断。诊断过敏性肺炎,首先应该排除影像学表现为小结节影的结节病和弥漫性泛细支气管炎;还应排除支气管肺泡灌洗液以淋巴细胞增高为主的疾病,如闭塞性细支气管炎伴机化性肺炎。根据本病例该患儿的病史及接触鸽子病史,及经过激素治疗后患儿的肺部症状及肺部 CT 明显改观来看,可除外以上几种疾病。过敏性肺炎的诊断相对比较困难,因为其影像学和组织学与其他间质性疾病和小气道疾病难于区别。主要根据环境暴露史、临床表现、影像学的改变、支气管肺泡灌洗液的淋巴细胞增高和血清中的特异沉淀抗体阳性来诊断。但临床诊断并不容易，不是所有的环境暴露者均患过敏性肺炎，也不是所有的过敏性肺炎的病理均有肉芽肿的存在，沉淀抗体也可假阴性。而且过敏性肺炎需要与特发性间质性肺炎、职业因素引起的肺部疾病、感染所致的肺部疾病鉴别。

3. 隔离过敏原，积极治疗，效果很好，但仍需密切随访。过敏性肺炎病因甚多，常见的病因有含放线菌和真菌孢子，动、植物蛋白质，细菌及其产物，昆虫抗原和某些化学物质等有机尘埃，也有某些化学物质引起过敏性肺炎的报道。其中鸟源性肺脏疾病是过敏性肺炎的最常见形式。过敏性肺炎在儿童中发病较低，可表现为长期持续咳嗽，快速脱离过敏原以及及早开始的激素治疗能够避免不可逆的肺脏纤维化。然而，在停用激素治疗后仍需要密切监测临床和病理的进展，以避免复发的可能性。本病例予回避过敏原应用激素治疗后肺部症状缓解明显，CT 明显缓解，证明了过敏性肺炎的诊断。然而需要定期监测其临床上的呼吸系统表现，存在复发的可能性。

## 【关于本病】

过敏性肺炎，俗称"鸽子肺"，是以吸入致敏的抗原颗粒刺激引起的肺部疾病，以咳嗽、呼吸困难为主要表现。常同时累及终末细支气管和肺泡。病理以弥漫性细支气管炎以及肺间质肉芽肿性改变为特点，可伴有或不伴有全身表现，全身表现通常为发热、体重减少。过敏性肺炎可分为急性期、亚急性期和慢性期。急性期常起病急骤，多吸入抗原 4~12 小时后起病，病史常少于 1 个月，先有干咳、胸闷，继而发热、寒战、气急和发绀，两肺可闻及细湿啰音，一般在脱离环境后数日至 1 周症状消失。亚急性期病史 1 个月~1 年，起病较缓，数周或数月内出现进行性呼吸道症状，如咳嗽、呼吸困难，两肺可闻及细湿啰音，脱离环境症状可改善。慢性期病史超过 1 年，由反复少量或持续吸入抗原引起，起病隐匿，渐进性咳嗽和劳力性呼吸困难，无发热，伴体重减轻和乏力，症状已有数月至数年，两肺闻及细湿啰音。

过敏性肺炎也称为外源性过敏性肺泡炎，为环境因素引起的继发性间质性肺疾病。本病最早于 1874 年由 Dr Finsen 在处理枯草的农民中发现，之后在英国报道了"农民肺"。过敏性肺炎与某些环境因素有关，常在环境暴露几小时后发生症状，脱离环境后很快恢复。之后陆续报道有关"农民肺"类似的疾病，如饲鸽者肺、枫树皮肺、蔗尘肺、蘑菇工肺、饲鹦鹉工肺和湿化器肺等，并且许多病例有相似的临床表现。2014 年，CHEST 杂志上，报告了一份关于面包烘烤师由于对被真菌及螨虫污染的面粉所致敏引起的过敏性肺炎的报告，提醒我们在临床上应该与哮喘及过敏性鼻炎相鉴别。

影像学的检查尤其是高分辨 CT 可清晰显示肺部的病变特点，急性期、亚急性期常为弥漫性的边缘不清的细结节影和磨玻璃影，急性期过敏性肺炎有 20% 病例的 X 线胸片可正常。慢性过敏性肺炎主要表现为小叶中心结节，磨玻璃改变，空气捕捉征，间质肺纤维化表现。慢性期还可见线状影，牵拉性支气管扩张，肺叶体积的减少，蜂窝肺，以中肺叶的病变为主。

第一次发作与病毒性肺炎相似，于接触抗原数小时后出现发热、寒战、咳嗽、呼吸困难等。如不继续接触抗原，数小时内自行缓解。少数特应性患者接触抗原后可能出现喘息、流涕等速发型超敏反应。4~6小时后呈3型反应，表现为过敏性肺炎。在炎症的免疫应答反应中，T细胞和巨噬细胞通过相互之间的作用以及所分泌的各种细胞因子发挥了关键的作用。偏急性的过敏性肺泡炎以3型过敏反应机制为主，而肉芽肿的形成主要是由于4型过敏反应，既可以由此形成细支气管炎以及空气捕捉征，也是慢性纤维化的主要原因，是慢性过敏性肺泡炎的主要形成机制。

过敏性肺炎的支气管肺泡灌洗液主要为淋巴细胞炎症伴随巨噬细胞增多，最初的淋巴细胞为CD4$^+$细胞，随后CD8$^+$的比例随之增多。但淋巴细胞增多并非特异指标，有报道鸽子暴露者即使无过敏性肺炎，也有支气管肺泡灌洗液中淋巴细胞的增加。淋巴细胞占浸润细胞的主要部分，也可以看到围绕细支气管周围成簇分布的巨噬细胞。在2/3的病例报告中可以发现小非坏死性肉芽肿。这些肉芽肿中包含巨噬细胞、多核巨细胞以及淋巴细胞。重复或持续地暴露于过敏原中能够导致肺功能的恶化以及肺纤维化的出现。

过敏性肺炎的治疗主要是避免过敏原和糖皮质激素治疗，急性期患者短期的足量激素治疗，泼尼松1~2mg/(kg·d)，1~2周治疗即可停用。亚急性和慢性起病的患者需口服足量4周后，逐渐减量，治疗维持数月。在儿童有用甲泼尼龙大剂量冲击治疗的报道，疗效好，也减少了长期口服糖皮质激素的不良反应。

随着临床上过敏性肺炎的病例不断被报道，临床上越来越多的医师认识到了该疾病。早期认识该疾病并早期治疗，能够在很大程度上防止肺脏纤维化。

（刘立云 韩晓华）

## 病例 7 重度腺样体肥大合并阻塞性睡眠呼吸暂停低通气综合征

【病例介绍】

患儿，男，3岁。

**主诉**：打鼾3个月，确诊腺样体肥大2个月。

**现病史**：患儿3个月前睡眠过程中出现打鼾，睡眠不实，2个月前于笔者医院耳鼻喉科电镜检查后诊断确诊腺样体肥大（重度），耳鼻喉科医师曾建议手术家属因惧怕手术副作用拒绝手术，因经常鼻塞，偶有流涕曾间断口服欧龙马滴剂治疗2个月，期间间断口服孟鲁司特钠及氯雷他定，打鼾症状无明显缓解，夜间出现憋醒、呼吸暂停、张口呼吸等症状，近1周感冒后夜间呼吸暂停发作频繁，为求进一步诊治入院，门诊以"腺样体肥大，夜间憋醒原因待查"入院。患儿近来精神状态良好，无发热，偶有咳嗽，无喘息发作，进食佳，尿便正常。

**既往史**：既往反复上呼吸道感染。否认其他手术、外伤及输血史。

**过敏及接触史：**否认食物及药物过敏史。否认传染病（麻疹／结核／肝炎／手足口病）接触史。

**个人及家族史：**G2P1，足月剖宫产，出生体重4.1kg，出生史正常，有湿疹史，按时接种疫苗，生长发育与同龄儿相似。否认家族遗传代谢性疾病史。

**入院查体及相关检查：**神志清楚，一般状态可。周身无皮疹。扁桃体Ⅱ度肿大，无口周发绀。颌骨变长，腭骨高拱，牙列不齐，上切牙突出，唇厚，呼吸平稳，腹式呼吸，叩诊清音，肺下界正常，双肺听诊未闻及啰音。心、腹及神经系统查体无阳性体征。

**辅助检查：**鼻咽侧位片（图8-7-1）显示腺样体肥大。鼻咽喉镜（图8-7-2）显示腺样体肥大。

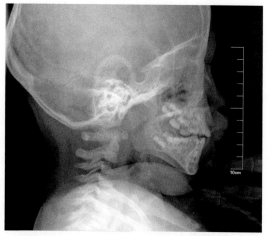

图 8-7-1　鼻咽侧位片可见腺样体重度肿大，压迫气道

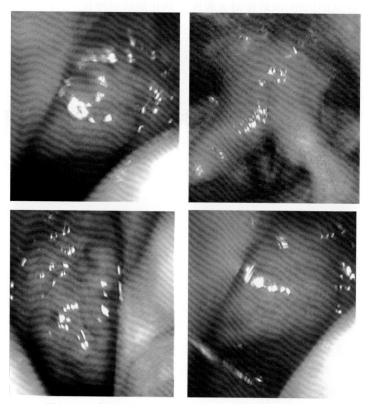

图 8-7-2　鼻咽喉镜见肿大的腺样体压迫后鼻孔超过 3/4

【病例特点及诊断思路】

**1. 病例特点** ①年幼儿夜间睡眠不实,打鼾;②既往诊断腺样体肥大,口服药物治疗无效,近1周打鼾加重;③腺样体肥大面容。

**2. 诊断思路** 年幼儿夜间打鼾症状明显,原因可分为良性打鼾及病理性打鼾,良性打鼾多无结构异常。病理性打鼾包括鼻腔结构异常、喉腔结构异常及软腭结构异常。鼻腔结构异常包括鼻腔狭窄、鼻中隔偏曲、鼻腔息肉等。咽喉部异常包括咽扁桃体增大、咽部囊肿、脓肿、鼻咽癌、腺样体肥大等。本例患儿2个月前曾诊断腺样体肥大(重度)可除外良性打鼾,但家属因惧怕手术的副作用拒绝手术,口服药物治疗无缓解,目前由于慢性缺氧已伴有增殖体面容,可见对患儿的生长发育已造成影响。应再次评估患儿腺样体肥大程度,需再次行鼻咽喉镜、鼻咽部CT及夜间睡眠监测以明确是否有其他部位结构异常及是否合并OSAS(阻塞性睡眠呼吸暂停低通气综合征)。患儿近1周呼吸暂停发作频繁可能与患儿上呼吸道感染后扁桃体及腺样体因感染肿胀有关,可给予抗感染治疗,待抗感染后必要时需行腺样体切除术。患儿感染后鼻塞及呼吸暂停发作频繁还应注意是否合并咽后壁脓肿,但此患儿无发热,待鼻咽喉镜检查后以除外。此外,部分增殖体肥大患儿多伴有过敏性鼻炎,慢性鼻窦炎反复刺激扁桃体及腺样体导致慢性肥大,部分患儿会因过敏导致下气道疾病,如:过敏性咳嗽或支气管哮喘,应完善过敏原及肺功能以明确诊断指导治疗。

【治疗经过及反应】

患儿入院后完善多导睡眠监测提示存在重度阻塞性睡眠呼吸暂停低通气综合征,AHI指数20.6次/h(图8-7-3)。鼻咽喉镜及鼻咽部CT提示腺样体重度肥大。完善过敏原检查:食物过敏原(不耐受ELISA法):蟹,轻度敏感;牛奶,中度敏感;大米,轻度敏感。食物+呼吸过敏原:猫毛皮屑2.00U/ml。呼出气NO 27bbp。脉冲震荡肺功能提示:总气道阻力增高,中心气道阻力正常,外周阻力增高。给予回避过敏原同时口服孟鲁司特钠、氯雷他定及鼻渊通窍颗粒后2周夜间憋醒症状无改善,建议耳鼻喉科就诊行腺样体切除术。术中过程顺利,术后口服孟鲁司特钠、鼻炎通窍颗粒及鼻喷糠酸莫米松鼻喷雾剂2周夜间憋醒及打鼾症状好转,行多导睡眠监测AHI指数明显改善(图8-7-4)。

【诊治体会】

1. 此患儿既往诊断腺样体肥大,经常规治疗未见改善要警惕病情进展为OSAS的可能,要动态进行多导睡眠监测及腺样体肥大程度评估。腺样体肥大会因反复呼吸道感染而逐渐增大,会使夜间打鼾症状加重,甚至出现夜间憋醒、睡眠不实、日间困倦、记忆力下降等症状,多是因增大的扁桃体阻塞呼吸道导致缺氧的症状,因此,应警惕以上症状,及时就诊,必要时切除增大的腺样体。

2. 多导睡眠监测(polysomnography,PSG)可以准确地评估患儿夜间打鼾、呼吸暂停的程度,可以为患儿是否需要手术治疗起到指导作用。多导睡眠监测可以通过检测夜间睡眠过程中患儿平静呼吸状态下,患儿缺氧程度、肌动次数、心电变化来间接反映患儿气道阻塞的程度,因此是较好的判断手术指征的无痛辅助手段。

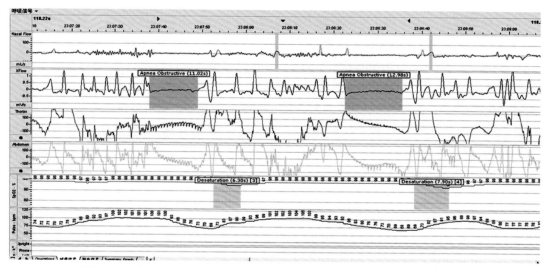

图 8-7-3　多导睡眠检测可见频繁出现呼吸暂停,伴有经皮血氧饱和度的下降

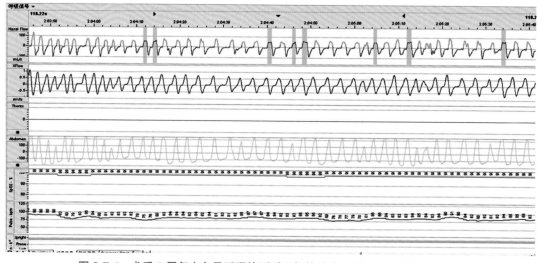

图 8-7-4　术后 2 周复查多导睡眠检测呼吸暂停消失,无经皮血氧饱和度下降

3. 反复过敏原刺激或反复呼吸道感染可能是导致腺样体或扁桃体肥大的原因,对于常规治疗不见缓解的患儿要积极查找其他原因。反复过敏原刺激同呼吸道感染一样会引起呼吸道黏液分泌、水肿及腺样体及扁桃体的肿胀,是气道的慢性炎症的结果,应引起重视。尤其对于并没有感染症状的患儿要警惕过敏因素的作用。

【关于本病】

腺样体肥大是儿童常见病,多因鼻咽部急性或亚急性炎症反复发作,使腺样体与鼻咽黏膜的淋巴滤泡发生病理性肥大。腺样体肥大常与慢性扁桃体炎常常合并存在。腺样体肥大为腺样体的病理性增生,是鼻咽顶部的淋巴组织,生后逐渐增大,约在 6 岁时达最大程度,10 岁开始逐渐退化。腺样体肥大是困扰儿童的常见呼吸系统疾病,通常表现为睡眠时打鼾、流涕、鼻塞,严重者出现 OSAS 综合征,影响儿童的生长发育及睡眠质量。腺样体肥大的治疗包括:轻者可以鼻喷黏膜收缩剂,重者需手术切除腺样体。临床中有很多家属纠结于是否行手术治疗,因此缺少评估手术指征的客观指标。

OSAS 是睡眠时上气道塌陷阻塞引起的呼吸暂停和通气不足,伴有打鼾、睡眠结构紊乱,频繁发生血氧饱和度下降、白天嗜睡等病症。腺样体或 / 和扁桃体肥大是儿童 OSAS 最常见的病因,腺样体肥大堵塞后鼻孔,扁桃体肥大堵塞口咽腔,两者均引起上气道狭窄,导致吸气时阻力增加。同时,由于下气道负压原因使上气道的软组织塌陷,导致软腭和舌根向咽后壁贴近,进一步加重阻塞。呼吸暂停和低通气的直接后果便是缺氧和二氧化碳潴留,大脑需氧量占人体的 20%,对缺氧敏感,受到损害后出现头胀、头痛、头晕等症状。轻度 OSAS 患儿也会出现缺氧及睡眠结构异常。随着血氧饱和度下降,脑电图出现觉醒图形,表现为深睡期减少或缺乏等睡眠结构紊乱,引起白天困倦、嗜睡。脑缺氧和高碳酸血症可造成智力减退、记忆力下降、性格改变或行为异常,如遗尿、梦呓和夜游等。OSAS 可见于扁桃体或腺样体肥大的儿童,也见于气道解剖结构异常的儿童,如:皮埃尔 - 罗班综合征(Pierre-Robin syndrome)、肌无力及肥胖的儿童。OSAS 是儿童常见的疾病,可影响儿童的认知、生长发育并增加以后患心血管疾病的危险。目前没有公认的指南来确定什么程度的 OSAS 儿童需要治疗。根据多导睡眠监测中 AHI 判断,一般认为 AHI>1 次 /h 被认为异常,>5 次 /h 被推荐治疗。AHI>10 小时被定义为重度。在 1~5 之间怎样处理仍不清楚。因此,对于儿童腺样体肥大手术仍没有确切的 AHI 指数的指导,只是结合患儿临床打鼾情况、夜间睡眠憋醒情况及影像学检查轻重进行判断。

(李 淼 尚云晓)